“十三五”高等医学院校本科规划教材
住院医师规范化培训辅导教材

U0802720

供基础、临床、护理、预防、口腔、中医、药学、医学技术类等专业用

临床基本技能

Clinical Basic Skills

（第2版）

主　审　王深明

主　编　肖海鹏　贾建国

副主编　匡　铭　刘　彤　高　涌　李乃娥　王劲松

编　委　（按姓名汉语拼音排序）

车雅敏（天津医科大学）
陈利芬（中山大学）
陈穗俊（中山大学）
斗　章（佳木斯大学）
高　涌（蚌埠医学院）
顾立强（中山大学）
胡　晶（重庆医科大学）
胡文杰（中山大学）
贾建国（首都医科大学）
蒋小云（中山大学）
康熙雄（首都医科大学）
匡　铭（中山大学）
赖佳明（中山大学）
黎尚荣（中山大学）
李乃娥（滨州医学院）
李子平（中山大学）
梁凌毅（中山大学）
刘　敏（中山大学）
刘　彤（天津医科大学）
柳　俊（中山大学）
龙孝斌（南方医科大学）
梅碧琪（广东药科大学）
蒲　丹（四川大学）
戚　峰（天津医科大学）
乔建梁（内蒙古医科大学）
王劲松（中山大学）
王　琼（中山大学）
王宪伟（中南大学）
王友明（河北工程大学）
韦秋文（广西医科大学）
夏书月（沈阳医学院）
肖海鹏（中山大学）
杨建华（佳木斯大学）
詹　红（中山大学）
钟　强（华中科技大学）
周汉建（中山大学）
邹和群（南方医科大学）

编写秘书　杨素清　梁　玲（中山大学）

北京大学医学出版社

LINCHUANG JIBEN JINENG

图书在版编目（CIP）数据

临床基本技能 / 肖海鹏，贾建国主编．—2 版．—北京：北京大学医学出版社，2019. 9（2024. 11 重印）
ISBN 978-7-5659-2037-0

Ⅰ．①临…　Ⅱ．①肖…②贾…　Ⅲ．①临床医学－医学院校－教材　Ⅳ．① R4

中国版本图书馆 CIP 数据核字（2019）第 180556 号

临床基本技能（第 2 版）

主　　编：肖海鹏　贾建国
出版发行：北京大学医学出版社
地　　址：（100191）北京市海淀区学院路 38 号　北京大学医学部院内
电　　话：发行部 010-82802230；图书邮购 010-82802495
网　　址：http：//www.pumpress.com.cn
E-mail：booksale@bjmu.edu.cn
印　　刷：北京瑞达方舟印务有限公司
经　　销：新华书店
责任编辑：郭　颖　　**责任校对**：靳新强　　**责任印制**：李　啸
开　　本：850 mm × 1168 mm　1/16　　**印张**：23.75　　**字数**：680 千字
版　　次：2019 年 9 月第 2 版　2024 年 11 月第 4 次印刷
书　　号：ISBN 978-7-5659-2037-0
定　　价：55.00 元

配套操作视频

主　　编　肖海鹏
副 主 编　匡　铭　王劲松
编　　委（按姓名汉语拼音排序）
陈海红　陈海天　何　科　匡　铭　赖佳明　刘王凯
刘妍梅　谭进富　王荷花　王劲松　肖海鹏　张爱武　张　宁
编写秘书　杨素清　梁　玲
制作单位　中山大学附属第一医院

修订说明

国务院办公厅颁布《关于深化医教协同进一步推进医学教育改革与发展的意见》、以“5+3”为主体的临床医学人才培养体系改革、教育部本科临床医学专业认证等一系列重要举措，对新时期高等医学教育人才培养提出了新的要求，也为教材建设指明了方向。

北京大学医学出版社出版的临床医学专业本科教材，从2001年开始，历经3轮修订、17年的锤炼，各轮次教材都高比例入选了教育部“十五”“十一五”“十二五”国家级规划教材。为了顺应医教协同和医学教育改革与发展的要求，北京大学医学出版社在教育部、国家卫生健康委员会和中国高等教育学会医学教育专业委员会指导下，经过前期的广泛调研、综合论证，启动了第4轮教材的修订再版。

本轮教材基于学科制课程体系，在院校申报和作者遴选、编写指导思想、临床能力培养、教材体系架构、知识内容更新、数字资源建设等方面做了优化和创新。共启动46种教材，其中包含新增的《基础医学概论》《临床医学概论》《诊断学》《医患沟通艺术》4种。《基础医学概论》和《临床医学概论》虽然主要用于非临床医学类专业学生的学习，但须依托于临床医学的优秀师资才能高质量完成，故一并纳入本轮教材中。《诊断学》与《物理诊断学》《实验诊断学》教材并存，以满足不同院校课程设置差异。第4轮教材修订的主要特点如下：

1．为更好地服务于全国高等院校的医学教育改革，对参与院校和作者的遴选精益求精。教材建设的骨干院校结合了研究型与教学型院校，并注重不同地区的院校代表性；由各学科的委员会主任委员或理事长和知名专家等担纲主编，由教学经验丰富的专家教授担任编委，为教材内容的权威性、院校普适性奠定了坚实基础。

2．以“符合人才培养需求、体现教育改革成果、教材形式新颖创新”为指导思想，以深化岗位胜任力培养为导向，坚持“三基、五性、三特定”原则，密切结合国家执业医师资格考试、全国硕士研究生入学考试大纲。

3．部分教材加入了联系临床的基础科学案例、临床实践应用案例，使教材更贴近基于案例的学习、以问题为导向的学习等启发式和研讨式教学模式，着力提升医学生的临床思维能力和解决临床实际问题的能力；适当加入知识拓展，引导学生自学。

4．为体现教育信息化对医学教育的促进作用，将纸质教材与二维码技术、网络教学平台相结合，教材与微课、案例、习题、知识拓展、图片、临床影像资料等融为一体，实现了以纸质教材为核心、配套数字教学资源的融媒体教材建设。

在本轮教材修订编写时，各院校对教材建设提出了很好的修订建议，为第4轮教材建设的顶层设计和编写理念提供了详实可信的数据储备。第3轮教材的部分主编由于年事已高，此次不再担任主编，但他们对改版工作提出了很多宝贵的意见。前3轮教材的作者为本轮教材的日臻完善打下了坚实的基础。对他们的贡献，我们一并表示衷心的感谢。

尽管本轮教材的编委都是多年工作在教学一线的教师，但囿于现有水平，书中难免有不当之处。欢迎广大师生多提宝贵意见，反馈使用信息，以臻完善教材的内容，提高教材的质量。

“十三五”高等医学院校本科规划教材评审委员会

序

国务院办公厅《关于深化医教协同进一步推进医学教育改革与发展的意见》（以下简称《意见》）指出，医教协同推进医学教育改革与发展，加强医学人才培养，是提高医疗卫生服务水平的基础工程，是深化医药卫生体制改革的重要任务，是推进健康中国建设的重要保障。《意见》明确要求加快构建标准化、规范化医学人才培养体系，全面提升人才培养质量。要求夯实5年制临床医学教育的基础地位，推动基础与临床融合、临床与预防融合，提升医学生解决临床实际问题的能力，推进信息技术与医学教育融合。从国家高度就推动医学教育改革发展作出了部署、明确了方向。

高质量的医学教材是满足医学教育改革、培养优秀医学人才的核心要素，与医学教育改革相辅相成。北京大学医学出版社出版的临床医学专业本科教材，立足于岗位胜任力的培养，促进自主学习能力建设，成为临床医学专业本科教学的精品教材，为全国高等医学院校教育教学与人才培养工作发挥了重要作用。

在医教协同的大背景下，北京大学医学出版社启动了第4轮教材的修订再版工作。全国医学院校一大批活跃在教学一线的专家教授，以无私奉献的敬业精神和严谨治学的科学态度，积极参与到本轮教材的修订和建设工作当中。相信在全国高等医学院校的大力支持下，有广大专家教授的热情奉献，新一轮教材的出版将为我国高等医学院校人才培养质量的提高和医学教育改革的发展发挥积极的推动作用。

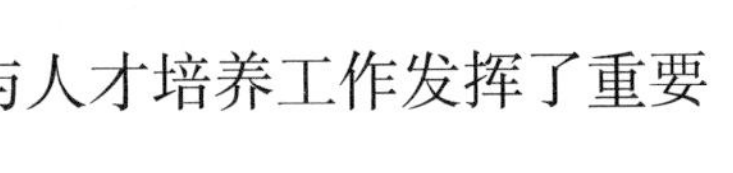

前　言

近年来，为深入贯彻全国卫生与健康大会精神，全面落实《国务院办公厅关于深化医教协同进一步推进医学教育改革与发展的意见》，根据《教育部关于加快建设高水平本科教育 全面提高人才培养能力的意见》，教育部、国家卫健委和国家中医药管理局联合发布《关于加强医教协同实施卓越医生教育培养计划 2.0 的意见》，确定全面建立以“5+3”为主体的具有中国特色的医学人才培养体系，提升人才培养质量，增强服务卫生健康事业发展的能力的总目标。其中的重要举措之一是强调强化实践教学，严格毕业实习管理和考核，构建覆盖诊疗全过程的临床实践教学基地体系，建设约 100 个国家临床教学培训示范中心。因此，如何利用现代模拟教学这一强大的科技平台，创造一种全新的教学课程体系和内容，提高我国医学生的临床技能水平，是医学教育工作者长期关注和倾心努力的重要课题。

教育部医学教育临床教学研究中心自 2010 年以来主办的全国高等医学院校大学生临床技能竞赛，充分借助模拟教学手段，以赛带教，促进医学模拟教育发展，得到了全国高等医学院校的高度重视和积极参与，在全国范围内提高了医学生的临床思维能力和操作水平。通过比赛培训规范的技能操作，整体提高医学生的操作水平，更有助于医学生建立临床思维，此种观点已成为共识。

本书的第 1 版在临床医学专业的教科书基础上，参考全国高等医学院校大学生临床技能竞赛的培养目标和内容要求，由多家医学院校专家参与编著，在传统临床技能的基本理论、基本知识和基本技能编写的基础上，增设病例场景操作规范。第 1 版自发行以来，深受高等医学院校医学生和临床教师的欢迎。

为适应教育形势的发展需要，围绕以“符合人才培养需求、体现教育改革成果、教材形式新颖创新”为指导思想，以深化岗位胜任力培养为导向，在出版社的整体安排下，编委会组织开展《临床基本技能》的修订再版工作。此次修订注重强化医学人文、职业素质和临床能力培养，积极加强基础与临床融合；着力提升医学生临床思维能力和解决临床实际问题的能力，并积极适应教育信息化转型，将传统出版与数字技术有机融合，实现以纸质教材为核心、配套数字教学资源的立体化教材建设。来自全国多所大学的编委经过反复修改，多次征求意见和反复论证，精心完成了本次教材的修订工作。此次修订过程凝聚了各位编委大量的心血及其丰富的教学经验和成果，在此向全体编委致以诚挚的感谢和敬意。此外，主编单位中山大学团队还专门组织拍摄了十三项临床基本操作视频，读者可以通过视频，更为直观地学习临床技能操作，通过多种形式加强对技能操作的强化与掌握。

由于编者的水平有限，且临床操作也存在着地区性的差异，本书中的内容与编排难免有遗漏或不妥之处，恳请读者和同仁们能不吝赐教，予以斧正。

王深明　肖海鹏　贾建国

2019 年 6 月

二维码资源索引

目　录

第1章 病史采集

病史采集（history taking）是医师通过询问患者或知情人而获取病史资料的过程。综合病史采集的资料，进一步分析而作出临床判断的方法，称为问诊（inquiry）。病史采集所获取的资料对了解疾病的发生、发展、诊疗经过、既往健康或曾患疾病的情况，以及对疾病进行诊断和鉴别诊断都具有极其重要的意义，也为体格检查和各种诊断性检查的安排提供了最重要的基本资料。因此，病史采集是每位临床医生必须掌握的临床技能。

一、病史采集的内容

病史采集的内容即住院病历所要求的内容，一般应包括下列内容：

1．一般项目（general data） 包括：姓名、性别、年龄、籍贯、出生地、民族、婚姻、住址和联系电话、工作单位、职业、入院日期、记录日期、病史陈述者及可靠程度等。若病史陈述者不是患者本人，则应注明其与患者的关系。记录年龄时应填写实际年龄。

2．主诉（chief complaint） 为患者感觉最痛苦或最明显的症状或体征及其持续时间，也是本次就诊最主要的原因。主诉由医生总结归纳得出，要求简明扼要。确切的主诉常可初步反映病情轻重与急缓，并提供对某系统疾患的诊断线索，切不能用某病的诊断名称作为主诉。

3．现病史（history of present illness） 病史中的主体部分，记述患者自发病开始到就诊时疾病的发生、发展、演变和诊疗经过的全过程。现病史的采集常围绕主诉展开，可按以下内容和程序恰当地加以询问。

（1）起病情况与患病时间：详细询问起病情况对疾病病因的判断具有重要的鉴别意义。患病时间是指起病到就诊或入院的时间，如先后出现几个症状则需追溯到首发症状的时间，并按时间顺序询问整个病史后分别记录，时间长短可按数年、数月、数日计算，发病急骤者可按数小时、数分钟计算。

（2）主要症状的特点：包括主要症状出现的部位、性质、持续时间和程度、缓解或加剧的因素。了解这些特点对判断疾病所在的系统或器官以及病变的部位、范围和性质很有帮助。

（3）病因与诱因：尽可能了解与本次发病有关的病因和诱因（如气候变化、环境改变、情绪、起居饮食失调等），以帮助明确诊断与拟定治疗措施。

（4）病情的发展与演变：包括患病过程中主要症状的变化及新症状的出现。

（5）伴随症状：常常是鉴别诊断的重要依据，或提示出现了并发症。反之，按一般规律在某一疾病发展过程中应该出现的伴随症状而实际上没有出现时，也应将其记述于现病史中，因为这种阴性表现也具有重要的鉴别诊断意义。

（6）诊治经过：患者于本次就诊前曾在何处诊治过，做过哪些检查项目，被诊断为何种疾病，曾进行过哪些治疗，使用过的药物名称、剂量、用法、用药时间、疗效如何、有无副作用等，这些可为本次诊治疾病提供参考，注意不能用既往的诊断代替目前的诊断。

（7）病程中的一般情况：应记述患者患病后的精神、体力状态、食欲及食量的改变、睡眠、体重增减及二便等情况，这些对全面评估患者病情的轻重和预后以及采取何种辅助治疗措施具有重要意义，对鉴别诊断也有一定参考作用。

4．既往史（past history） 应详细询问患者既往的健康状况和曾经患过的疾病（包括各种传染病），特别是与现患病有密切关系的疾病。对居住地主要传染病和地方病史、外伤史、手术史、预防接种史，以及对药物、食物和其他接触物的过敏史等，也应记录在既往史中。记录顺序一般按时间先后排列，注意不要与现病史发生混淆。

5．系统回顾（review of systems） 是规范病历不可缺少的部分，可以帮助医师在短时间内扼要地了解患者各系统是否发生目前尚存在或已痊愈的疾病，以及这些疾病与本次疾病之间是否存在因果关系，其主要情况应分别记录在现病史或既往史中。

各系统问诊的主要症状有：

（1）头颅五官：视力障碍、耳聋、耳鸣、眩晕、鼻出血、牙痛、牙龈出血、咽喉痛、声音嘶哑等。

（2）呼吸系统：咳嗽、咳痰、咯血、胸痛、呼吸困难等。

（3）循环系统：心悸、活动后气促、心前区疼痛、端坐呼吸、晕厥、下肢水肿等。

（4）消化系统：食欲减退、吞咽困难、嗳气、反酸、腹胀、腹痛、腹泻、便秘、恶心、呕吐、呕血、便血、黄疸等。

（5）泌尿生殖系统：尿频、尿急、尿痛、血尿、排尿困难、夜尿增多、颜面水肿、有无尿潴留或尿失禁、尿道或阴道有无异常分泌物等。

（6）血液系统：皮肤苍白、乏力、头晕、眼花、皮肤出血点、淋巴结肿大、肝脾大等。

（7）内分泌系统与代谢：多饮、多尿、多食、怕热、多汗、怕冷、显著肥胖或消瘦、色素沉着、闭经等。

（8）肌肉与骨关节系统：疼痛、关节红肿或畸形、运动障碍、肌肉萎缩、肢体无力等。

（9）神经系统：头痛、失眠、记忆力减退、意识障碍、语言障碍、感觉异常、晕厥、瘫痪、抽搐等。

（10）精神状态：幻觉、妄想、定向力障碍、情绪异常等。

6．个人史（personal history） 主要包括如下内容：

（1）社会经历：包括出生地、居住地区和留居时间（尤其是疫源地和地方病流行区）、受教育程度、经济状况和业余爱好等。

（2）职业及工作条件：包括工种、劳动环境、与工业毒物的接触情况及时间。

（3）习惯与嗜好：起居与卫生习惯，饮食的规律与质量，烟酒嗜好时间与摄入量，其他嗜好及麻醉药品、毒品接触史等。

（4）有无不洁性交史：是否患过淋菌性尿道炎、尖锐湿疣、下疳、梅毒等。

7．婚姻史（marital history） 记述患者未婚或已婚、结婚年龄、配偶健康状况、性生活情况、夫妻关系等。

8．月经史（menstrual history） 记述女性患者月经初潮的年龄，月经周期和经期天数，经血的量和色，经期症状，有无痛经与白带，末次月经日期，闭经日期，绝经年龄。记录格式如下：

$$\text{初潮年龄}\ \frac{\text{行经天数（天）}}{\text{月经周期（天）}}\ \text{末次月经时间（LMP）或绝经年龄}$$

9．生育史（childbearing history） 记述女性患者妊娠与生育次数和年龄，人工或自然流产的次数，有无早产、死产、手术产、围生期感染及计划生育状况等。男性患者应询问是否患过影响生育的疾病。

10．家族史（family history） 应询问双亲、兄弟、姐妹及子女的健康与疾病情况，特别应询问是否有与患者同样的疾病，有无与遗传相关的疾病。对已死亡的直系亲属要问明死因与年龄。某些遗传性疾病涉及父母双方亲属，也需问明。若在几个成员或几代人中皆有同样疾病发生，可绘出家系图显示详细情况。

二、重点的病史采集

重点的病史采集是指针对就诊的最主要或“单个”问题（现病史）来问诊，并收集除现病史外的其他病史中与该问题密切相关的资料。主要应用于急诊或门诊的患者。

重点的病史采集应根据患者表现的问题及其紧急程度，选择那些对解决该问题所必需的内容进行问诊。通常患者的主诉提示了需要重点问诊的内容，应以较为简洁的形式询问主要症状的相关资料，逐渐形成诊断假设，判断该患者可能是哪些器官系统患病，并对该系统的内容进行全面问诊，在既往史、系统回顾、个人史、婚育史、月经史、家族史中选择相关内容进行问诊，省掉那些与解决本次就诊问题无关的病史内容询问。较好地完成重点的病史采集以后，医生就有条件选择重点的体格检查内容和辅助检查项目，其结果将支持、修订或否定病史中建立的诊断假设。

三、病史采集的注意事项

1．病史采集时应直接询问患者，只有当患者本人因病情严重不能陈述，或患者为小儿不能表达病情时，才向其他有关人员或亲属了解发病的经过。

2．问诊时应耐心倾听患者陈述，只有在患者的陈述与病情相差太远时，才需要根据陈述的主要线索灵活地把话题转回，切不可生硬地打断患者的叙述，或主观推测患者的亲身感受。

3．对危重患者，在进行扼要的询问和重点的检查之后，应立即进行抢救，详细的病史与检查可在病情好转后再作补充，以免延误治疗。

4．由于患者对病情的叙述不一定完全、确切，或病情可能发生变化，因而医生在继续接触患者的过程中，对已采集的病史应随时予以补充或更正。

5．对于从其他医疗单位转来的病情介绍或病历摘要，只能作为参考，绝不能代替接诊医生的亲自问诊。

四、病史采集举例

（一）胸痛

1．现病史

（1）起病情况和发病时间。

（2）发病诱因：如剧烈运动、咳嗽、外伤、举重物等。

（3）胸痛的特点：包括部位、性质、持续时间（持续或发作）、有无放射、与呼吸的关系。

（4）伴随症状：有无心悸、胸闷、头晕或晕厥，有无咳嗽、咳痰、咯血、呼吸困难、发热，有无反酸、嗳气、吞咽困难、腹胀、大汗等。

（5）病情的发展和演变。

（6）诊疗经过：是否到过医院就诊？做过哪些检查（如心电图等）？结果如何？用过哪些药物治疗（如含服硝酸甘油）？疗效如何？

（7）患病以来的一般情况：精神、饮食、睡眠、二便、体重变化情况。

2．其他相关病史　有无类似胸痛发作，有无胸部外伤史、高血压、心脏病、结核病、支气管扩张、慢性呼吸系统疾病、糖尿病、高脂血症、药物过敏史、烟酒嗜好等。

（二）水肿

1．现病史

（1）起病情况（缓急）和时间。

（2）发作原因和诱因：饮水、少尿等。

（3）水肿特点：水肿程度、凹陷性、对称性，有无颜面部水肿，水肿加重的时间等。

（4）伴随症状：有无心悸、胸闷、气促，有无腹胀、呕血、黑便，有无慢性腹痛、腹泻，有无少尿、血尿、腰痛，有无消瘦或营养不良等。

（5）病情的发展和演变。

（6）诊疗经过：是否到过医院就诊？做过哪些检查？结果如何？曾接受过哪些治疗？疗效如何？

（7）患病以来的一般情况：精神、饮食、睡眠、二便、体重变化情况。

2．其他相关病史 如流行病史（是否去过血吸虫疫区）、慢性肝炎和肝病史、高血压和（或）心脏病史、肾病史、营养不良疾病史、药物和食物过敏史、饮酒或进食生鱼史等。

（周汉建　李乃娥）

体格检查

第2章

体格检查（physical examination）是检查者利用自己的感觉器官和（或）借助于简便的检查工具，客观评估人体健康状况的最基本检查方法。体格检查是医生的基本功之一，也是需要医学生反复训练的基本技能之一。

第一节　基本检查方法

体格检查的基本方法有五种：视诊、触诊、叩诊、听诊和嗅诊。

一、视诊

视诊（inspection）是检查者用视觉观察全身或局部表现的诊断方法。包括全身视诊和局部视诊。

二、触诊

触诊（palpation）是检查者用手的触觉进行检查的方法。要求的体位：使被检查部位软组织处于松弛状态。在腹部触诊中最重要，常采取屈膝仰卧位。触诊的方法有：

1．浅部触诊法（light palpation）　适用于浅表部位的检查，如关节、软组织、浅部动脉、静脉、神经、阴囊、精索等；于腹部检查时更为常用。可触及的深度约 1 cm。方法：患者屈膝仰卧位，检查者一手轻放在被检查部位，手指并拢，利用掌指关节和腕关节协调运动，轻柔地进行滑动触摸，感知腹壁紧张度及浅表病变。

2．深部触诊法（deep palpation）　主要用于检查腹腔病变和脏器情况。可触及的深度常在 2 cm 以上，有时可达 4 ～ 5 cm。包括以下四种方法：

（1）深部滑行触诊法：主要用于检查腹腔深部包块和胃肠病变。患者屈膝仰卧位，张口平静呼吸，检查者右手中间三指并拢，平放在前腹壁被检查部位，以手指末端逐渐触向腹腔脏器或包块，并在被触及的包块上做上、下、左、右滑动触摸。如为肠管或条索状包块，则需做与包块长轴相垂直方向的滑动触诊。

（2）双手触诊法：主要用于检查肝、脾、肾和腹腔肿物。嘱患者屈膝仰卧位，检查者将左手掌置于被检查脏器或包块的背后，右手中间三指并拢、平放在前腹壁被检查部位，左手掌向右手方向托起被检查脏器或包块，在患者腹式呼吸配合下，右手进行触诊检查（图 2-1）。

（3）深压触诊法：主要用于腹腔深在病变的定位及确定病变压痛点。患者屈膝仰卧位，检查者用右手一个或两个并拢的手指指腹，逐渐深压腹壁被检查的部位。

（4）冲击触诊法：仅用于大量腹水患者肝、脾及腹腔包块的触诊。患者屈膝仰卧位，检查者右手中间三指并拢，取 70° ～ 90°，放在腹壁被检查部位，做数次急速而有力的冲击动作，同时指端感受脏器或包块浮沉的感觉（图 2-2）。

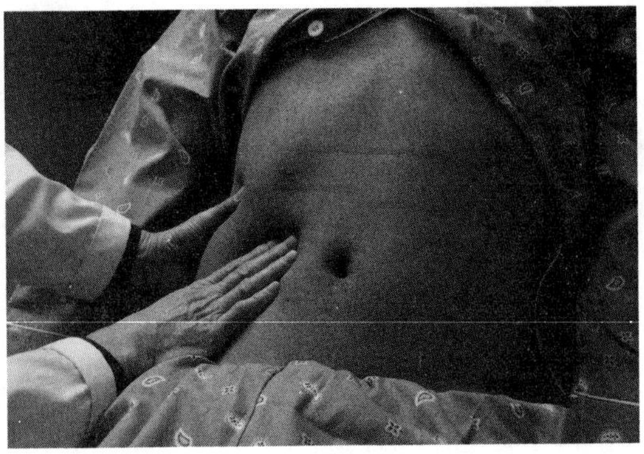

图 2-1　双手触诊法

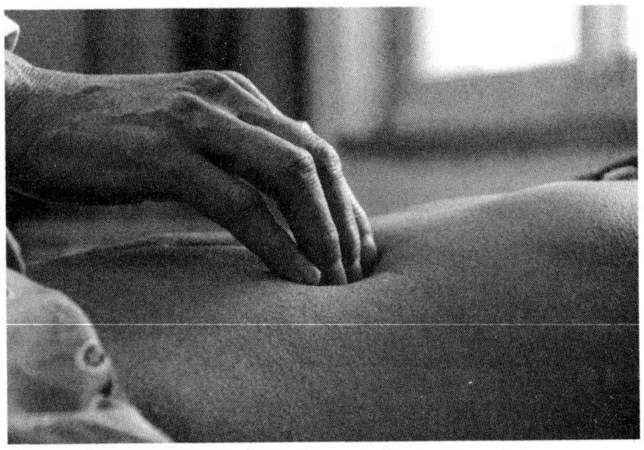

图 2-2　冲击触诊法

三、叩诊

叩诊（percussion）是检查者用手指叩击患者身体表面，使局部震动产生音响，通过触觉震动和听觉音响特点，来判断脏器有无异常的方法。在胸、腹部检查中尤为重要。叩诊方法有：

1．间接叩诊法　最常用，主要用于胸、腹部病变局限时的检查。检查者左手中指第二指节紧贴叩诊部位皮肤，其他手指微微翘起，右手指自然弯曲，以中指指尖垂直叩击左手中指末端指间关节处，同一部位连续叩击 2 ~ 3 次，后抬起左指，移至新的部位继续叩诊。叩击要短促、有力、富有弹性，以腕关节和掌指关节活动为主，尽量限制肘关节和肩关节的运动。叩诊时要避免腕关节僵硬、叩指指尖与板指不垂直及不间断、连续快速的砸击（图 2-3）。

2．直接叩诊法　主要用于胸、腹部病变范围广泛时的检查。检查者右手中间三指并拢，用其掌面直接拍叩被检查部位。

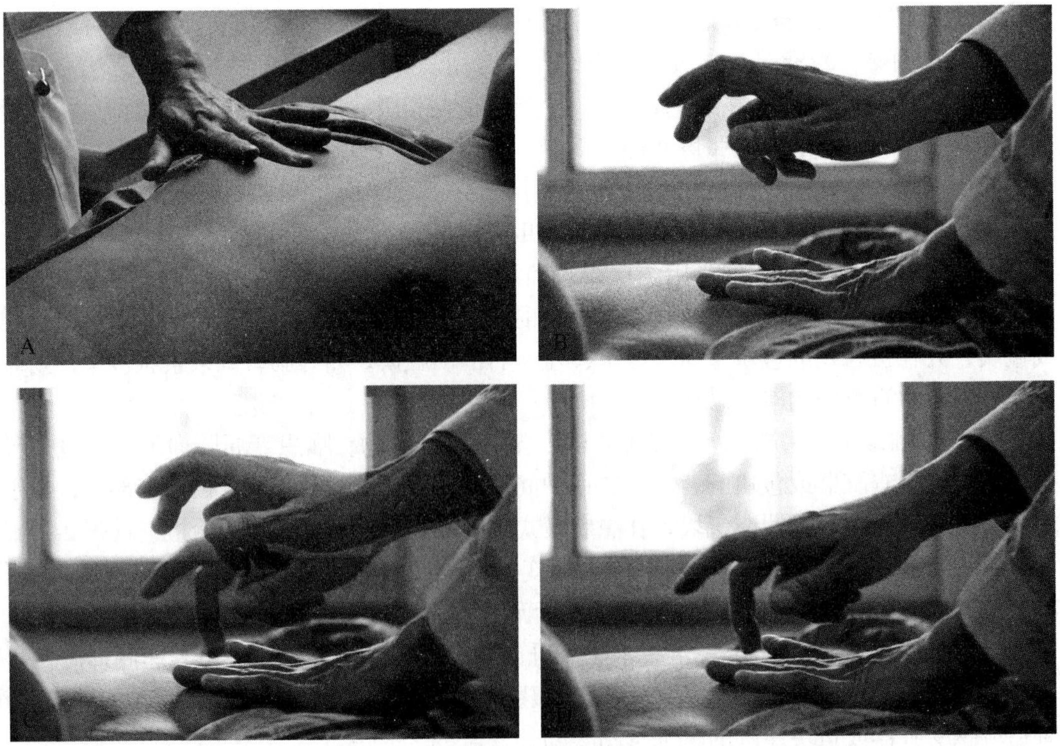

图 2-3　间接叩诊法

四、听诊

听诊（auscultation）是检查者用听觉听取患者身体各部位器官活动时所发出的声音，以此判断正常与否的检查方法。听诊在诊断心肺疾病中尤为重要。其方法有：

1．直接听诊法　检查者将耳直接贴于被检查部位体壁上进行听诊。仅在特殊情况和紧急情况下使用。

2．间接听诊法　检查者借助于听诊器进行听诊。在心肺听诊中最常用。要学会规范地使用听诊器，如检查耳件弯曲方向是否正确，鼓型听诊器体件要紧贴皮肤，钟型体件置于皮肤上则不宜过紧，尽量避免体件与皮肤的摩擦，不能隔衣听诊等。

五、嗅诊

嗅诊（olfactory examination）是检查者通过嗅觉来判断发自患者身体的异常气味与疾病关系的检查方法。用手将患者身体散发的气味扇向自己的鼻部，然后仔细判断气味的特点与特性。异常气味大多来自患者皮肤、黏膜、呼吸道的分泌物、消化道的呕吐物和排泄物以及脓液与血液等。

第二节　全身体格检查的基本项目与方法

一、全身体格检查的基本要求

全身体格检查是指对受检者全身各部分进行全面系统、井然有序的体格检查。要求：

1．检查者应注意仪表举止端庄大方、态度和蔼，体现对患者的关爱。

2．检查者站在患者右侧。

3．检查内容务求全面、系统。

4．检查顺序　从头到足。要有合理、规范的逻辑顺序，最大限度地保证体格检查的效率和速度，以减少患者的不适和不必要的体位变动。

操作视频：全身体格检查

（1）卧位患者的检查顺序：一般情况和生命体征→头颈部→前、侧胸部（心、肺）→（取坐位）背部（肺、脊柱、肾区、骶部）→（卧位）腹部→四肢→肛门、直肠、外生殖器→神经系统（站立位）。

（2）坐位患者的检查顺序：一般情况和生命体征→头颈部→上肢→背部（肺、脊柱、肾区、骶部）→前、侧胸部（肺）→（取卧位）心脏→腹部→下肢→肛门、直肠、外生殖器→神经系统（站立位）共济运动、步态及腰椎运动。

5．在遵循全身检查内容和顺序的基本原则基础上，允许经过长期训练，形成自己的体格检查习惯。

6．具体操作要注意体格检查的灵活性。如对于急、重症病例，需要重点检查生命体征及相关部分后，及时抢救和处理患者，其他内容待病情稳定后再行检查。

7．强调边查边想，边查边问，正确评价，核实补充。

8．掌握检查的进度和时间，尽量 40 min 内完成。

9．检查结束时应与患者简单交谈，合理解释，减轻患者的压力。

二、全身体格检查的基本项目与方法

一般检查和生命体征

（1）准备和清点器械：体温计、叩诊锤、听诊器、检眼镜、视力表、血压计、大头针、

压舌板、卷尺和直尺、电筒、棉签、秒表。

（2）自我介绍。

（3）观察发育、营养、面容、表情和意识状态等。

（4）洗手。

（5）测量体温（腋温，10 min）：先将汞柱甩至 35℃以下，保证腋窝处干燥，无致热及降温物品，然后将体温计头端置于患者腋窝深处，上臂夹紧体温计，10 min 后读数、记录。

（6）触诊桡动脉至少 30 s：将示指、中指及环指的指腹平放于桡动脉搏动处。

（7）用双手同时触诊双侧桡动脉，检查其对称性。

（8）计数呼吸频率至少 30 s：观察患者胸部和腹部的起伏，一吸一呼为一次。

（9）测量右上肢血压 2 次：

1）检查血压计，尤其注意汞柱是否在“0”点。

2）肘部位置与心脏在同一水平。

3）血压计气袖均匀紧贴皮肤缠于上臂，其下缘在肘窝以上 2 ~ 3 cm，中央部位位于肱动脉表面，松紧度适宜。

4）听诊器体件放置于肱动脉搏动处（不能塞在气袖下）。

5）向气袖内充气，边充气边听诊，同时双眼平视汞柱观察，待肱动脉搏动声音消失，汞柱再升高 20 ~ 30 mmHg 后，缓慢放气（速度 2 ~ 6 mmHg/s），根据听诊和汞柱位置读出血压值。首先听到响亮拍击声时的汞柱读数为收缩压，最终声音消失时的汞柱读数为舒张压。个别声音持续不消失时，则以音调突然变沉闷时的读数为舒张压。

间隔 1 ~ 2 min 后再测一次血压。

头颈部

（10）观察头部外形、毛发分布、异常运动等。

（11）触诊头颅：双手同时触诊头颅每个部位，了解其外形、有无压痛及异常隆起。

（12）检查左右眼的近视力（用近视力表）：距视力表 33 cm。

（13）检查上、下睑结膜，检查球结膜和巩膜，检查泪囊。

1）检查上睑结膜需翻转眼睑：嘱患者向下看，检查者示指横放于上睑中部上方，拇指横放于上睑下缘中部，两指配合捏住上睑，轻轻向前下牵拉，同时示指向下压迫睑板上缘，拇指将睑缘向上捻转即可翻转眼睑（图 2-4）。

2）检查泪囊：嘱患者向外上看，用双手拇指轻压患者双眼骨性眼眶下内侧，挤压泪囊并观察。

（14）检查面神经运动功能：嘱患者皱额、闭眼。

（15）检查眼球运动：检查者置一手指尖于患者眼前 30 ~ 40 cm，嘱其头部不动，眼球随

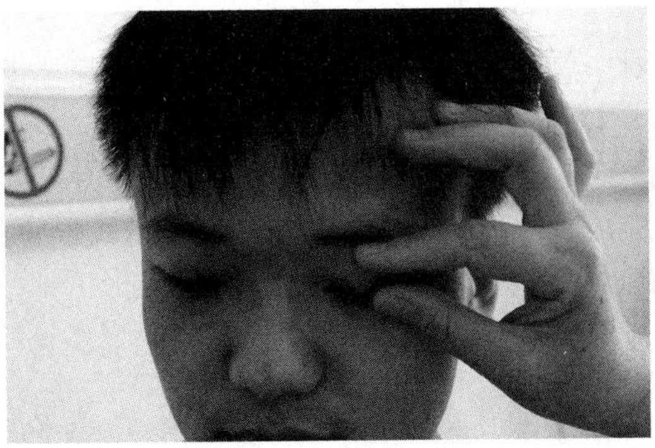

A．两手配合捏住上睑

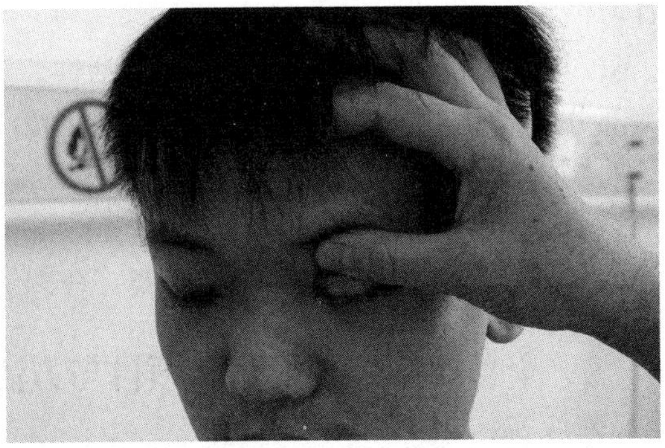

B．翻转眼睑

图 2-4　翻转眼睑检查上睑结膜

手指方向移动，一般按左、左上、左下，右、右上、右下 6 个方向顺序进行（图 2-5）。

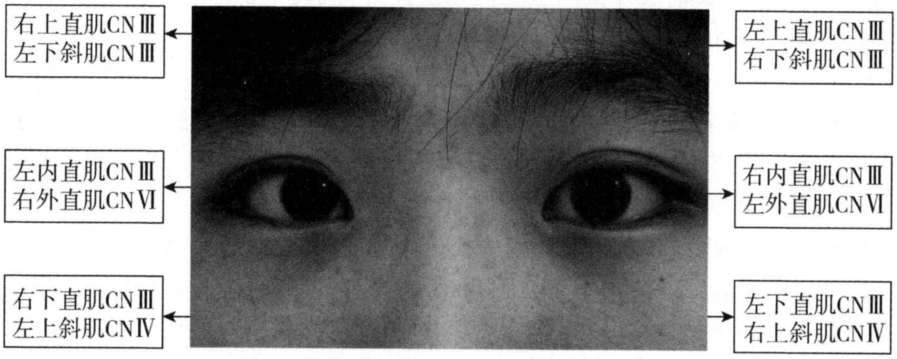

图 2-5　眼球六个方向的运动

（16）检查瞳孔直接对光反射、间接对光反射。

1）直接对光反射：将光源直接照射被检查者瞳孔，观察瞳孔变化。

2）间接对光反射：以一手挡住光线，光线照射一只眼时，另一只眼瞳孔立即缩小，移开光线，瞳孔扩大。

（17）检查集合反射：检查者将示指置于距患者 1 m 以外，嘱患者注视示指，逐渐移动示指距眼球 5 ～ 10 cm，观察双眼内聚及瞳孔变化。

（18）观察并触诊双侧外耳及乳突，触诊颞颌关节及其运动。

（19）检查双耳听力：嘱患者闭目，并用手指堵塞一侧耳道，检查者以拇指和示指摩擦，自 1 m 以外逐渐移至患者耳部，直到患者听到声音为止，测量距离。

（20）观察及触诊外鼻。

（21）观察鼻前庭、鼻中隔。

（22）检查上颌窦、额窦、筛窦：有无肿胀、压痛、叩痛等。

1）上颌窦：检查者双手固定于患者双侧耳后，拇指分别放于左右颧部向后按压，并询问有无压痛。也可用右手中指指腹叩击颧部，询问有无叩痛。

2）额窦：检查者双手固定患者头部，双拇指放于两侧眼眶上缘内侧，向上、向后按压，并询问有无压痛。也可用右手中指叩击该区，询问有无叩痛。

3）筛窦：检查者双手固定于患者双侧耳后，拇指分别放于两侧鼻根与内眦之间向后按压，并询问有无压痛。

（23）观察口唇、牙齿、牙龈、舌质及舌苔。

（24）压舌板检查口腔黏膜、口底、口咽部及扁桃体。检查者左手放于患者头部使其略后仰，张大口并发长“啊”音，此时检查者用压舌板迅速下压舌前 2/3 与后 1/3 交界处，在照明配合下检查软腭、腭垂、软腭弓、扁桃体、咽后壁。

（25）检查舌下神经：嘱患者伸舌，观察有无偏斜、舌肌萎缩及肌束颤动。

（26）检查面神经运动功能：嘱患者露齿，观察有无口角歪斜，嘱患者鼓腮或吹口哨，观察是否有漏气现象。

（27）检查三叉神经运动支：检查者双手触按患者双侧咀嚼肌，嘱患者做咀嚼动作，比较双侧肌力，再嘱患者张口运动，观察下颌有无偏斜。

（28）检查三叉神经感觉支：嘱患者闭眼，检查者分别用大头针轻刺面部皮肤检查痛觉，用棉签检查触觉，两侧对比，随时询问患者的感觉。

（29）暴露颈部，观察颈部外形和皮肤、颈静脉充盈和颈动脉搏动情况。

（30）触诊颈部淋巴结。

1）检查顺序：耳前→耳后→枕后→颌下→颏下→颈前→颈后→锁骨上淋巴结。

2）检查方法：患者头稍低并偏向检查侧，检查者将示、中、环三指并拢，指腹紧贴被检查部位，由浅及深进行滑动触诊。

（31）触诊甲状软骨、甲状腺峡部和侧叶。

1）峡部触诊：检查者站于患者前面，用拇指（站于患者后面用示、中指）从胸骨上切迹向上触摸，可触到气管前软组织，判断有无增厚，此时请患者做吞咽动作，可感到此软组织在手指下滑动，判断有无增大和肿块。

2）侧叶触诊：①前面触诊：一手拇指施压于一侧甲状软骨，将气管推向对侧，另一手示、中指在对侧胸锁乳突肌后缘向前推挤甲状腺侧叶，拇指在胸锁乳突肌前缘触诊，嘱患者配合吞咽动作，重复检查，触及被推挤的甲状腺。用同样方法检查另一侧甲状腺（图 2-6A）。②后面触诊：患者取坐位，检查者站在患者后面，一手示、中指施压于一侧甲状软骨，将气管推向对侧，另一手拇指在对侧胸锁乳突肌后缘向前推挤甲状腺，示、中指在其前缘触诊甲状腺。再嘱患者配合吞咽动作，重复检查。用同样方法检查另一侧甲状腺（图 2-6B）。

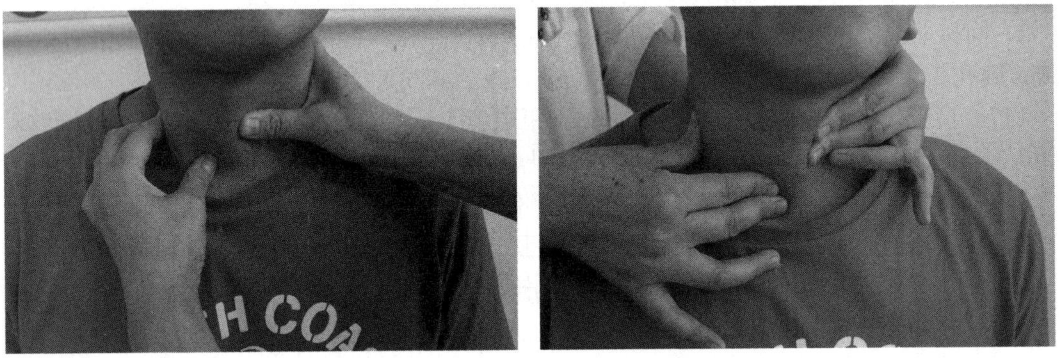

A．前面触诊甲状腺右侧叶　　B．后面触诊甲状腺右侧叶

图 2-6　甲状腺侧叶触诊

（32）听诊颈部（甲状腺、血管）杂音。

（33）触诊气管位置：患者取舒适坐位或仰卧位，颈部处于自然直立状态，检查者将示指与环指分别置于两侧胸锁关节上，然后将中指置于气管之上，观察中指是否在示指与环指中间；或检查者以中指分别置于气管与两侧胸锁乳突肌之间的间隙，根据两侧间隙是否等宽来判断气管有无偏移。

（34）检查颈椎屈曲、侧弯及旋转活动。

（35）检查副神经：嘱患者做耸肩及转头运动时，医生给予一定阻力，比较两侧肌力。

前、侧胸部

（36）暴露胸部，观察胸部的外形、对称性、皮肤和呼吸运动等。

（37）触诊左、右乳房：先检查健侧，再检查患侧。检查者的手掌和手指平放在乳房上，用指腹轻施压力，以旋转或来回滑动的方式进行触诊，检查左侧乳房从外上象限开始，顺时针方向分别检查四个象限，最后触诊乳头。检查右侧乳房按逆时针方向进行。

（38）分别触诊腋窝淋巴结：检查者面对患者，将患者前臂稍外展，以右手触诊患者左侧腋窝，左手检查右侧腋窝，由浅及深至腋窝各部分。

（39）触诊胸壁弹性、有无压痛，检查双侧胸廓扩张度：检查者两手置于患者胸廓下面的前侧部，左、右拇指分别沿两侧肋缘指向剑突，并将两侧皮肤向前正中线轻推，拇指尖在前正中线两侧对称部位，两手掌和伸展的手指置于前侧胸壁。嘱患者深呼吸，观察比较两手的动度是否一致（图 2-7）。

（40）检查双侧语音震颤：①检查者将左、右手掌的尺侧缘或掌面分别轻放于患者两侧胸壁的对称部位，然后嘱其用同等强度重复发“yi”长音；②自上至下、从内到外比较两侧相应部位震颤强度的异同。

（41）检查有无胸膜摩擦感：检查者将两手掌小鱼际肌处置于患者胸廓下面的前侧部，当患者吸气和呼气时，感受有无如皮革相互摩擦的感觉。

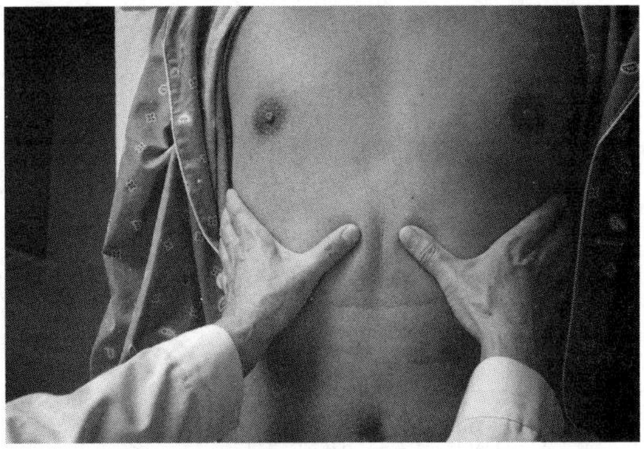

图 2-7　前胸部检查胸廓扩张度

（42）间接叩诊法叩诊前胸、侧胸、双侧肺尖：叩诊时应左右、上下、内外对比叩诊音的变化。

1）检查前胸：由锁骨上窝开始，沿锁骨中线、腋前线，自第一肋间隙从上至下逐一肋间隙进行叩诊。

2）检查侧胸壁：嘱患者举起上臂置于头部，自腋窝开始分别沿腋中线、腋后线，向下叩诊至肋缘。

3）叩诊双侧肺尖：自斜方肌前缘中部开始，分别向外、向内叩诊至清音变浊音时，即为肺尖的外、内侧终点，两点之间的距离即为肺尖宽度，又称 Kronig 峡。

（43）听诊双侧肺尖、前胸和侧胸：分别沿锁骨中线、腋前线、腋中线和腋后线，自上而下、由外向内，双侧对称部位对比，逐一肋间听诊。嘱患者微张口做均匀呼吸，必要时做深呼吸或咳嗽数声后立即听诊。

（44）检查双侧语音共振：其产生机制基本同语音震颤，不同的是用听诊器听诊。听诊时要自上至下，并在两侧对称部位比较其强弱及性质。

（45）观察心尖、心前区搏动：检查者切线位观察心前区是否隆起、心尖及心前区其他部位搏动情况。

（46）触诊心尖搏动：检查者先用右手全手掌置于心前区，然后逐渐缩小到用小鱼际部或示指、中指及环指指腹并拢同时触诊，必要时用示指定位心尖搏动点（图 2-8）。

（47）触诊心前区：检查者用右手掌小鱼际部，按听诊顺序在心前区各瓣膜听诊区触诊，确定震颤位置和时期。

（48）叩诊心脏相对浊音界。

1）用间接叩诊法，患者仰卧时检查者左手板指与肋间平行放置，坐位时板指与肋间垂直放置。叩诊的力度要适中，左界用轻叩诊法，右界用较重叩诊法。

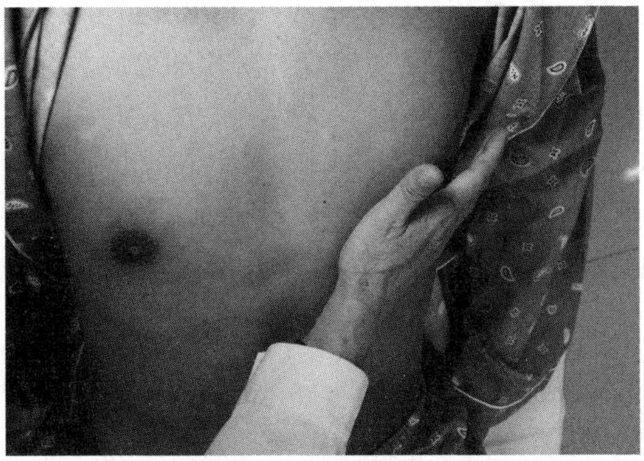

A．用小鱼际肌触诊

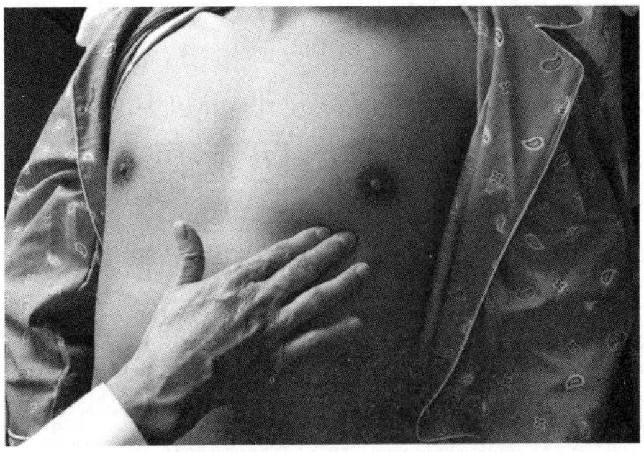

B．用示指定位心尖搏动点

图 2-8　心尖搏动检查

2）顺序：先叩左界，后叩右界；自下而上，由外到内。

3）左界叩诊：于心尖搏动点外 2 ～ 3 cm 处由外向内叩诊，每次移动范围不宜过大，当清音变浊音时做好标记，如此向上叩诊直至第 2 肋间隙。

4）右界叩诊：先沿右锁骨中线从肺区向下逐一肋间叩诊，当清音变浊音时为肝上界，然后在其上一肋间，由外向内叩诊，清音变浊音时做好标记，如此向上叩诊，直至第 2 肋间隙。

5）用硬尺测量前正中线到各标记点的垂直距离，再测定左锁骨中线到前正中线的垂直距离。

（49）听诊心脏。

1）分别用膜型和钟型体件听诊。

2）顺序：二尖瓣区→肺动脉瓣区→主动脉瓣区→主动脉瓣第二听诊区→三尖瓣区。

3）内容：心率、心律、心音、额外心音、杂音、心包摩擦音。

背部

（50）嘱患者坐起，充分暴露背部，观察脊柱、胸廓外形及呼吸运动。

（51）触诊脊柱有无畸形、压痛。以右手拇指从枕骨粗隆自上而下逐个按压棘突及椎旁肌肉。

（52）检查脊柱有无叩击痛。

1）直接叩击法：以中指或叩诊锤垂直叩击胸椎、腰椎各椎体棘突。

2）间接叩击法：患者坐位，检查者左手掌置于其头顶，右手半握拳以小鱼际肌部位叩击左手背，了解有无疼痛。

（53）检查双侧肋脊点和肋腰点有无压痛。

（54）检查双侧肾区有无叩击痛：检查者左手掌平放于肋脊点处，右手半握拳以小鱼际肌部位叩击左手背，了解有无疼痛。

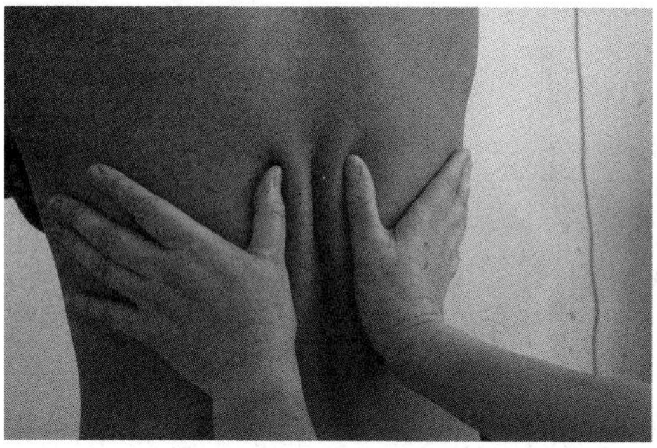

图 2-9　背部胸廓扩张度检查

（55）检查胸廓扩张度及其对称性：检查者将两手掌对称平置于患者背部第 10 肋骨水平，拇指与后正中线平行，间距约 2 cm，向中线轻推两侧皮肤，嘱患者深呼吸，观察比较两手动度是否一致（图 2-9）。

（56）检查双侧语音震颤：检查者两手掌尺侧缘或掌面分别置于肩胛间区及肩胛下区对称部位，方法同（40）。

（57）叩诊双侧后胸部：嘱患者双手交叉抱肘，检查者在肩胛间区、脊柱两侧沿肩胛线自上而下叩诊，注意左右、内外对比。

（58）叩诊双侧肺下界移动度：患者平静呼吸时，检查者沿患者肩胛线叩出肺下界的位置，然后嘱其深吸气后屏住呼吸，再沿该线继续向下叩诊，当由清音变为浊音时，即为肩胛线上肺下界的最低点。当患者恢复平静呼吸时，同样先叩出肺下界，再嘱其深呼气后屏住呼吸，然后自下而上叩出浊音变清音时，即为肩胛线上肺下界的最高点。用直尺测量两点间的距离。同样方法再叩诊另一侧。

（59）听诊双侧后胸部：沿肩胛线自上而下逐一肋间听诊，注意在上下、左右对称部位对比。

（60）检查双侧语音共振：方法同（44）。

腹部

（61）嘱患者低枕仰卧位、屈膝，两手自然放于躯干两侧，充分暴露腹部。观察腹部外形、对称性、皮肤、脐及腹式呼吸等。

（62）听诊肠鸣音与血管杂音：常于右下腹听诊肠鸣音 1 min 以上，常于左右上腹部及中腹部听诊血管杂音。

（63）叩诊全腹：用间接叩诊法，从左下腹开始，沿逆时针方向叩至右下腹部，再至脐部。

（64）叩诊肝上界、下界。

1）肝上界：用间接叩诊法，沿右锁骨中线，自肺部清音区开始逐一肋间、自上向下叩诊，由清音变浊音处即为肝上界。

2）肝下界：沿锁骨中线或前正中线，自腹部鼓音区向上叩，由鼓音变浊音处即为肝下界。

（65）检查移动性浊音：患者平卧，检查者自脐水平向一侧腹部叩诊，叩得浊音后，板指固定不动，嘱患者向另一侧卧，叩原处，如变为鼓音，即为移动性浊音。同样方法再叩另一侧。

（66）浅部触诊全腹部：检查者自左下腹开始触诊，沿逆时针方向触至右下腹，再至脐部。

（67）深部触诊全腹部：触诊顺序同（66）。

（68）训练患者做加深的腹式呼吸，单手法触诊肝：检查者右手四指并拢，掌指关节伸直，与肋缘大致平行放于右上腹脐水平线，分别沿右锁骨中线及前正中线触诊，呼气时手指深压腹壁，吸气时向上朝向肋缘或剑突迎触下移的肝缘，如此反复，手指逐渐向上移动，直到触到肝缘或肋缘、剑突为止（图 2-10）。

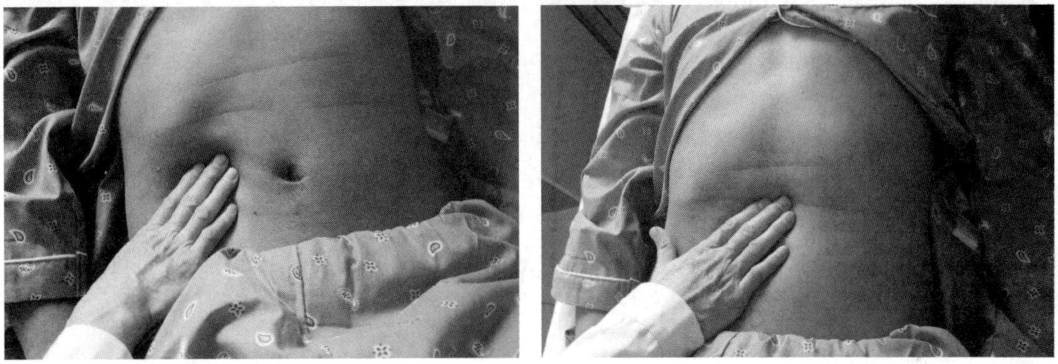

A．于右锁骨中线触诊肝　　B. 于前正中线触诊肝

图 2-10　单手法触诊肝

（69）在右锁骨中线上双手法触诊肝：检查者左手托起患者右腰部，拇指置于右肋部，触诊时左手向上推，右手位置、方法同单手触诊（图 2-11）。

（70）在前正中线上双手法触诊肝：左手同（69），右手于脐水平线，沿前正中线，与单手法触诊肝方法相同，触至肝缘或剑突。

（71）检查肝颈静脉回流征：当触及肝大时，用手压迫肝，观察颈静脉怒张程度是否更显著。

（72）检查胆囊点有无压痛：检查者左手掌平放于患者右胸下部，拇指指腹勾压在腹直肌外缘与肋弓交界处，然后嘱患者深吸气，如在吸气过程中发生疼痛，即胆囊触痛，如因剧烈疼痛而突然终止吸气，称为墨菲（Murphy）征阳性（图 2-12）。

（73）双手法触诊脾：检查者左手掌置于患者左胸下部第 9 ～ 11 肋处，向前托起脾，右手掌平放于脐部，与左肋弓大致成垂直方向，自脐平面开始配合呼吸，如同触诊肝一样，直至触及脾缘或左肋缘（图 2-13）。

（74）如未能触及，嘱患者右侧卧位，左下肢屈曲、右下肢伸直，用双手法再次触诊脾（图 2-14）。

（75）双手法触诊双侧肾：嘱患者屈膝仰卧位。触诊左肾时，检查者左手越过患者腹前方，

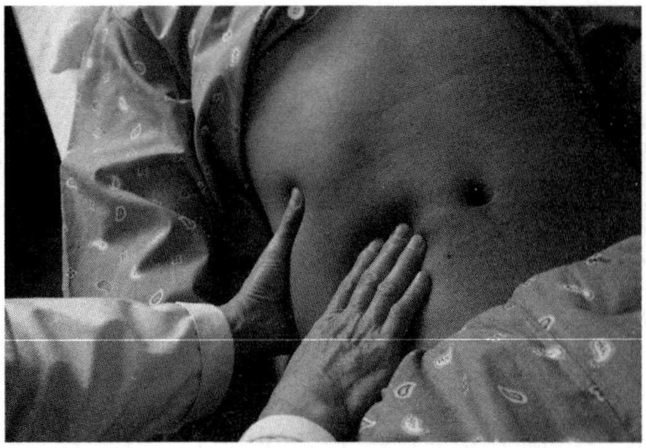

图 2-11 右锁骨中线上双手触诊肝

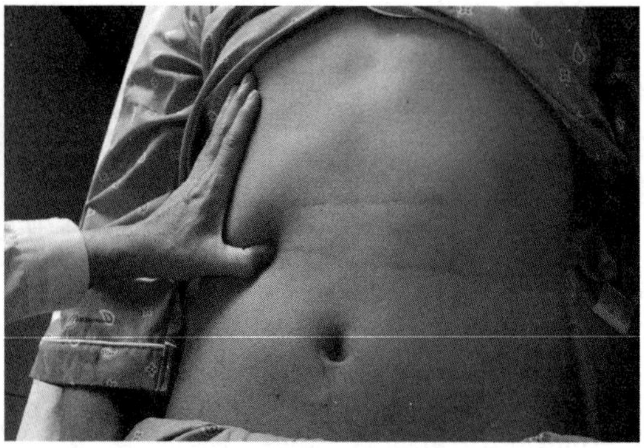

图 2-12 Murphy 征检查法

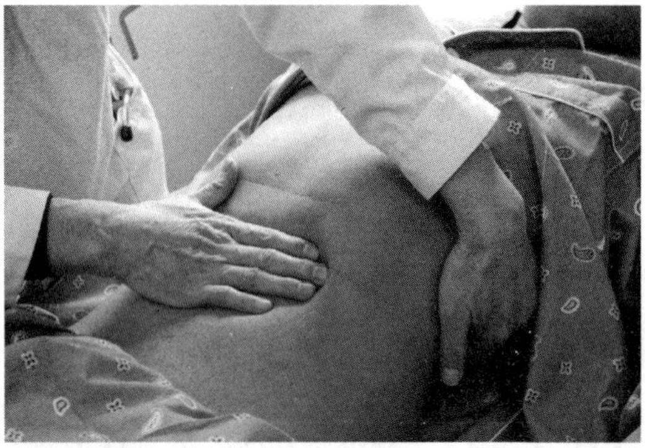

图 2-13 仰卧位双手法触诊脾

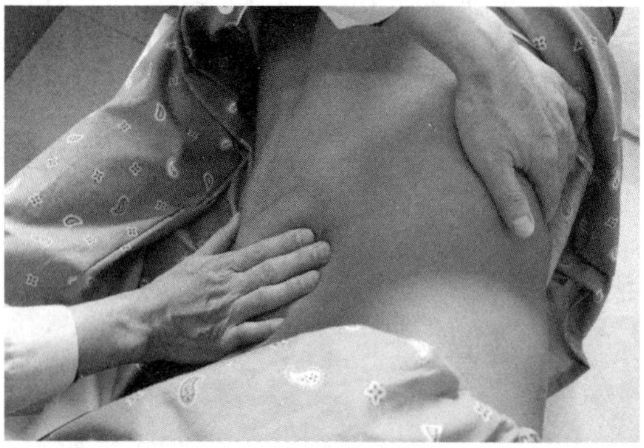

图 2-14 侧卧位双手法触诊脾

从后面托起左腰部，右手掌横置于左上腹部，于患者吸气时双手夹触肾。触诊右肾时，以左手掌托住患者右腰部向上推起，右手掌平放在右上腹部，手指方向大致平行于左肋缘而稍横向，于患者吸气时双手夹触肾（图 2-15）。

（76）检查腹部触觉（或痛觉）与腹壁反射。

1）检查痛觉：用大头针轻刺腹部上、中、下部位的皮肤，两侧对比，随时询问患者的感觉。

2）检查触觉：用棉签轻触腹部皮肤，两侧对比，随时询问患者的感觉。

3）腹壁反射：嘱患者屈膝仰卧，检查者用竹签自外向内，分别沿肋弓下方、脐平面和腹股沟上方划腹壁皮肤，正常可见局部腹肌收缩。

上肢

（77）正确暴露上肢，观察上肢皮肤、关节等。

（78）观察双手及指甲。

（79）触诊指间关节和掌指关节。

（80）检查指关节运动。

（81）检查上肢远端肌力。

（82）触诊腕关节，检查腕关节运动。

（83）触诊双肘鹰嘴和肱骨髁状突。

（84）触诊滑车上淋巴结：检查者左（右）手托起患者右（左）前臂，左（右）手示、中、环指向滑车上触摸（图 2-16）。

（85）检查肘关节运动：屈伸及旋转。

（86）检查屈肘、伸肘的肌力：嘱患者做上肢伸屈动作，医生从相反方向给予阻力，测试其对阻力的克服力量，两侧对比。

（87）视诊、触诊肩关节及其周围。

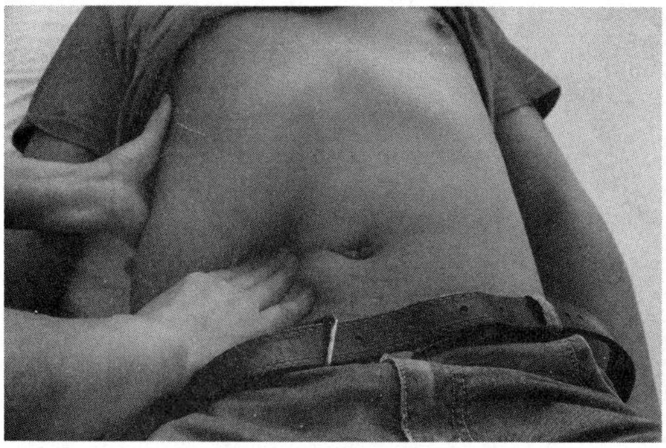

图 2-15　双手触诊右侧肾

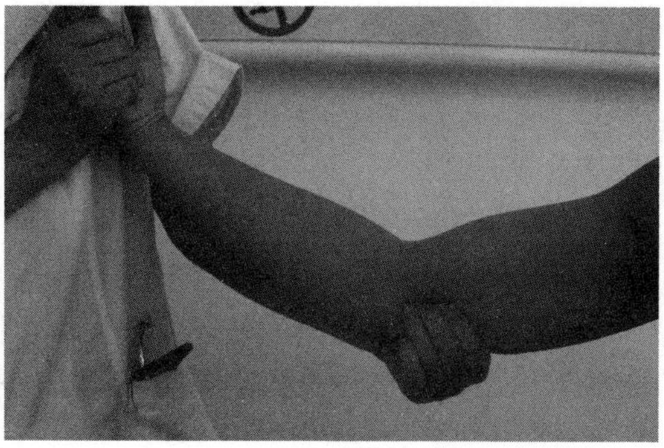

图 2-16　触诊滑车上淋巴结

（88）检查肩关节运动及上肢近端肌力：嘱患者肩关节自主运动，观察有无活动受限。再嘱患者举臂，检查其近端肌力，方法同（86）。

（89）检查上肢触觉（或痛觉）：方法同（76）。

（90）检查肱二头肌反射：检查者左手托扶患者屈曲的前臂，并将左拇指置于肱二头肌肌腱上，右手持叩诊锤叩击左拇指，引起前臂快速屈曲（图 2-17）。

（91）检查肱三头肌反射：检查者左手托扶患者屈曲的前臂及肘关节，右手用叩诊锤叩击尺骨鹰嘴上方肱三头肌肌腱，引起前臂伸展（图 2-18）。

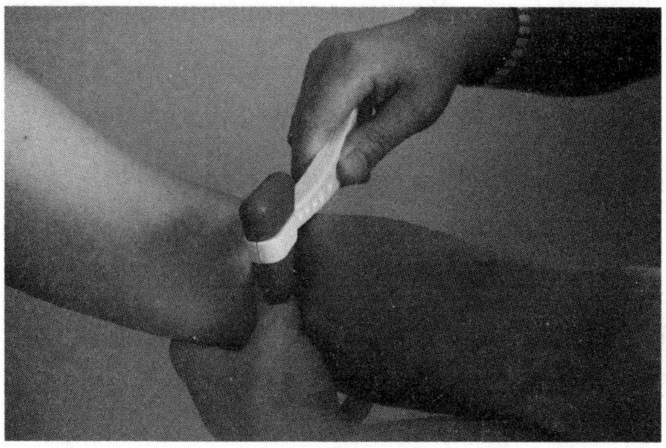

图 2-17　肱二头肌反射检查

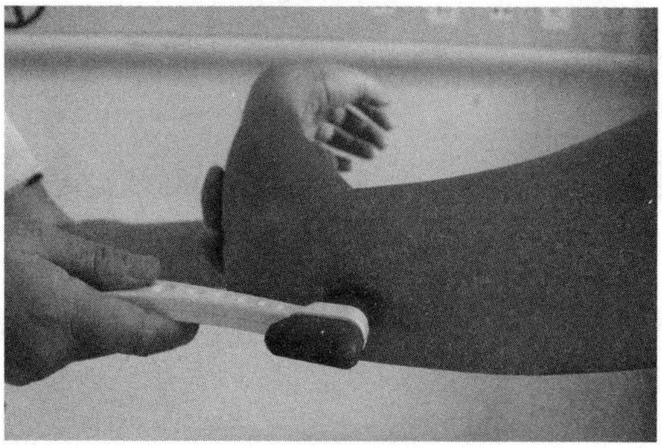

图 2-18　肱三头肌反射

（92）检查桡骨骨膜反射：检查者左手托起患者腕部，并使腕关节自然下垂，右手用叩诊锤轻叩桡骨茎突，引起前臂旋前、屈肘（图 2-19）。

（93）检查霍夫曼（Hoffmann）征：检查者左手握住患者腕部，右手示指和中指夹住患者的中指稍向上提，使腕部轻度过伸，然后用拇指急速弹刮患者中指指甲，阳性反应表现为其余四指的轻微屈曲（图 2-20）。

下肢

（94）正确暴露下肢，观察双下肢外形、皮肤及趾甲等。

（95）触诊腹股沟区有无肿块、疝等。

（96）触诊腹股沟淋巴结横组、纵组：嘱患者平卧，检查者右手四指并拢，以指腹触及腹股沟，由浅及深滑动触诊，先触摸腹股沟韧带下方横组淋巴结，再触摸腹股沟大隐静脉处的纵组淋巴结。左右对比。

（97）触诊股动脉搏动，必要时听诊。

（98）触诊双足背动脉。

（99）检查双下肢有无凹陷性水肿。

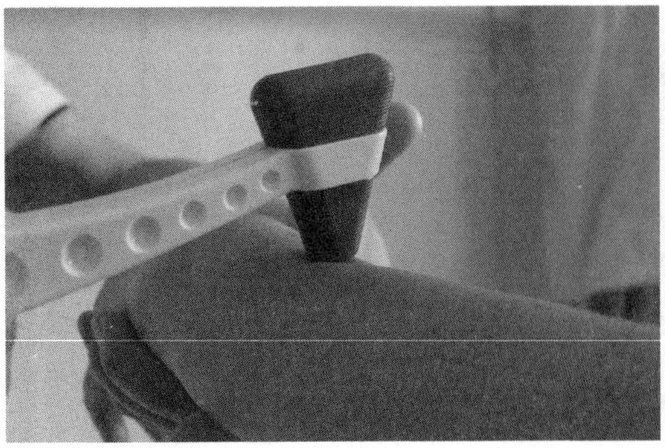

图 2-19　桡骨骨膜反射检查

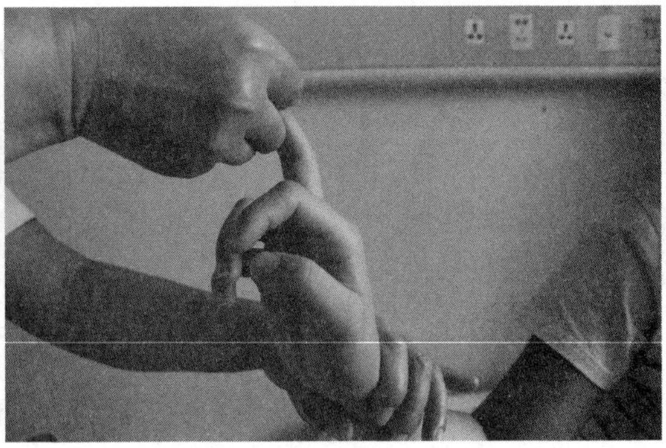

图 2-20　霍夫曼（Hoffmann）征检查

（100）检查双下肢触觉（或痛觉）：方法同（76）。

（101）检查髋关节屈曲、内旋、外旋运动。

（102）检查双下肢近端肌力：嘱患者屈髋，方法同（86）。

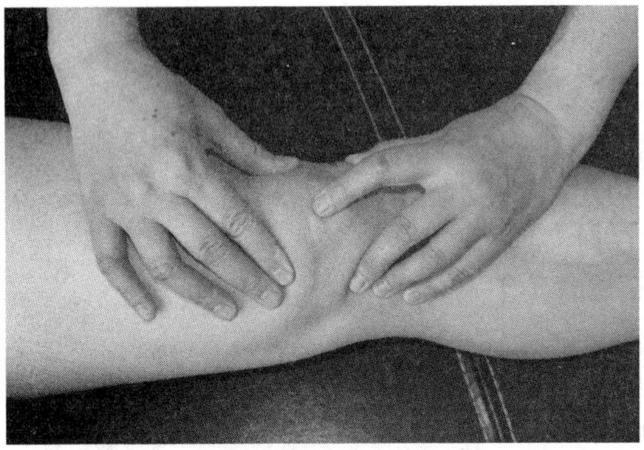

图 2-21　浮髌试验检查

（103）触诊膝关节和浮髌试验：嘱患者仰卧位并将下肢伸直，检查者用左手的拇指和其余四指分别固定膝关节上方两侧，右手拇指及其余四指分别固定于关节下方两侧，然后用右手示指将髌骨连续向后方按压数次，加压时如有髌骨与关节面的撞击感，松开时有髌骨浮起的感觉，即为浮髌试验阳性（图 2-21）。

（104）检查膝关节屈曲运动。

（105）检查膝腱反射与髌阵挛。

1）膝腱反射：①患者坐位，小腿自然下垂，或将一下肢置于另一下肢的膝下，检查者右手用叩诊锤叩击髌骨下方的肌四头肌肌腱，引起小腿伸展（图 2-22）。②患者仰卧，检查者用左手在腘窝部托起下肢，使膝关节稍弯曲，其后方法同①（图 2-23）。

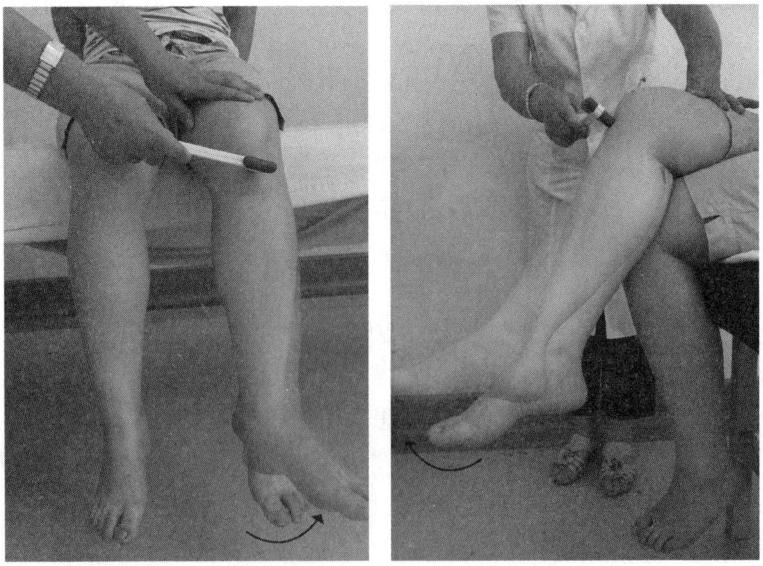

A．坐位小腿自然下垂　　B．坐位一下肢置于另一下肢的膝下

图 2-22　坐位膝腱反射检查

2）髌阵挛：患者仰卧，下肢伸直，检查者用拇指和示指夹住髌骨上缘，骤然用力向远端推动数次，然后保持适度的推力，髌骨呈节律性上下运动为阳性表现（图 2-24）。

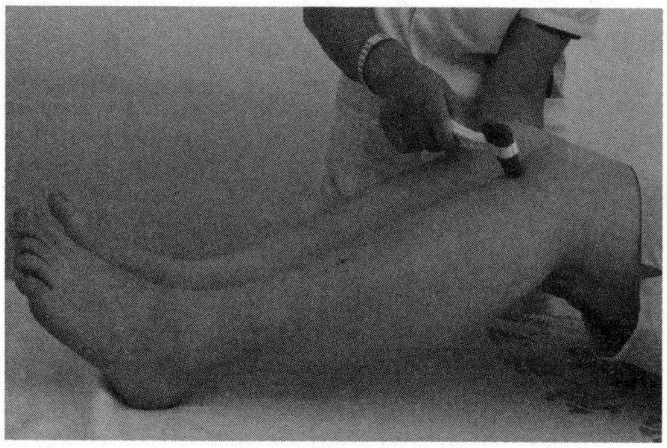

图 2-23 卧位膝腱反射检查

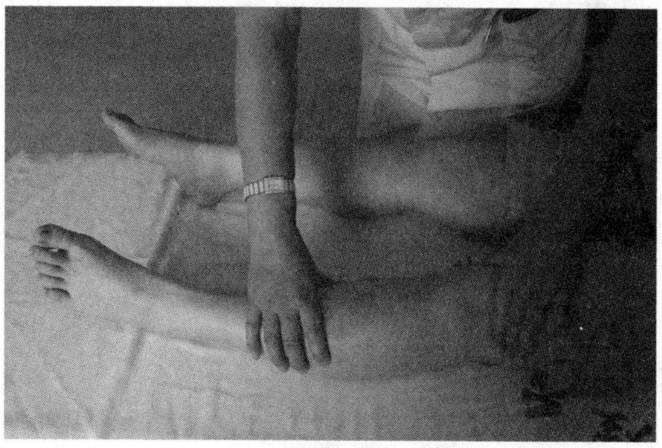

图 2-24 髌阵挛检查

（106）触诊踝关节及跟腱。

（107）检查踝关节背屈、跖屈、内翻、外翻运动。

（108）检查双足背屈、跖屈肌力：方法同（86）。

（109）检查屈趾、伸趾运动。

（110）检查跟腱反射与踝阵挛。

1）跟腱反射：患者仰卧，髋、膝关节半屈曲，下肢外展外旋，检查者左手托起被检查者足掌，使稍向背屈，右手用叩诊锤叩击跟腱，足即向跖面屈曲（图 2-25）。

2）踝阵挛：患者仰卧，髋、膝关节微屈，检查者一手握住其小腿，另一手持其足掌前端，突然急速用力使踝关节背屈并维持之，足部出现交替性屈伸动作为阳性（图 2-26）。

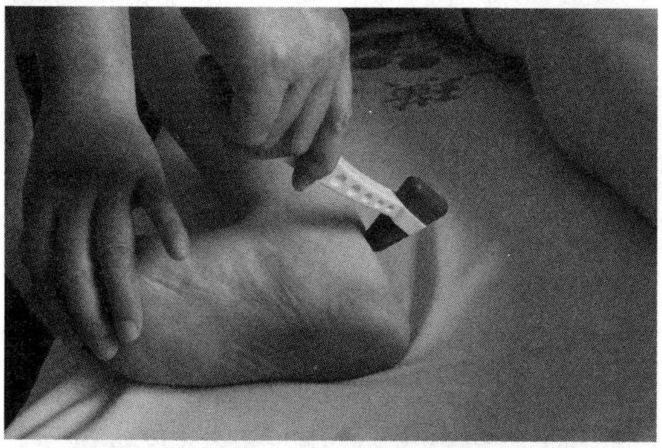

图 2-25 跟腱反射检查

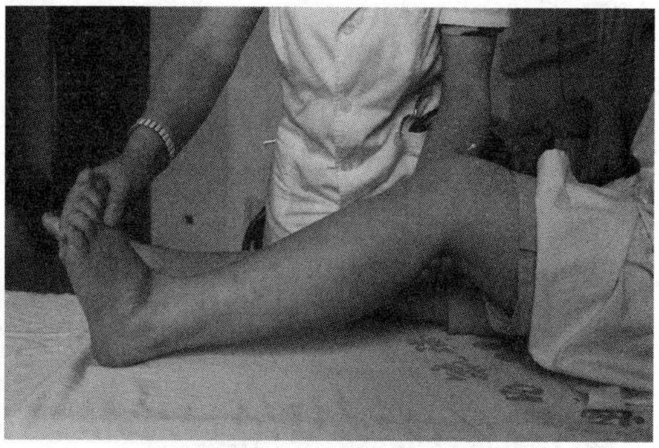

图 2-26 踝阵挛检查

（111）检查巴宾斯基（Babinski）征、奥本海姆（Oppenheim）征、戈登（Gordon）征。

1）Babinski 征：检查者用钝竹签由足跟掌面外侧开始，向前轻划至小趾跟部再转向踇指侧，出现踇趾背屈、其余脚趾呈扇形展开为阳性（图 2-27）。

2）Oppenheim 征：检查者用弯曲的拇指和示指，沿患者的胫骨前缘用力自上而下滑压，阳性反应与 Babinski 征相同（图 2-28）。

3）Gordon 征：检查者用右手于腓肠肌两侧捏压，阳性反应与 Babinski 征相同（图 2-29）。

（112）检查凯尔尼格（Kernig）征、布鲁津斯基（Brudzinski）征。

1）Kernig 征：患者仰卧，检查者先将其一侧髋、膝关节屈曲成直角，再将其小腿抬高，在 135° 以内，出现伸膝受限并伴有疼痛和屈肌痉挛者为阳性（图 2-30）。

2）Brudzinski 征：患者仰卧，两下肢自然伸直，检查者一手置于患者胸前，另一手托起其枕部使颈部前屈，出现双髋和膝关节屈曲为阳性（图2-31）。

（113）检查 Lasegue 征：患者仰卧，两下肢自然伸直，检查者一手握住其踝部，另一手置于大腿伸侧，分别做双侧直腿抬高动作。若抬高不足 70°，并伴下肢后侧的放射性疼痛为阳性。

肛门、直肠（必要时检查）

（114）嘱患者左侧卧位，右腿屈曲，左腿伸直，观察肛门、肛周、会阴区。

（115）检查者戴上手套，示指涂以润滑剂行直肠指检，观察指套有无分泌物。

外生殖器（必要时检查）

（116）解释检查的必要性，保护患者隐私。确认患者膀胱已排空，取仰卧位。

男性：

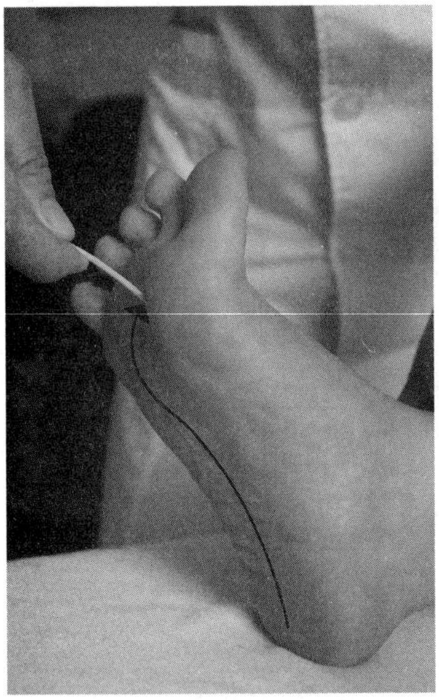

图 2-27　Babinski 征检查

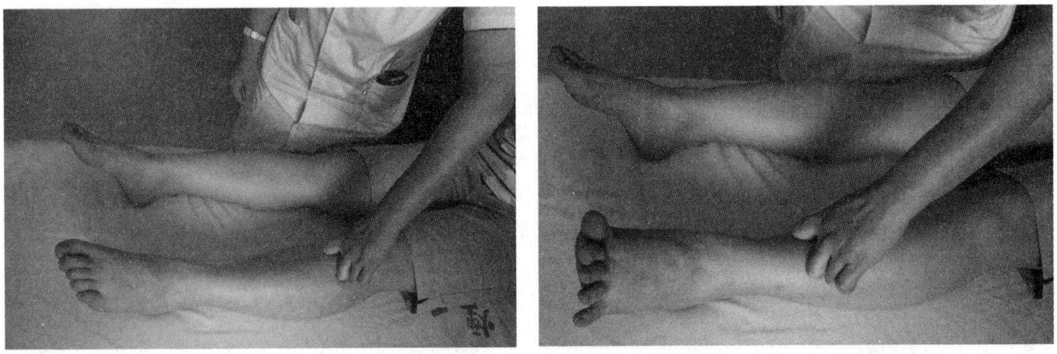

A．沿胫骨前缘用力向下滑压　　B．阳性反应

图 2-28　Oppenheim 征检查

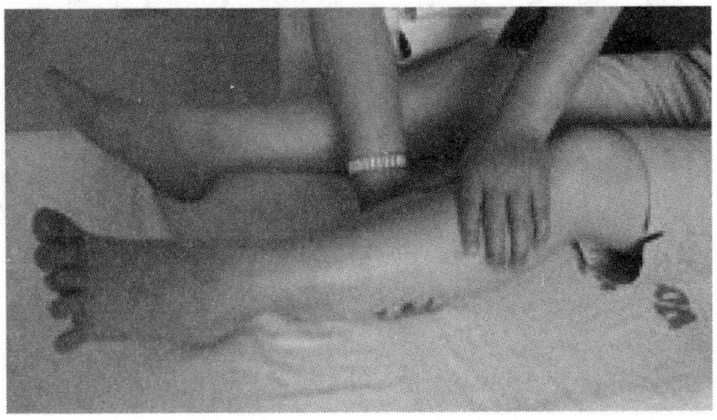

图 2-29　Gordon 征检查

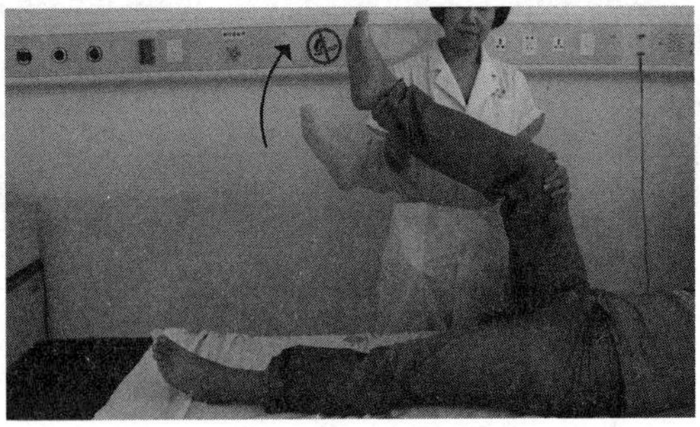

图 2-30　Kernig 征检查

（117）视诊尿道外口、阴囊，必要时做提睾反射：用竹签由下向上轻划股内侧上方皮肤，正常时同侧睾丸上提。

（118）触诊双侧睾丸、附睾、精索。

女性：

（117）视诊尿道口及阴道口。

（118）触诊阴阜、大小阴唇、尿道旁腺、巴氏腺。

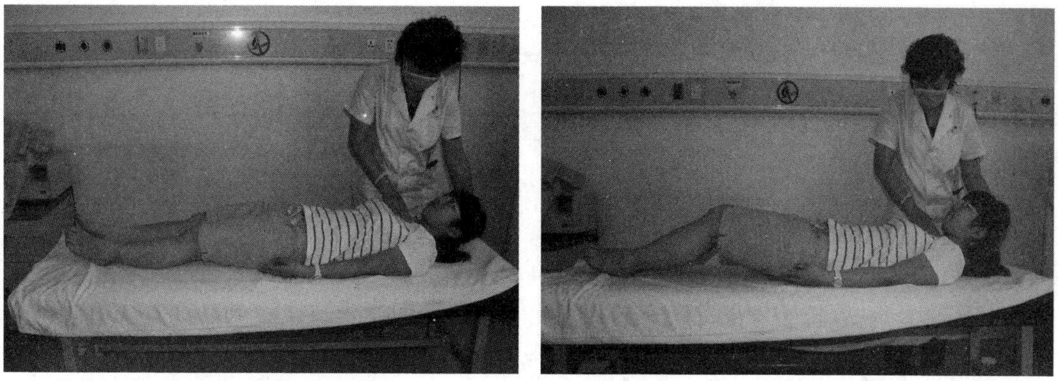

A．托起枕部使颈部前屈　　　　B．阳性反应

图 2-31　Brudzinski 征检查

共济运动、步态与腰椎运动

（119）嘱患者站立，检查闭目难立征：嘱患者双足并拢站立，双手向前平伸，然后闭目，观察其姿势。

（120）检查指鼻试验、快速轮替动作。

1）指鼻试验：嘱患者先以其示指触约 0.5 m 距离处的检查者示指，再触自己的鼻尖，由慢到快，先睁眼、后闭眼，重复进行，观察其动作准确性。

2）快速轮替动作：嘱患者伸直双手掌，以前臂做快速旋前旋后动作。或嘱患者用一手的手掌和手背，交替快速拍打其另侧手掌，观察动作速度与协调性。

（121）观察步态。

（122）检查腰椎伸屈、侧弯、旋转运动。

案例 2-1

患者，男性，40 岁。“突发左胸痛 3 天”入院。3 天前，负重物后突然出现左侧胸部刀割样剧痛，之后出现呼吸困难，不能平卧。在当地医院给予止痛药（药名不详）治疗，呼吸困难越来越重，急来就诊。

体格检查：T 37 ℃，R 24 次 / 分，P 114 次 / 分，BP 115/70 mmHg。瘦长体型，神志清楚，坐位，口唇轻度发绀。左侧胸廓饱满，肋间隙增宽，左侧呼吸运动减弱，语音震颤消失，叩诊左肺呈鼓音，呼吸音明显减低，未闻及干、湿啰音。心率 114 次 / 分，律齐，心音低，各瓣膜听诊区未闻及杂音。腹软，肝、脾肋下未触及。四肢脊柱无异常。神经系统检查：生理反射存在，病理反射未引出。

辅助检查：胸部透视报告左肺中外带透亮度增强，其中肺纹理消失，可见被压缩的肺部边缘，肺组织被压缩约 50%。

请回答：（1）该患者可能的诊断是什么？

（2）诊断依据是什么？

案例分析

案例 2-2

案例分析

患者，女性，35 岁。因“活动后心悸、气短 1 年，伴间断咳嗽、咯血 6 个月”入院。1 年来上楼或行走稍快便出现胸闷、气短，近来偶尔出现夜间憋醒，坐起后缓解。6 个月以来间断咳嗽，并痰中伴血丝。

体格检查：T 37℃，R 22 次 / 分，P 94 次 / 分，BP 110/70 mmHg。神志清楚，坐位，双颊暗红，口唇轻度发绀，颈静脉无怒张。双肺未闻及干、湿啰音。心尖搏动向左移位，心尖区触及舒张期震颤，胸骨左下缘触及收缩期抬举样搏动。叩诊心浊音界呈梨形。心率 102 次 / 分，心律绝对不规则，第一心音强弱不等，心尖区闻及舒张中、晚期隆隆样杂音，左侧卧位更为清晰，不传导。肺动脉瓣区第二心音亢进。腹部查体未见明显异常。

辅助检查：心脏常规 X 片示左房、右室大。超声心动图示二尖瓣中度狭窄。心电图示 P 波消失，可见 f 波，R-R 间隔不等，QRS 形态正常。

请回答：（1）该患者可能的诊断是什么？

（2）诊断依据是什么？

案例 2-3

案例分析

患者，男性，30 岁。反复上腹痛 3 年余，加重 4 h。3 年前无明显诱因出现上腹烧灼样疼痛，伴反酸、嗳气，多于餐后 3 ~ 4 h 发生，进餐后减轻，间断服制酸药（药名不详）可缓解，停药后每遇生活不规律时复发。近 10 天病情复发，伴夜间上腹痛，昨夜 12 点突然出现上腹刀割样剧痛，很快全腹部疼痛，遂急就诊。

体格检查：T 37.4℃，R 18 次 / 分，P 100 次 / 分，BP 100/65 mmHg。神志清楚，急性痛苦面容，面色苍白，出冷汗，屈曲卧位，脉搏细速。心、肺部无明显异常。腹壁呈板状，全腹明显压痛，反跳痛，可叩出移动性浊音，肝浊音界消失，肠鸣音消失。

辅助检查：腹部平片提示有膈下游离气体。腹腔穿刺：抽出液体。

请回答：（1）该患者可能的诊断是什么？

（2）诊断依据是什么？

（李乃娥　周汉建）

第3章 实验室检查

第一节　实验室检查基本操作

一、血液标本采集及血涂片制备

（一）毛细血管采血法

【要求】

掌握毛细血管采血的方法及注意事项。

【器材】

无菌干脱脂棉球、一次性消毒采血针、一次性微量吸管、乳胶吸头、末梢采血专用管、试管架。

【试剂】

75%（V/V）乙醇或皮肤消毒液、乙二胺四乙酸二钠（EDTA- K_2）或血小板稀释液。

【流程】

器材准备→采血部位选择→采血部位按摩→消毒→穿刺→拭去第一滴血→采集血液→止血→将血液注入容器→检测。

【操作】

1．**器材准备**　如需进行全血细胞计数，取具有 EDTA-K_2 抗凝剂的试管。进行手工法血小板计数时，加 0.38 ml 血小板稀释液于试管中。

2．**按摩**　轻轻按摩待检者左手中指或无名指指尖内侧，使采血部位自然充血。

3．**采血部位选择**　推荐以左手中指或环指指尖内侧为宜，婴幼儿手指太小可用拇指或足底部内、外侧缘。严重烧伤患者，可选择皮肤完整处采血。

4．**消毒**　用 75% 乙醇棉球从内向外擦拭采血部位皮肤、待干。

5．**针刺**　皮肤穿刺用左手拇指和示指固定并挤压采血部位，右手持消毒针，自指尖腹侧迅速刺入 2 ~ 3 mm，立即出针，使血液自然流出，用消毒干棉球擦去第一滴血。

6．**取血**　待血液自然流出或稍加挤压使血液流出，用微量吸管吸取血液至所需刻度线上 2 ~ 3 mm 处。若血流不畅，可在吸血过程中用左手自穿刺部位近心端处往指尖施加压力，使血液流出。

7．**止血**　用消毒干棉球压住针刺口片刻即可。

8．**稀释**　用无菌干棉球擦拭微量吸管外部余血后，并用其轻触吸管口调节血液至所需刻度。将吸管伸入有稀释液的试管底部，慢慢排出吸管内的血液，并用上清液冲洗吸管内壁的余血 2 ~ 3 次，混匀。

【注意事项】

1．**生物安全**　采血针、微量吸管最好一次性使用；工作人员要戴手套，做好生物安全和避免生物污染。

2．**消毒原则**　消毒棉球要从内向外擦拭采血部位。

3．防止感染 严格按无菌技术操作，防止采血部位感染；尽量做到一人一针一管，避免交叉感染，最好使用一次性采血管。

4．采血部位选择 采血部位不能有冻疮、发绀、水肿、炎症等；毛细血管血细胞与静脉采血有差异且影响因素多，条件允许时推荐静脉采血。

5．取血 消毒后，应待消毒液挥发后再采血，否则流出的血液扩散而不成滴；若待检者手指出汗，应用干棉球擦干后再采血；因第一滴血混有组织液，应擦去，如血液不畅可稍加挤压，但切忌用力挤压，以免混入组织液；用微量吸管吸取血液时，稍超过刻度即可（如超 2 mm 以上即需更换微量吸管重新取血），用干棉球擦拭干净吸管外余血，并吸去多余血液至刻度。操作动作要迅速，以免血液流出后凝固。

6．稀释 微量吸管插入稀释液底部排出血液要缓慢，避免出现气泡，再吸上清液到所要求体积刻度以上，然后将管内液体沿管壁缓慢排出，重复 2 ～ 3 次，将管内余血全部冲洗干净。混匀时动作要轻。

7．采集标本次序 血小板计数、红细胞计数、血红蛋白测定、白细胞计数及分类计数、其他床旁项目检测等。

8．检测时间 血液采集后及时送检，应 2 h 内完成项目检测。

【应用】

毛细血管采血适用于需血量少的检验项目，如手工法血小板计数、全血细胞计数（部分仪器）、血涂片、新生儿胆红素、新生儿筛查及 POCT 等项目。

（二）静脉采血法

【要求】

掌握静脉采血的方法及注意事项。

【器材】

垫枕、压脉带、消毒干棉签、一次性无菌注射器或采血针、真空采血管、血培养瓶。

【试剂】

聚维酮碘（碘伏）、75% 乙醇、喷雾型皮肤消毒液、抗凝剂（109 mmol/L 枸橼酸钠、肝素或 EDTA-K_2 等）。

【流程】

容器选择→容器标记→注射器准备→采血部位选择→扎压脉带→消毒→穿刺→采集血液→止血

【操作】

1．容器选择 根据检验项目以及检测方法，选择合适的容器，并应按一定顺序排列贴上标签。

2．采血部位选择 通常采用肘部静脉，肘部静脉不明显时，可用手背静脉、腘静脉或外踝静脉。幼儿可用颈外静脉采血，注意采血前不可拍打采血部位。

3．扎压脉带 被检者取卧位或坐位，手臂伸直平放，暴露穿刺部位，在采血部位上端约 6 cm 处，将压脉带绕手臂一周打一活结，压脉带末端向上，以免污染。

4．皮肤消毒 以进针处为中心，先用碘伏棉签从内到外、顺时针方向消毒皮肤，待干；或用碘酊棉签从内到外、顺时针方向消毒皮肤，待碘酊挥发后再用 75% 乙醇棉签以同样方式拭去碘迹。

5．静脉穿刺 取出注射器或真空采血器专用针头。用左手固定穿刺部位，右手持无菌注射器或真空采血管配套针头，使针头斜面和针筒刻度向上。先以约 30° 角度迅速刺破皮肤，然后适当降低角度再穿过静脉壁进入静脉腔，见回血后，将针头顺势深入少许，解除压脉带。

6．血液采集 用右手示指将针头固定，左手缓缓抽出注射器活塞，至所需血量；采用真空采血器时将配套针头另一端扎入采血管，待血液自动吸入至所需血量。

7．止血 消毒棉签压住伤口，拔出针头。

8．放血 将血液注入容器取下针头，将血液沿管壁徐徐注入所选容器，并防止产生泡沫。如容器内有抗凝剂、促凝剂或培养基等时一定要立即轻轻颠倒，使试剂与血液充分混匀，但不可用力振摇以免造成溶血。

【注意事项】

1．采血部位 忌在静脉滴注一侧手臂静脉采血，否则局部血液被稀释会影响检测结果，同时高浓度的药物也对检测结果有影响。

2．采血量 对于需要抗凝的情况，应注意采血量，采血量不准会影响抗凝效果。

3．压脉带 扎压脉带时间最好不超过 1 min，而且不能扎得过紧，否则会导致淤血或血液浓缩，影响某些项目的检测结果（检查乳酸时不能使用压脉带）。

4．止血时不能弯曲手臂，以免形成血肿。

5．标本检测与保存 血液标本采集后应立即送检，一般抗凝静脉血可稳定 6 ~ 8 h。如不能及时测定，应离心分离血清或血浆，置于较稳定的环境中，如 4℃冰箱。检测前，将其取出，恢复至室温状态，混匀后再测定。要注意不同项目的存放条件，如 PLT 计数的实验样本不宜 4℃保存。

6．安全与防护 注意个人生物安全防护和生物污染，如穿戴手套，一次性器材不能反复使用，锐器置于锐器盒等。

【应用】

静脉采血临床应用很广，适用于除血气分析外的所有需要血液标本的检验项目。

（三）血涂片制备

【要求】

掌握手工制备血涂片的方法。

【器材】

一次性采血针、消毒干棉球、推片、载玻片。

【试剂】

75% 乙醇。

【标本】

EDTA-K_2 抗凝的静脉血或末梢血。

【流程】

采血或取血→推片→干燥→标记

【操作】

1．取血 取、采末梢血（见毛细血管采血法）或吸取混匀的 EDTA-K_2 抗凝静脉血 1 滴，置于载玻片右端约 1 cm 处，直径约 4 mm。

2．制作涂片 左手平持载玻片，右手持推片，将推片从血滴前方（左侧）向后（右侧）移动，接触血滴，使其沿推片下缘散开，以 30° ~ 45°、平稳的速度将血液向前（左侧）推进至载玻片的另一端，将血液推成厚薄适宜的血涂片，血涂片应呈舌形，有头、体、尾三部分，且清晰可见。所有血液必须在推片到达末端前用完。贫血样本推片速度要快。

3．干燥 将推好的血涂片在空中晃动，使其迅速干燥。或可加热干燥。

4．标记 在载玻片的一端用记号笔编号，注明患者姓名、门诊 / 住院号。

【注意事项】

1．载玻片应清洁、干燥、中性、无尘、无油脂，表面平而光滑。新购置的载玻片常带有游离碱质，必须用约 1 mol/L HCl 浸泡 24 h 后，再用清水冲洗，干燥后备用。

2．血涂片质量判断标准　一张好的血涂片应具有如下特征：血液在载玻片上形成一舌形血膜，厚薄适宜，头、体、尾分明，长约 4 cm，两端和两侧留有空隙（分别为 1.5 cm 和 0.3 cm 左右）。

3．血膜必须充分干燥，如未干透，细胞尚未牢固附在玻片上，染色过程中容易脱落。

【应用】

血涂片制备是后续瑞氏染色、血细胞分类和形态观察的基础。

（张式鸿　刘　敏）

二、骨髓标本采集及涂片制备

（一）骨髓标本采集

【要求】

掌握骨髓标本的正确采集方法。

【器材】

骨髓穿刺消毒包（包括骨髓穿刺针、消毒洞巾、消毒纱布、干棉球、注射器等）、胶布、载玻片、棉签、无菌手套。

【试剂】

2% 碘酊、75% 乙醇、2% 利多卡因。

【流程】

患者准备→穿刺部位确定→皮肤消毒→覆盖消毒洞巾→麻醉→穿刺→骨髓采集→穿刺针拔出→止血

【操作】

1．患者准备　向患者做适当解释，以消除其恐惧心理。

2．患者体位　采用髂后上棘穿刺时，患者取侧卧位（幼儿则俯卧，腹下放一枕头）；采用髂前上棘和胸骨柄穿刺时，患者取仰卧位；采用腰椎棘突穿刺时，患者取坐位或侧卧位。

3．穿刺部位确定　①髂后上棘穿刺点：骶椎两侧、臀部上方凸出的部位。②髂前上棘穿刺点：髂前上棘后 1 ~ 2 cm 处。③胸骨穿刺点：胸骨柄、胸骨体相当于第 1、2 肋间隙平行的胸骨中央部位。④腰椎棘突穿刺点：第 3、4 腰椎棘突凸出的部位。

4．皮肤消毒　用 2% 碘酊和 75% 乙醇消毒穿刺点皮肤，直径＞ 15 cm。

5．消毒　洞巾覆盖，打开骨髓穿刺包，戴无菌手套，铺消毒洞巾。

6．麻醉　用 2% 利多卡因做局部皮肤、皮下及骨膜麻醉，并适当按摩至药液扩散。

7．穿刺针检查　穿刺前需检查穿刺针针管与针芯长度是否一致，穿刺针与注射器连接是否匹配。

8．穿刺　将穿刺针固定器固定在距针尖约 1.5 cm 处，一只手固定穿刺部位，另一只手持针，与骨面呈垂直方向刺入。当针尖接触骨面时，以穿刺针为轴心反复旋转，转刺骨质，有突破感且穿刺针固定于骨内时，表示已进入骨髓腔。

9．骨髓采集　拔出针芯，接干燥注射器，迅速抽取骨髓液 0.1 ~ 0.2 ml。

10．骨髓穿刺针拔出　抽吸完毕，将针芯重新插入，左手取无菌纱布置于针孔处，右手将穿刺针连同针芯一起拔出。

11．止血　快速将纱布盖于针孔上，并按压 1 ~ 2 min，再用胶布固定纱布。

【注意事项】

1．禁忌证　出血性疾病、局部皮肤有弥散性化脓性病变、局部骨髓炎的患者禁忌骨髓穿刺。晚期妊娠的孕妇进行骨髓穿刺术应慎重。对有出血倾向的患者，穿刺后应压迫穿刺点稍久，以免穿刺后出血不止。

2．穿刺部位　①髂后上棘由于骨皮质薄、骨髓腔大、骨髓量多而易采集，且位于身后、患者因看不到而不易产生恐惧感，故为首选穿刺点。②由于胸骨柄后有心房及大血管，因此胸骨柄穿刺时，不可垂直进针，不可用力过猛，以免不慎刺入胸腔，发生危险。

3．穿刺　穿刺时部位要固定，切勿随意移动，抽不出时可将穿刺针稍稍拔出或深入或变动方向再抽。

4．骨髓量　一次采集骨髓一般不超过 0.2 ml，过多会导致骨髓被血液稀释。

5．骨髓涂片　采集骨髓后要尽快涂片 5 ～ 6 张，以免骨髓凝固。

【应用】

对于怀疑有造血系统疾病、寄生虫感染或某些遗传病（如戈谢病、尼曼 - 皮克病等）的患者，可通过骨髓穿刺术获取标本，用于骨髓细胞学检查、血细胞化学染色、流式细胞术检验、融合基因检验、基因分子生物学检验及微生物学检验，以明确病因。

（二）骨髓涂片制备

【要求】

掌握正确的骨髓涂片制备方法。

【器材】

玻片数张。

【流程】

用推片蘸取骨髓少许→推片→干燥→标记

【操作】

将骨髓液打在干净的玻片上，用推片蘸取骨髓小粒丰富的骨髓液少许（即直径 1 ～ 2 mm 大小的骨髓液 1 滴），置于玻片右端 1/3 处，使推片、玻片和骨髓液接触后骨髓液扩散成一均匀的粗线，然后使推片和玻片成 30° ～ 45° 角，自右向左，均匀地向前推。

【注意事项】

1．涂片时间　骨髓采集一般不用抗凝剂，骨髓凝固后不宜再制备涂片，所以涂片需尽快完成，而且要求动作迅速。

2．涂片部位　应尽量选取骨髓小粒部分制备涂片。

【应用】

用于骨髓细胞学检查。

（张式鸿　刘　敏）

三、脑脊液标本采集

【要求】

掌握正确的腰椎穿刺获取脑脊液标本的采集方法。

【器材】

腰椎穿刺消毒包（消毒洞巾、消毒纱布、腰椎穿刺针）、胶布、测压管、无菌试管、无菌手套。

【试剂】

碘酊、75% 乙醇、2% 利多卡因。

【流程】

患者准备→穿刺部位确定→皮肤消毒→覆盖消毒洞巾→麻醉→穿刺→压力测定→脑脊液采集→穿刺针拔出→止血

【操作】

1．确定穿刺部位 通常以髂后上棘与后正中线的交会处为穿刺点。此处相当于第3和第4腰椎间隙处，有时也可在上一或下一腰椎间隙进行。

2．消毒 先用碘酊消毒皮肤，再用75%乙醇擦拭。

3．消毒洞巾覆盖 打开骨髓穿刺包，戴无菌手套，覆盖消毒洞巾。

4．麻醉 以2%利多卡因局部麻醉。

5．穿刺 以左手拇指、示指固定穿刺点皮肤，右手持穿刺针，以垂直于背部的方向缓慢进针，成人进针深度为4～6 cm，儿童为2～4 cm。当针头穿过韧带与硬脊膜时，可感到阻力突然消失，此时将针芯缓慢拔出，即可见无色透明脑脊液流出。

6．压力测定 将测压管与穿刺针连接，嘱患者双腿略伸，肌肉放松，测量脑脊液压力。

7．脑脊液采集 撤出测压管，将脑脊液依次收集于3支无菌试管中，每管1～2 ml，标记，立即送检。

8．穿刺针拔出 将针芯插入，一起拔出穿刺针。

9．止血 于穿刺部位覆盖消毒纱布，用胶布固定，嘱患者去枕仰卧4～6 h，以避免术后低颅压性疼痛。

【注意事项】

1．禁忌证 对颅内压增高、穿刺部位有化脓性感染、凝血酶原时间延长、开放性颅脑损伤或有脑脊液漏出者，禁行脑脊液采集。对血小板（PLT）$< 50 \times 10^9/L$、使用肝素或者任何原因导致的出血倾向者，应在凝血障碍纠正后进行腰椎穿刺。

2．穿刺部位 腰椎穿刺法是常用的脑脊液采集法。脑脊液也可采用脑室穿刺法获得，但该法比较危险，不宜轻易施行。

3．送检项目 脑脊液依次收集于3支无菌试管中，第1管做物理学和微生物学检查，第2管做生物化学和免疫学检查，第3管用于细胞学检查。

【应用】

脑脊液标本用于脑脊液物理学、微生物学、生物化学、免疫学及细胞学检查，辅助诊断和诊断颅内疾病。也可用于脑脊液引流以降低颅内压。

（张式鸿　刘　敏）

四、细菌培养标本采集

（一）血培养标本采集

【要求】

掌握血培养标本的正确采集方法和注意事项。

【器材】

血液培养瓶，5 ml、10 ml 真空采血器或注射器，消毒棉签，压脉带。

【试剂】

75%乙醇，3%碘酊。

【流程】

选择采血环境→操作者洗手→选择培养瓶→标记培养瓶→选择采血部位→培养瓶消毒→静

脉穿刺点消毒→血液采集→血液注入培养瓶→混匀→保存和送检

【操作】

1．选择培养瓶　血液培养瓶包括中和抗生素培养瓶、儿童瓶、需氧培养瓶、厌氧培养瓶、真菌培养瓶等。根据患者是否接受抗生素治疗，选择相应的血液培养瓶，抗菌药物使用前选用普通培养瓶，已使用抗菌药物者，宜采用中和抗生素培养瓶。

2．培养瓶的标记　标记培养瓶或粘贴条形码，并核对患者信息。

3．培养瓶的消毒　75% 乙醇棉签消毒瓶顶橡皮塞，等待 60 s，待干。

4．静脉穿刺点消毒　以 3% 碘酊棉签涂搽穿刺点周围皮肤，再用 75% 乙醇棉签脱碘。

5．血液采集　待乙醇挥发干燥后穿刺采血，成人 8 ～ 10 ml/ 瓶，新生儿 1 ～ 3 ml/ 瓶。

6．血液注入培养瓶　采得的血液首先应注入需氧培养瓶，然后再注入厌氧培养瓶。

7．混匀血标本　注入血培养瓶后应轻轻翻转数次，使血液与培养基混匀。

8．保存和送检　采集后的转运时间应≤ 2 h，常温保存和转运，禁止冰箱保存。

【注意事项】

1．标本采集过程必须严格无菌操作，以免将污染菌误认为病原菌。

2．常规血培养应该包括至少一个需氧培养瓶和一个厌氧培养瓶，称为“1 套血培养”。

3．采集频次应该 24 h 采 3 套，以提高阳性率。

4．最佳采血时间　尽可能在抗菌药物使用前，在寒战和发热初起前 30 min 至 1 h 为好。

【应用】

血液培养标本主要用于血液感染病原菌的培养和鉴定，标本采集和运送是血液细菌培养成功的重要环节，因此，血培养标本的采集应规范化，以提高血液感染的诊断水平。

（二）尿培养标本采集

【要求】

掌握尿培养标本的正确采集方法和注意事项。

【器材】

一次性注射器、无菌试管、无菌橡皮塞、导尿管、无菌棉球。

【试剂】

碘酊、75% 乙醇、无菌生理盐水、肥皂水、灭菌水。

【流程】

中段尿采集法：清洗尿道口→取中段尿于无菌试管中→送检

导尿法：冲洗膀胱→导尿管采集尿液于无菌试管中→送检

【操作】

1．中段尿采集法　用肥皂水清洗会阴部，女性应用手分开大阴唇，男性应翻上包皮，仔细清洗，再用清水冲洗尿道口周围。开始排尿，将前段尿排去，采集中段尿 5 ～ 10 ml。

2．导尿法　充分冲洗膀胱，以最后一次冲洗尿作为对照，再用导尿管插入输尿管收集尿液 5 ～ 10 ml，置于无菌试管中送检，应标明左、右侧标本，避免混淆。

【注意事项】

1．采集时机　以晨尿最好，最好在用抗生素前采集。

2．做尿液培养的标本不得加入防腐剂及消毒剂，否则会影响细菌的检出率。

3．标本采集后，室温保存不超过 2 h，4℃保存不能超过 24 h。

4．长期留置导尿管的患者常规尿液细菌培养没有临床意义。

5．淋病奈瑟菌对冷、热、干燥、化学消毒剂都很敏感，所以进行淋病奈瑟菌培养的标本应首选床边接种，否则应取样后立即保温送检，不能存放于冰箱内，以免影响检出率。

6．怀疑肾结核时，应连续 3 天采集晨尿或 24 h 尿沉渣 10 ～ 15 ml 送检。

【应用】

用于涂片检查细菌形态、细菌培养计数菌落数、细菌鉴定及药敏试验，明确尿路感染的病因并指导治疗。

（三）粪便培养标本采集

【要求】

掌握粪便培养标本的正确采集方法和注意事项。

【器材】

无菌棉签、粪便采集管、无菌试管、无菌吸管、增菌培养基。

【试剂】

无菌生理盐水、保存液、培养基、碱性蛋白胨水。

【流程】

自然排便法：自然排便→挑取异常部位→无菌试管收集→送检

直肠拭子采集法：无菌棉拭子插入肛门→擦取直肠表面的黏液→无菌试管收集→送检

【操作】

1．自然排便采集法 用粪便采集管棉拭子挑取有脓血或黏液部位 2 ～ 3 g，液状粪便用吸管吸取絮状物 1 ～ 3 ml 盛于无菌试管内，或置于保存液、增菌培养基中送检。

2．直肠拭子采集法 用保存液或者生理盐水湿润后的无菌棉拭子插入肛门 4 ～ 5 cm 处（小儿 2 ～ 3 cm），在肛门括约肌处轻轻转动，擦取直肠表面的黏液后取出，盛于无菌试管或者保存液中送检。

【注意事项】

1．标本要尽量挑取黏液脓血部分送检。

2．直肠拭子采集只适于难以获得粪便的排便困难者或者婴幼儿，其他人不宜用此法。

3．标本采集后应立即送检，室温保存不能超过 1 h，如不能及时送检，可以放入磷酸盐甘油（pH 7.0）或转运培养基，但不能超过 24 h。培养艰难梭菌的标本保存于 –20℃以下；培养沙门菌和志贺菌的标本应放置于磷酸甘油溶液中保存；培养弯曲菌属的标本，须加 $CaCl_2$（100 mg/L）试剂；培养霍乱弧菌的标本，加入碱性蛋白胨水培养试管中送检。

【应用】

腹泻是由于病原菌或病毒在肠道内感染或其毒素等导致的，通过采集粪便标本进行微生物学检验可查找其病因。

（四）痰培养标本采集

【要求】

掌握痰培养标本的正确采集方法和注意事项。

【器材】

无菌痰杯、一次性注射器、无菌橡皮塞、棉签、厌氧培养瓶、压舌板。

【试剂】

生理盐水、100 g/L NaCl 水溶液、75% 乙醇、2% 碘酊、棉拭子。

【流程】

自然咳痰法：患者漱口→用力咳痰→咳入无菌痰杯→送检

经支气管镜采集法：直接从肺部感染病灶获取支气管分泌物→送检

【操作】

1．自然咳痰法 嘱患者刷牙，用清水或生理盐水反复漱口，以减少口腔细菌的污染。用力咳出气管深部痰液（可拍背助患者咳痰），吐入无菌痰杯内送检，标本量不得少于 1 ml。咳痰困难者，可雾化吸入 45℃的 100 g/L NaCl 水溶液。

2．经支气管镜采集法　纤维支气管镜检查可直接从肺部感染病灶获取支气管分泌物，操作较为安全，但不能完全避免咽喉部正常菌群污染，所以一般不采用此法。但对于不能咳出或诱导出足够痰液的患者，支气管镜检查可作为获取标本进行分枝杆菌培养的一种方法。

【注意事项】

1．最好在清晨采集痰培养标本，因此时痰液多，含菌量大。最好在抗生素应用前采集。

2．自然咳痰法最常用，必要时可考虑支气管镜采集法，气管穿刺仅用于昏迷患者。

3．保存与送检　常规细菌培养于 2 h 内送到实验室，怀疑为嗜血杆菌、肺炎链球菌感染时，应随取随送。

4．气管穿刺采集法主要用于厌氧菌的培养。

5．检查结核分枝杆菌，为提高阳性率应收集 24 h 痰液。

【应用】

痰标本的细菌学检验对于呼吸道感染诊断有重要意义，若采取不当方式留取痰标本，会受到上呼吸道正常菌群的污染，影响检验结果。

（胡　晶　刘　敏）

五、血型鉴定和交叉配血

（一）ABO 血型鉴定

【要求】

掌握 ABO 血型鉴定的原理、操作方法及注意事项。

【原理】

IgM 型血型抗体在室温下的盐水介质中可与红细胞膜上相应抗原结合而出现凝集反应。

【器材】

小试管、载玻片、记号笔、血型鉴定纸板、蜡笔、滴管、离心机、显微镜。

方法一　试管法（正定型）

【试剂】

5% 受检者红细胞生理盐水悬液，抗 A、抗 B 及抗 AB 定型血清。

【流程】

标记试管→加定型血清→加红细胞悬液→离心→观察结果→判断结果

【操作】

1．标记试管　取洁净小试管 3 支，分别标明抗 A、抗 B 和抗 AB。

2．加定型血清　分别滴加抗 A、抗 B 和抗 AB 血清各 1 滴于试管底部。

3．加红细胞悬液　用滴管分别加入 5% 受检者红细胞盐水悬液 1 滴，混匀。

4．离心　立即以 1000 g，离心 15 s。

5．观察结果　先观察上清液有无溶血现象，再将试管轻轻摇动，使沉于管底的红细胞浮起，肉眼观察有无凝集。如肉眼未见凝集，应将反应物倒于玻片上，再以低倍镜观察。

凝集强度判断标准：

4+：呈一片凝块，无游离红细胞。

3+：呈数个大颗粒状凝块。

2+：数个较大凝集颗粒和较多小凝集颗粒。

1+：较多小凝集颗粒，周围有较多的游离红细胞。

±：即弱凝集，肉眼几乎看不到凝块，镜下可见数个红细胞凝集在一起，周围有很多游离红细胞。

MF：即混合凝集外观，镜下可见极少数红细胞凝集，而绝大多数红细胞仍呈分散分布。

–：阴性，镜下未见凝集，红细胞均匀分布。

6．判断结果　按表 3-1 报告受检者 ABO 血型。

表3-1　ABO血型正反定型结果

标准血清+受检者红细胞（正定型）			受检者血型	受检者血清+试剂红细胞（反定型）		
抗A	抗B	抗AB		A细胞	B细胞	O细胞
+	–	+	A	–	+	–
–	+	+	B	+	–	–
–	–	–	O	+	+	–
+	+	+	AB	–	–	–

注："+"为凝集或溶血，"–"为不凝集。

方法二　试管法（反定型）

【试剂】

受检者血清、5% 的 A、B 及 O 型标准红细胞生理盐水悬液。

【流程】

标记试管→加受检者血清→加标准红细胞→离心→观察结果→判断结果

【操作】

1．标记试管　取洁净小试管 3 支，分别标明 A、B 和 O 型红细胞。

2．加受检者血清　分别滴加受检者血清 1 滴于试管底部。

3．加试剂红细胞　分别滴加 5% 的 A、B 和 O 型标准红细胞 1 滴，混匀。

4．离心　立即以 1000 g，离心 15 s。

5．观察结果　同正定型。

6．判断结果　按表 3-1 报告受检者 ABO 血型。

【注意事项】

1．严格标记。

2．所用器材必须干燥清洁，防止溶血。

3．一般先加血清，再加红细胞悬液，以便核实是否漏加血清。

4．为了防止冷凝集素的干扰，一般在室温下进行实验，37℃可使反应减弱。

5．正反定型结果一致才可发报告。

方法三　特异性微柱凝胶血型卡法

【原理】

微柱凝胶试验又称微柱凝胶血型卡法，因凝胶具有分子筛和亲和效应，在微柱凝胶介质中红细胞抗原与相应抗体结合，经低速离心，凝集的红细胞悬浮在凝胶上层，而未与抗体结合的红细胞则沉于凝胶底部。

【器材】

血型卡专用离心机、微量加样器、小试管、滴管、记号笔。

【试剂】

1% 受检者红细胞盐水悬液、特异性微柱凝胶卡。

【流程】

标记血型卡→加红细胞悬液→离心→观察结果→判断结果

【操作】

1．标记血型卡　在特异性微柱凝胶卡标记患者信息。

2．加红细胞悬液　在标记抗 A、抗 B 的孔中各加 10 μl 受检者 1% 红细胞悬液。轻弹几下微柱卡，使反应物充分混匀。

3．离心　立即在专用离心机上以 1000 r/min，离心 10 min。

4．观察结果　取出微柱凝胶卡，肉眼观察，凝集强度判断：

4+：全部红细胞位于凝胶柱之上。

3+：大部分红细胞位于凝胶柱之上，只有少量进入凝胶柱上部。

2+：红细胞分散在凝胶柱中，底部无红细胞。

1+：部分红细胞位于凝胶柱下部，部分沉于柱底。

±：仅少量红细胞位于凝胶柱下部，大部分沉于柱底。

MF：少数红细胞位于凝胶柱之上，而绝大多数红细胞沉于凝胶柱底部。

–：全部红细胞位于凝胶柱底部。

5．判断结果　按表 3-1 报告受检者红细胞 ABO 血型。

【注意事项】

1．凝胶卡种类　中性凝胶卡只有凝胶，未加任何抗体，用于正、反定型均可。特异性凝胶卡已加入抗体，只能用于正定型。

2．加样顺序　微柱凝胶卡分为反应腔和凝胶分离柱两部分，操作时，向反应腔内要先加红细胞，后加血清或抗体。

（二）Rh 血型鉴定（试管法）

【要求】

掌握 RhD 定型的原理、操作方法及注意事项。

【原理】

单克隆 IgM 型 RhD 抗体与红细胞上 RhD 抗原结合，在室温下的盐水介质中出现肉眼可见的凝集反应。

【器材】

记号笔、小试管、血型鉴定纸板、滴管、离心机。

【试剂】

单克隆 IgM 型 RhD 血清（商品试剂）、5% D 阳性红细胞生理盐水悬液、5% D 阴性红细胞生理盐水悬液、5% 受检者红细胞盐水悬液。

【流程】

标记试管→加抗 D 血清→加受检者红细胞→离心→观察结果→判断结果

【操作】

1．标记试管　取小试管 3 支，分别标记 P（受检标本管）、D^+（阳性对照管）、D^-（阴性对照管）。

2．加血清　向标记好的试管中分别滴加单克隆 RhD 血清 1 滴。

3．加红细胞　依次加入 5% 的受检者红细胞盐水悬液、D 阳性红细胞盐水悬液、D 阴性红细胞盐水悬液各 1 滴，混匀。

4．离心　以 1000 g 的离心力，离心 1 min。

5．观察结果　先肉眼观察是否有溶血，然后轻摇或轻弹试管，观察有无凝集反应。

6．判断结果　凝集为 RhD 阳性，不凝集为 RhD 阴性。

【注意事项】

1．因 Rh 抗原抗体凝集反应凝块比较脆弱，观察反应结果时应轻轻弹动试管，不可用力摇动。

2．Rh血型系统抗体多由获得性免疫产生，血清中很少有天然抗体，故不需进行反定型。

（三）交叉配血法（聚凝胺配血法）

交叉配血试验是输血前检查的重要内容，交叉配血主要是检查受血者血清中有无破坏供血者红细胞的抗体，故受血者血清加供血者红细胞相配的一管称为“主侧”；供血者血清加受血者红细胞相配的一管称为“次侧”，两者合称交叉配血。主侧、次侧均不凝方可输血，否则需查找原因。

【要求】

掌握聚凝胺配血法的原理、操作方法及注意事项。

【原理】

低离子强度溶液（Low ion strength solution，LISS液）可降低红细胞的Zeta电位，促进抗原抗体结合；聚凝胺的正电荷可中和红细胞表面的负电荷，使红细胞间距缩小，引起红细胞非特异性凝集，也有利于已反应红细胞上的抗体与另外的红细胞反应而形成免疫性凝集。解聚液可消除聚凝胺的正电荷，使非特异性凝集消失，而血型抗体与红细胞的特异性凝集则不消失。低离子强度介质和聚凝胺共同作用，可使原来在盐水介质中不能凝集红细胞的抗体能够使红细胞发生凝集，因此本法对于IgM和IgG类抗体均可测。

【器材】

小试管、记号笔、滴管、离心机、显微镜。

【试剂】

低离子强度溶液（LISS液）、聚凝胺溶液、解聚液、生理盐水。

【标本】

供者血样、患者抗凝血。

【流程】

分离血清并制备红细胞悬液→标记小试管→加血清和红细胞悬液→加LISS液和聚凝胺→离心→观察→加解聚液→混匀→观察结果

【操作】

1．分离血清并制备红细胞悬液 分离患者和供者的血清，并制备3%～5%红细胞生理盐水悬液。

2．标记小试管 取洁净小试管2支，1支标明受血者血浆+供血者细胞或“主侧”；另1支标明供血者血浆+受血者细胞或“次侧”。

3．加血清和红细胞悬液 在标记“主侧”管加受血者血清2滴和供血者红细胞悬液1滴，“次侧”管加供血者血清2滴和受血者红细胞悬液1滴。

4．加LISS液和聚凝胺 在上述试管中各加入LISS液0.65 ml（约13滴），再加聚凝胺溶液2滴，轻轻混匀，15 s后以1000 g离心15 s，弃上清，不要沥干，让管底残留约0.1 ml液体，观察管底红细胞凝集情况，若各管全部出现凝集，说明试剂有效。

5．加解聚液并观察结果 向各管分别加解聚液2滴，轻轻混匀，先看上层有无溶血，再斜持试管轻轻摇动，观察有无凝集。

【注意事项】

1．发生溶血现象是配血不合，必须高度重视。

2．室温应控制在（22±2）℃，以防止冷抗体引起凝集反应，影响配血结果的解释。

3．凝集不管发生在主侧还是次侧，都表明配血不合，均需进一步查找原因。

【应用】

聚凝胺交叉配血法结果不易观察，但由于其检测速度快，临床上主要用于急诊配血。

（胡 晶 刘 敏）

第二节 常用实验室检查结果判读

一、血液一般检查

血液一般检查是针对血液中有形成分即红细胞、白细胞和血小板进行的检查。中国成人血细胞分析项目的参考区间参见表 3-2。

表3-2 中国成人血细胞分析项目的参考区间（仪器法）

项目	单位	性别	参考区间
白细胞（WBC）	$\times 10^9$/L	男 / 女	3.5 ～ 9.5
中性粒细胞绝对值（Neut#）	$\times 10^9$/L	男 / 女	1.8 ～ 6.3
淋巴细胞绝对值（Lymph#）	$\times 10^9$/L	男 / 女	1.1 ～ 3.2
嗜酸性粒细胞绝对值（Eos#）	$\times 10^9$/L	男 / 女	0.02 ～ 0.52
嗜碱性粒细胞绝对值（Baso#）	$\times 10^9$/L	男 / 女	0 ～ 0.06
单核细胞绝对值（Mono#）	$\times 10^9$/L	男 / 女	0.1 ～ 0.6
中性粒细胞百分数（Neut%）	%	男 / 女	40 ～ 75
淋巴细胞百分数（Lymph%）	%	男 / 女	20 ～ 50
嗜酸性粒细胞百分数（Eos%）	%	男 / 女	0.4 ～ 8.0
嗜碱性粒细胞百分数（Baso%）	%	男 / 女	0 ～ 1
单核细胞百分数（Mono%）	%	男 / 女	3 ～ 10
红细胞（RBC）	$\times 10^{12}$/L	男	4.3 ～ 5.8
		女	3.8 ～ 5.1
血红蛋白（Hb）	g/L	男	130 ～ 175
		女	115 ～ 150
红细胞比容（Hct）	L/L	男	0.40 ～ 0.50
		女	0.35 ～ 0.45
平均红细胞容积（MCV）	fl	男 / 女	82 ～ 100
平均红细胞血红蛋白量（MCH）	pg	男 / 女	27 ～ 34
平均红细胞血红蛋白浓度（MCHC）	g/L	男 / 女	316 ～ 354
血小板（PLT）	$\times 10^9$/L	男 / 女	125 ～ 350

（一）全血细胞计数

1．红细胞计数

（1）生理性变化：增多主要见于机体缺氧、肾上腺皮质激素增多等；减少主要见于生理性贫血、生长发育造血原料相对不足。

（2）病理性变化

1）病理性增多：可分为相对性增多与绝对性增多两种情况，前者为暂时性血液浓缩，后者包括组织缺氧时促红细胞生成素（EPO）代偿性增高引起的继发性增多和EPO非代偿性增高（如与某些肿瘤和肾有关的疾病）。

2）病理性减少：见于各种原因导致的贫血。

2．白细胞计数 白细胞总数高于 10×10^9/L 称为白细胞增多，低于 4×10^9/L 称为白细胞减少，其改变的临床意义见“白细胞分类计数”部分。

3．血小板计数 血小板数量随时间和生理状态的不同而变化。病理性血小板减少的原因可分为生成障碍、破坏过多、消耗过多、分布异常和先天异常，是引起出血的常见原因；增多的原因可分为原发性、反应性及手术等。

（二）白细胞分类计数

白细胞包括粒细胞、淋巴细胞和单核细胞三大类。其中粒细胞又分为中性粒细胞、嗜酸性粒细胞和嗜碱性粒细胞。

1．中性粒细胞

（1）生理性变化：生理性增多一般为暂时性，通常不伴有白细胞质量的改变。

（2）中性粒细胞增多：病理性增多的原因分为反应性增多和异常增生性增多。反应性增多是机体对各种病理因素刺激产生应激反应，急性感染及炎症是中性粒细胞增多最常见的原因。异常增生性增多系造血干细胞克隆性疾病，主要见于白血病、骨髓增殖性疾病等。

（3）中性粒细胞减少：引起中性粒细胞减少的机制主要有：①增殖和成熟障碍；②在血液或组织中消耗或破坏过多；③分布异常。

2．嗜酸性粒细胞

（1）生理变化：正常人嗜酸性粒细胞早晨较低，夜间较高；劳动、运动、饥饿、冷热及精神刺激等，均可引起交感神经兴奋，使血液循环中的嗜酸性粒细胞减少。

（2）嗜酸性粒细胞增多：常见于过敏性疾病及寄生虫感染，为T淋巴细胞介导的反应性嗜酸性粒细胞增多，亦见于某些恶性肿瘤、骨髓增殖性疾病。

（3）嗜酸性粒细胞减少：主要见于传染病急性期、严重组织损伤、垂体或肾上腺皮质功能亢进等。

3．嗜碱性粒细胞

（1）嗜碱性粒细胞增多：常见于过敏性和炎症性疾病、嗜碱性粒细胞白血病、骨髓增殖性疾病、一些内分泌疾病和重金属中毒、放射线照射等。

（2）嗜碱性粒细胞减少：嗜碱性粒细胞数量很少，其减少与否难以察觉，多无临床意义。减少可见于过敏性休克、促肾上腺皮质激素或糖皮质激素应用过量以及应激反应等。

4．单核细胞 正常儿童外周血单核细胞可较成人稍高，妊娠中、晚期及分娩时亦可增多。病理性增多常见于急性感染恢复期和慢性感染、结缔组织病、血液病、恶性疾病、胃肠道疾病及化疗、药物反应、烷化剂中毒等。单核细胞减少意义不大。

5．淋巴细胞

（1）淋巴细胞增多：病理性增多常见于感染性疾病、肿瘤性疾病、组织移植术后及再生障碍性贫血，粒细胞减少症及粒细胞缺乏症时淋巴细胞相对增高。

（2）淋巴细胞减少：常见于流行性感冒、人类免疫缺陷病毒（HIV）感染、结核病、免疫性疾病、先天性免疫缺陷、放射治疗及某些药物治疗后。

（三）网织红细胞计数

1．网织红细胞计数是反映骨髓造血功能的重要指标，可评价骨髓增生能力，判断贫血类型。增多表示骨髓红细胞系增生旺盛，常见于溶血性贫血及某些贫血患者治疗后；减少表示骨髓造血功能减低，常见于再生障碍性贫血。

2．网织红细胞计数常用于观察贫血疗效、骨髓移植后监测骨髓造血恢复情况、放疗和化疗的监测等。

（四）临床应用

血液一般检查对血液系统疾病的诊断和鉴别诊断具有重要意义，包括各种类型贫血，白血病，引起红细胞、血小板、白细胞等数量及质量变化的全身各系统疾病等。此外还可进行治疗效果评估，及时调整治疗方案，改善患者预后。

（袁　慧　赵　晖　刘　敏）

二、尿液常规检查

（一）尿液外观及物理学检查

1．24 h 尿量　正常成人 1000 ~ 2000 ml/24 h。

（1）多尿：指 24 h 尿量超过 2500 ml。主要见于水摄入过多、尿崩症、溶质性利尿等。

（2）少尿与无尿：①少尿指成人 24 h 尿量＜ 400 ml 或 17 ml/h；②无尿指成人 24 h 尿量＜ 100 ml。常见病因可分为肾前疾病、肾性疾病、肾后疾病。

2．外观　正常人新鲜尿液呈淡黄色，清晰透明。

病理性改变见于：

（1）血尿：离心尿红细胞＞ 3/HPF（每高倍镜视野）。常见原因有：肾或尿路结石、结核、肿瘤、肾小球肾炎，白血病、血友病、血小板减少性紫癜等，以及药物影响。

（2）血红蛋白尿：见于血型不合输血反应、阵发性睡眠性血红蛋白尿等溶血性疾病。

（3）脓尿：脓尿中含大量白细胞、脓细胞等炎症性渗出物，见于泌尿生殖系统感染。

（4）胆红素尿：见于阻塞性黄疸或肝细胞性黄疸，尿内含大量结合胆红素。

（5）乳糜尿：见于丝虫病、淋巴管破裂等。

3．尿比密　正常成人随机尿：1.003 ~ 1.030，晨尿＞ 1.020。增高见于急性肾炎少尿期、心功能不全、脱水、糖尿病等；降低见于尿崩症、间质性肾炎、肾衰竭等。如尿比密固定在 1.010±0.003，为等渗尿，提示肾稀释浓缩功能严重损害。

（二）尿液化学检查

1．酸碱度　正常人尿液 pH 值可波动在 4.5 ~ 8.0，平均 pH 值为 6.0。减低：见于糖尿病、痛风、代谢性酸中毒等。增高：见于碱中毒、严重呕吐、尿路感染等。

2．蛋白尿　当尿蛋白排出量＞ 150 mg/24 h 时，定性检查呈阳性，称为蛋白尿。

（1）生理性蛋白尿：指各种内、外环境因素引起机体反应性尿蛋白增多。一般尿蛋白定性试验不超过 1+。

（2）病理性蛋白尿：见于各种肾及肾外疾病，分为肾小球性（见于急进性肾炎、慢性肾炎等）、肾小管性（见于间质性肾炎、肾盂肾炎等）、混合性、组织性、溢出性蛋白尿（见于骨髓瘤等）。

3．葡萄糖　尿糖定性试验呈阳性，称为糖尿。

（1）血糖增高性糖尿见于糖摄入或输入过多、应激状态、糖尿病、甲状腺功能亢进症（甲亢）等疾病。

（2）血糖正常性糖尿，见于各种原因引起的肾病。

（3）其他糖尿，如乳糖、半乳糖、果糖尿等，见于一些先天性疾病。

4．酮体 正常人尿酮体阴性。尿酮体阳性见于糖尿病酮症酸中毒、应激状态、长期饥饿、剧烈呕吐等。

5．胆红素 正常人尿胆红素阴性。

6．尿胆原 正常人尿胆原阴性或弱阳性。

7．亚硝酸盐 正常人为阴性。阳性结果常提示细菌存在，结合尿白细胞阳性结果提示尿路感染。

8．中性粒细胞酯酶 正常人为阴性。阳性结果提示尿中有白细胞。临床意义见脓尿。

9．维生素 C 尿中浓度过高可能对干化学法其他测定结果（如尿糖、尿红细胞、尿胆红素和尿亚硝酸盐）有影响。

（三）尿液有形成分检查

1．细胞 正常人尿沉渣镜检，红细胞≤ 3/HPF，白细胞≤ 5/HPF，上皮细胞偶见。尿中红细胞、白细胞数量增多的临床意义见“尿液外观及物理学检查”部分。上皮细胞增多见于肾小管病变或尿道炎症等。

2．管型 正常人偶见透明管型，出现其他管型或透明管型增多提示肾实质、肾小管病变等。

3．结晶 病理性结晶见于肝病、代谢性疾病等及药物影响。

（四）临床应用

1．协助泌尿系统疾病的诊断和疗效观察。

2．协助其他系统疾病的诊断，如糖尿病、急性胰腺炎、黄疸、多发性骨髓瘤等。

3．用药的监护 某些药物可引起肾损害，故用药前及用药过程中需观察尿液的变化，以确保用药安全。

（姚 洁 赵 晖 刘 敏）

三、粪便常规检查

（一）粪便外观和物理学检查

1．量 成人正常饮食每日排便 1 次，量为 100 ～ 300 g。

2．颜色和性状 正常粪便排出时为黄褐色圆柱状软便，婴儿粪便为金黄色糊状。病理情况可见：

（1）鲜血便：见于直肠息肉、直肠癌、肛裂和痔疮等。

（2）脓血便：见于痢疾、溃疡性结肠炎等，其中阿米巴痢疾以血为主，细菌性痢疾以脓为主。

（3）白陶土样便：见于各种原因引起的胆道阻塞患者。

（4）柏油样便：漆黑、发亮的黑色便，见于上消化道或小肠出血。

（5）水样便：见于各种感染和非感染性腹泻。

（6）其他：米泔样便主要见于霍乱，乳凝块主要见于婴儿消化不良。

3．气味 正常粪便有臭味。阿米巴性肠炎时为鱼腥味，胰腺疾病、慢性肠炎、消化道大出血等时为恶臭味。

4．结石 粪便中排出的结石主要是胆结石。

（二）粪便化学检查

1．粪便隐血试验 指消化道出血少、肉眼和显微镜均不能证明出血，主要应用于消化道出血的筛查和鉴别。

2．胆汁成分检验　包括胆红素和粪胆原的检查，溃疡性腹泻、慢性肠炎的患者可出现胆红素阳性，溶血性黄疸时，粪胆原明显增加。

（三）粪便有形成分分析

1．细胞　肠道炎症时，白细胞中的中性粒细胞增多；脓细胞增多见于细菌性痢疾、溃疡性结肠炎等。肠道下段出血时可见红细胞；上皮细胞见于肠壁炎症；巨噬细胞增多见于细菌性痢疾、急性出血性肠炎等。

2．结晶　正常粪便中可见多种结晶。夏科 - 雷登结晶常与阿米巴痢疾、钩虫病等肠道寄生虫感染有关。

3．寄生虫及原虫　见于寄生虫感染，常见的有蛔虫卵、血吸虫卵、钩虫卵，多伴有夏科 - 雷登结晶。

（四）临床应用

1．肠道感染性疾病　粪便涂片及培养对诊断和鉴别诊断肠炎、细菌性痢疾、阿米巴痢疾、肠伤寒等有重要意义，是急慢性腹泻患者常规实验室检查项目。

2．肠道寄生虫疾病　通过粪便涂片找到相应的虫卵来诊断寄生虫疾病。

3．黄疸的鉴别　阻塞性黄疸时粪便为白陶土样，粪胆原阴性；溶血性黄疸时粪便呈深黄色，粪胆原阳性。

（吕　虹　赵　晖　刘　敏）

四、血栓与止血检验

血栓与止血检验包括止血机制中血管、血小板、凝血系统、抗凝系统、纤溶系统和血液流变特性六个方面的众多实验室检测项目。分为筛查（初筛）试验和诊断（确诊）试验两大类。该部分将仅介绍出血时间（BT）、凝血酶原时间（PT）、活化部分凝血活酶时间（APTT）、凝血酶时间（TT）、血浆纤维蛋白原（Fg，或 FIB）和血浆 D- 二聚体（D-Dimer）。表 3-3 是常用检验项目的实验方法和参考范围。

表3-3　血栓与止血常用检验项目的方法及参考范围

项目	方法	参考范围
出血时间（BT）	出血时间测定器法	6.9 ± 2.1 min
凝血酶原时间（PT）	光学法	PT（s）：11 ～ 13 s PTA：70% ～ 130% INR：0.85 ～ 1.15
活化部分凝血活酶时间（APTT）	凝固法	根据不同试剂一般为 25 ～ 35 s
凝血酶时间（TT）	凝固法	16 ～ 18 s
血浆纤维蛋白原（FIB）	Clauss 法	2 ～ 4 g/L
血浆 D- 二聚体（D-Dimer）	胶乳凝集法 胶体金法 ELISA 法 免疫比浊法	＜ 0.25 mg/L ＜ 0.3 mg/L 0.13 ± 0.03 mg/L 0.02 ～ 0.4 mg/L，＞ 0.5 mg/L 有临床意义

（一）出血时间（bleeding time，BT）

BT 延长见于：血小板数量减少，血小板质量缺陷，抗血小板药物治疗，血管性血友病（vWD），严重的纤维蛋白原减低。

BT 缩短见于：血栓前状态，高脂血症，糖尿病等。

（二）凝血酶原时间（prothrombin time，PT）

PT 延长见于：先天性外源性凝血因子缺乏，纤溶亢进，弥散性血管内凝血（DIC）低凝期，肝病，维生素 K 缺乏症，口服抗凝剂治疗。

PT 缩短见于：DIC 高凝期，高凝状态等。

（三）活化部分凝血活酶时间（activated partial thromboplastin time，APTT）

APTT 延长见于：先天性内源性凝血因子缺乏（如血友病甲、血友病乙），DIC 低凝期，纤溶亢进症，肝病，肝素治疗，异常抗凝物质增多。

APTT 缩短见于：DIC 高凝期，高凝状态等。

（四）凝血酶时间（thrombin time，TT）

TT 延长见于：纤维蛋白原含量或结构异常，肝素样抗凝物质增多，纤溶亢进，抗凝或溶栓治疗。

（五）血浆纤维蛋白原（fibrinogen，FIB）

FIB 增高见于：糖尿病，急性心肌梗死，急性感染，休克，术后等。

FIB 减低见于：肝病，原发性纤溶亢进，继发性纤溶亢进，溶栓治疗后，先天性低或无纤维蛋白原血症。

（六）血浆 D- 二聚体（D-Dimer，DD）

生理性增高见于：妊娠，口服抗凝剂治疗，老年人，剧烈运动，紧张等。

病理性增高见于：深静脉血栓形成，肺栓塞，DIC，急性心肌梗死，恶性肿瘤，手术，创伤后，溶栓治疗后，脑血管疾病，严重感染等。

（七）临床应用

BT 是毛细血管血小板型出血性疾病的主要筛查指标之一，将其与血小板计数同时分析可判断出血机制。

PT 是外源性凝血因子最敏感的筛查试验，主要用于：出血性疾病的实验诊断、肝病患者的病情估计、口服抗凝剂的监测、手术前凝血功能的判断等。

APTT 是检测内源性凝血途径凝血因子的比较敏感的筛查试验，主要用于出血性疾病的初筛诊断、肝素抗凝治疗的监测、手术前凝血功能的判断等。

TT 主要用于估计纤维蛋白原的含量及结构有无异常、循环中肝素样抗凝物有无增多，以及有无病理性抗凝物质如纤维蛋白（原）降解产物增多，进行溶栓治疗监测等。

FIB 也是临床常规实验室检查指标，常用于出血性疾病的诊断、溶栓治疗监测、手术前凝血功能的判断。

D-Dimer 是血栓形成性疾病敏感的筛查试验，主要用于深静脉血栓、肺栓塞排除诊断，DIC 的早期诊断和动态监测，纤溶亢进的鉴别诊断，外科手术后的血栓监测，妊高征、先兆子痫的监测，溶栓治疗评估及血栓复发的监测等。

（刘贵建　赵　晖　刘　敏）

五、肝功能

肝功能检测包括总蛋白、白蛋白、胆红素等反映肝合成、排泌功能的指标，及一些酶学检测指标、肝纤维化标志物指标等。常用的肝功能检测项目及参考区间见表 3-4。

表3-4　常用肝功能检测项目参考区间

项目	参考区间
谷丙转氨酶（ALT）	速率法：（WS/T404.1-2012） 男：9 ~ 50 U/L；女：7 ~ 40 U/L 男：9 ~ 60 U/L；女：7 ~ 45 U/L（试剂中含 5'- 磷酸吡哆醛）
谷草转氨酶（AST）	速率法：（WS/T404.1-2012） 男：15 ~ 40 U/L；女：13 ~ 35 U/L 男：15 ~ 45 U/L；女：13 ~ 40 U/L（试剂中含 5'- 磷酸吡哆醛）
碱性磷酸酶（ALP）	连续检测法（WS/T404.1-2012） 男：45 ~ 125 U/L 女（20 ~ 49 岁）：35 ~ 100 U/L （50 ~ 79 岁）：50 ~ 135 U/L
γ- 谷氨酰转移酶（GGT）	连续检测法（WS/T404.1-2012） 男：10 ~ 60 U/L；女：7 ~ 45 U/L
总蛋白测定（TP）	总蛋白：65 ~ 85 g/L ［参见（WS/T404.2-2012）］
白蛋白测定（Alb）	白蛋白：40 ~ 55 g/L
球蛋白测定（Glo）	球蛋白：20 ~ 40 g/L
A/G 比值 = Alb/Glo	A/G 比值（1.2 ~ 2.4）: 1
前白蛋白（PA）	（参见《全国临床检验操作规程》第 3 版） 250 ~ 400 mg/L
血清蛋白电泳（SPE）	［参见《全国临床检验操作规程》第 3 版（丽春红 S 染色）］ 白蛋白：57% ~ 68% α_1 球蛋白：1% ~ 5.7% α_2 球蛋白：4.9% ~ 11.2% β 球蛋白：7% ~ 13% γ 球蛋白：9.8% ~ 18.2%
总胆红素（TBIL，TB）	总胆红素：3.4 ~ 17.1 μmol/L（参见《全国临床检验操作规程》第 3 版）
直接胆红素（DBIL）	直接胆红素：0 ~ 6.8 μmol/L
间接胆红素（IDBIL）	间接胆红素：1.7 ~ 10.2 μmol/L
胆汁酸（BA）	（参见《全国临床检验操作规程》第 3 版） ≤ 10 μmol/L（成人空腹）

（一）血清酶

1．转氨酶　氨基转移酶是一组催化氨基在氨基酸与 α- 酮酸之间转移的酶类。其中以谷丙转氨酶（alanine amino transferase，ALT）和谷草转氨酶（aspartate amino transferase，AST）最为重要。

肝富含 ALT 和 AST，只要有 1% 的肝细胞被破坏就可以使血浆中氨基转移酶水平升高 1 倍。当肝细胞变性或坏死时，肝内酶释放入血，可引起血浆中氨基转移酶明显升高。

AST/ALT 比值和 AST 同工酶可以提高血清氨基转移酶测定的诊断和鉴别诊断价值，测定该比值可较准确地反映肝损害的程度。肝损害严重时线粒体 AST（ASTm）会明显升高。

2．碱性磷酸酶　碱性磷酸酶（alkaline phosphatase，ALP）广泛分布于人体各脏器器官中，其中以肝最多。血清中的 ALP 主要来自肝和骨骼。胆汁淤积时，血清 ALP 升高往往和胆红素平行；肝内占位性病变尤其是肝癌时，即使无黄疸，ALP 也可升高。

3．γ- 谷氨酰转移酶 γ- 谷氨酰转移酶（gamma-glutamyl transferase，GGT）是一种进行 γ- 谷氨酰基转换反应的线粒体酶。血清中 GGT 主要来自肝，升高主要见于胆汁淤积和肝内占位性病变。临床上测定此酶活性来协助诊断肝胆疾病。但 GGT 在体内分布范围甚广，且易受药物诱导而增高，因而其对肝病诊断的特异性不如 ALP。

（二）血清蛋白质

1．总蛋白、白蛋白及球蛋白 / 白蛋白比值 肝能合成并分泌除 γ 球蛋白外几乎所有的血浆蛋白质。肝组织损伤可导致血浆总蛋白（total protein，TP）和白蛋白（albumin，Alb）含量下降，其变化程度取决于肝损害的类型、程度和持续时间。在急性肝损害时，由于肝的储备能力很强和多数蛋白质的半衰期较长，血 TP 与 Alb 浓度变化不大。在慢性肝病时，肝组织损伤导致血浆 TP 和 Alb 含量下降，γ 球蛋白升高，出现清蛋白与球蛋白的比值（A/G）降低，甚至倒置。A/G 降低或倒置可见于中度以上的慢性肝炎、肝硬化、多发性骨髓瘤等。

2．前白蛋白 前白蛋白（prealbumin，PA）是一种负急性时相反应蛋白，由肝细胞合成。当发生各类肝炎、肝硬化导致的肝功能损害时，由于合成减少，血清 PA 水平降低。且在肝病时血清 PA 的变化较 Alb 更为敏感，是药物中毒引起肝损害的敏感指标，对肝病的早期诊断有一定的价值。

3．血清蛋白电泳（serum protein electrophoresis，SPE） 电泳可把正常血清蛋白分为：白蛋白、α_1 球蛋白、α_2 球蛋白、β 球蛋白和 γ 球蛋白 5 个组分。急性肝炎早期或病变较轻时，血清蛋白电泳无显著变化，病情加重后，可见总蛋白、白蛋白、α_2 球蛋白、β 球蛋白减少，γ 球蛋白增高，随病情好转，白蛋白、α_2 球蛋白、β 球蛋白可逐渐恢复正常，而 γ 球蛋白仍维持较高水平。慢性肝炎时白蛋白、β 球蛋白降低，γ 球蛋白明显增高，A/G 比值下降，并较急性肝炎时严重，其严重程度与病情发展呈正比。在肝硬化时，白蛋白下降，β、γ 球蛋白增加更明显，可出现 β 与 γ 难分而连续的“β-γ 桥”。肝癌基本情况与肝硬化相似，所不同的是，α_1、α_2 球蛋白增加；有时可在白蛋白与 α_1 球蛋白之间出现一条新的区带，即甲胎蛋白的区带。

（三）血清胆红素与总胆汁酸

1．胆红素 总胆红素（total bilirubin，TBIL，TB）可分为直接胆红素（结合胆红素）（direct bilirubin，DBIL，CB）和间接胆红素（未结合胆红素）（indirect bilirubin，IDBIL，UCB），检测的临床意义在于对黄疸的诊断和鉴别诊断。三种黄疸的实验室鉴别见表 3-5。

表3-5　三种黄疸的实验室鉴别

鉴别项目	溶血性黄疸	肝细胞性黄疸	梗阻性黄疸
症状、体征	贫血、Hb 尿、脾大	肝区不适、消化道症状重、脾大	黄疸波动 / 进行性加深、胆囊肿大、皮肤瘙痒
血清胆红素	UCB 升高明显 CB 正常或微增	UCB 升高 CB 升高	UCB 正常或微增 CB 升高明显
CB/TB	＜ 20%	＞ 35%	＞ 60%
尿胆红素	阴性	阳性	强阳性
尿胆素原	显著增加	不定	减少或消失
粪便颜色	加深	变浅或正常	变浅 完全梗阻时为陶土色

2．胆汁酸（bile acid，BA） 胆汁酸是胆固醇在肝细胞内降解而形成的，随胆汁分泌进入

肠道，协助脂质的消化与吸收。各种类型的肝病、肝硬化、脂肪肝及急慢性胆道阻塞时，血中胆汁酸升高。

（四）肝纤维化标志物

肝纤维化检测主要包括Ⅲ型前胶原肽和Ⅲ型前胶原、Ⅳ型胶原、透明质酸、层粘连蛋白。这几个指标联合分析，可判断肝纤维化程度，鉴别有无肝硬化并预测疾病发展趋势。

（五）临床应用

临床可根据各项指标的应用价值及肝病检查的目的合理选择实验项目。通常会选择数项诊断价值高、操作简便、结果可靠的指标合理组合，以反映不同方面的功能。

（宋文琪　赵　晖　刘　敏）

六、肾功能

肾功能的损伤主要表现为肾小球滤过和（或）肾小管选择性重吸收和排泌功能的改变。临床医生可通过血液、尿液标本的实验室检测结果来评估肾小球、肾小管功能受损情况，进行肾疾病的诊断和治疗。常用的肾功能检验项目及参考区间见表 3-6。

表3-6　肾功能检验项目及参考区间

项目	参考区间
血清肌酐（Cr）	男：59 ～ 104 μmol/L 女：45 ～ 84 μmol/L（肌氨酸氧化酶法）
内生肌酐清除率（Ccr）	男：(105±20）ml/min 女：(95±20）ml/min
血清尿素（BUN）	2.9 ～ 8.2 mmol/L
血清尿酸（UA）	男：208 ～ 428 μmol/L 女：155 ～ 357 μmol/L（尿酸酶法）
尿钠（Na）	40 ～ 200 mmol/L
滤过钠分数（FeNa）	1 ～ 2
尿渗量（Uosm）	600 ～ 1000 mOsm/（kg · H_2O）
渗量溶质清除率（Cosm）	2 ～ 3 ml/min
自由水清除率（C_{H_2O}）	–（25 ～ 100）ml/h（禁水 8 h 后）
尿微量白蛋白（mAlb）	24 h 尿：＜ 30 mg/24 h 随机尿：＜ 30 mg/g 肌酐 定时尿：＜ 20 μg/min（透射比浊法）
β_2 微球蛋白（β_2m）	血 0.8 ～ 2.0 mg/l；尿＜ 0.03 mg/L
α_1 微球蛋白（α_1m）	尿＜ 5 mg/l
视黄醇结合蛋白（RBP）	尿 0.11±0.07 mg/L
尿 -*N*- 乙酰 -β-*D*- 氨基 - 葡萄糖苷酶（NAG）	10.6±0.29 U/L

（一）肾小球功能

1．血清肌酐（serum creatinine，Cr）　肌酐是肌肉中磷酸肌酸代谢产物。血中肌酐从肾小球滤过后，仅少量由近端小管排泌，不被肾小管重吸收。当肾小球功能早期受损时，由于肾的储备力和代偿力很强，血中肌酐浓度可正常。当肾小球功能严重受损，肾小球滤过率下降到正常 50% 时，血肌酐浓度才开始升高。因此血肌酐不能作为肾早期损伤的评估指标。

2．内生肌酐清除率（endogenous creatinine clearance rate，Ccr） 内生肌酐清除率是指肾在单位时间内将肌酐从血浆中全部清除而由尿排出时被处理的血浆量。

计算公式：矫正的内生肌酐清除率（ml/min）=（尿液肌酐 × 每分钟排尿量）/ 血清肌酐 ×（1.73/ 体表面积）。

当 Ccr < 80 ml/min 时，表示肾小球功能下降；当 Ccr 为 50 ~ 80 ml/min 时为肾功能不全代偿期；当 Ccr < 50 ml/min 时为肾功能不全失代偿期；当 Ccr < 25 ml/min 时为肾衰竭期；当 Ccr ≤ 10 ml/min 时为肾衰竭末期。肾衰竭时，由于血浆肌酐显著升高，肾小管可分泌少量肌酐，此时测定的 Ccr 将高于实际的肾小球滤过率。

3．血清尿素（blood urea nitrogen，BUN） 尿素是体内蛋白质的终末小分子代谢产物，可自由滤过肾小球，约 50% 被肾小管重吸收。当肾小球滤过率下降到正常的一半时，尿素才开始升高，因此其不能用于早期或轻度肾小球功能受损的评估。而且它易受到与肾小球滤过功能无关的如尿流量、蛋白质摄入量、肝功能、肠道吸收、严重感染和利尿剂等多种因素影响。

4．血清尿酸（blood uric acid，UA） 尿酸是嘌呤类代谢终末产物，主要在肝生成。血尿酸主要由肾小球滤过，肾小管可重吸收和分泌；严重肾衰竭时肾小管分泌大增。血尿酸增高可见于痛风、核酸代谢增强性疾病和慢性肾功能不全者。血尿酸降低见于各种原因导致肾小管重吸收尿酸功能损伤以及肝功能严重损害。

（二）肾小管功能

1．尿钠（urine sodium，Na）和滤过钠分数（filtration sodium excretion fraction，FeNa） 尿钠排出量取决于其滤过量和肾小管重吸收的变化。滤过钠分数是指尿钠排出部分占肾小球滤过钠总量的比率。

计算公式：FeNa（%）=［（尿钠 / 血钠）/（尿肌酐 / 血肌酐）］×100%

2．尿渗量（urine osmolality，Uosm） 尿渗量是指溶解在尿液中具有渗透作用的全部溶质微粒总数量（含分子和离子）。该指标可反映肾浓缩稀释能力。正常人禁水 12 h，尿渗量> 80 mOsm/（kg · H_2O），若低于此值表示肾浓缩功能不全。

3．渗量溶质清除率（osmotic clearance，Cosm） Cosm 表示单位时间内肾能将多少血浆中的渗透性溶质清除出去。该指标反映肾维持水及溶质之间平衡、保持血渗透压稳定的功能。Cosm 降低说明远端肾小管清除渗透性溶质能力降低。该指标比尿渗量更能准确反映肾浓缩功能。

4．自由水清除率（free water clearance，C_{H_2O}） C_{H_2O} 指单位时间从血浆中清除到尿中不含溶质的水量。该指标反映肾小管浓缩稀释功能，常用于急性肾衰竭早期诊断和病情观察。该值持续等于或接近 0 则表示肾不浓缩稀释尿液，排等渗尿，表示肾功能严重受损。

（三）早期肾损伤的检验

1．尿微量白蛋白（microalbumin，mAlb） 白蛋白排出量在 30 ~ 300 mg/g 肌酐或 30 ~ 300 mg/24 h，或排出率在 20 ~ 200 μg/min 的尿液称为微量白蛋白尿。早期肾小球功能受损时，尿 mAlb 增加。该指标已被广泛应用于糖尿病肾病、高血压肾病的早期诊断和并发症危险度评估，以及肾毒性药物的治疗监测。

2．β_2 微球蛋白（β_2 microglobulin，β_2m） β_2m 可从肾小球自由滤过，约 99% 被近端肾小管重吸收，正常情况下排出量极低。当血 β_2m 浓度增高而尿液中的浓度正常时，提示肾小球滤过功能下降；当血 β_2m 浓度正常而尿液中的浓度升高时，提示肾小管重吸收功能受损。当两者同时升高则提示 β_2m 产生增多或肾小球、肾小管同时受损。

3．α_1 微球蛋白（α_1 microglobulin，α_1m） α_1m 游离型可自由透过肾小球，绝大部分被

肾小管重吸收降解。在早期肾小管重吸收受损时尿液中 α_1m 升高，且不受 pH 值影响，因此比 β_2m 稳定且改变早于 β_2m。在临床应用中常用于糖尿病、药物或化学因子、感染等诱发的肾小管间质损伤，也用于肾移植后排异反应的观察。

4．视黄醇结合蛋白（retinol binding protein，RBP） 游离状态的 RBP 可被肾小球自由滤过，在近曲小管几乎全部被重吸收。当近曲小管受损时尿液中含量增加，是较 β_2m 敏感的肾近曲小管损伤的标志物。

5．尿 *N*- 乙酰 -β-*D*- 氨基 - 葡萄糖苷酶（urine *N*-acetyl-β-*D*-glucosaminidase，NAG） NAG 属高分子量溶酶体水解酶，在肾近曲小管上皮细胞含量丰富。当肾小管受损伤时，尿 NAG 排出量明显增高，且与肾小管病理改变程度呈正相关，是评价肾小管功能早期损害的敏感指标。

（四）临床应用

急性肾小球肾炎主要是由免疫反应诱导的肾小球损伤，实验室检查时表现为血尿、尿蛋白增加，肌酐清除率下降，而血肌酐、尿素仅轻度增高。在肾小管间质性病变、药物中毒引起的肾小管坏死时主要表现为尿渗量和自由水清除率等反映肾小管损伤指标的异常。在评价糖尿病早期肾损伤时应选择尿微量白蛋白和血 β_2 微球蛋白等反映肾早期损伤的高敏感度指标。

（王 艳 赵 晖 刘 敏）

七、电解质

正常人血液中的阳离子和阴离子各占一半，以保持电荷的平衡和维持体液的电中性。阳离子以 Na^+ 为主，阴离子以 Cl^- 为主。此外，血液中还有 K^+、Ca^{2+}、Mg^{2+} 等少量阳离子和有机酸等少量阴离子。电解质在维持内环境稳定即保持体液分布、渗透压等渗、电中性和酸碱平衡上起重要作用。电解质常用检验项目参考区间见表 3-7。

表3-7 电解质常用检验项目参考区间*

项目	参考区间
钾	3.5 ～ 5.3 mmol/L
钠	137 ～ 147 mmol/L
氯	99 ～ 110 mmol/L
阴离子间隙	8 ～ 16 mmol/L

* 钾、钠、氯的参考区间引自《中华人民共和国卫生行业标准》（WS/T 404.3-2012，2013-08-01 实施）

（一）钾

1．病理性降低

（1）K^+ 摄入不足：如大手术后，不能进食又未补钾。

（2）丢失过多：如严重呕吐、腹泻、长期应用糖皮质激素、服用排钾利尿剂及肾上腺皮质功能亢进。

（3）钾的分布异常：如肾性水肿、细胞外液稀释、血钾降低。

（4）大量输入胰岛素使葡萄糖被利用或形成糖尿，伴细胞外钾大量进入细胞内，致血钾降低。

2．病理性升高

（1）输入过多：如静脉输入含 K^+ 溶液浓度过高、速度过快或输入大量库存血。

(2) K^+ 排泄障碍：如急性或慢性肾衰竭、肾上腺皮质功能减退、低醛固酮血症。

(3) 细胞内 K^+ 移至细胞外液：如大面积烧伤、创伤、血管内溶血、酸中毒等。

(二) 钠

1. 病理性降低

(1) 胃肠道失钠：如严重呕吐和腹泻等。

(2) 尿中钠排出增多：如慢性肾炎、肾上腺皮质功能不全、大量使用利尿剂等。

(3) 皮肤失钠：如大面积烧伤、创伤或出汗。

(4) 钠的摄入量不足：如饥饿、营养不良、低盐疗法等。

2. 病理性增高

(1) 肾排 Na^+ 减少：如肾上腺皮质功能亢进、原发性醛固酮增多症。

(2) 输入含 Na^+ 溶液过多。

(3) 脑性高钠血症：如脑外伤、脑血管意外、垂体肿瘤等。

(4) 潴钠性水肿：常见于心脏病、心力衰竭、肝硬化、肾病等。

(三) 氯

1. 病理性降低

(1) 丢失过多：如严重的呕吐、腹泻、胃肠道引流、糖尿病酸中毒、慢性肾衰竭等。

(2) 摄入氯化物过少：如出汗过多、营养不良、低盐疗法等。

2. 病理性升高

(1) 排出减少：如泌尿系统阻塞、急性肾小球肾炎无尿者、充血性心力衰竭。

(2) 摄入氯化物过多。

(四) 临床应用

血清电解质检测可反映体内水、电解质平衡，酸碱平衡和渗透压平衡情况。

(曾小莉 赵 晖 刘 敏)

八、血气分析

血气分析是通过对人体动脉血液中的 pH 值、氧分压（PO_2）和二氧化碳分压（PCO_2）等指标进行检测，从而判断机体呼吸功能和血液酸碱平衡的常用检查。

(一) 血液 pH 值

正常值 7.35 ~ 7.45（平均 7.4）。

(二) 动脉血氧含量（arterial content of oxygen，CaO_2）

动脉血氧含量是指单位容积（每升）动脉血液中物理溶解氧和血红蛋白携带氧的总和。正常值为 8.55 ~ 9.45 mmol/L。

(三) 动脉血氧分压（arterial partial pressure of oxygen，PaO_2）

动脉血氧分压是血液中物理溶解的氧形成的压力。正常值 80 ~ 100 mmHg，其正常值随年龄增加而下降，低于 60 mmHg 为呼吸衰竭。

(四) 动脉血氧饱和度（arterial oxygen saturation，SaO_2）

动脉血氧饱和度是动脉血中氧合血红蛋白占全部血红蛋白的百分比。正常值为 95% ~ 97%。

(五) 血二氧化碳总量（total carbon dioxide content，TCO_2）

血中二氧化碳包括结合的二氧化碳（HCO_3^-）和物理溶解的二氧化碳（$\alpha PCO_2 = 0.03 \times 40 = 1.2$ mmol/L）。其意义等同于 HCO_3^-。

（六）动脉血二氧化碳分压（arterial partial pressure of carbon dioxide，$PaCO_2$）

动脉血二氧化碳分压是指血液中物理溶解的二氧化碳形成的压力。正常为 35 ~ 45 mmHg，> 50 mmHg 为Ⅱ型呼吸衰竭。

（七）缓冲碱（buffer base，BB）

缓冲碱指体液中所有缓冲阴离子的总和，包括 HCO_3^-、血浆蛋白（Pr^-）、Hb^- 等。血浆缓冲碱 =HCO_3^- + Pr^-

（八）碱剩余（base excess，BE）

碱剩余表示血浆碱储存量。正常值为 ±3 mmol/L，平均为 0。正值表示缓冲碱增加；反之，缓冲碱减少。

（九）标准碳酸氢盐（standard bicarbonate，SB）

标准碳酸氢盐指在标准条件下（PCO_2=40 mmHg，Hb 完全饱和，温度 37℃）测得的 HCO_3^-。正常值为 22 ~ 27 mmol/L（平均 24 mmol/L）。SB < 22 mmol/L 见于代谢性酸中毒或呼吸性碱中毒代偿；SB > 27 mmol/L 见于代谢性碱中毒或呼吸性酸中毒代偿。

（十）实际碳酸氢盐（actual bicarbonate，AB）

实际碳酸氢盐指实际测得血浆 HCO_3^-，正常 AB=SB。AB > SB 提示呼吸性酸中毒，AB < SB 提示呼吸性碱中毒。

（十一）临床应用

1．诊断呼吸衰竭　PaO_2 < 60 mmHg 不伴 PCO_2 增高，为Ⅰ型呼吸衰竭；PaO_2 < 60 mmHg，伴有 PCO_2 > 50 mmHg，为Ⅱ型呼吸衰竭。吸氧条件下，氧合指数< 300 提示呼吸衰竭（氧合指数 = 动脉血氧分压 / 吸入氧浓度）

2．判断酸碱平衡　代谢性酸中毒 HCO_3^- 减少，PCO_2 代偿性下降，代谢性碱中毒时反之。呼吸性酸中毒时 PCO_2 增加，HCO_3^- 代偿性增加，呼吸性碱中毒时反之。pH 值波动范围在 7.35 ~ 7.45 时，酸碱平衡，当< 7.35 时为酸中毒，> 7.45 时为碱中毒。血气分析结果参考范围见表 3-8。

表3-8　血气分析结果参考范围

项目	参考范围
pH 值	7.35 ~ 7.45（平均 7.4）
PaO_2	80 ~ 100 mmHg
SaO_2	95% ~ 97%
PCO_2	35 ~ 45 mmHg
AB=SB	22 ~ 27 mmol/L（平均 24）

（董淑文　赵　晖　刘　敏）

九、乙型肝炎病毒血清标志物

乙型肝炎病毒（hepatitis B virus，HBV）是一种 DNA 病毒，感染可导致乙型病毒性肝炎。HBV 具有三对抗原抗体系统：乙型肝炎表面抗原（HBsAg）、乙型肝炎表面抗体（抗 -HBs）、乙型肝炎 e 抗原（HBeAg）、乙型肝炎 e 抗体（抗 -HBe）、乙型肝炎核心抗原（HBcAg）、乙型肝炎核心抗体（抗 -HBc）。由于 HBcAg 在血液中很难测出，故 HBV 的免疫学检测不包括 HBcAg。

（一）**HBsAg 和抗 -HBs**

HBsAg 是 HBV 感染后第一个出现的血清标志物，阳性见于急性肝炎、慢性肝炎或无症状携带者。抗 -HBs 一般是在 HBsAg 消失后出现，从 HBsAg 消失到抗 -HBs 出现这段间隔期，称为核心窗口期，此期可以短至数天或长达数月。抗 -HBs 是一种中和抗体，对同型病毒的再感染具有保护作用，是乙肝痊愈的一个重要标志，也是 HBeAg 疫苗免疫成功的标志。

（二）**HBeAg 和抗 -HBe**

HBeAg 是 HBV 复制及血清具有传染性的指标，与 HBsAg 同时或在 HBsAg 出现数天后可以在血清中检出。HBeAg 持续存在的时间一般不超过 10 周，超过提示转化为慢性感染。抗 -HBe 是 HBeAg 已经消失或即将消失时产生的，说明 HBV-DNA 的复制被抑制，虽然乙肝病毒的复制已经得到抑制，但仍具有传染力，只是传染力弱，病毒复制慢。

（三）**HBcAg 和抗 -HBc**

HBcAg 存在于 HBV 核心部分以及感染的肝细胞核内，是 HBV 存在和复制活跃的直接指标。血液中的 HBcAg 量微，不易检测到，但 HBcAg 抗原性强，在 HBV 感染早期即可刺激机体产生抗 -HBc，早期以 IgM 为主，随后产生 IgG 型抗体。IgM 型抗 -HBc 是急性 HBV 感染的标志。IgG 型抗 -HBc 主要存在于急性恢复期和慢性持续感染期，产生后可以持续存在数年。

（四）**临床应用**

HBV 抗原抗体的免疫学标志与临床关系较为复杂，必须对几项指标综合分析，方有助于临床诊断。表 3-9 为常见 HBV 抗原、抗体检测结果的临床分析。

表3-9　常见HBV抗原、抗体检测结果的临床分析

HBsAg	抗-HBs	HBeAg	抗-HBe	抗-HBc	临床意义
-	-	-	-	-	过去和现在均未感染 HBV，为易感者
-	-	-	+	-	急性感染窗口期
-	+	-	-	-	既往感染或接种过疫苗，有免疫力
+	-	-	-	-	急性感染早期或潜伏期；慢性 HBV 携带者
+	-	+	-	-	急性感染早期，传染性强
+	-	-	+	-	急性感染趋向恢复
-	-	-	+	-	急性感染趋向恢复
+	-	-	+	+	急性感染趋向恢复（小三阳）
+	-	+	-	+	急性或慢性乙肝（大三阳）
+	+	-	-	-/+	不同亚型 HBV 二次感染
-	-	+	+	+	急性感染中期
-	+	-	+	-/+	既往感染恢复期，有免疫力
-	+/-	-	-	+	既往感染

（张国军　赵　晖　刘　敏）

十、血糖

我国采用 WHO（1999 年）糖尿病诊断标准。糖尿病诊断应尽可能依据静脉血浆血糖，而不是毛细血管血的血糖检测结果。血糖的正常值和糖代谢异常的诊断切点主要依据血糖值与糖尿病并发症的关系来确定。

表3-10 糖代谢分类

糖代谢分类	WHO诊断标准（1999）	
	空腹血糖（mmol/L）	餐后2 h血糖（mmol/L）
正常血糖	< 6.1	< 7.8
空腹血糖受损	6.1 ~ 7.0	< 7.8
糖耐量减低	< 7.0	7.8 ~ 11.1
糖尿病	≥ 7.0	≥ 11.1

（一）诊断标准

糖尿病的诊断标准为：空腹血糖≥ 7.0 mmol/L，或餐后 2 h 血糖≥ 11.1 mmol/L、葡萄糖耐量试验 2 h 血糖≥ 11.1 mmol/L。

如空腹血糖> 6.0 mmol/L 但< 7.0 mmol/L，为空腹血糖受损害；餐后 2 h 血糖或葡萄糖耐量试验 2 h 血糖≥ 7.8 mmol/L 但< 11.1 mmol/L，为糖耐量异常。二者均为糖稳定损害。

中老年人，如血糖在 6 ~ 7 mmol/L，这个值介于正常与糖尿病诊断标准之间，属于糖稳定损害阶段，但还不足以诊断为糖尿病。

（二）临床意义

1．空腹血浆葡萄糖或 75 g 葡萄糖口服葡萄糖耐量试验（oral glucose tolerance test，OGTT）后 2 h 血糖值可以单独用于流行病学调查或人群筛查。但我国资料显示仅空腹血糖糖尿病的漏诊率较高，理想的调查是同时检查空腹及 OGTT 后 2 h 的血糖值。

2．就临床诊断而言，急性感染、创伤或其他应激情况下可出现暂时血糖增高，若没有明确的高血糖病史，就不能以此诊断糖尿病，必须在应激消除后复查。

（刘志忠　赵　晖　刘　敏）

十一、血脂

血液由脂质和蛋白质两类物质组成，与脂质结合形成脂蛋白的蛋白质称为载脂蛋白。有关脂类代谢的检验应该是包括了脂质、脂蛋白、载脂蛋白的检验，必要时还可以进行有关受体和酶等其他检查。

（一）脂类

1．总胆固醇 成人血清总胆固醇（total cholesterol，TC）在 2.80 ~ 5.20 mmol/L 为合适范围，5.20 ~ 6.20 mmol/L 属于边缘性增高，> 6.20 mmol/L 为升高。

2．三酰甘油（甘油三酯） 成人三酰甘油（triacylglycerol，TG）参考范围为 0.56 ~ 1.7 mmol/L。TG 升高可见于Ⅰ、Ⅳ、Ⅴ型高脂蛋白血症。糖尿病、肥胖症、药物等都可引起继发性高 TG 血症。TG 降低可见于无 β- 脂蛋白血症和低 β- 脂蛋白血症等遗传性疾病；继发性的低 TG 血症见于消化道疾病、恶性肿瘤晚期等。

（二）脂蛋白

1．乳糜微粒 乳糜微粒（chylomicron，CM）参考范围为阴性。血清 CM 极易受饮食中的 TG 影响，易出现乳糜样血液，常见于Ⅰ型和Ⅴ型高脂蛋白血症。

2．高密度脂蛋白 高密度脂蛋白（high density lipoprotein，HDL）参考范围为 0.90 ~

1.55 mmol/L。

HDL 将肝外组织中的胆固醇转运到肝进行分解代谢，有利于防止动脉粥样硬化的发生。HDL 减低常见于急性感染、糖尿病、慢性肾衰竭，以及应用雄激素、β 受体阻滞剂等药物。

3．低密度脂蛋白 低密度脂蛋白（low density lipoprotein，LDL）成人参考范围为 2.1 ～ 3.1 mmol/L。

LDL 是富含胆固醇的脂蛋白，是动脉粥样硬化的危险因子，血清水平与冠心病发病呈正相关。LDL 升高还见于遗传性高脂蛋白血症、甲状腺功能减退、肾病综合征、阻塞性黄疸、肥胖症以及应用雄激素、β 受体阻滞剂、糖皮质激素等。

4．脂蛋白（a） 脂蛋白（a）［lipoprotein，Lp（a）］参考范围为 0 ～ 300 mg/L。

Lp（a）可以携带大量的胆固醇结合于血管壁上，有促进动脉粥样硬化的作用，也能促进血栓形成。在未控制好的糖尿病、肾病综合征、尿毒症透析、甲状腺功能减退、肾移植后的患者，Lp（a）也可增高。减低主要见于肝病。

（三）载脂蛋白

1．载脂蛋白 A-Ⅰ 载脂蛋白 A-Ⅰ（apolipoprotein A-Ⅰ, Apo A-Ⅰ）参考范围为 1.0 ~ 1.6 g/L。

Apo A-Ⅰ是 HDL 颗粒的主要蛋白成分，可直接反映 HDL 水平，且较 HDL 更精确，更能反映脂蛋白状态。

2．载脂蛋白 B Apo B（apolipoprotein B，Apo B）参考范围为 0.6 ～ 1.12 g/L。

Apo B 是 LDL 中含量最多的蛋白质，可直接反映 LDL 水平。因此，其水平增高与动脉粥样硬化、冠心病的发生呈正相关。此外其升高还可见于高 β- 载脂蛋白血症、糖尿病、甲状腺功能减退等。

（四）临床应用

血脂检测主要用于早期发现与诊断高脂血症，协助诊断动脉粥样硬化，评价动脉粥样硬化引起的心、脑血管疾病危险度，评价饮食与药物治疗效果等。

（康熙雄　马瑞敏　赵　晖　刘　敏）

十二、心肌损伤标志物

心肌损伤标志物是指血液中能够标志心肌损伤的物质成分。在急性冠状动脉综合征（acute coronary syndrome，ACS），特别是急性心肌梗死（acute myocardial infraction，AMI）的诊断和鉴别诊断、疾病转归、疗效判断中常用的心肌损伤标志物包括心肌肌钙蛋白、肌酸激酶及同工酶、肌红蛋白等。

（一）心肌肌钙蛋白（cardiac tropnin，cTn）

心肌肌钙蛋白 I（cTnI）和心肌肌钙蛋白 T（cTnT）组织特异性强，是目前公认最好的 AMI 确诊标志物，cTn 增高可帮助判断心肌损伤、AMI 发生及严重程度，还可以应用于评估溶栓治疗后血液再灌注，但要注意其对于发生 6 h 内的心肌梗死诊断效率很低。利用新一代高敏感方法能检测出超敏 cTn（hs-cTn），能更敏感地探查微小心肌损伤、更早期诊断 AMI、更合理筛查心血管事件高危患者，优化临床治疗决策和预后评估。

（二）肌酸激酶 MB（creatine kinase-MB，CK-MB）

主要存在于心肌细胞，是临床上快速、经济、有效诊断心肌损伤的标志物，可用于判断 AMI 大致范围、溶栓效果及再梗死。但对于微小心肌损伤不敏感，如果 AMI 发生 6 h 内及 36 h 后，检测 CK-MB 敏感度较低（表 3-11）。目前推荐检测用化学发光方法测定 CK-MB 的质量浓度，更特异、更易标准化。

（三）肌红蛋白（myoglobin，Mb）

主要存在于横纹肌（心肌、骨骼肌）细胞中，心肌损伤后迅速大量释出，是最早进入血液的心肌损伤标志物，胸痛 6 h 内 Mb 的阴性预测值高达 100%。由于 Mb 在骨骼肌中也有表达，故骨骼肌损伤时也可有大量 Mb 释放，其不具有心肌特异性。

表3-11 常用的心肌损伤标志物

标志物	判断值	出现时间（AMI后，h）	达峰时间（h）	恢复时间
cTnI	> 3.1 ng/ml	3 ～ 6	14 ～ 20	7 ～ 14 天
cTnT	> 0.5 ng/ml	3 ～ 6	10 ～ 24	5 ～ 10 天
CK-MB	> 5 ng/ml	3 ～ 8	9 ～ 30	2 ～ 3 天
Mb	> 100 μg/L	0.5 ～ 2	5 ～ 12	18 ～ 30 h

（四）临床应用

由于 ACS 发病急、变化快、死亡率高，故早期诊断对患者的治疗和预后有十分重要的意义，心肌损伤标志物的检测是临床做出诊疗决策的重要依据。临床常用的心肌损伤标志物中用 cTnT 或者 cTnI 作为心肌损伤诊断的首选指标，临床检测中只需要测定 cTnT 和 cTnI 中的一种指标即可。Mb 作为心肌损伤的早期标志物，用于 AMI 的早期排除；但对于发病超过 6 h 的患者，不需测定 Mb 等早期标志物。还有一些新型标志物如心脏型脂肪酸结合蛋白仅存在于心肌细胞中，也是一种早期而敏感诊断 AMI 的标志物，与 Mb 联用可以提高诊断特异性；糖原磷酸化酶同工酶 BB、缺血修饰性清蛋白是反映心肌缺血的良好指标。临床应用中要注意心肌标志物检测结果的增高提示心肌损伤，但不一定都是心肌梗死，心肌损伤的病因要根据临床情况具体分析。临床胸痛疑似 ACS 患者，如果心电图没有明显异常，心肌标志物略高于参考范围，则可间隔 2 ～ 4 h 观察动态变化。此外，临床胸痛疑似 ACS 患者如果已有典型的心电图变化，不必等待心肌损伤标志物的检测结果，应立即治疗。

（欧阳涓 刘 敏）

十三、炎症标志物

炎症指标除了传统的白细胞计数及分类（中性粒细胞）和血细胞沉降率（血沉）外，目前临床还常用 C 反应蛋白和降钙素原作为炎症指标。

（一）C- 反应蛋白

C- 反应蛋白（CRP）是机体在应激状态下由肝合成的急性时相反应蛋白，半衰期为 18 h，能结合肺炎链球菌细胞壁糖蛋白。

正常情况下血浆中 CRP 的含量低，一般低于 10 mg/L。炎症急性期、恶性肿瘤、局部缺血和组织损伤时，CRP 在 6 ～ 8 h 内迅速上升，持续 24 ～ 48 h，可反映机体炎症状态，且其升高的程度与感染的严重程度呈正相关。炎性反应得到控制后，CRP 水平迅速降至正常。因此，CRP 可作为评价机体炎症反应恢复的敏感指标。

CRP 分为常规 CRP 和超敏 CRP（hypersensitive C reactive protein，hs-CRP）两种。常规 CRP 可用于区分细菌性感染和病毒性感染：当机体受到细菌、真菌及寄生虫感染时，常规 CRP 水平升高；病毒感染时常规 CRP 水平无升高或者仅有轻微升高。在应用抗生素治疗细菌感染时，动态监测血清中常规 CRP 水平可用于判断抗生素治疗是否有效。hs-CRP 可作为脑卒中、周围血管栓塞、急性冠脉综合征及稳定型冠状动脉疾病独立的风险预测因子，是诊断和预测心血管事件发生、发展的有效指标。

（二）降钙素原

降钙素原（PCT）是甲状腺C细胞分泌产生的无激素活性的降钙素前肽物质，可广泛应用于新生儿败血症、败血症休克的诊断、下呼吸道感染诊断治疗、脓毒血症及脓毒血症性休克和指导抗生素应用等方面。2012年美国危重病医学会在国际拯救脓毒症指南中首次将PCT纳入改善脓毒血症诊断和抗菌药物管理流程的参考指标之一。

正常情况下血浆PCT水平很低，大多低于0.1 ng/ml。新生儿出生2天内PCT生理性增高，最高可达21 ng/ml。长期血液透析患者血浆PCT值可达1.5 ng/ml。当全身性细菌、真菌、寄生虫感染以及脓毒血症和全身炎症反应综合征时，PCT在血浆中2 h即可检测到，较其他炎性因子出现早，2 ~ 4 h内迅速升高，持续12 ~ 48 h，且PCT的增高程度与机体感染的严重程度呈正相关。局部的细菌感染和慢性炎症不会引起PCT升高，且单纯病毒性感染引起PCT升高的情况也非常罕见。PCT浓度的测定可帮助医生确定呼吸道感染患者是否需要应用抗生素，应遵循如下原则：① PCT小于0.1 ng/ml，强烈反对使用；② PCT介于0.1 ~ 0.25 ng/ml，反对使用；③ PCT介于0.25 ~ 0.5 ng/ml，建议使用；④ PCT大于5 ng/ml，强烈建议使用。

（黄　彬　刘　敏）

第4章

影像学图像判读

随着电子计算机技术的发展和机械制造工艺的不断进步，影像设备从最初的普通 X 线摄影发展到今天的数字化摄影（digital radiography，DR），以及多层螺旋 CT、超高场 MRI、彩色多普勒超声和 PET/CT 等。各种影像手段均在疾病的临床诊治中发挥着重要作用，极大地延伸了医师传统的视、触、叩、听的深度和广度。现代影像设备不仅可为临床医师提供越来越细致的解剖结构影像，而且能够越来越多、越来越广地检测和显示人体内各种功能影像。可以说现代各种影像学检查已经成为临床各科医师诊治疾病中不可或缺的常规手段。尤其是对于注重客观数据的现代医学，医学影像学在医学活动中更是不可缺少。因此，现代医学生必须掌握一定的医学影像学知识和影像学图像判读方法。

第一节　影像学检查方法

1895 年，德国科学家 W.C 伦琴（Wilhelm Conrad Rontgen）发现 X 线，次年拍出世界上第一张手部 X 线图像。通过 X 线摄影图像可以观察到以往肉眼看不见的活体内骨骼结构，开创了影像医学的先河。经过 100 多年的发展，已经形成由 X 线摄影、CT、MRI、DSA、超声、PET/CT 组成的影像诊断学。此外，上世纪 60 年代末逐渐发展起来、通过影像导引下进行活检或治疗的介入放射学，与上述影像诊断学二者一起组成了现代医学影像学。

一、X 线摄影

X 线摄影（radiography）是 X 线球管（X-ray tube）产生的 X 线穿过人体后，经过不同密度和（或）厚度的人体组织衰减，然后被 X 线胶片接收记录，形成由不同黑白灰阶组成的反映人体组织器官不同密度和（或）厚度的图像的过程。

采用成像板（imaging plat，IP 板）接收并记录经过人体衰减后的 X 线，再由激光读出 IP 板中记录的 X 线影像信息，经计算机处理形成数字化矩阵图像的过程即计算机 X 线摄影（computed radiography，CR）。

如果用探测器接收经过人体衰减后的 X 线，直接将 X 线在探测器中产生的模拟信号转变成数字信息，再由计算机形成数字化矩阵图像的过程即数字 X 线摄影（DR）（图 4-1）。

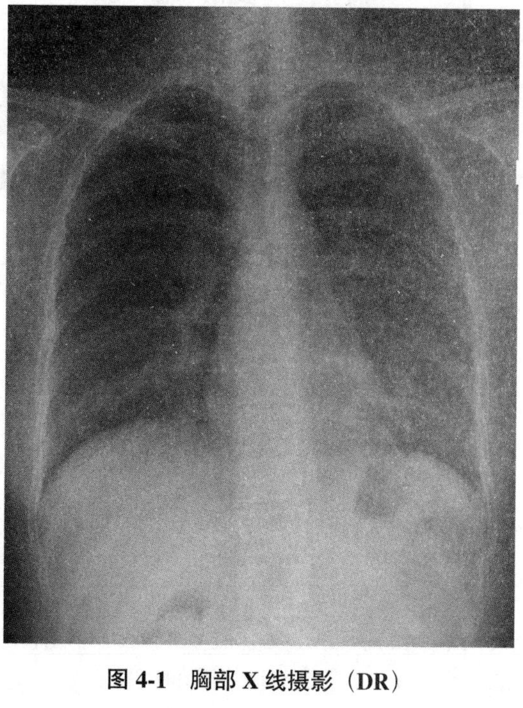

图 4-1　胸部 X 线摄影（DR）

上述三种 X 线影像方法中，前者最大的缺点是非数字化影像，不利于图像的存储和传输，另外辐射剂量也相对较大，故逐渐被有条件的医院淘汰。后两者图像分辨力较高，细节对比较清楚，所需X线辐射剂量较小，数字化的图像可以根据临床需要进行各种后处理，也可以直接通过图像存储和传输系统（picture archiving and communication system，PACS）进行存储和传输，利于图像查找、教学和远程会诊，因此是现代影像医学采用的较为先进的X线影像技术。DR以图像质量好、X线曝光宽容度大、成像速度快等优点，更胜CR一筹，因此DR是目前X线摄影的最佳选择。

二、电子计算机体层成像

电子计算机体层成像（computed tomography，CT）是利用X线对一定厚度的人体环绕旋转一周，穿过人体不同方向的X线被不同密度的组织吸收衰减，由探测器接收X线衰减值，将其变成数字信号输入计算机，重建出一定厚度的人体组织的矩阵图像。

CT图像清晰，密度分辨力高，比普通X线摄影高出20倍。CT图像无重叠，对病变的定位、定性准确率都大有提高，从而大大促进了CT在临床工作中的应用范围，促进了影像医学的发展。

CT技术已从常规CT发展到多层螺旋CT。目前，CT设备不仅实现了更快的扫描速度、更薄的扫描层厚、更大的覆盖范围、更高的图像质量，而且X线辐射剂量更小。CT使用的计算机速度也越来越快，能更快地将螺旋CT扫描获取的巨大容积数据重建出图像。特别是近年来64层以上的螺旋CT技术，真正实现了各向同性的空间分辨力（图4-2），可以通过多种图像后处理技术获得高质量的三维图像。图像后处理功能也更多样，操作更便捷。多层螺旋CT的后处理工作站软件对各种组织结构预设了以上各种三维重组显示方法的最佳显示阈值，能够快速、准确地加以显示。

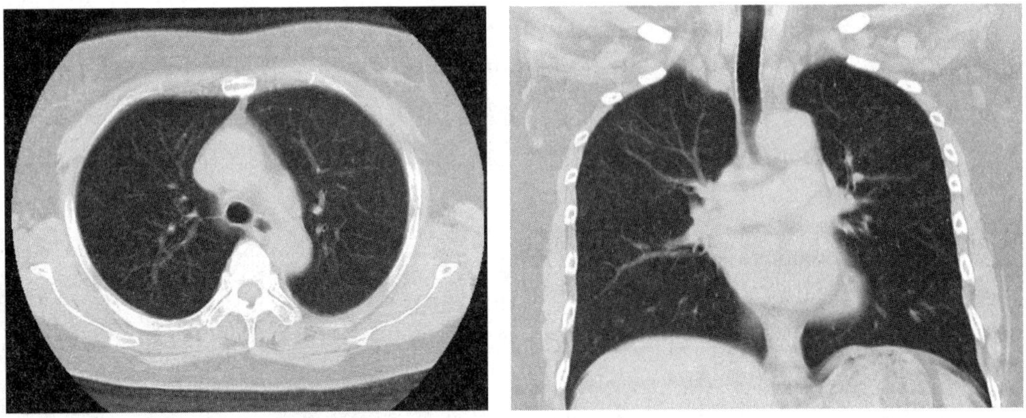

A．横断图像密度分辨力高　　B．冠状重组（MPR）图示图像质量与横断一致（各向同性）

图4-2　螺旋CT扫描

CT三维重组技术是指应用计算机软件，将螺旋CT连续横断扫描所获得的容积数据信息进行后处理，重组出直观的立体图像。目前，主要的血管三维重组技术有：最大密度投影（maximum intensity projection，MIP）、表面遮盖显示（shaded surface display，SSD）、多平面重组（multi-planar reformation，MPR）、容积再现（volume rendering VR）和血管探针技术（vessel probe，VP），所有重组技术各有其特点。

MIP是在计算机内存里，对被观察的CT扫描容积数据进行数学线束的透视投影，每一线束所遇到的密度最大值被重组成二维图像投影在与线束垂直的平面上（图4-3）。MIP对血管的形态、走向、分布和管壁的钙化显示较好，类似血管造影表现，但立体感不够强。

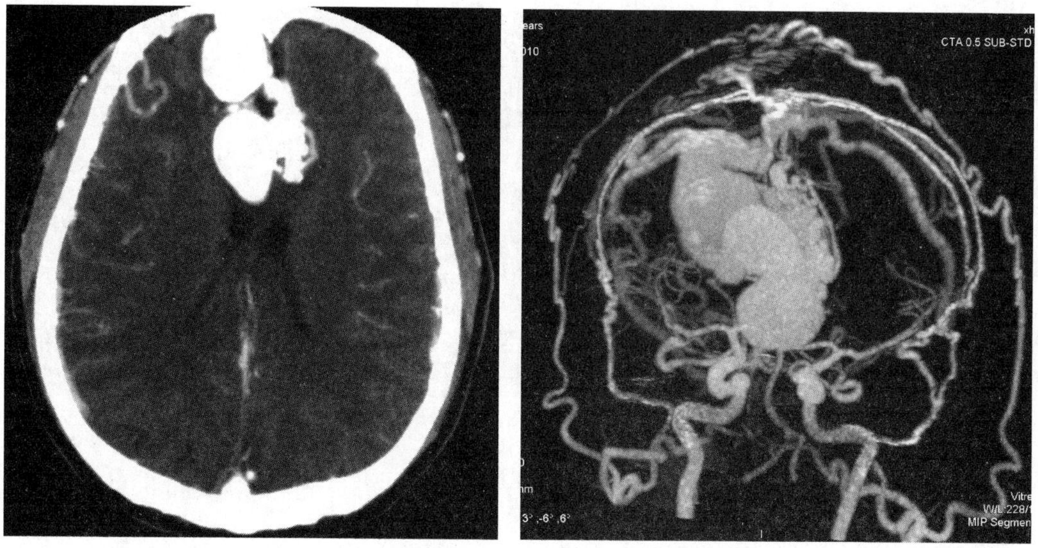

A．横断扫描显示颅内异常强化　　　　B．MIP 重组图示类似血管造影表现

图 4-3　螺旋 CT 检查，脑动静脉畸形

SSD 是通过计算被观察物体的表面所有相关像素的最高和最低 CT 值，并保留其影像，而超出限定 CT 值阈值的像素被当作透明处理后成像。SSD 对显示血管壁的表面、血管的立体走向，以及与邻近结构的空间关系比较直观，但所显示的灰阶不能完全用 X 线衰减表示，其识别只能依据其部位及形态，而不是根据其密度，现在已经很少应用。

MPR 是指在容积数据的基础上，计算任意指定切面的所有像素的 CT 值，并以二维图像的形式显示出来（见图 4-2B）。MPR 图像显示真实的 X 线衰减灰阶，但对血管的立体走向和延伸显示欠佳。

VR 是将扫描容积数据内所有像素总和的投影以不同灰阶的形式显示，同时对不同密度的结构进行色彩编码和使用不同的透亮度来显示表浅或内在结构的影像（图 4-4）。VR 利用了所有扫描容积数据，使图像给人以较强的立体感，但不能显示血管腔内情况。

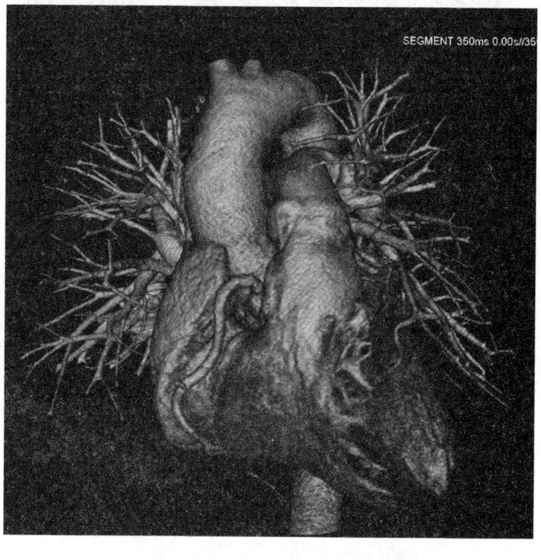

图 4-4　心脏血管 VR 重组图（立体感较强）

以上各种 CT 三维重组技术的显示方法各有优缺点，在实际应用中最好能同时观察，以充分发挥各自的优点，充分利用好所获取的容积数据。

三、磁共振成像

磁共振成像（magnetic resonance imaging，MRI）是对置于静磁场的人体组织施加以特定频率的射频脉冲，人体内氢质子受激励而产生共振，停止射频脉冲后，被激励的氢质子发生弛豫过程，通过接收线圈感应出弛豫过程中产生的 MR 信号，经过空间编码和图像重建，产生 MR 图像。

MRI 无 X 线电离辐射对人体造成的损伤，因此安全无创；图像的软组织分辨力极佳（图 4-5），能够很好地显像软组织的解剖结构和病变的形态；可以直接多方位成像，有利于显示解剖和病理的毗邻关系；成像序列和参数多，有利于病变的诊断和鉴别诊断；除显示解剖病理结构外，还能进行分子和功能成像。因此，MRI 成像越来越受到医患的青睐。

磁共振功能成像（functional magnetic resonance imaging，fMRI）是利用各种 MRI 技术显

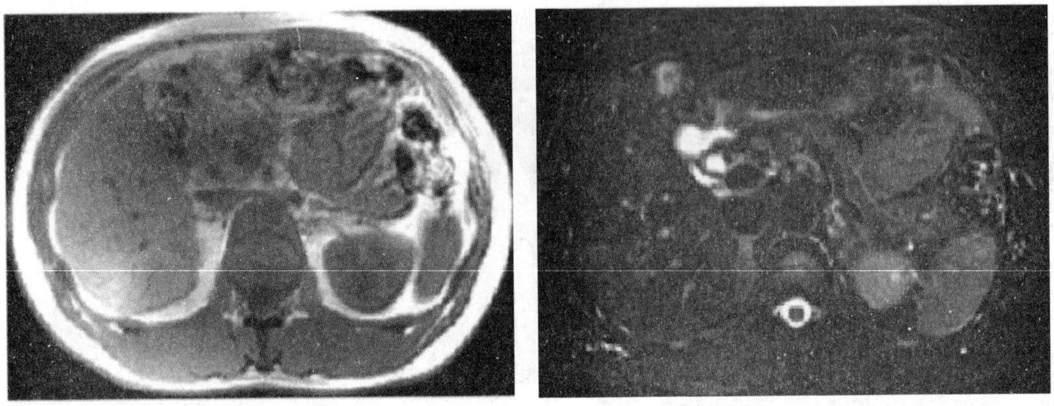

A．T_1WI 示良好的软组织对比　　B．压脂 T_2WI 显示良好软组织对比

图 4-5　MRI 检查

示人体内组织器官的功能变化，或显示病变尚未出现形态学变化之前的功能变化（图 4-6），以进行组织器官的功能研究或疾病的早期诊断。

磁共振波谱（MR spectroscopy，MRS）是利用 MRI 手段无创伤性地研究活体组织器官代谢变化、生化变化及体内化合物定量分析的方法，也是磁共振分子成像的主要方法之一（图 4-7）。

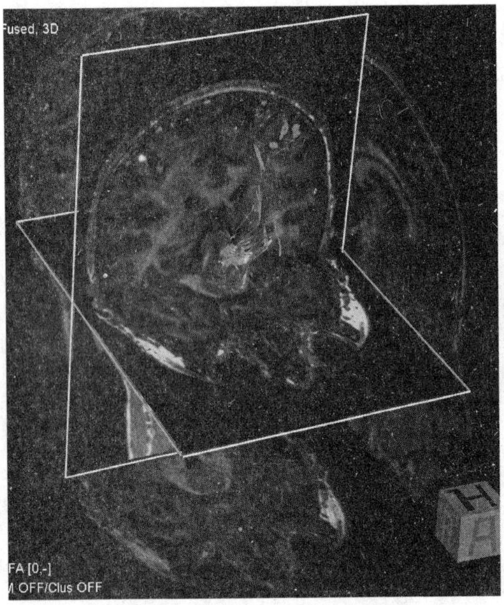

图 4-6　fMRI 脑功能成像

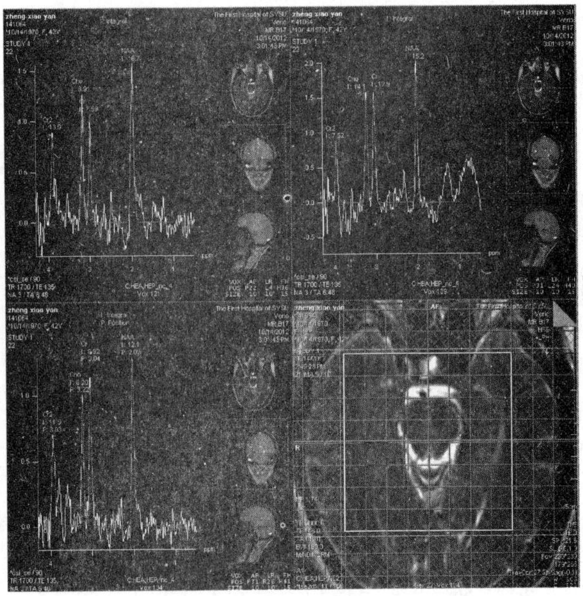

图 4-7　MRI 脑波谱分析

四、超声成像

超声成像（ultrasonography，USG）是利用超声波对人体作用和反作用的规律成像的。即超声仪探头产生的超声波，在人体内不同声阻抗的组织内传播时，两种组织的界面上产生回波，不同声阻抗组织之间的回波强度不同，经探头接收并在超声检查仪中形成不同声阻抗的组织特性的图像。根据采取的成像方法不同，超声成像可以分为 A 型超声、M 型超声、B 型超声、多普勒超声和实时三维超声。其中 B 型超声在临床工作中应用最为广泛（图 4-8）。

USG 检查是利用超声波反射成像，无电离辐射，可重复多次检查；实时性好，可避免时间取样误差；检查过程方便快捷（5 min 左右可完成）；价格便宜。上述优点使超声检查成为医院临床影像检查中最为常用的检查方法之一。

五、正电子发射体层（PET）/CT

正电子发射体层（positron emission tomography，PET）是核医学影像技术，其利用注入人体内的放射性核素标记的化合物发射正电子，正电子“湮灭”过程中产生光子，再经 PET 仪探头检测光子，从而对体内放射性标记药物（最常用的是 ^{18}F- 脱氧葡萄糖，^{18}FDG）的分布进行准确的空间定位、时间特性描述和定量检查，最后由 PET 检查仪中的计算机重建得出人体的 PET 图像。通过计算机融合 PET 图像和同一床位扫描的 CT 图像，使 PET 图像显示的功能信息和 CT 图像显示的解剖信息结合，形成同时反映功能和解剖的 PET/CT 图像（图 4-9）。

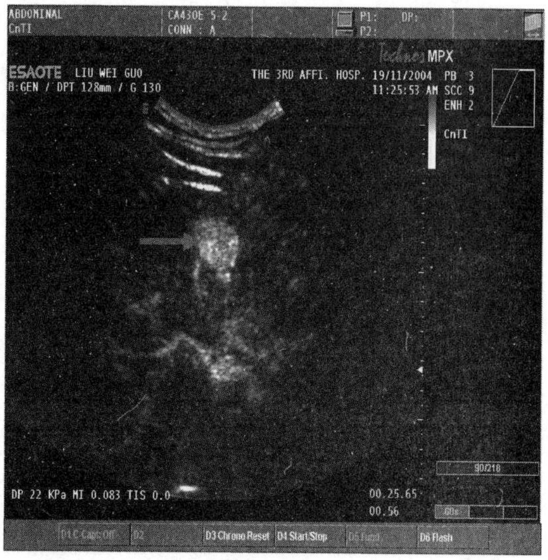

图 4-8　超声检查见肝内强化病灶（箭头）

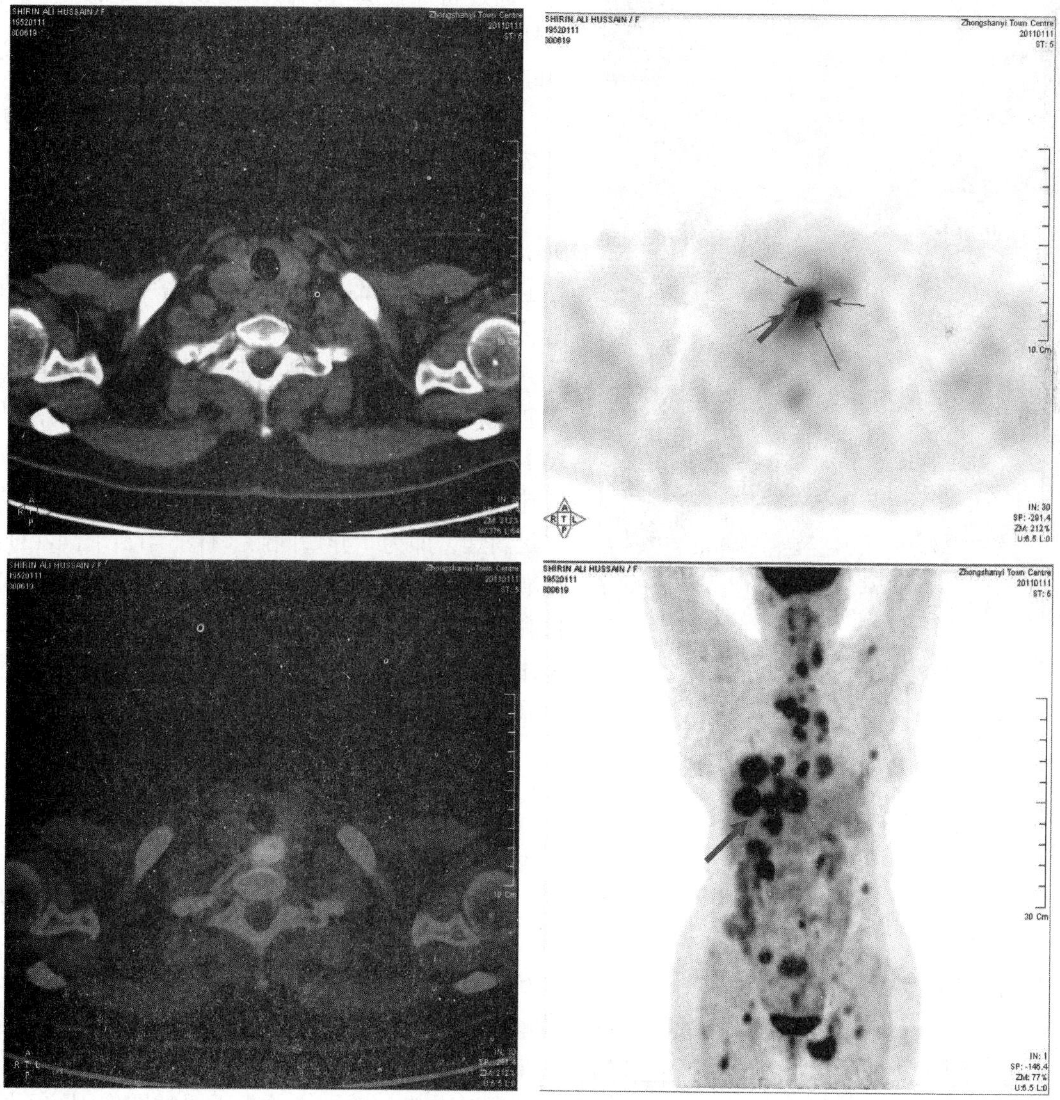

图 4-9　PET/CT 检查，多发转移瘤（箭头）

知识拓展：影像组学与人工智能

PET/CT 是目前生物和医学研究以及临床诊断的最新核医学成像技术。它可将组织功能和解剖相结合成像，主要用于心肌梗死、肿瘤诊断、神经系统疾病诊断、受体功能成像以及脑功能定位等。

第二节 影像学诊断原则及步骤

影像学检查是临床诊断疾病的最重要手段之一。影像设备多种、成像方法各异，要充分发挥各种影像学检查的优势，对影像图片进行正确评价和分析，以达到准确诊断疾病的目的，因此必须遵循一定的影像学诊断原则和步骤。

一、影像学诊断图像的特点

用于诊断疾病的影像学图像均有一个特点，即图像仅仅间接反映人体内解剖、生理和病理的情况，观察到的异常影像学表现也是疾病某一阶段某一方面的反映，因此图像表现与疾病间存在“同病异影”或“异病同影”的情况。

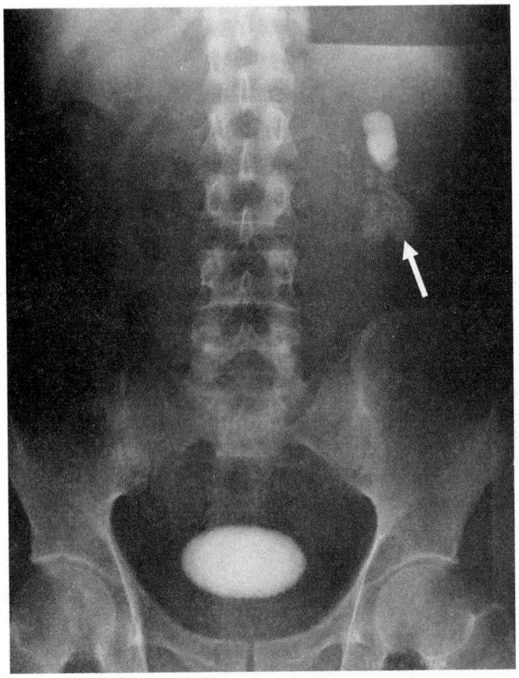

图 4-10 左上腹桑椹状高密度影和盆腔分层状高密度影，分别代表左肾结石和膀胱结石（箭头）

1．特殊征象 少数具有特殊影像表现的疾病，通过特殊征象可以做出比较肯定的诊断。例如外伤患者，X 线平片示外伤部位骨质不连续、中断，或见错位、成角等征象，可以肯定诊断骨折。但也要除外合并病理性骨折的可能。再如泌尿系结石，特点是泌尿系行程中的鹿角状、桑椹状或分层状高密度影（图 4-10），结合临床腹痛、血尿症状就可以比较明确地诊断泌尿系结石。同时也要避免因腹部其他器官内高密度影重叠造成错误诊断（图 4-11）。

2．“同病异影”“异病同影” 影像诊断中经常遇到的是“同病异影”“异病同影”现象，即大多数疾病的影像表现并没有特征性，例如周围型肺癌、不典型结核球、肺腺瘤都可以表现为结节状病灶，即为“异病同影”（图 4-12；图 4-13）；肺泡癌还可以为肿块状、结节状、斑片状或粟粒状影像，即为“同病异影”（图 4-14 至图 4-17）。这体现了在影像图像判读过程中，掌握诊断步骤和原则的重要性。

二、影像学诊断步骤

影像学诊断是一个过程，这个过程必须遵循一定的步骤，按步骤进行图像判读能够使诊断结果更接近真实。

1．核对影像资料 现代影像学检查手段和方法繁多，医疗条件的改善使许多患者接受多次和（或）多种的影像学检查，因此，判读患者的图像前首先要对影像资料进行核对和分类。

首先核对患者姓名、性别和年龄，然后按照如下方法分层排列：①按检查时间先后顺序将图像分类；②同一时间的图像再按不同检查手段或方法分类；③同一检查手段的图像则按不同

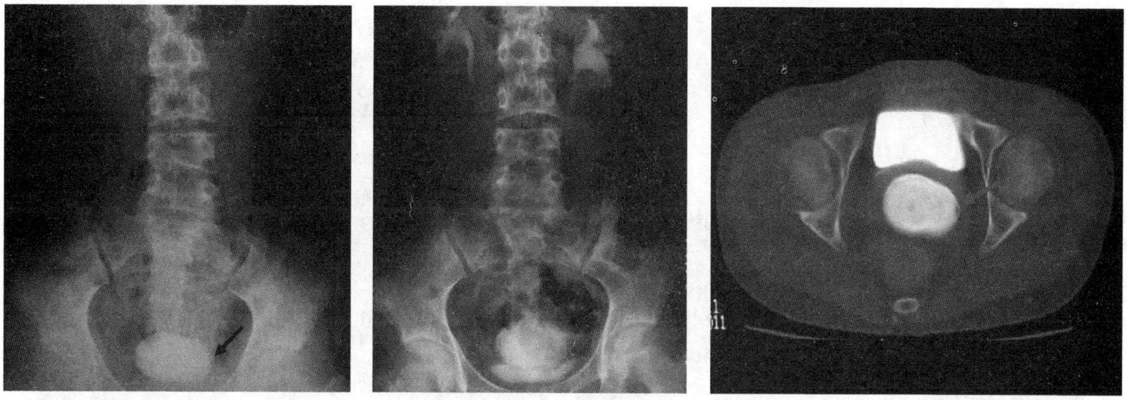

A．盆腔内类圆形结石影，似膀胱结石

B．静脉肾盂造影见“膀胱结石”位于膀胱外

C．CT 扫描见高密度影位于膀胱与直肠之间的阴道内

图 4-11　类似膀胱结石的膀胱外结石影（箭头）。此患者因泄殖腔共同开口，尿液反流至阴道，形成阴道内尿结石

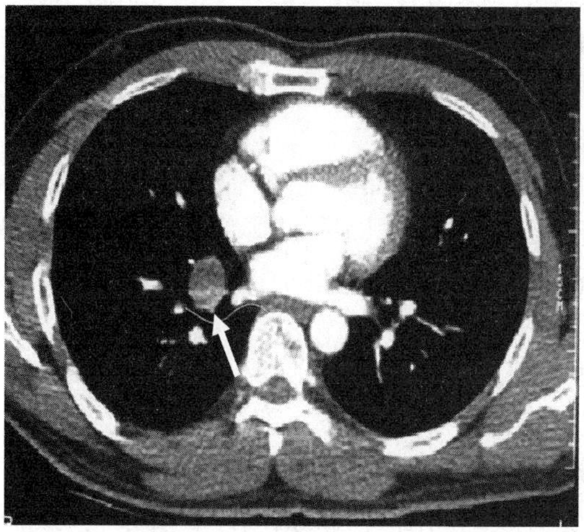

图 4-12　肺腺瘤（箭头）

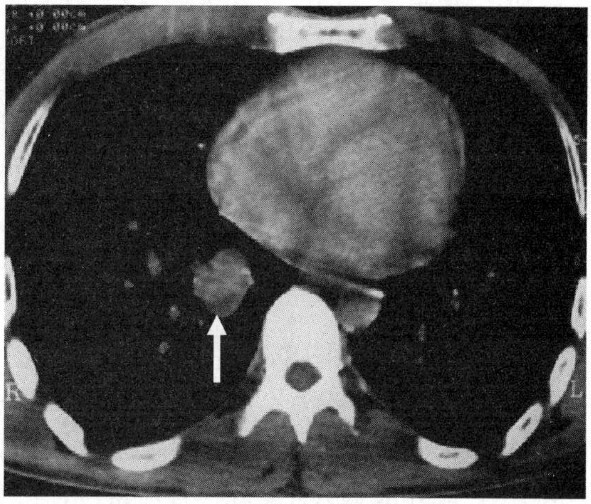

图 4-13　肺腺癌（箭头）

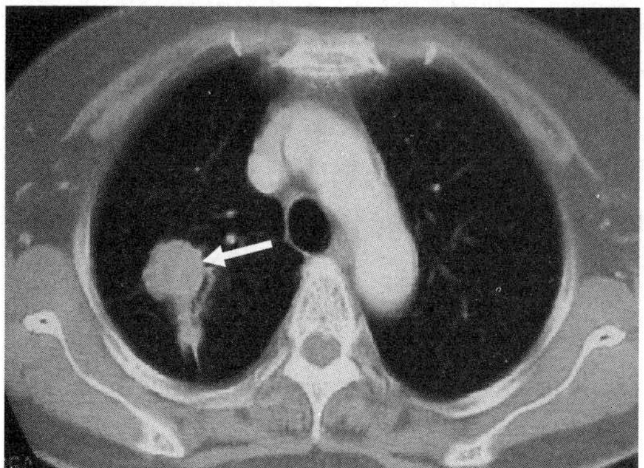

图 4-14　肿块型肺泡癌（箭头）

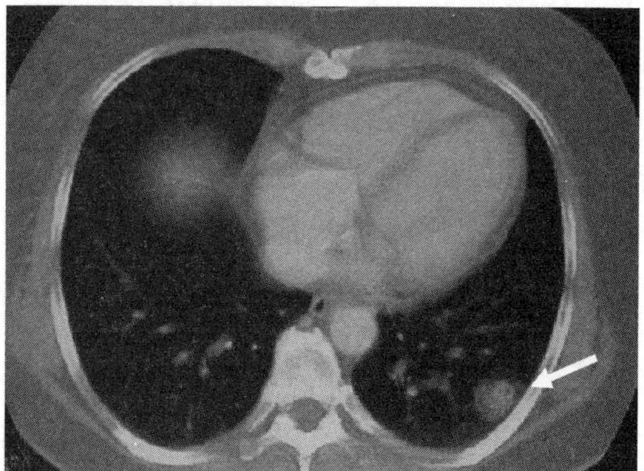

图 4-15　结节型肺泡癌（箭头）

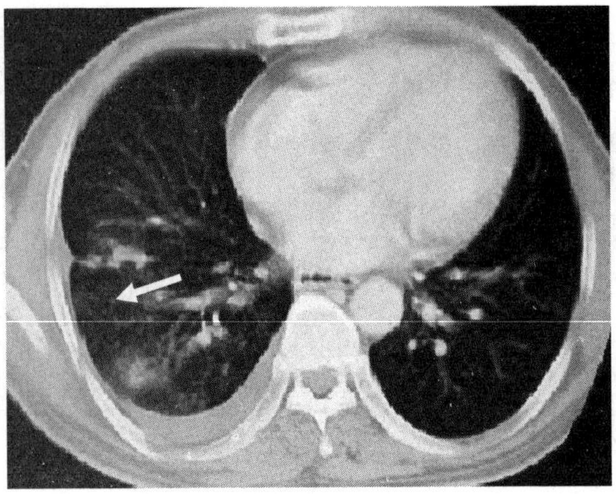

图 4-16 粟粒状肺泡癌（箭头）

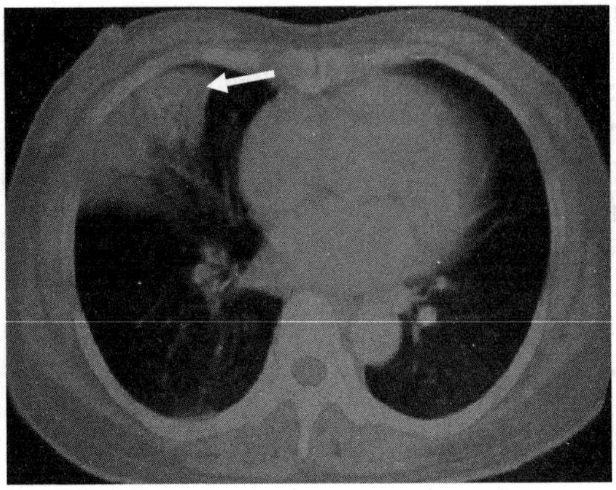

图 4-17 肺炎型肺泡癌（箭头）

的序列或检查时相分类。

2．了解检查方法及技术条件 各种影像学检查手段和方法有其优点和限度，不同部位或不同疾病应该选择不同的影像学检查。例如，绝大部分颅内病变最好选择 MRI 检查，若选择 CT 检查可能出现漏诊；相反，怀疑肺内小病灶则 CT 检查是最佳选择。因此，判读图像前应该熟悉各种检查方法的原理、图像特点、适应证和限度。如果发现检查方法或技术条件与患者临床表现不适合时，就必须进一步选择正确的检查方法。

3．了解病史及实验室检查资料 了解病史和实验室检查资料即结合临床，为影像学诊断原则之一，在图像判读过程中不可忽略，否则就会陷入“看图识字”的影像学诊断低级水平。了解病史和实验室检查对于判读“异病同影”的病例尤为重要，能使阅片者从“同影”中分析出“异病”。

4．分析图像 通过掌握各种影像学检查方法的原理，以及解剖学和生理学的知识，便可明辨图像是否正常。若为异常表现，则进入下一步，分析异常（见下一部分）。

阅片中，往往容易疏忽对图像系统的全面观察，因此必须培养良好的阅片习惯。比如观察骨骼图像，最好按照从骨髓腔、骨内膜、骨皮质、骨膜到周围软组织的顺序；观察胸部图像，最好从左到右、从上到下观察肺、纵隔、心脏、胸廓以及心脏、肋膈角重叠处。CT 和 MRI 由于序列、期相多，更加要注意观察每一幅图像，以及平扫、增强和不同系列图像。另外，注意要对比观察，如左右对比、上下对比、对侧对比和不同时间对比等。

5．做出诊断 准确的诊断是图像判读的最终目的。准确的诊断必须在上述诊断步骤中综合分析得出。然而，所谓的“准确”诊断并非一定要与病理结果一致，而是主要包括以下两方面：一是提出影像学诊断；二是提示临床医师选择下一步处理方法。影像学诊断的表达方式有三种：①肯定性诊断：病史明确、资料齐全、图像显示有特征性征象或已经获得病理诊断结果的病例；②可能性诊断：根据分析得出几个可能诊断，将最可能的诊断放在前面，依次排列，并建议其他方法进一步检查；③征象描述及指导进一步处理方法：当只见异常征象，而无倾向性诊断时，可描述最主要的异常征象并指出进一步处理方法。

所有诊断都必须包括三要素：首先是部位，其次是病名，最后是并发症。例如，右上肺中央型肺癌并右上肺不张（可能性大）。如果对诊断把握性不大，最后还可以加上“建议进一步纤维支气管镜检查”。

三、影像学诊断原则

影像学诊断医师在图像判读过程中，为了避免因主观片面思维而导致错误诊断，必须遵循

16 字原则，即明辨正常、分析异常、结合临床、综合分析。

1．明辨正常　根据各种影像学检查方法的成像原理，结合解剖学和生理学知识，可以判定图像是否正常。比如 5 岁儿童胸片见右上纵隔增宽，首先要考虑儿童未退化的正常胸腺组织（图 4-18）；如果 55 岁的成年人，同样胸片示右上纵隔增宽，则要考虑病理状态（图 4-19）。

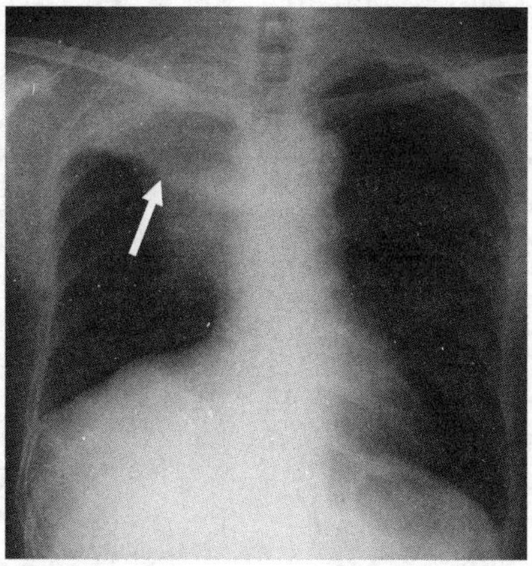

图 4-18　儿童纵隔旁正常胸腺（箭头）

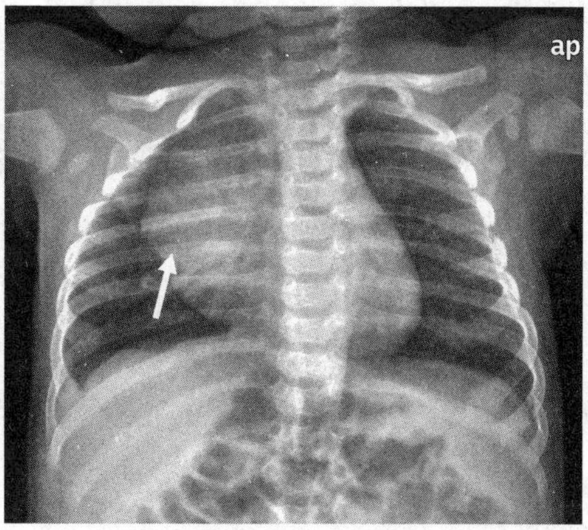

图 4-19　老年人右上肺中央型肺癌并右上肺不张（箭头）

2．分析异常　在分析异常过程中，病理学知识非常重要。分析项目包括如下几个方面：病变的部位、边缘及形态、数目及大小、密度和结构、周围情况、功能变化、发展变化，这些项目也是书写报告时描述病灶的七要素。

（1）病灶部位：不同病变有其好发部位。胸片中，同样是渗出实变性病灶，发生在上肺野的病灶多为结核病灶（图 4-20），而发生在下肺野的病灶多是一般细菌性炎症（图 4-21）。纵隔内肿块性病变，发生在前纵隔多为胸腺瘤、胸内甲状腺或畸胎瘤；中纵隔多为淋巴瘤或支气管囊肿；而后纵隔则多为神经源性肿瘤。

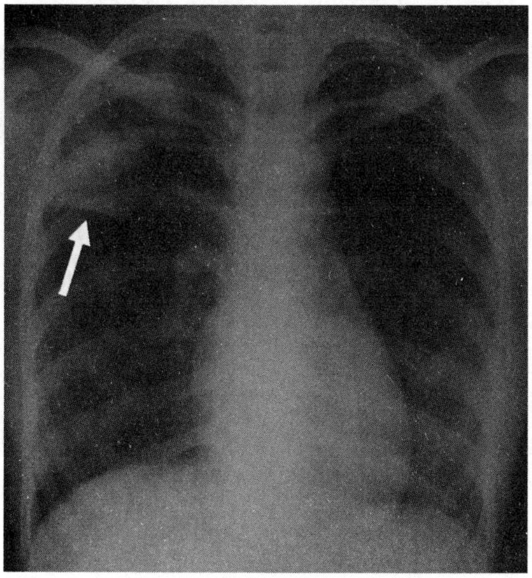

图 4-20　右上肺结核（箭头）

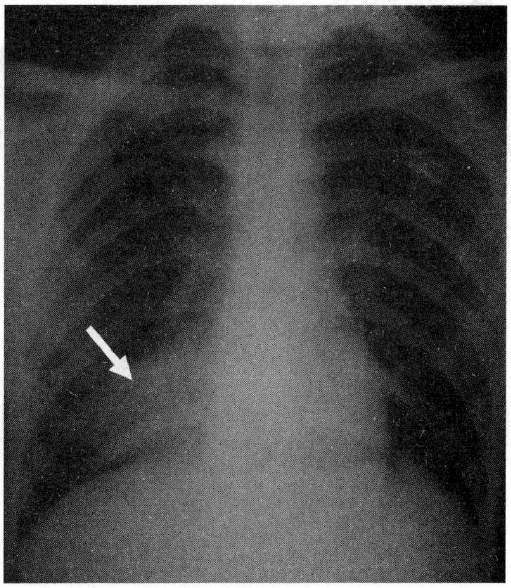

图 4-21　右肺中叶炎症（箭头）

（2）边缘及形态：边缘和形态是鉴别良恶性病变的主要征象之一。多数情况下，边缘毛糙、形态呈分叶状的多为恶性肿瘤，反之则倾向于良性病变。边缘模糊的多为渗出性病变，一般为炎症（图 4-22）；某些病变也有一定的特征性，比如表现为“D”字型的包裹性胸腔积液（图 4-23）。

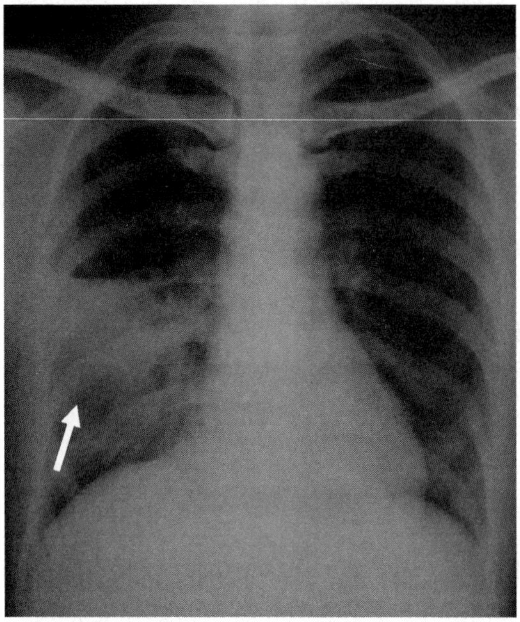

图 4-22 右肺中叶炎症。以水平裂为界，上缘平直，下界模糊（箭头）

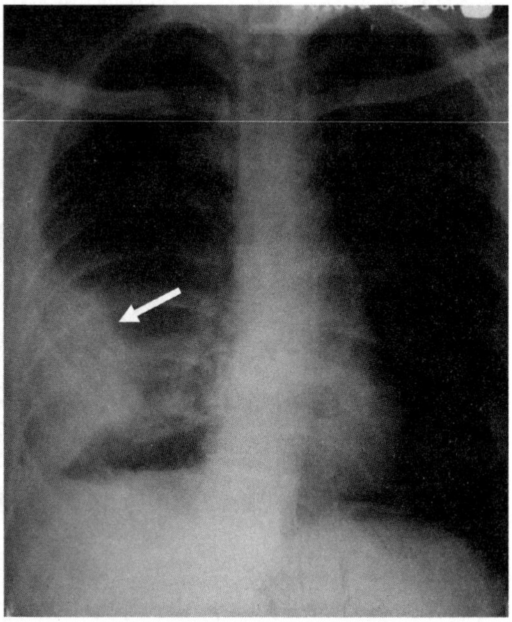

图 4-23 右侧包裹性胸腔积液，典型的“D”字型表现（箭头）

（3）数目及大小：描写病灶数目和大小以示病变范围，同时也能反映病变的性质。多发结节、肿块性病灶多考虑转移性肿瘤（图 4-24）或淋巴瘤，多发斑片状影多考虑炎症性病变。单发病灶一般是原发灶（图 4-25）。病灶较大的肿瘤多为恶性，如腹膜后肿瘤的直径超过 5 cm 多认为是恶性肿瘤。

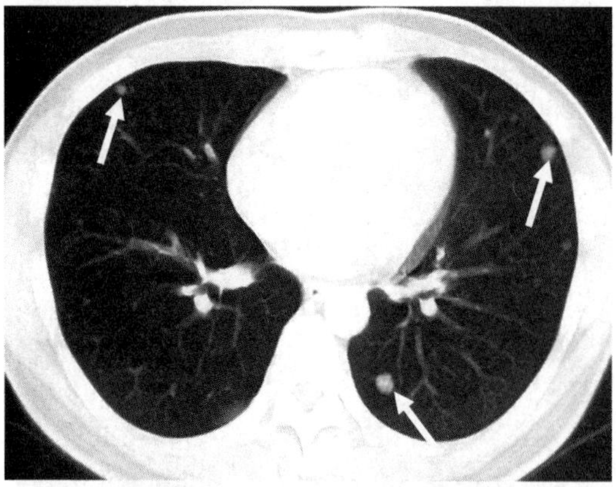

图 4-24 肺转移性肿瘤。见双肺多发小结节性病灶（箭头）

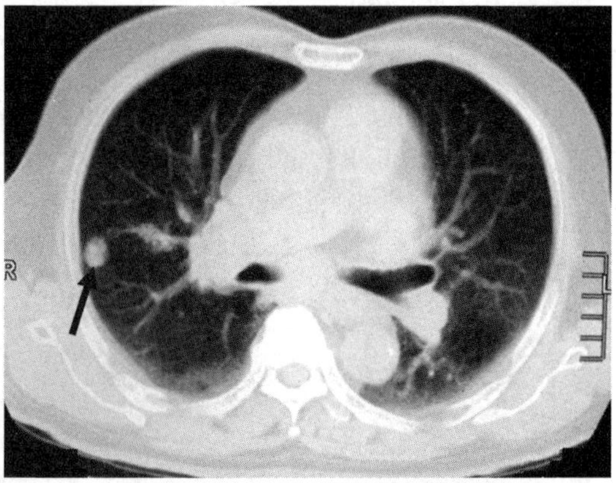

图 4-25 右肺周围型肺癌。见右肺单发结节（箭头）

（4）密度和结构：病灶内密度和结构可为影像学诊断和鉴别诊断提供重要信息。密度均匀、高密度钙化的多为良性病变；密度不均、有不规则坏死囊变的多为恶性病变（图 4-26）。CT 检查测量 CT 值介于 −20 ~ +20 Hu 的组织为水样密度物质（图 4-27）。

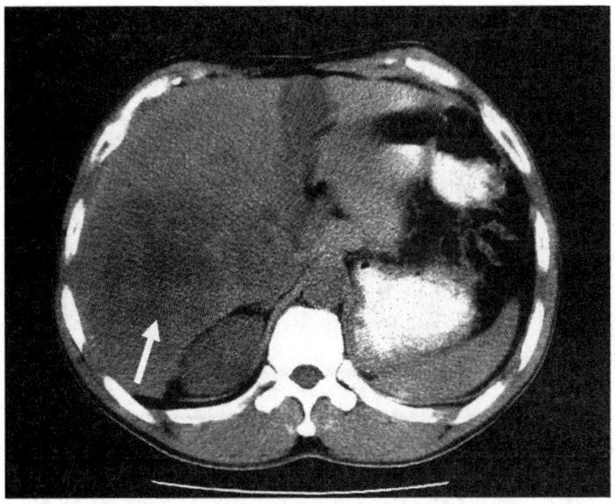

图 4-26　肝细胞癌

CT 平扫密度不均，内见更低密度坏死区（箭头）

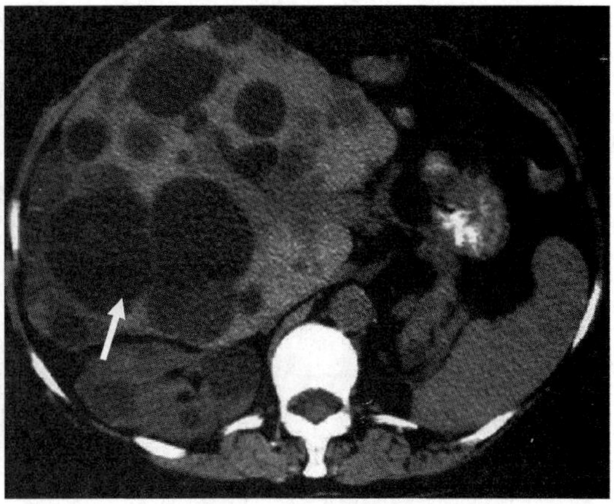

图 4-27　多发肝囊肿

病灶密度均匀，水样密度，边界清楚（箭头）

（5）周围情况：病变周围的表现可以间接反映病灶本身的性质，图像判读时必须全面观察病灶周围的情况。肝内病变并门脉栓塞时，多为恶性肿瘤肝细胞癌门脉浸润形成癌栓（图 4-28）。肺内病变并肋骨破坏时多为肺癌肋骨侵犯。

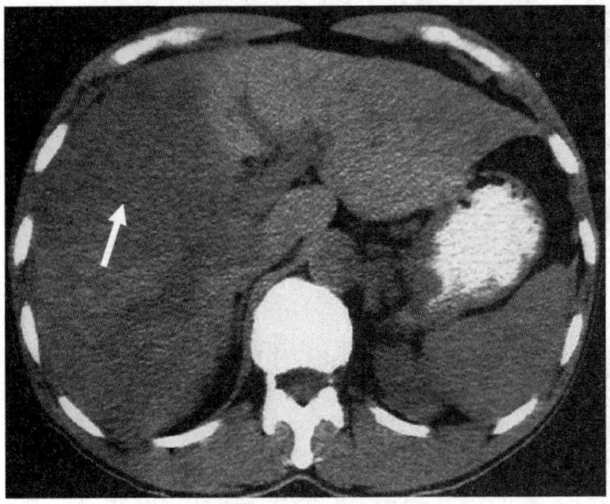

A．CT 平扫

见肝弥漫低密度病灶（箭头），炎症与弥漫型肝癌鉴别

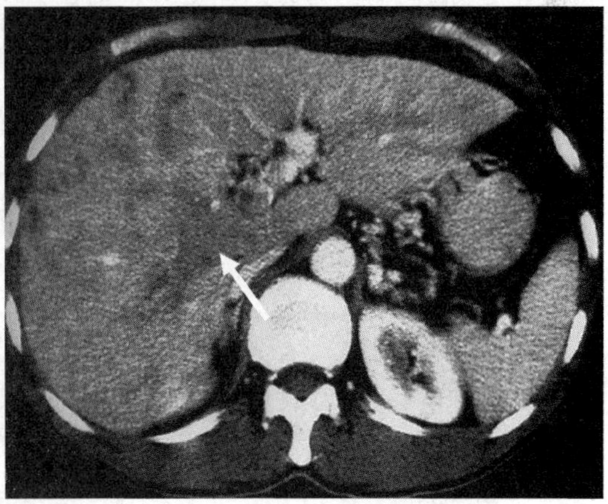

B．CT 增强

门静脉内有强化的癌栓（箭头）

图 4-28　肝右叶弥漫型肝细胞癌并门脉癌栓，CT 平扫（A）及增强扫描（B）

（6）功能变化：病变可以影响组织器官的功能，通过功能变化可以间接反映病变的性质和范围。肺内肿瘤并一侧膈肌升高，透视下出现双侧膈肌矛盾运动，间接说明肺内肿瘤并纵隔淋巴结转移压迫膈神经导致膈肌麻痹。

（7）发展变化：病变发展有一定的规律，图像判读前必须将患者既往影像学检查一并观察，以了解病变的发展变化情况（图 4-29）。肺内病变追踪观察中，病灶体积倍增时间≤ 20 天或≥ 400 天的多为良性病变。

3．结合临床　影像图像对病灶的显示是间接的，患者的症状和体征是诊断疾病的重要线索，因此影像图像判读时结合临床表现必然对影像学诊断和鉴别诊断颇有帮助。临床资料包括七个方面：现病史及既往史、性别和年龄、籍贯和居住地、职业史、临床体征（图 4-30）、其他实验室检查结果和治疗效果。

4．综合分析　经过图像观察、病灶分析、结合临床症状、体征和实验室资料，做出综合

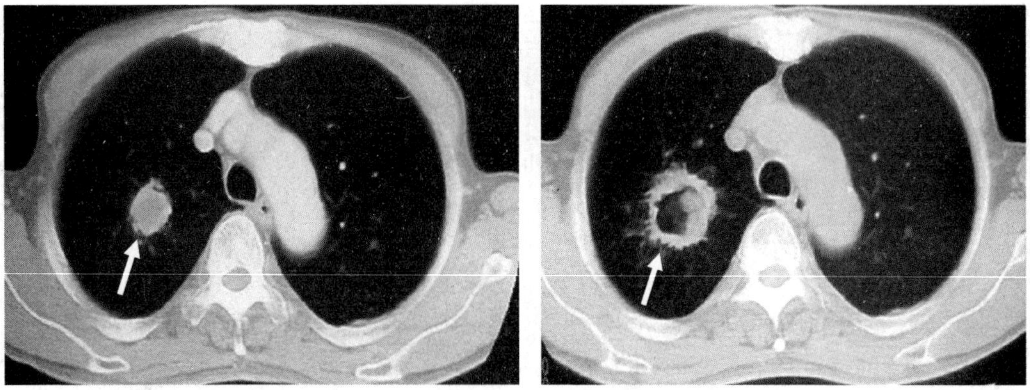

A．半年前病灶较小（箭头）　　B．半年后，病灶明显增大并空洞形成（箭头）

图 4-29　右上肺周围型肺癌

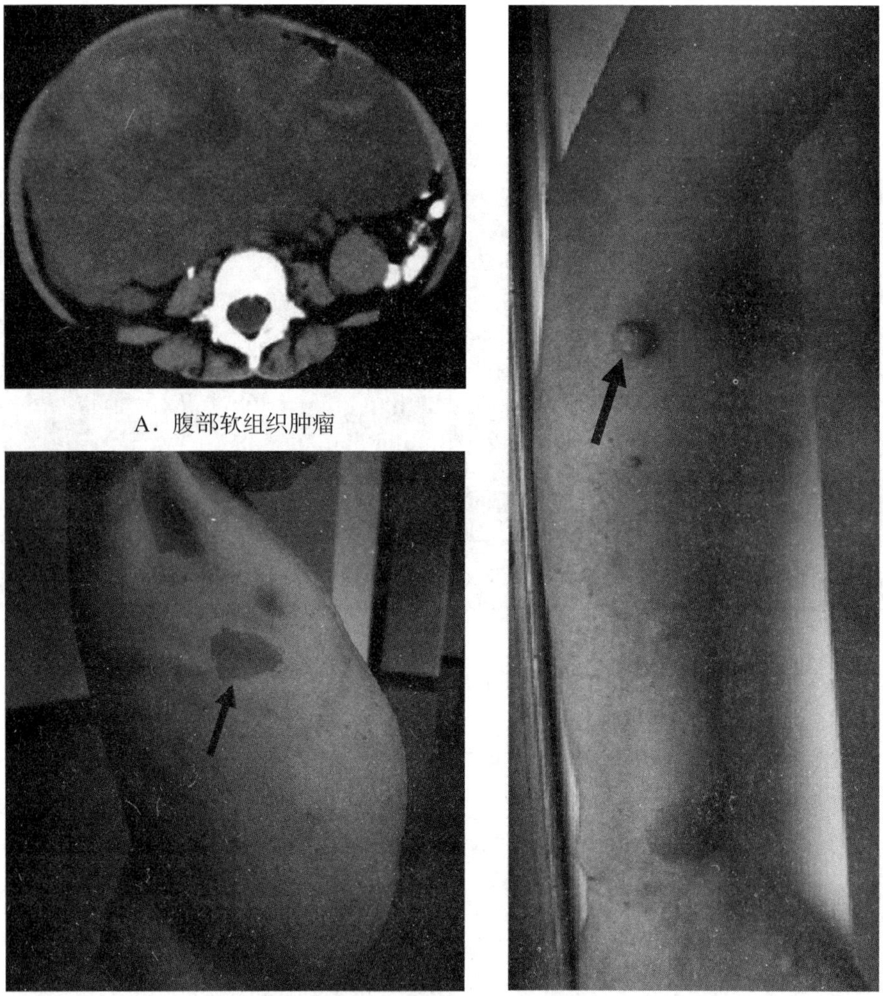

A．腹部软组织肿瘤

B．皮肤“牛奶咖啡”斑

C．患儿母亲前臂神经纤维瘤结节

图 4-30　神经纤维瘤病（遗传性疾病）

诊断。现代影像学手段和方法多，各种影像学手段之间可以相互参照、相互补充、相互印证。在充分分析解读影像图像后，对照临床表现是否与影像学表现一致。根据临床上疾病的发生概率也有利于影像学诊断的推断，通常先考虑常见病、多发病。

出现多部位病变时尽可能用“一元论”来解释，也就是说用一个疾病诊断能解释图像中所有的异常表现，则是最合适的诊断。多发病灶、影像表现各异，又无法用一个疾病诊断解释时，再考虑两种或两种以上的诊断。

第三节　影像学诊断报告解读

影像学诊断报告是影像诊断医师经过观察、分析、比较、归纳、提炼的综合结果的最后表现形式，可体现影像诊断医师业务水平的高低。诊断报告是疾病诊疗过程中的重要医疗文件，也是疾病诊疗过程中出现医疗纠纷的重要证明文件。

一、影像学诊断报告的组成

影像学诊断报告书写有一定的格式，主要包括：患者一般信息，检查名称和检查方法，征象描述，影像诊断和鉴别诊断，医师签名。

1．患者一般信息　包括姓名、性别、年龄，以及病区、床号、住院号或门诊号。

2．检查名称和检查方法　如 CT 检查部位、平扫还是增强；MRI 检查部位，所用序列、方位及是否增强扫描。

3．征象描述　包括病变的部位、边缘及形态、数目及大小、密度和结构、周围情况、功能变化、发展变化。

4．诊断和鉴别诊断　包括部位、病变及并发症三要素。

5．医师签名　包括报告医师和审核医师签名。

二、影像学诊断报告组成的临床意义

报告内容必须完整、真实、全面、语言简练、准确。

1．患者的一般信息栏填写主要是核对患者的身份是否正确，认真对照有利于避免“张冠李戴”现象。

2．检查名称和检查方法的正确书写也很重要，各种影像学手段都有其优点和不足，正确选用检查手段和方法可以将病变更好地显示，反之亦然。因此，影像学诊断过程中，正确的检查名称和方法的选择可以最大限度地发挥各种影像学检查的优势。

3．征象描述是影像学诊断和鉴别诊断的基础，描述征象的过程就是考虑诊断与鉴别诊断的过程，不但要描述所见的异常征象，也要描述诊断与鉴别诊断过程中有用的正常征象。每一个病变描述的顺序和内容应该包括：病变的部位、边缘及形态、数目及大小、密度和结构、周围情况、功能变化、发展变化。做到征象描述全面、结构有序、文字简洁，并且描述的内容应该与诊断结果相呼应，不能出现无征象描述的诊断。

4．报告的最后诊断内容应该包括病变的部位、疾病名称和并发症。每一种疾病及其并发症归为一个诊断，不能将其分开。比如右上肺中央型肺癌并右上肺不张和右侧第 5 肋骨背段骨质破坏，同时有左上肺陈旧性肺结核病灶的患者，正确的诊断应该是：①右上肺中央型肺癌并右上肺不张及右侧第 5 肋背段骨转移瘤；②左上肺纤维增殖灶。不能写成：①右上肺中央型肺癌；②右上肺不张；③右侧第 5 肋背段骨转移瘤；④左上肺纤维、增殖灶。

描述和诊断中经常会出现“未见”两字，而不是“无”，这种描述比较客观，因为影像图像只是间接反映人体内组织器官的信息，有很多局限性，如病灶太小或影像检查方法所限而不显示。即“未见”是该次影像学检查未发现，并不一定“无”病变。因此，报告中出现“未见”时不能等同“无”来处理。

5．阅读影像检查报告书时，医师签名也不能忽略。按照国家卫生部门的规定，影像诊断报告必须由具有医师执业证和注册证的医师来签署。影像科的设备多，检查项目繁多，每个医师不可能全面熟悉所有设备种类中的各系统疾病征象，多数医院按照人体器官系统来安排医师的亚专业，因此，阅读报告时最后还要看签名医师是否有影像诊断的医师资格，然后要了解报告医师的专长，特别是审核医师的专长。当发现非专业影像诊断医师签发的疑难病例，且与临床表现不相吻合时，最好再次请相关专业的影像诊断医师复核。

第四节　比较影像学

医学影像学是当今发展最为迅速的医学学科之一。各种设备不断升级、各种处理软件不断更新换代，影像学的临床应用不断扩展、加深。如何比较和选择各种影像学手段中的不同影像学检查方法是一门比较大的学问。要做好影像学比较，在临床中充分发挥各种影像学检查的价值，医师必须全面了解各种影像学的原理及其常见病的影像学表现，同时要求其具有扎实的解剖、生理及病理学知识，还要熟悉待检查患者的病情。

X 线摄影是最古老的影像学检查方法，至今已沿用近 120 年，说明其在临床工作中仍有比较大的价值。人体内自然对比比较好的组织器官一般应用 X 线摄影检查，如胸部、骨骼能获得比较好的效果。另外，X 线摄影检查速度快，价格相对便宜，因此也常用于外伤、胸腹部急诊检查和病变复查。

CT 的密度分辨力高，断层图像不重叠，可用于 X 线摄影中阴性或发现可疑病变的患者。多层螺旋 CT 扫描速度快、密度分辨力高，对心血管病变如先天性心脏病、冠心病、中小血管病变的显示具有较大的优势。急诊中用于脑血管病变和急腹症患者。但是，CT 辐射剂量比较大，容易造成患者电离辐射损伤，多次复查的病例尽量选择 CT 以外的其他可替代影像学检查方法。

MRI 软组织分辨力高，无电离辐射，除体内安装起搏器、电子耳蜗等人工装置的患者禁止使用 MRI 检查外，身体各器官均适用 MRI 检查。除却经济因素外，应该尽量选择 MRI 检查替代 CT 检查，尤其是脑脊髓病变、盆腔病变以及肝内小病灶的鉴别诊断。目前，冠状动脉、肺部疾病检查还是 CT 具有优势。

USG 无辐射，价格便宜，检查便捷，对心脏大血管和肝、胆、胰、脾疾病以及浅表组织器官疾病的诊断具有明显优势。急腹症的超声检查也有一定的价值。超声对肺部、胃肠和脑脊髓病变诊断有较大的局限性。

PET/CT 主要特点是将功能和解剖相结合。PET/CT 检查中的 CT 图像可以明确解剖部位，再融合能反映组织器官代谢功能的 PET 图像，达到解剖与功能的完美结合。PET/CT 在心、脑功能和恶性肿瘤分期检查方面有比较大的优势。然而，PET/CT 检查费用高，临床应用因此受到一定限制。

（冯仕庭　李子平）

第5章 心 电 图

第一节 心脏基础知识

一、心脏解剖学及生理功能

1．心脏由心房和心室构成，见图 5-1 和图 5-2。

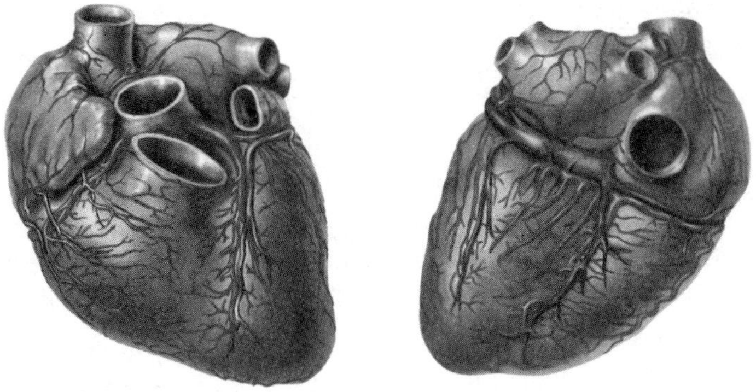

A B

图 5-1 心脏前面观（A）和后面观（B）

2．心房和心室从外观上看连在一起，但从剖面图上看，心房肌与心室肌其实并不直接相连，它们之间由一层结缔组织相隔（图 5-2）。

3．心房与心室不会同时收缩，而舒张期有重叠。心脏这种机械性活动是由其解剖学特点（心房肌和心室肌不直接相连）以及心电学特点（心房激动只能沿房室结下传心室，而房室结有生理性传导延缓作用）所决定的。

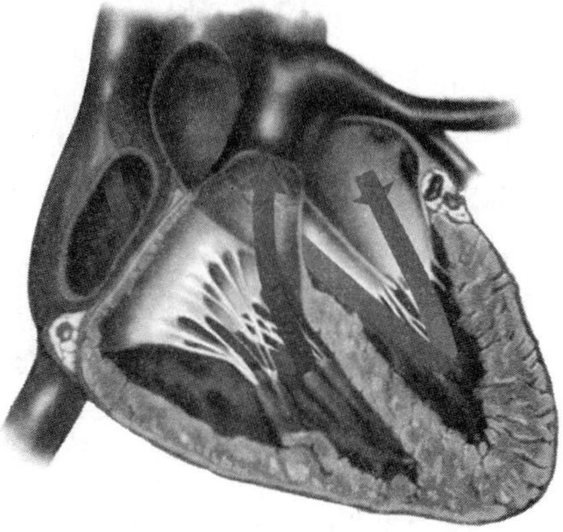

图 5-2 心脏解剖学剖面图

正常心房与心室之间由一层结缔组织隔绝，使得心房肌与心室肌不直接相连

二、心脏组织学

（一）特殊心肌

特殊心肌即心脏的房室传导系统。发挥“发号令 / 发放电激动”和“传号令 / 传导电激动”的作用。

1．由窦房结、结间束、房室结和希氏束、左右束支及浦肯野纤维网组成，只占整个心肌的小部分（图 5-3）。

2．最大的特点是有自律性 ①窦房结的自律性为 60 ～ 100 次 / 分；②房室结的自律性为

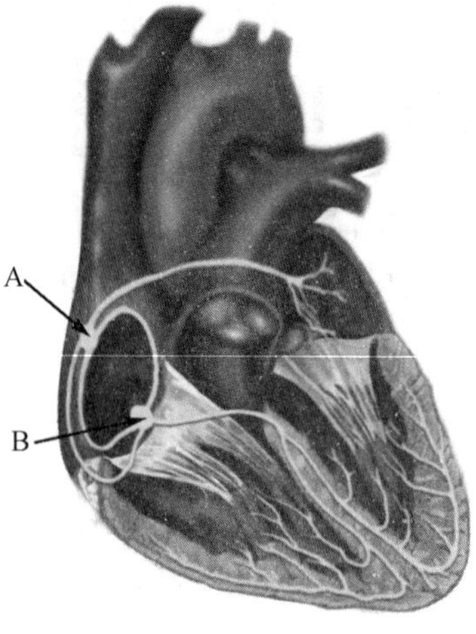

A．窦房结；B．房室结

图 5-3　心脏组织学剖面图

正常心房与心室之间由一层结缔组织隔绝，使得心房激动只能沿房室结下传心室

40 ~ 60 次 / 分；③心室（浦肯野纤维）的自律性为 < 40 次 / 分。

（二）普通心肌

普通心肌即心房肌和心室肌，发挥“泵”功能作用。

1．心脏大部分由普通心房肌和心室肌组成，与心脏“泵”功能相适应。

2．普通心肌一般无自律性，收缩性是其最大特征。若普通心肌发生病变，则变得具有自律性。

3．“电”（兴奋）-“机械活动”（收缩）耦联　①心肌先有电活动，后才有机械活动；②心电图记录的是心肌的电活动（除极和复极），不是机械活动（收缩和舒张），不得混淆电活动和机械活动这两者的概念。

第二节　正常心电图

理解正常心电图的产生，需要将心脏的房室传导系统与心房、心室肌紧密结合起来，这样才能达到心脏解剖及组织学、心脏电活动和心脏机械功能“三合为一”的目的（图 5-4）。

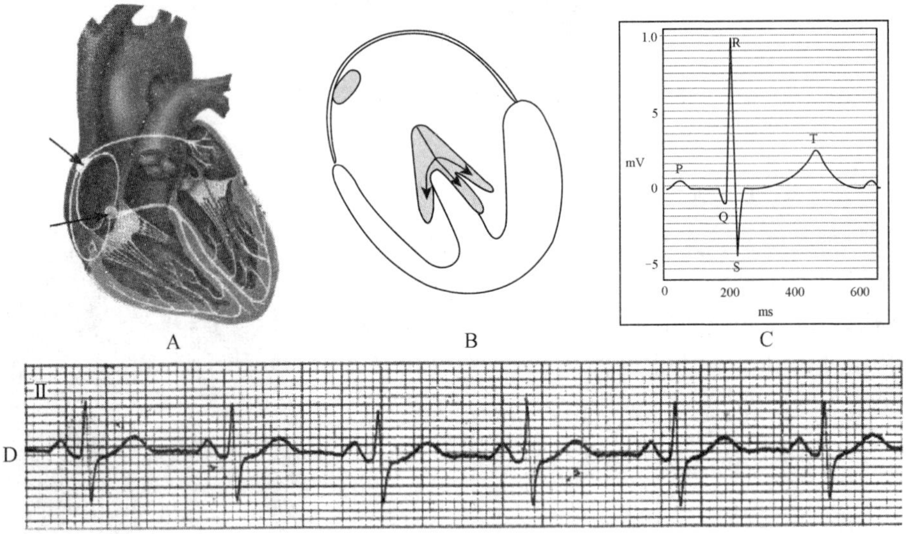

图 5-4　心脏解剖和组织学与正常心电图的产生

A．心脏解剖及组织学图；B．心脏简图；C．一次正常心电图；D．不断进行中的心动周期（P-QRS-T 重复出现）

正常窦性心律心电图特征（图 5-5）：①其频率在成人为 60 ~ 100 次 / 分，基本整齐；②心电图上 P 波规律出现，P 波在Ⅰ、Ⅱ、Ⅲ、aVF、V_5 导联上直立，在 aVR 导联上倒置；③ P-R 间期 0.12 ~ 0.20 s；④ QRS 波呈室上性，宽度≤ 0.12 s；⑤同一导联上 P-P 间距相差 < 0.12 s（图 5-5）。

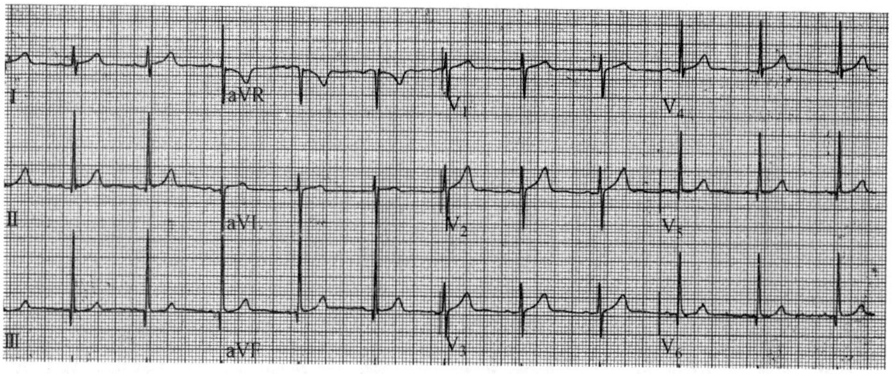

图 5-5　正常心电图

窦性心律（P_{II}直立、P_{aVR}倒置），心率 65 次 / 分，P-R 间期＞0.12 s，窄 QRS 波

第三节　快速型心律失常

一、快速型窦性心律失常

（一）窦性心动过速

心电图特点（图 5-6）：除心率≥ 100 次 / 分外，其余同窦性心律（窦律）特点。

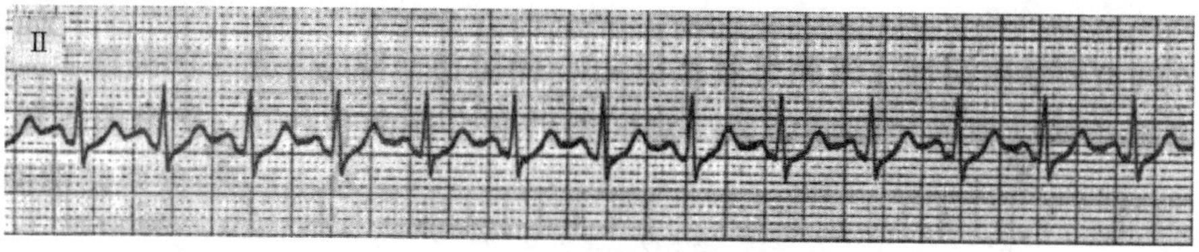

图 5-6　窦性心动过速

心率 134 次 / 分，P_{II}直立，P-R 间期＞0.12 s，窄 QRS 波群

（二）窦性早搏及窦房折返型心动过速

少见，不要求掌握。

二、期前收缩

期前收缩（premature systole）又称过早搏动（premature beat），简称早搏。

（一）房性早搏

心电图特点（图 5-7）：①提早出现的 P′-QRS-T 波群，P′ 波形态与窦性 P 波不同；② P′-R ≥ 0.12 s；③ P' 波后 QRS 波群一般与窦性心律时相似，如无 QRS 波群时称房性早搏未下传，有相关宽 QRS 波群时称房性早搏伴室内差异性传导；④代偿间歇不完全。

（二）交界性早搏

心电图特点（图 5-8）：①提早出现的 QRS-T 波群，形态与窦律 QRS 波群相同；②根据早搏的前传和逆传速度的不同，在 QRS 波群之前、之中或之后可见逆行 P′ 波，其中之前者 P′-R ＜ 0.12 s，之后者 R-P′ ＜ 0.20 s；③代偿间歇可完全或不完全。

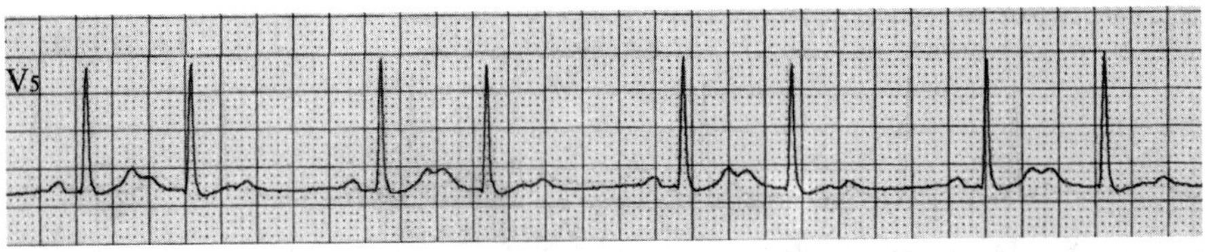

图 5-7　房性早搏

提早出现的 P'-QRS-T 波群，P'R 间期 0.30 s，窄 QRS 波。图中为房性早搏二联律

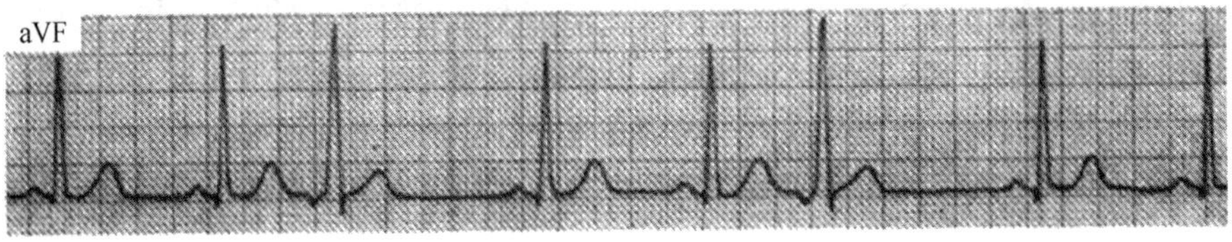

图 5-8　交界性早搏

提早出现的 P'-QRS-T 波群，倒置 P' 波，P'R 间期＜ 0.12 s，窄 QRS 波

（三）室性早搏

心电图特点（图 5-9）：①提早出现的、宽大畸形的 QRS 波群，时限＞ 0.12 s，ST 段和 T 波方向与 QRS 波主波方向相反；② QRS 波群前后无相关 P 波；③代偿间歇多完全。

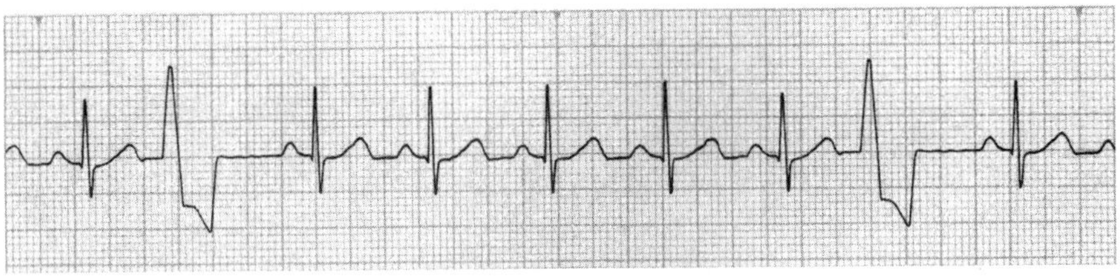

图 5-9　室性早搏

提早出现的、宽大畸形的 QRS-T 波群，无相关 P 波

三、心动过速

连续 3 次或 3 次以上出现的过早搏动（期前激动、期前收缩），形成各种类型的心动过速，且频率往往≥ 100 次 / 分。因此，心动过速是早搏性质的快速型心律失常，也属于一种节律。

常见的早搏类型有 3 种，已于前述。由此类推，心动过速也有 3 大类：房性心动过速、交界性心动过速和室性心动过速。前两者统称为室上性心动过速，主要特点是心动过速发作时产生的 QRS 波群往往是窄的；而后者常呈宽 QRS 波群的心动过速。

阵发性室上性心动过速，主要包括窦房折返性（SART）、房内折返性（IART）、房性自律性增高性（AAT）、房室结内折返性（AVNRT）和房室折返性（AVRT）心动过速 5 大类型，其中 AVNRT 和 AVRT 占 90% 左右。患者呈“突发突止”样心悸发作，是后两型心律失常的临床特点。

对于室性心动过速：发作 30 s 以内自动终止者，称非持续性室性心动过速；发作超过 30 s 或时间不超过 30 s 但有明显血流动力学障碍者，称持续性室性心动过速。

（一）房性心动过速

心电图特点：

1．房性自律性增高性心动过速（automatic atrial tachycardia，AAT）

1）P′ 波出现在 QRS 波之前（R 前 P′），R-P′/P′-R ＞ 1，也可见 P′ 波出现在 QRS 波之后（R 后 P′）的房速，心动过速起始 P′ 波形态与窦性 P 波不同，但与心动过速期间的 P′ 波形态相同，心动过速间歇往往可见房性早搏且其 P′ 波形态与心动过速时 P′ 波形态一致。

2）心动过速开始时有频率加速现象，即“温醒现象”，但心动过速持续时频率一般不改变。

3）心动过速时频率＜ 250 次 / 分，一般在 100 ～ 180 次 / 分。

4）可以合并房室传导阻滞，使心室率慢于心房率，但心动过速不终止。

5）颈动脉窦按压（CSM，兴奋迷走神经张力的手法）往往不能终止心动过速。

6）如果行心电生理检查，适时的房早电刺激不能诱发及终止心动过速发作（图 5-10）。

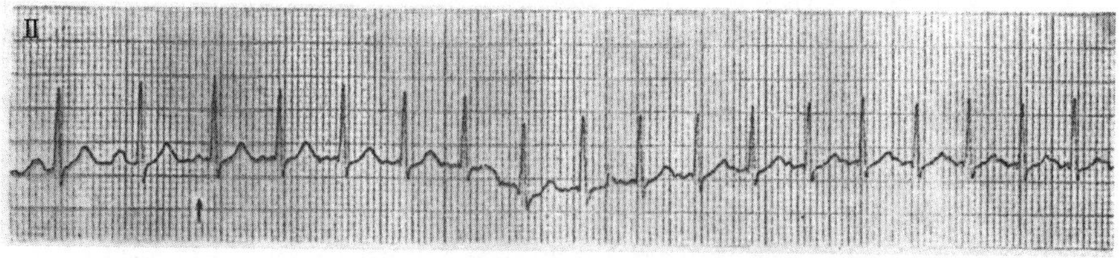

图 5-10 房性自律性增高性心动过速

房早 P′ 波与房速发作时 P′ 波形态一致，P′ 波频率逐渐加快为“温醒现象”

2．房内折返性心动过速（intra-atrial reentry tachycardia，IART）

心电图特点：

1）P′ 波出现在 QRS 波之前（R 前 P′）、R-P′/P′-R ＞ 1 多见，少见 R 后 P′，P′ 波形态与窦性 P 波不同，当折返环路不固定时，心动过速中 P′ 波形态不一致且频率可不一致，若折返环路固定，心动过速中 P′ 波形态和频率一致，此种情形下难与 AAT 鉴别。

2）心动过速时频率一般在 100 ～ 150 次 / 分。

3）可以合并房室传导阻滞，使心室率慢于心房率，但心动过速不终止。

4）CSM 往往不能终止心动过速。

5）如果行心电生理检查，适时的房早电刺激可诱发及终止心动过速发作（图 5-11）。

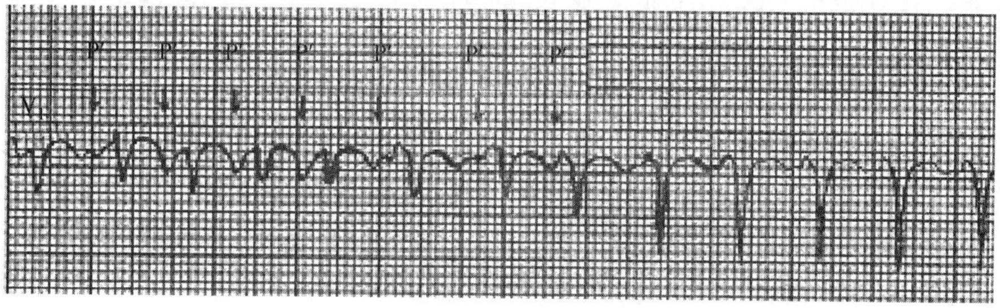

图 5-11 房内折返性心动过速

开始时 P′ 波形态各异且 P′-P′ 间期（心房频率）不一致

（二）房室结内折返性心动过速和房室折返性心动过速

1．房室结内折返性心动过速（AVNRT）

心电图特点（慢快型）（图 5-12）：

1）心动过速时，2/3 病例 P′ 波融入 QRS 波中，因而见不到 P′ 波，仅 1/3 病例 P′ 波紧随

QRS 波之后（R 后 P′），R-P′/P′-R < 1，P′ 波在Ⅱ、Ⅲ、aVF 导联倒置，部分病例在 V_1 导联 QRS 波终末部有小 r 波，实为 P′ 波一部分。

2）QRS 波往往呈室上性，RR 间距规整，频率 150 ~ 250 次 / 分，多在 200 次 / 分以下。

3）CSM 可终止心动过速。

4）如果行心电生理检查，在显示房室结双通道特征的同时往往诱发心动过速发作。

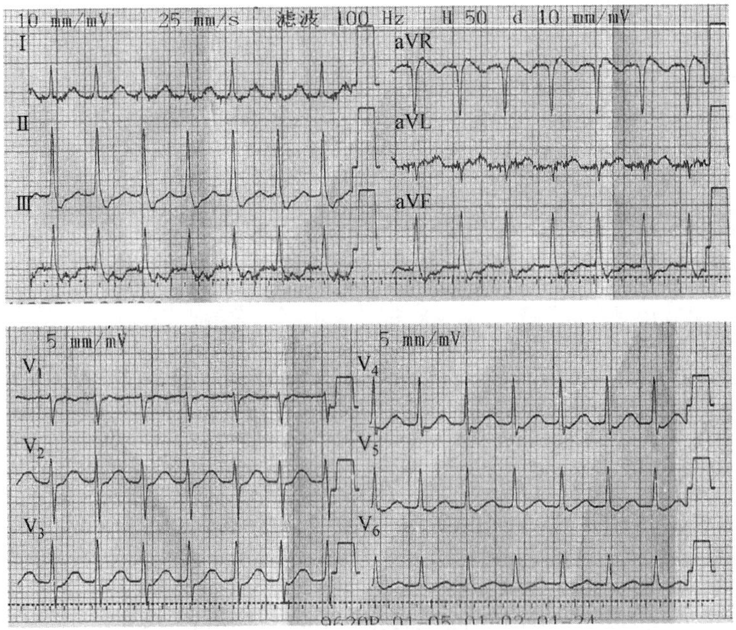

图 5-12 房室结内折返性心动过速

心动过速发作时 P′ 波与 T 波难以辨认，心电生理检查证实为 AVNRT

2．房室折返性心动过速（AVRT）

（1）顺向型（顺传型）房室折返性心动过速（OAVRT）

心电图特点（图 5-13）：

1）心动过速时，多数情况下 P′ 波总在 QRS 波之后出现（R 后 P′），R-P′/P′-R < 1，P′ 波在Ⅱ、Ⅲ、aVF 导联上倒置。

2）QRS 波往往呈室上性，RR 间距规整，频率可高达 200 次 / 分或以上，可见 QRS 波电压交替现象。

3）CSM 可终止心动过速。

4）P′ 波与 QRS 波始终保持 1∶1 关系。

5）如果行心电生理检查，心动过速的诱发无需房室结双通道的参与。

（2）逆向型（逆传型）房室折返性心动过速（AAVRT）

心电图特点（图 5-14）：

1）心动过速时，P′ 波在Ⅱ、Ⅲ、aVF 导联上倒置，为 R 后 P′，R-P′/P′-R > 1，因 QRS 波宽大畸形，P′ 波不易辨认。

2）QRS 波宽大畸形，呈完全性预激图形，RR 间距规整，频率 150 ~ 240 次 / 分。

3）CSM 可终止心动过速。

4）P′ 波与 QRS 波始终保持 1∶1 关系。

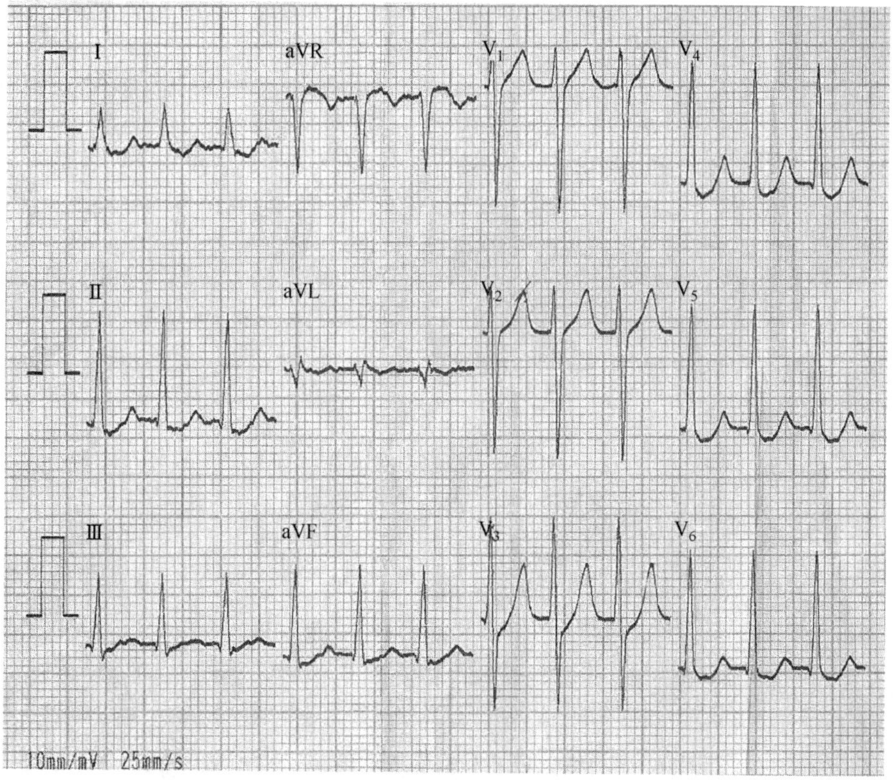

图 5-13　顺向型房室折返性心动过速

窄 QRS 波心动过速，P′ 波与 T 波融合在一起难以区分

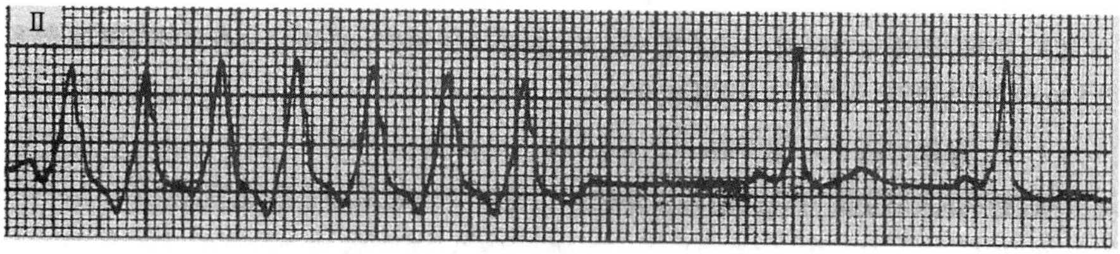

图 5-14　逆向型房室折返性心动过速

宽 QRS 波心动过速，RR 规整，P′ 波不易辨认。心动过速终止后为预激综合征图形

（三）室性心动过速

心电图特点（图 5-15）：

1）QRS 波群＞ 0.14 s，频率＞ 100 次 / 分，R-R 间距相对整齐。

2）房室分离。

3）心室夺获和（或）室性融合波。

4）宽 QRS 波的电轴显著左偏（–30° 以上）。

5）V_1 或 V_6 导联 QRS 波形态：单相或双相波多为室性心动过速（室速），而三相波多为室上性心动过速（室上速）伴差异性传导。

（四）其他类型的室性心动过速

1．尖端扭转型室性心动过速

心电图特点（图 5-16）：

1）由一系列宽大畸形的 QRS 波组成，频率 160 ~ 280 次 / 分，各 QRS 波群极性及幅度不断改变，每隔数个心搏围绕基线扭转其方向。

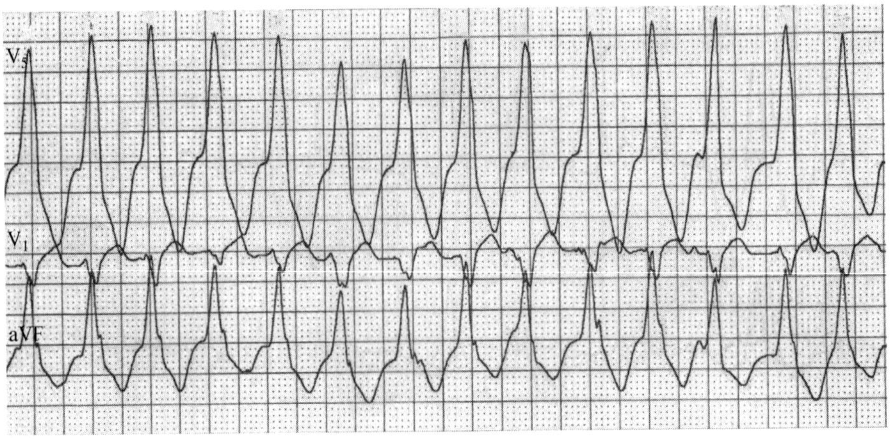

图 5-15　室性心动过速

宽 QRS 波心动过速，可见房室分离

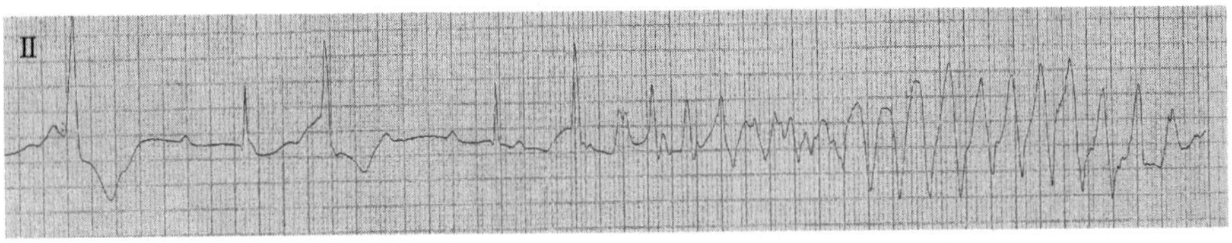

图 5-16　获得性长 Q-T 间期并尖端扭转型室性心动过速

QRS 波群极性及幅度围绕基线扭转其方向，发作间歇见 QT 间期延长

2）可自行终止，但易复发。

3）发作间歇多为缓慢型心律失常且 Q-T 间期显著延长。

4）获得性长 Q-T 间期伴尖端扭转型室性心动过速者较多见，往往由长间歇后的早搏引发室性心动过速，谓之“长间歇依赖性特征”。

5）先天性长 Q-T 间期伴尖端扭转型室性心动过速者少见，往往由情绪激动、应激或心率快至一定水平时诱发室性心动过速，谓之“儿茶酚胺依赖性特征”。

2．非阵发性室性心动过速（加速性心室自主心律）

心电图特点（图 5-17）：

1）QRS 波群＞ 0.14 s，频率 60 ～ 100 次 / 分，R-R 间期整齐。

2）室速发作起始的联律间期较长，常以舒张晚期室性早搏或室性融合波开始。

3）异位节律与窦性心律相互竞争，从而交替出现。

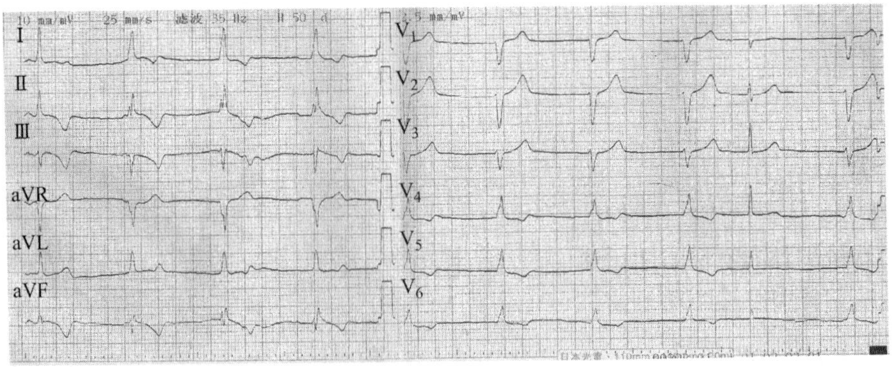

图 5-17　非阵发性室性心动过速

宽 QRS 波群，节律规整，心率 60 次 / 分；胸导联见一窦性 P-QRS-T 波群

四、扑动与颤动

过早搏动是异位兴奋点（心房、房室交界区、心室）抢在窦房结之前发出 1 次或者连续 2 次指令，使心脏［心房和（或）心室］提早激动，称之为单发早搏和连发早搏；而心动过速则是异位兴奋点抢在窦房结之前连续发出 3 次或 3 次以上的指令，使心脏［心房和（或）心室］连续快速激动，也属于早搏性质的心律失常；那么，扑动与颤动则是异位兴奋点连续发出的指令比心动过速还要快的一类早搏性质的心律失常。

（一）心房扑动（AFL，简称房扑）

典型房扑的心电图特点（图 5-18）：

1）窦性 P 波消失，代之以形态、间距及振幅均整齐、呈锯齿状的扑动波 F 波。

2）F 波频率为 250 ～ 350 次 / 分。

3）心室律规整或不规整，取决于房室传导比例是否固定。

4）QRS 波一般为室上性（窄 QRS 波），也可有差异性传导图形（宽 QRS 波）。

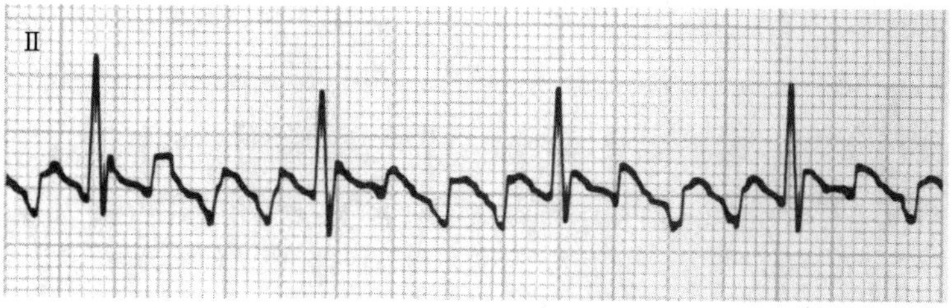

图 5-18　典型心房扑动

心房为规整 F 波，按 4∶1 经房室结下传心室，产生窄 QRS 波

（二）心房颤动（AF，简称房颤）

心电图特点（图 5-19 至图 5-21）：

1）窦性 P 波消失，代之以形态、间距及振幅均绝对不规则的心房颤动波 f 波。

2）心房 f 波频率 350 ～ 600 次 / 分。

3）心室律绝对不规整（RR 间期不等）。

4）QRS 波形态和振幅与窦性基本相同（窄 QRS 波）或呈室内差异性传导图形（宽 QRS 波）。

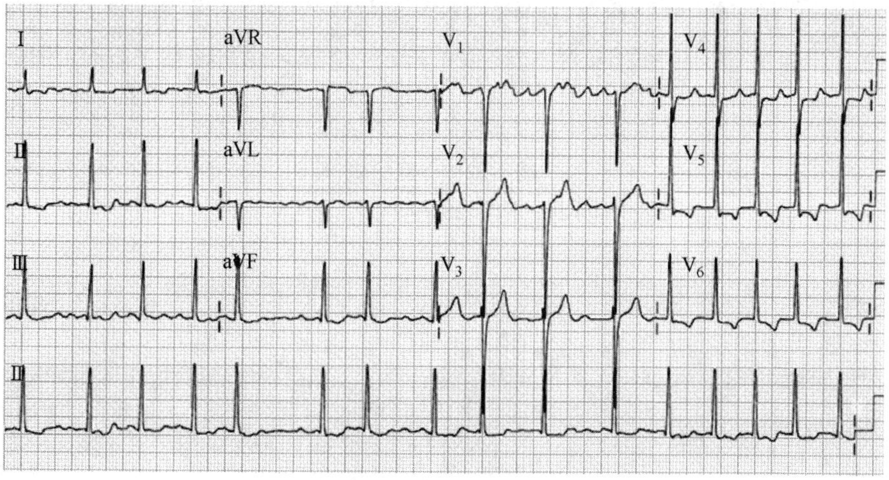

图 5-19　心房颤动

心房为不规整 f 波，按不同比例经房室结下传心室，产生窄 QRS 波群

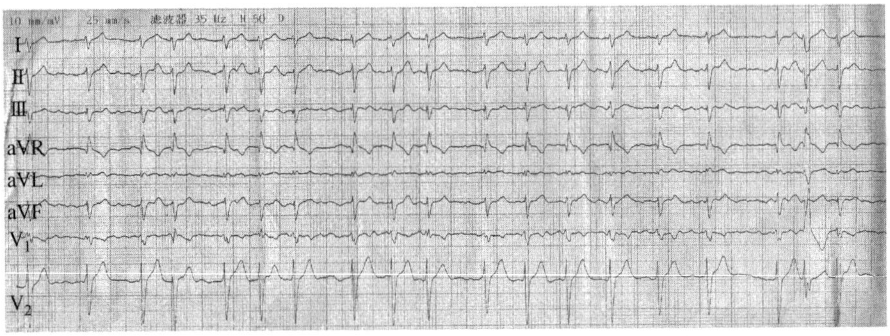

图 5-20　心房颤动伴差异性传导

房颤心律，倒数第 2 个宽 QRS 波特点比较符合室内差异性传导

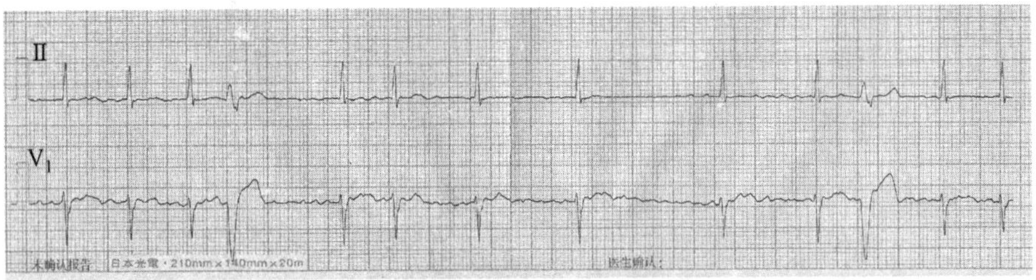

图 5-21　心房颤动伴室性早搏

房颤律，第 4 个和倒数第 3 个宽 QRS 波特点比较符合室性早搏

（三）心室扑动及心室颤动

心电图特点（图 5-22，图 5-23）：

1）心室扑动发生时，心室除极产生的 QRS 波称为“室扑波”，呈规则、快速、幅度大的“正弦曲线”样波，频率为 200 ~ 250 次 / 分。

2）心室颤动发生时，心室内无数的兴奋点不能使心室统一除极产生可辨的 QRS 波，只见波形、振幅和间距不等的高频“心室颤动波”，频率 250 ~ 500 次 / 分。

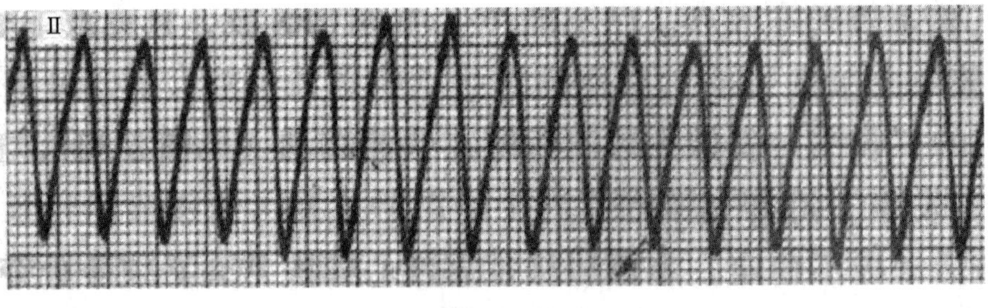

图 5-22　心室扑动

QRS 波呈规则、快速、幅度大的“正弦曲线”样波

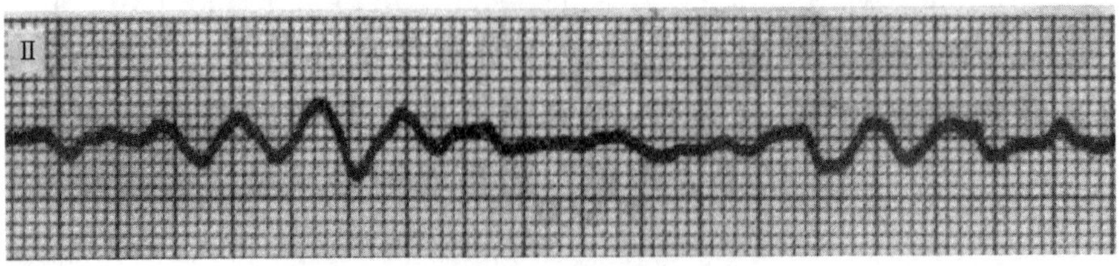

图 5-23　心室颤动

无可辨的 QRS 波，仅见波形、振幅和间距不等的高频“心室颤动波”

第四节　预激综合征

房室传导系统，尤其是房室交界区是正常人心房和心室之间“电”的唯一联系。在前述各种快速型心律失常中，不断强化了这种概念：室上性激动经房室交界区下传至心室，P-R 间期一定≥ 0.12 s，主要是因为房室结的生理性传导延缓作用所为，而来自室上性的激动使心室除极产生的往往是正常宽度的、窄的 QRS 波群。

而有些人在房室之间除正常房室传导系统外（可比喻成“正道”），还存在附加传导路径（旁道、旁路、附束）。电激动在这些旁道上传导时要比在房室结上传导的速度快得多。

旁道所在的位置大概有以下 3 种：心房与心室之间（Kent 束，WPW 综合征），心房与房室结或希氏束之间（James 束，L-G-L 综合征），房室结 / 希氏束与室内传导束或心室之间（Mahaim 束）。

最常见的是在房室之间的旁道，它有心房端和心室端，像“一座桥梁”，连接着本不应该相连的心房和心室。旁道的存在，使得窦性心律时窦性指令可以兵分两路沿两条路径下传到心室。相对房室传导系统而言，窦性指令快速通过旁道提前兴奋心室肌的一部分，“预激”由此而得名。预激综合征是预先激动综合征（preexcitation syndrome）的简称。本节只介绍房室间的旁道。

一、WPW 综合征（又称 Kent 束预激综合征）

心电图特点（图 5-24）：

1）P-R 间期缩短，＜ 0.12 s。

2）QRS 波起始部粗钝，称预激波或 Δ 波（δ 波）。

3）QRS 波群增宽。

4）继发性 ST-T 改变：主波向上的导联 ST 段下移、T 波倒置，主波向下的导联则相反。

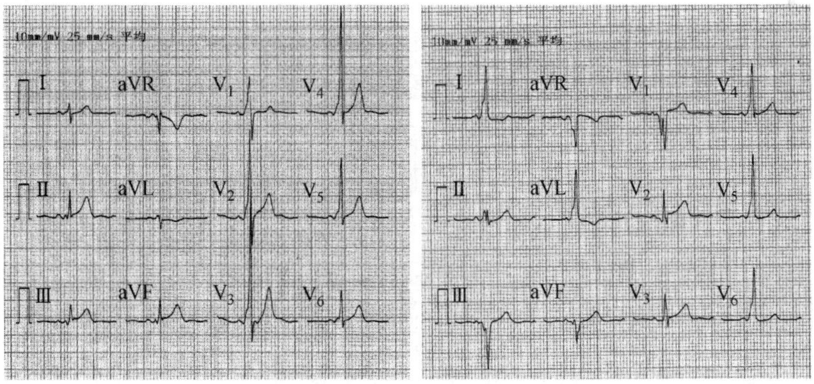

A　　B

图 5-24　预激综合征

A 图为 A 型预激综合征，胸前导联主波方向全向上

B 图为 B 型预激综合征，右胸 V_1 导联主波方向向下，余向上

二、WPW 综合征的特殊类型

（一）间歇型预激综合征（也称隐匿性预激综合征）

间歇性出现预激综合征的心电图表现，是房室旁道间歇出现无传导功能或旁道不应期过长所致（图 5-25）。

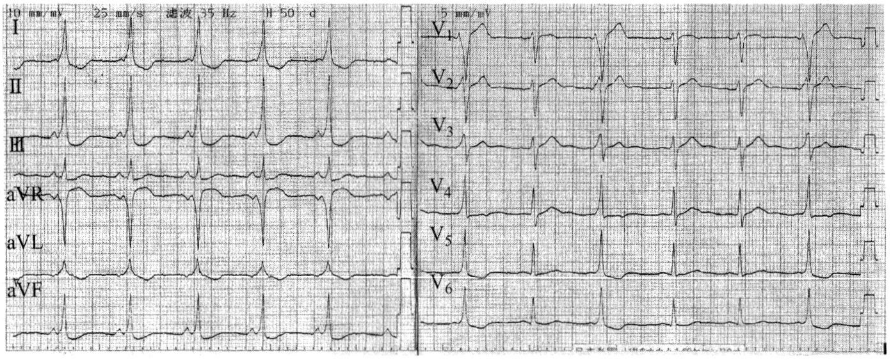

图 5-25　间歇型 B 型预激综合征

胸导联中，有预激综合征的 P-QRS-T 波群间歇出现

（二）隐性预激综合征

旁道仅有室房方向的逆向传导功能，体表心电图上始终无显性预激的“Δ”波，阵发性室上性心动过速或阵发性房颤的出现成为提示该型预激综合征存在的唯一线索。具体可参考“房室折返性心动过速中的顺向型房室折返性心动过速”。

三、WPW 综合征并发的心律失常

（一）预激综合征合并心房颤动（简称：预激合并房颤）

心电图特点（图 5-26）：

1）RR 间期不等，QRS 波形态多变，时而宽大畸形，极易误诊为室速。

2）心室率常在 150 ~ 360 次 / 分，当心室率＞ 200 次 / 分时极易发生晕厥和心源性休克。

3）RR 间期≤ 250 ms 者有发生心室颤动的危险，属于高危患者。

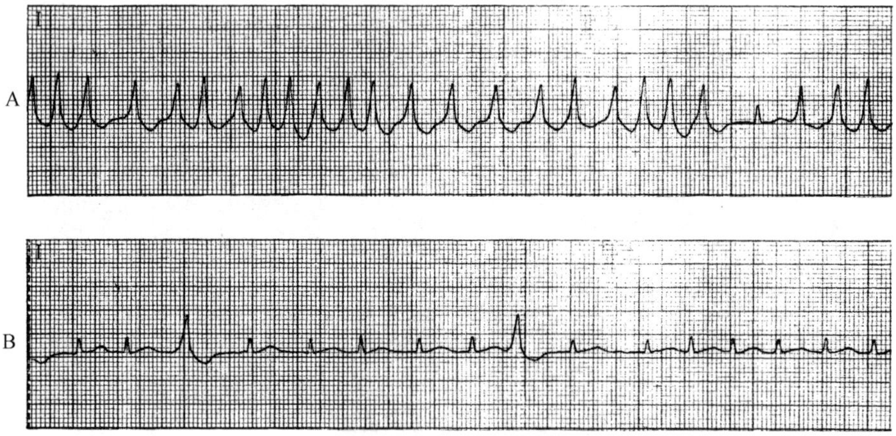

图 5-26　预激合并房颤

A．RR 不等（房颤特点，但不是室速的特点），QRS 波的宽度不定

B．静脉滴注胺碘酮后旁道前传大部分被阻断，房颤未复律，多为窄 QRS 波

（二）预激综合征合并顺向型房室折返性心动过速和逆向型房室折返性心动过速

参考心动过速中相关内容。

第五节　缓慢型心律失常

一、缓慢型窦性心律失常

（一）窦性心动过缓（并不齐）

心电图特点（图 5-27）：

1）心率＜ 60 次 / 分，余同窦性心律特点。

2）合并窦性心律不齐时，同一导联上 P-P 间距相差＞ 0.12 s。

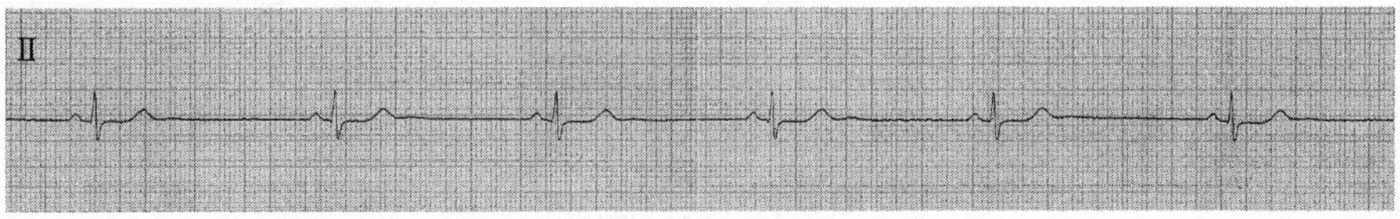

图 5-27　窦性心动过缓并不齐

心率＜ 60 次 / 分，P-P 间距相差＞ 0.12 s，余特点与窦性心律相同

（二）窦性静止（窦性停搏）

心电图特点（图 5-28）：

1）窦性心律中，缺失 P-QRS-T 波群，造成长 PP（RR）间距。

2）长 PP 间距与短 PP 间距无整倍数关系。

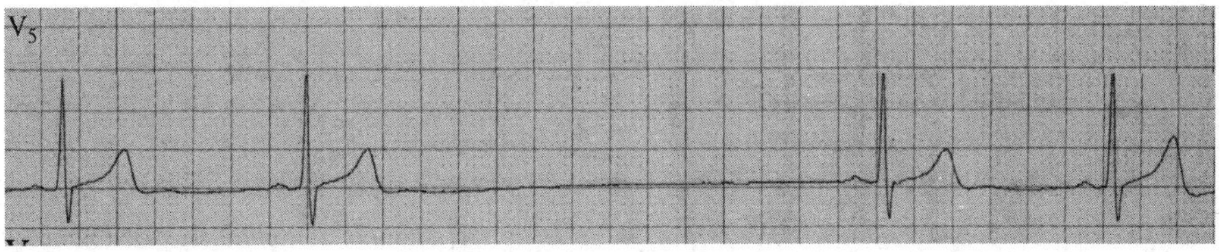

图 5-28　窦性静止（窦性停搏）

窦性心律，缺失 P-QRS-T 波群，长 PP 间距与短 PP 间距无整倍数关系

（三）窦房传导阻滞

心电图特点（图 5-29）：

1）窦性心律中，缺失 P-QRS-T 波群，造成长 PP（RR）间距。

2）长 PP 间距与短 PP 间距有整倍数关系。

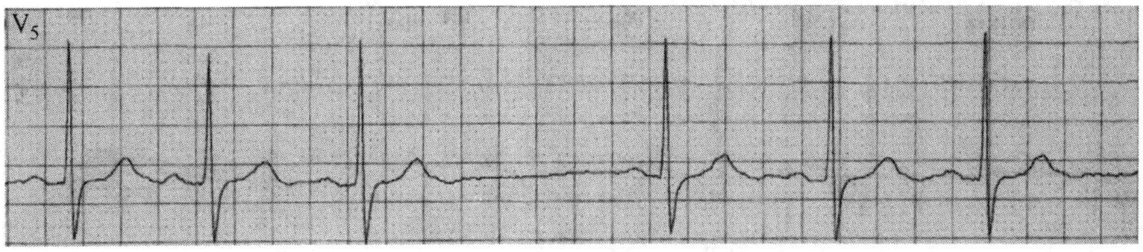

图 5-29　窦房传导阻滞

窦性心律，缺失 P-QRS-T 波群，长 PP 间距与短 PP 间距有整倍数关系

二、逸搏和逸搏心律

1．逸搏是一种保护机制。如前述的缓慢型窦性心律失常，因心率慢，造成长 PP（RR）

间距，为防止患者意外，窦房结的下属组织，包括心房（结间束）、房室交界区和心室（束支和浦肯野纤维）将自动产生逸搏，临床以后两者较为多见（图 5-30，图 5-31）。

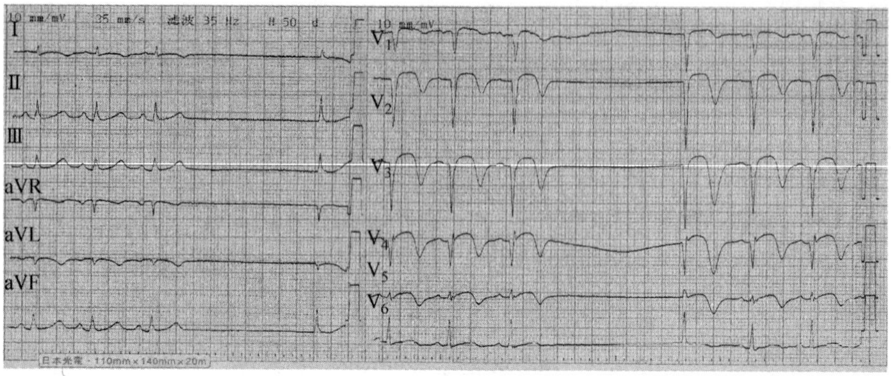

图 5-30　交界性逸搏

图为广泛前壁心肌梗死的病例。窦性停搏后首先出现的是交界性逸搏

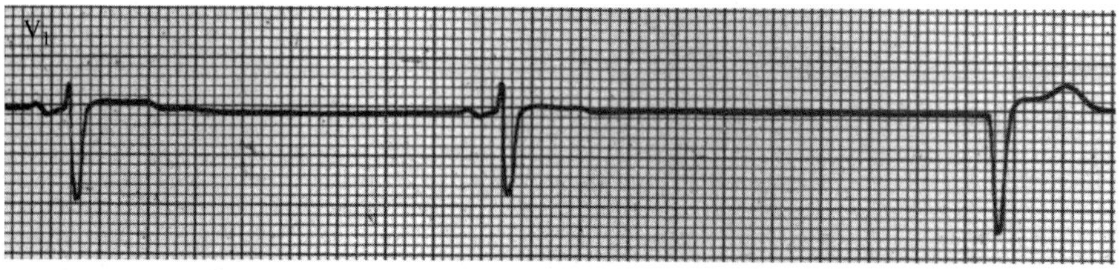

图 5-31　室性逸搏

基本节律为严重窦性心动过缓，因心率太慢，发生了室性逸搏

2．房室传导阻滞中，因室上性指令部分或全部不能经房室交界区下传心室，也会造成长 RR 间期或心室停搏，故房室交界区以下的结构，包括阻滞部位以下的房室交界区结构和心室（束支和浦肯野纤维）可以产生逸搏。

3．从心电图上看，室上性逸搏与室上性早搏都产生窄 QRS 波群，室性逸搏与室性早搏都产生宽 QRS 波群，但应严格加以区分。①机制不同：早搏是抢先、快速型心律失常，而逸搏是推迟、缓慢型心律失常；②治疗不同：早搏需要用药物或其他手段将其消灭掉；而逸搏则需要尽量保住，使其继续发放指令"保住患者性命"，逸搏频率虽慢，总比没有要好。

4．连续 3 次以上的逸搏，形成"逸搏心律"。

三、房室传导阻滞（AVB）

房室传导系统，顾名思义主要担当心电的传导作用，是正常心房与心室"电"的唯一联系。理论上，从窦房结发出指令开始，指令传导给心房（使其除极产生 P 波），同时指令沿结间束、房室交界区、左右束支、浦肯野纤维网（产生 PR 间期），最终传导给心室（使其除极产生 QRS 波群），整个传导过程中任何一个环节都可发生传导障碍。正常人，房室交界区已经存在着"生理性传导延缓作用"，因此，房室交界区最容易发生传导阻滞；其次左、右束支阻滞也较为常见；再次就是前述的窦房传导阻滞，是发生在窦房结与心房之间的传导障碍问题。

（一）一度房室传导阻滞

心电图特点（图 5-32）：

1）P-R 间期延长＞ 0.20 s。

2）每个 P 波后都有 QRS 波群，房室比例为 1∶1。

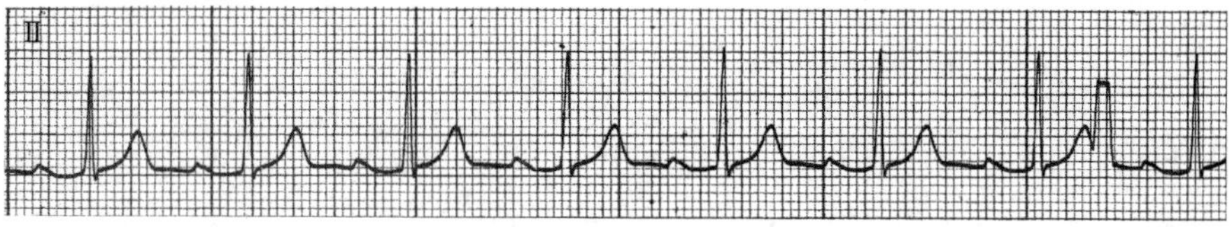

图 5-32　一度房室传导阻滞

P-R 间期 0.24 s，房室比例为 1∶1，窄 QRS 波群

（二）二度房室传导阻滞

1．二度 I 型房室传导阻滞（莫氏 I 型、文氏现象）

心电图特点（图 5-33）：

1）P-R 间期逐渐延长，直至脱漏 1 个 QRS 波。

2）R-R 间期逐渐缩短，直至脱漏 1 个 QRS 波时造成一长 R-R 间期。

3）心室脱漏造成的长 R-R 间期小于任何两个 R-R 间期之和。

4）心室脱漏后第 1 个 R-R 间期是所有短 R-R 间期中最长者，而其 P-R 间期往往正常或接近正常值。

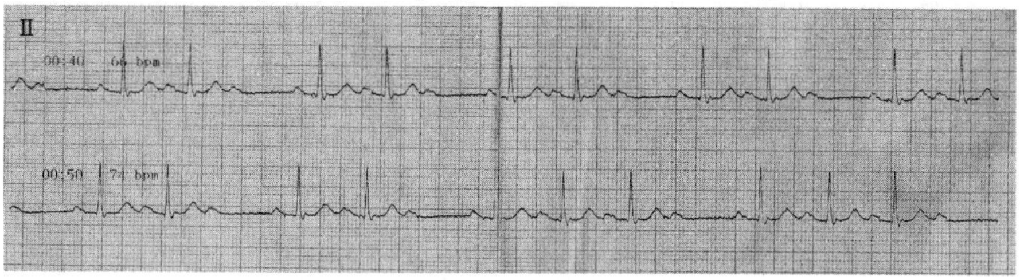

图 5-33　二度 I 型房室传导阻滞

P-R 间期逐渐延长，R-R 间期逐渐缩短，周而复始。

上条图与下条图为连续记录，呈 3∶2 和 4∶3 文氏型房室传导

2．二度Ⅱ型房室传导阻滞（莫氏Ⅱ型）

心电图特点（图 5-34）：

1）下传心室的 P-R 间期固定，可正常或延长。

2）在同源性 P 波中有占总数一半以下的 P 波未下传心室。

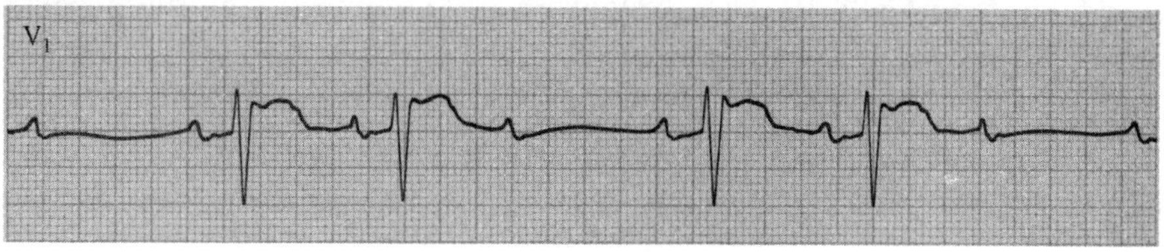

图 5-34　二度Ⅱ型房室传导阻滞

P 波呈 3∶2 下传心室，但下传心室的 P-R 间期固定，无逐渐延长现象

（三）三度房室传导阻滞

心电图特点（图 5-35 至图 5-37）：

1）P 波与 QRS 波无关，各自有其规律性，心房率大于心室率。

2）QRS 波时限正常，频率 40 ~ 60 次 / 分，提示阻滞部位较高，支配心室的起搏点在希氏束分叉以上，为交界区逸搏心律。

3）如果 QRS 波时限增宽，频率＜ 40 次 / 分，说明阻滞部位较低，支配心室的起搏点在希氏束分叉以下，为室性逸搏心律。

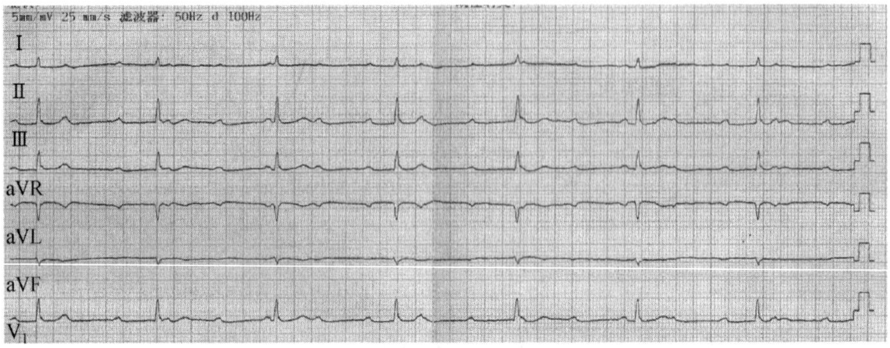

图 5-35　三度房室传导阻滞，交界性逸搏心律

窄 QRS 波群，频率 46 次 / 分；P 波与 QRS 波无关，各自有其规律性

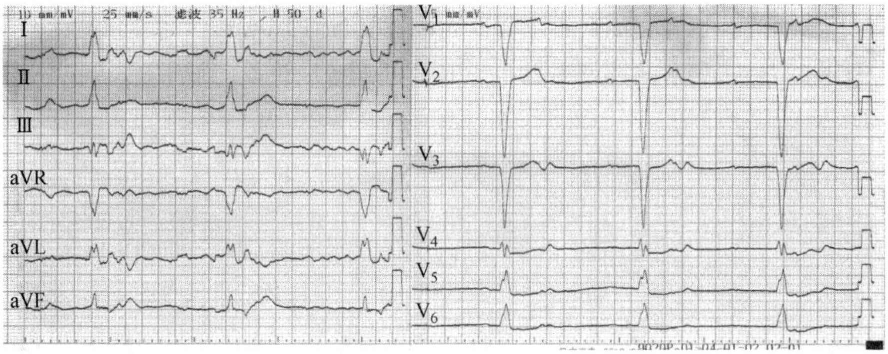

图 5-36　三度房室传导阻滞，室性逸搏心律

宽 QRS 波群，频率 30 次 / 分；P 波与 QRS 波无关，各自有其规律性；图中肢体导联上颤动波不是房颤波，是肌电干扰

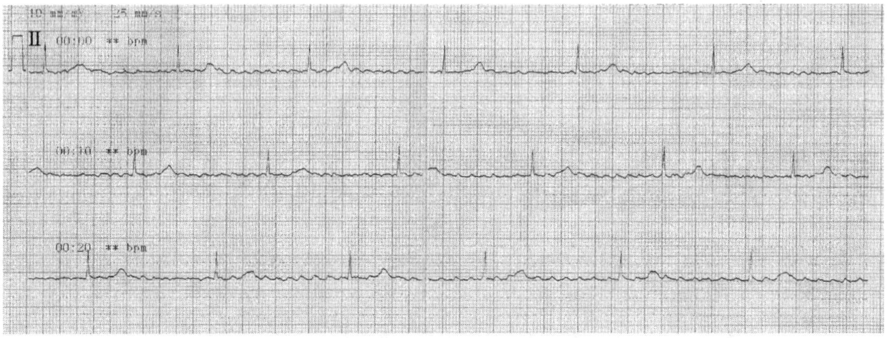

图 5-37　房颤合并三度房室传导阻滞伴交界性逸搏心律

图为Ⅱ导联连续记录，P 波消失代之以 f 波；窄 QRS 波群，频率 43 次 / 分，节律规整（不符合房颤时 RR 间距不等的特点）

四、室内（束支）传导阻滞

发生在希氏束分叉以下束支的传导障碍，称束支传导阻滞，主要包括左、右束支传导阻滞。因束支行走在解剖心室内，故也称为室内传导阻滞。

右束支细长，左束支粗大。左束支穿出室间隔膜部后，主要分为 2 支：①左前分支，分布于室间隔前上部及左室前壁和侧壁；②左后分支，分布于室间隔后下部及左室下壁和后壁。当发生左、右束支或左束支任一分支阻滞时，相应心室肌除极延迟。

左、右束支与浦肯野纤维网连接，目的是使窦性指令“差不多同时”迅速从左、右心室的心内膜面开始向心外膜除极，产生窄 QRS 波，以致左、右心室收缩呈“向心性”。但实际上心室的除极过程并非那么简单：心室最早得到窦性（室上性）指令的是室间隔左侧中下 1/3 处，除极自左向右，随时间推移，左、右心室差不多才同时除极，但最终结束除极的是心底部及左侧游离壁的基底部。

束支传导阻滞也有一、二、三度之分。临床以三度（完全性）常见。

（一）完全性右束支传导阻滞

心电图特点（图 5-38）：

1）V_1 和（或）V_2 导联 QRS 波呈 rSR′ 型，R′ > r；V_5、V_6 导联呈 qRs 型或 Rs 型，S 波宽钝。

2）Ⅰ导联有终末宽钝的 S 波，aVR 导联有终末宽钝的 R 波。

3）QRS 波群时限≥ 0.12 s。

4）继发性 ST-T 改变：T 波与 QRS 波主波方向相反。

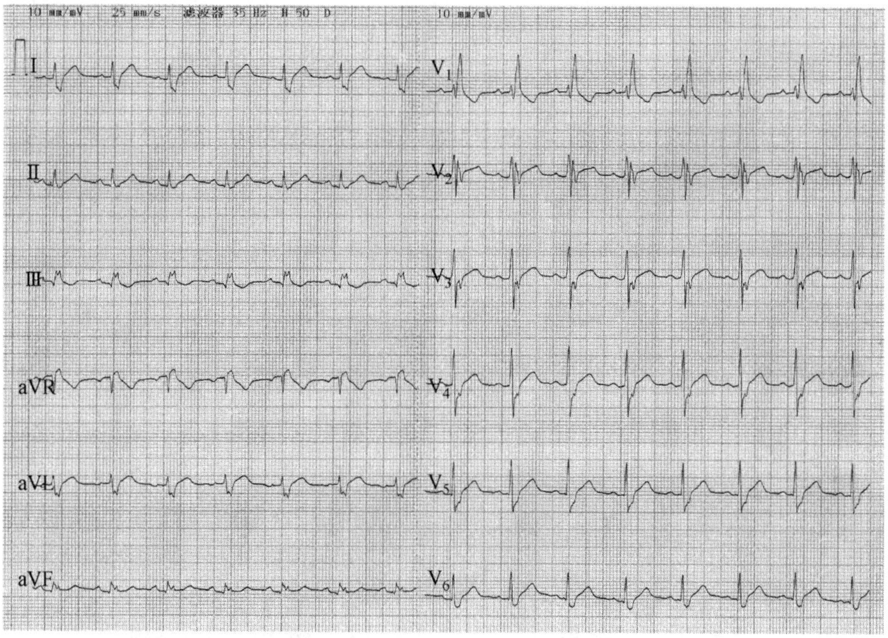

图 5-38　完全性右束支传导阻滞

窦性心律，宽 QRS 波群，V_1 导联呈 rSR′ 型，R′ > r，继发性 ST-T 改变

（二）完全性左束支传导阻滞

心电图特点（图 5-39）：

1）V_5、V_6 导联出现 R 波增宽，其前无 q 波，V_1 导联呈 rS 或 QS 型，S 波宽钝。

2）Ⅰ导联 R 波宽大或有切迹。

3）QRS 波群时限≥ 0.12 s。

4）继发性 ST-T 改变：T 波与 QRS 波主波方向相反。

（三）不完全性左束支或右束支传导阻滞

体表心电图 QRS 波形似完全性，但 QRS 波群时限< 0.12 s。

（四）完全性左前分支阻滞

心电图特点（图 5-40）：

1）Ⅰ、aVL 导联呈 qR 型，$R_{aVL} > R_{Ⅰ}$。

2）Ⅱ、Ⅲ、aVF 导联呈 rS 型，$S_{Ⅲ} > S_{Ⅱ}$。

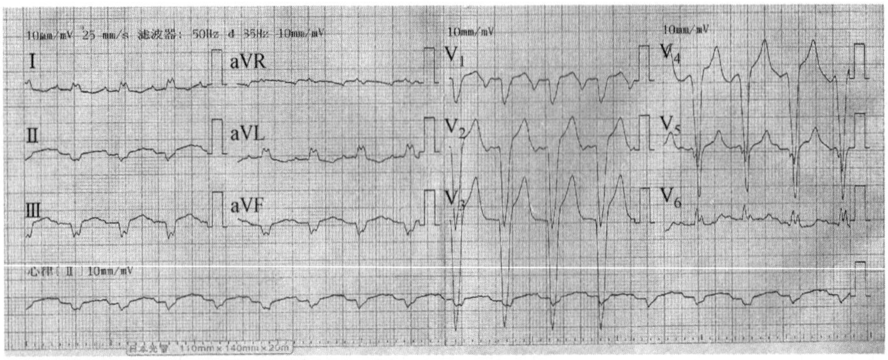

图 5-39　完全性左束支传导阻滞

窦性心律，宽 QRS 波群，V_6 导联 R 波增宽，继发性 ST-T 改变

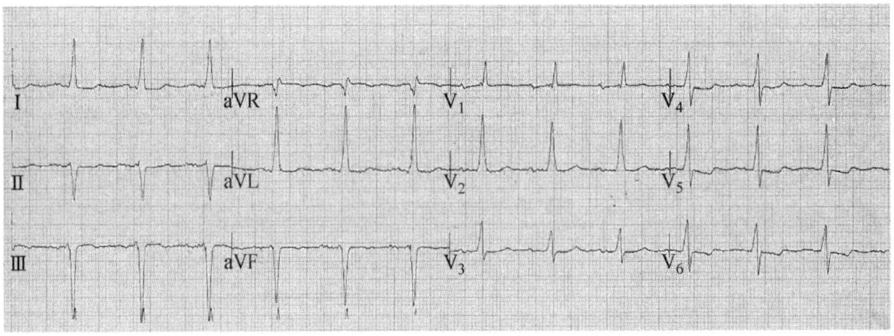

图 5-40　左前分支阻滞

窄 QRS 波群，肢体导联特征性改变，通常无继发性 ST-T 改变，图中还显示有一度房室传导阻滞及不完全性右束支传导阻滞

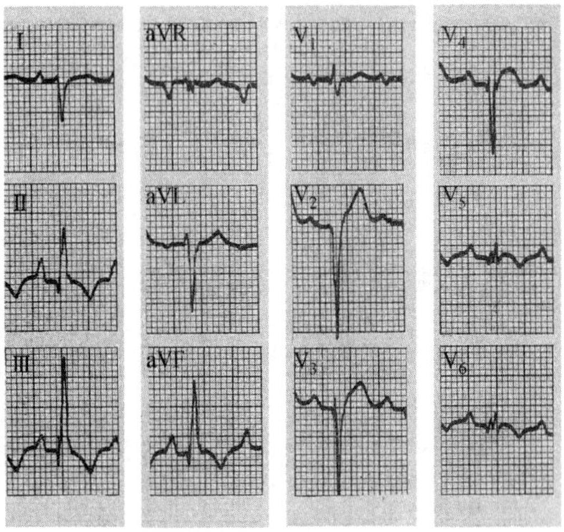

图 5-41　左后分支阻滞

窄 QRS 波群，肢体导联特征性改变，通常无明显继发性 ST-T 改变，图中还有广泛前壁心肌梗死

3）电轴左偏 –90° ～ –45°。

4）QRS 波群时限＜ 0.12 s，T 波常直立。

（五）完全性左后分支阻滞

心电图特征（图 5-41）：

1）Ⅰ、aVL 导联呈 rS 型。

2）Ⅱ、Ⅲ、aVF 导联呈 qR 型。

3）电轴右偏 +90° ～ +120°。

4）QRS 波群时限＜ 0.12 s，T 波常直立。

五、病态窦房结综合征

房室传导系统是由一类具有自律性的特殊心肌细胞组成，主要具有发放指令和（或）传导指令的功能，其中窦房结自律性最高。

病态窦房结综合征简称病窦综合征（“3S”综合征），是窦房结与其周围组织的病变导致激动形成和（或）传导障碍，产生一系列心律失常，由此引起的以重要器官急、慢性供血不足为表现的临床综合征。

从病理角度来看，病窦综合征是以窦房结病变为基础，伴或不伴其他特殊心肌和（或）普通心肌病变的综合征。

心电图特点（图 5-42）：

（1）单纯病窦型：病变仅局限于窦房结。表现为严重窦性心动过缓（窦缓）、窦房传导阻滞、窦性停搏。

（2）双结病变型：窦房结病变 + 房室结病变。窦房结功能低下的同时，不出现房室交界区逸搏或逸搏延迟出现，或者表现为房室交界区的传导功能低下。

（3）慢 - 快综合征型：窦房结病变 + 快速型心律失常。常见的表现是缓慢型心律失常基础上出现房颤发作，或房颤自行终止时发生长间歇的停搏。

（4）全传导束病变型：从窦房结到束支都有病变，少见。

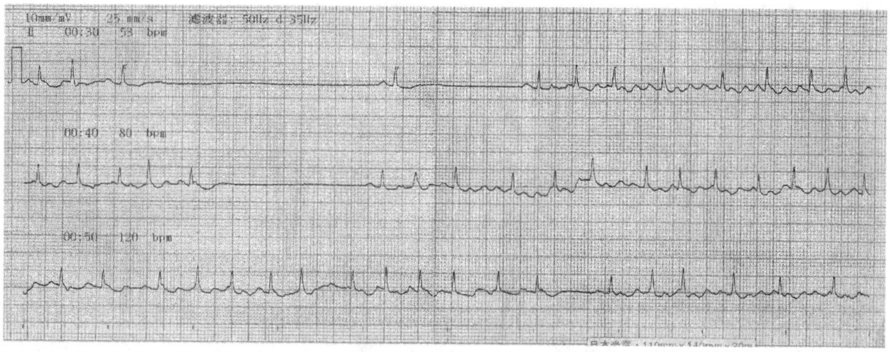

图 5-42 病窦综合征：慢 - 快综合征型

心房颤动自动终止时有长达约 3 s 的 R-R 间歇

六、起搏器心电图

当房室传导系统任一部位病变时，往往表现为缓慢型心律失常。分别将起搏电极经锁骨下静脉放置在右心耳（右心房）和（或）右心室（右心室心尖部或室间隔），并将电极的另一端连接起搏器，后者埋于皮下囊袋，这样就可以治疗缓慢型心律失常。

起搏器从最早的单腔起搏，发展到目前广泛使用的双腔起搏器以及三腔起搏器，而且不单只用于缓慢型心律失常的治疗，也用于快速型心律失常的治疗［埋藏式心脏复律除颤器（ICD）］及慢性心功能不全的治疗。

1．电极放置于右心耳的单腔起搏器（AAI 型）

心电图特点（图 5-43）：

1）起搏脉冲后有 P′ 波。

2）P′R 间期 ≥ 0.12 s。

3）QRS 波往往宽度正常（窄的）。

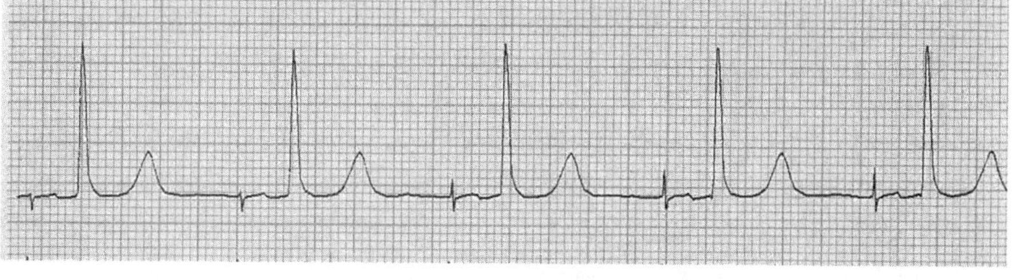

图 5-43 AAI 型起搏器心电图

起搏脉冲后有 P′ 波，P′R 间期 > 0.12 s，窄 QRS 波群

2．电极放置于右心室的单腔起搏器（VVI 型）

心电图特点（图 5-44）：

1）起搏脉冲后有宽 QRS 波。

2）无相关 P 波。

3）继发性 ST-T 改变。

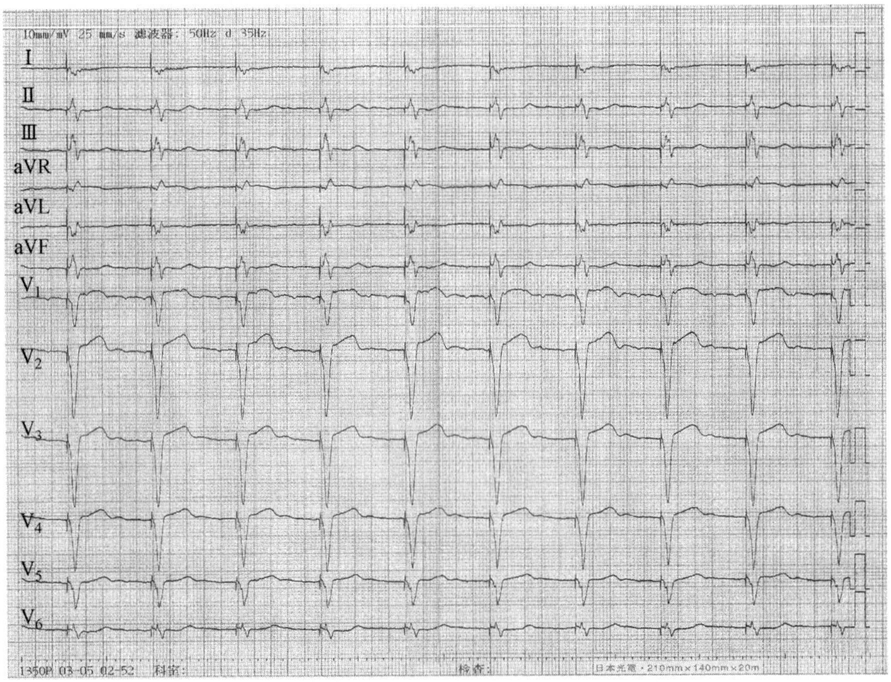

图 5-44　VVI 型起搏器心电图

起搏脉冲后有宽 QRS 波群，继发性 ST-T 改变

3．双腔起搏器（DDD 型）

心电图特点（图 5-45）：

1）心房起搏脉冲后有 P′ 波。

2）心房和心室起搏脉冲间期（双腔起搏脉冲后 P′-R′ 间期）＞ 0.12 s。

3）心室起搏脉冲后有宽 QRS 波群。

4）继发性 ST-T 改变。

4．三腔起搏器及心脏再同步化治疗（CRT）和带自动除颤功能（ICD）的起搏器

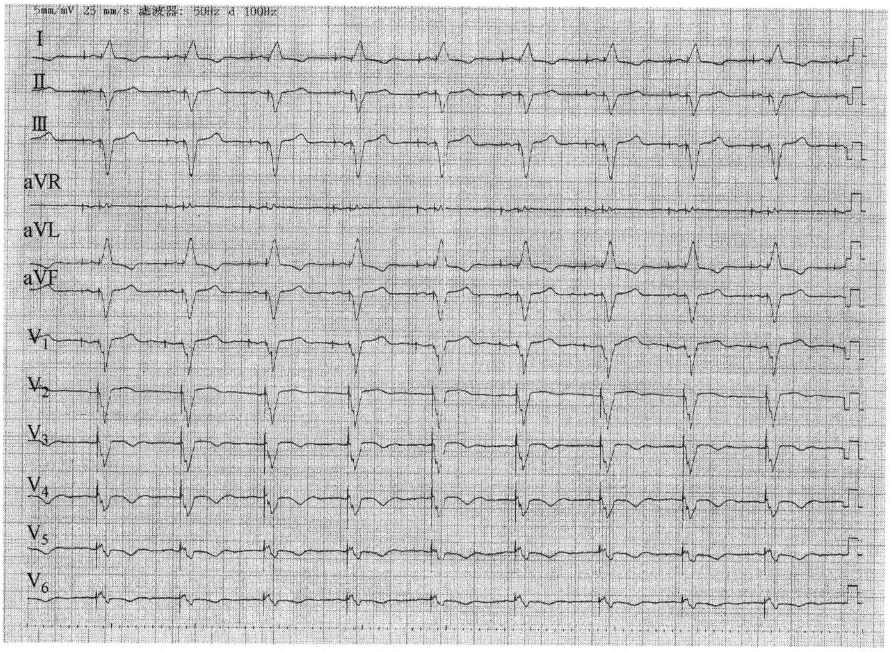

图 5-45 DDD 型起搏器心电图（AP/VP 模式）

心房起搏脉冲后有P′波，相隔设置好的P′-R′间期，心室起搏脉冲后有宽QRS波(R′波)

第六节 急性心肌梗死心电图

冠心病是冠状动脉疾病导致的心脏（心肌）疾病，心肌梗死是冠心病常见的一种临床类型。曾经按心电图上有无Q波，将心肌梗死分为有Q波型心肌梗死和无Q波型心肌梗死；目前根据心电图上ST段有无抬高分为ST段抬高型心肌梗死（STEMI）和非ST段抬高型心肌梗死（NSTEMI）。本节重点介绍STEMI。

心肌梗死，即心脏肌肉的死亡，临床以心室肌梗死多见，因此心电图主要表现为反映心室除极和复极的QRS波群及ST-T的改变。

1．心电图特点

（1）缺血型心电图改变——缺血性T波。多表现为倒置的T波，尤其是“亚急性期”可见深倒T波，但“超急性期”T波高尖。

（2）损伤型心电图改变——损伤性ST段。多表现为ST段抬高，是“急性期”的主要表现。

（3）坏死型心电图改变——坏死性Q波。根据2007年欧洲心脏病学会 / 美国心脏病学基金会 / 美国心脏协会 / 世界心脏联盟（ESC/ACCF/AHA/WHF）全球心肌梗死统一定义，Q波宽度≥ 0.03 s、高度≥ 0.1 mV时即可定义为病理性Q波；过去概念是宽度≥ 0.04 s、高度≥同导联R波的1/4时才被定义为病理性Q波。

临床所见急性心肌梗死患者的心电图通常是心肌缺血型、损伤型和坏死型3项特征并存的综合图形。

2．心电图和临床分期

（1）超急性期：T波高尖。应注意与高血钾的心电图进行鉴别，该期持续时间短，不易被捕捉到。

（2）急性期：抬高的ST段与T波形成“单向曲线”，有人将其形象地比喻为“红旗飘飘”

样。随病程进展，抬高的 ST 段逐渐回落到等电位线。该期同时出现病理性 Q 波。

（3）亚急性期：抬高的 ST 段逐渐回落到等电位线，T 波由浅倒逐渐发展至深倒。

（4）陈旧期：大部分患者该期遗留有病理性 Q 波。T 波由深倒逐渐回复至浅倒，或呈低平 T 波。

3．在 2 个或 2 个以上相邻导联上具有上述特征性表现时才能诊断为急性心肌梗死。

4．STEMI 心电图的主要特征是 ST 段抬高。

5．心电图各导联在 STEMI 中的定位作用，见表 5-1。

表5-1　心肌梗死的心电图定位诊断

心梗部位	导联
前间壁	V_1、V_2、V_3
前壁	V_1、V_2、V_3、V_4
广泛前壁	V_1、V_2、V_3、V_4、V_5、V_6
下壁	Ⅱ、Ⅲ、aVF
正后壁	（$V_{1\sim3}$ 镜面相）V_7、V_8、V_9
高侧壁	Ⅰ、aVL
右室	V_{3R}、V_{4R}、V_{5R}

6．临床常见的 STEMI 心电图，见图 5-46 至图 5-49。

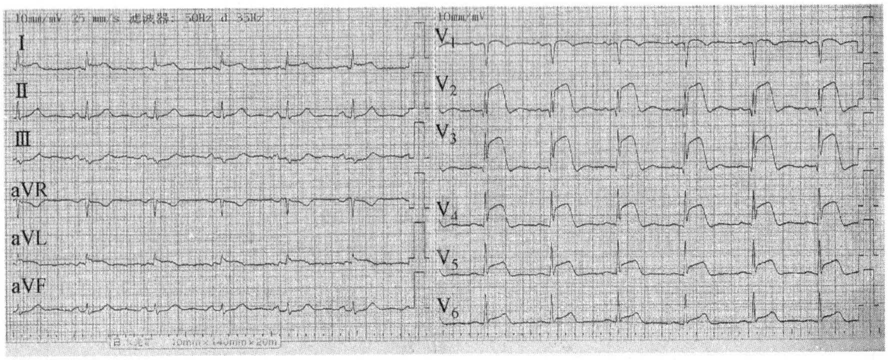

图 5-46　急性广泛前壁 ST 段抬高型心肌梗死

$V_1\sim V_6$ 导联 ST 段抬高呈“红旗飘飘”样，伴有病理性 Q 波

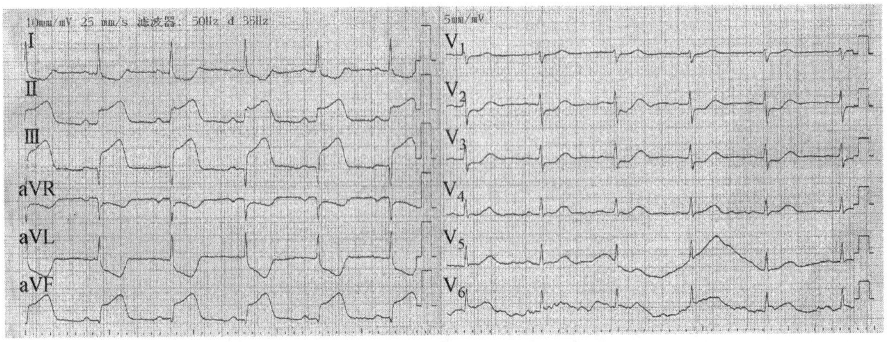

图 5-47　急性下壁 ST 段抬高型心肌梗死

Ⅱ、Ⅲ、aVF 导联 ST 段抬高呈“红旗飘飘”样，伴病理性 Q 波

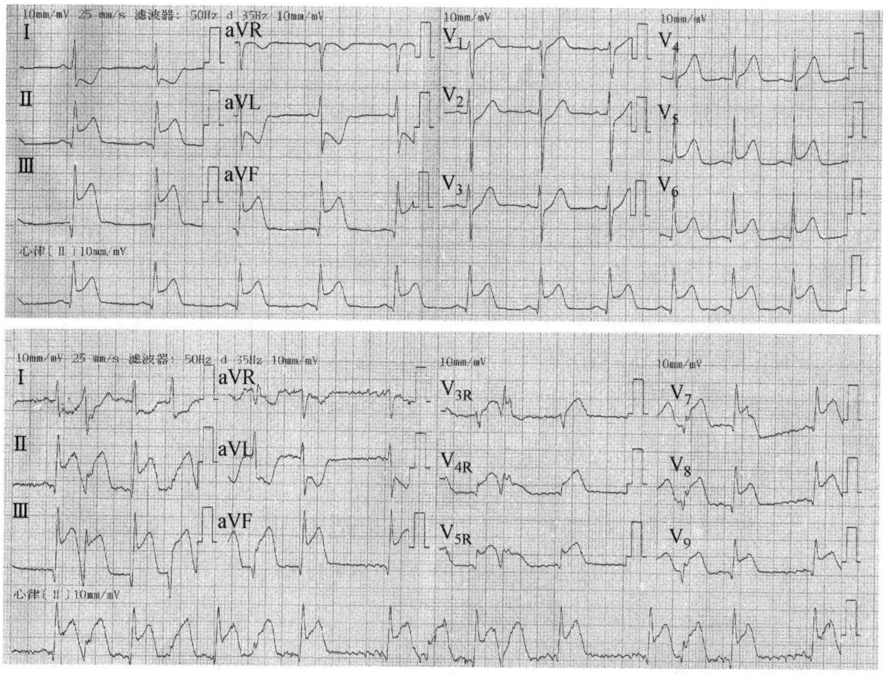

图 5-48　急性下壁、后壁和右室 ST 段抬高型心肌梗死

Ⅱ、Ⅲ、aVF 导联，$V_7 \sim V_9$ 导联和 $V_{3R} \sim V_{5R}$ 导联 ST 段抬高呈“红旗飘飘”样

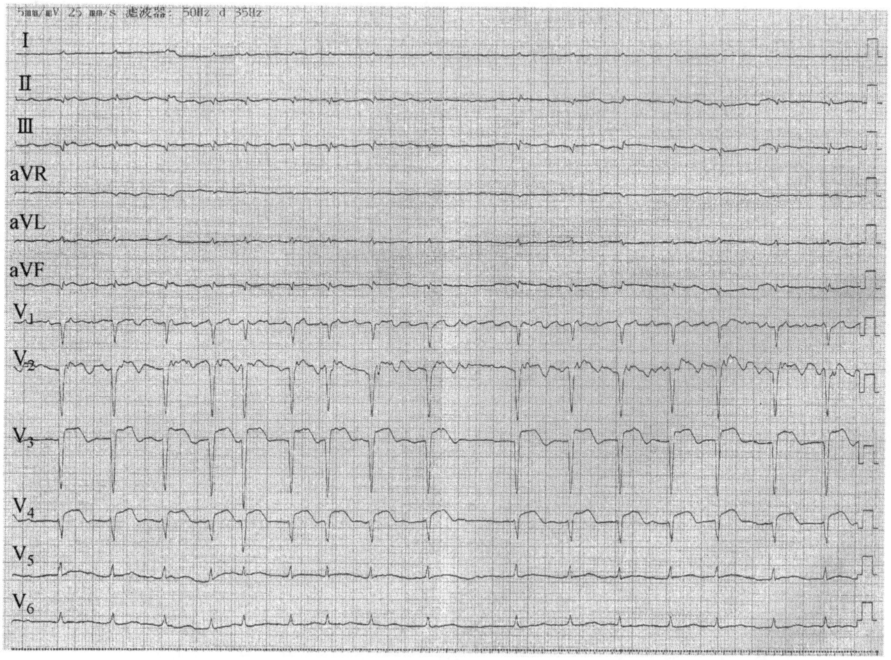

图 5-49　急性前壁 ST 段抬高型心肌梗死并心房颤动

$V_1 \sim V_4$ 导联 ST 段抬高伴有病理性 Q 波，RR 不等且可见 f 波；不排除陈旧性下壁心肌梗死

7．依据 2009 年美国心脏协会 / 美国心脏病学会 / 美国心律学会（AHA/ACC/HRS）心电图诊断术语标准化的要求，考虑为急性心肌梗死的患者，必须行 18 导联心电图检查，即在完成标准 12 导联心电图基础上，同时加做反映右室的 V_{3R}、V_{4R}、V_{5R} 导联和反映（正）后壁的 V_7、V_8、V_9 导联。

8．急性心肌梗死可以合并各种心律失常，使心电图表现更为复杂，对于初学者阅图和理解有一定难度（图 5-49）。

9．完全性左束支传导阻滞（CLBBB）会掩盖上述心肌梗死特征性的心电图改变，使得通过心电图诊断心肌梗死颇为困难。因此，伴有症状的、新发生的 CLBBB，应首先当作急性心肌梗死来处理。

10．心肌标志物，尤其是肌钙蛋白（cTnT、cTnI）诊断心肌梗死的特异性和敏感性均在 90% 以上。其值的升高，特别是动态演变过程，对诊断急性心肌梗死（STEMI 和 NSTEMI）具有极其重要的临床价值。

11．其他可引起 ST 段抬高的情况有：变异型心绞痛、急性心包炎、室壁瘤、早期复极综合征、Brugada 综合征等，应注意鉴别。动态观察心电图有无 ST 段演变、血清 cTnT/cTnI 演变过程，有鉴别诊断价值。

12．既往心肌梗死的临床分期是根据心电图的分期（动态演变过程）进行的，将心肌梗死分为"超急性期、急性期、亚急性期和陈旧期"，心电图表现如前所述。2007 年欧洲心脏病学会（ESC）、美国心脏病学会（ACC）、美国心脏学会（AHA）、世界心脏联盟（WHF）联合颁布了全球心肌梗死统一定义，根据临床、病理和其他特征，将心肌梗死分为：进展期（< 6 h）、急性期（6 h ～ 7 天）、愈合期（7 ～ 28 天）和陈旧期（≥ 29 天）。

第七节　房室肥大心电图

心脏由心房和心室构成，心电图中 P 波代表心房的除极电活动，而 QRS 波群代表心室的除极电活动。因此不难理解，通过心电图诊断心房和心室肥大，前者重点是依据 P 波的改变，后者重点是依据 QRS 波的改变。

一、心房肥大

心电图特点：

（1）右房肥大（图 5-50）：

1）多在Ⅱ、Ⅲ、aVF 导联上见到"高尖"P 波，P 波高度≥ 0.25 mV。

2）若 V_1 导联 P 波直立时，P 波高度≥ 0.15 mV。

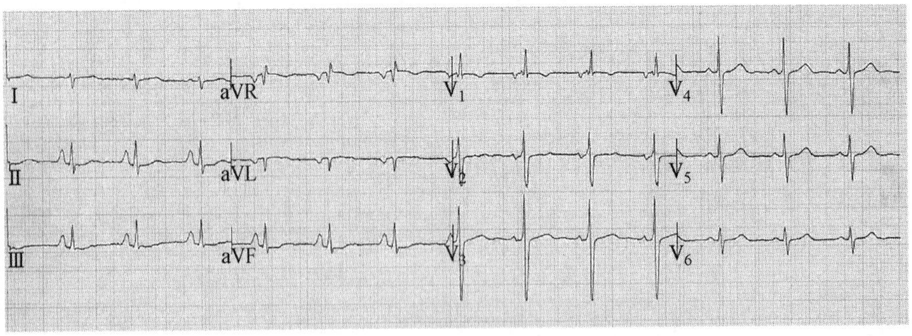

图 5-50　右房肥大和右室肥大

右房肥大：Ⅱ、Ⅲ、aVF 导联上可见"高尖"P 波

右室肥大：电轴右偏，V_1 导联高 R 波和 V_6 导联深 S 波

（2）左房肥大（图 5-51）：

1）多在Ⅱ、Ⅲ、aVF 导联上见到"双峰"P 波，两峰相距≥ 0.04 s，P 波宽度≥ 0.11 s。

2）V_1 导联上 P 波负向加深，$Ptf_{V_1} \leq -0.04$ mm · s。

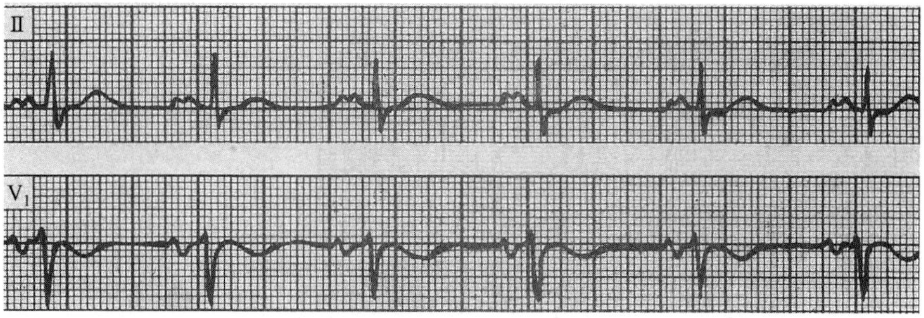

图 5-51　左房肥大

Ⅱ导联上见“双峰”P 波

二、心室肥大

（一）右室肥大

心电图特点（图 5-52）：

1）波形改变：V_1 导联 R/S ≥ 1，S_{V_1} 较正常减小或消失，V_1 导联呈 R、Rs、rsR、qR 型；V_5 导联 R/S ≤ 1，S_{V_5} 较正常深；aVR 导联以 R 波为主，R/S 或 R/Q ≥ 1。

2）电压改变：$R_{V_1}+S_{V_5}$ > 1.05 mV（重症 > 1.2 mV）；R_{aVR} > 0.5 mV（5 mm）。

3）电轴改变：心电轴右偏≥ +90°（重症 > +110°）。

4）右胸导联（V_1、V_2）继发性 ST-T 改变。

5）同时有“肺型”P 波，也提示有右室肥大。

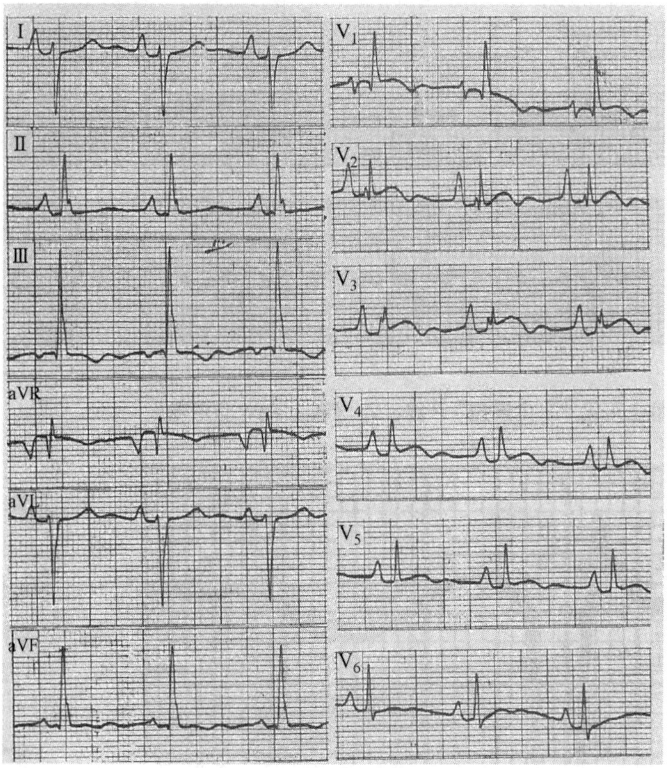

图 5-52　右室肥大

电轴右偏，V_1 导联高 R 波，“肺型”P 波

（二）左室肥大

心电图特点（图 5-53）：

1）电压改变：肢体导联上 $R_{I} > 1.5\ mV$，$R_{aVL} > 1.2\ mV$，$R_{aVF} > 2.0\ mV$；$R_{I} + S_{III} > 2.5\ mV$；胸导联上 R_{V_5} 或 $R_{V_6} > 2.5\ mV$；$R_{V_5}+S_{V_1} > 4.0\ mV$（男性）或 $> 3.5\ mV$（女性）；Cornell 标准 $R_{aVL}+S_{V_3} > 2.8\ mV$（男性）或 $> 2.0\ mV$（女性）。

2）电轴改变：心电轴可以出现左偏。

3）QRS 波群时间增宽，但仍≤ 0.12 s。

4）继发性 ST-T 改变。

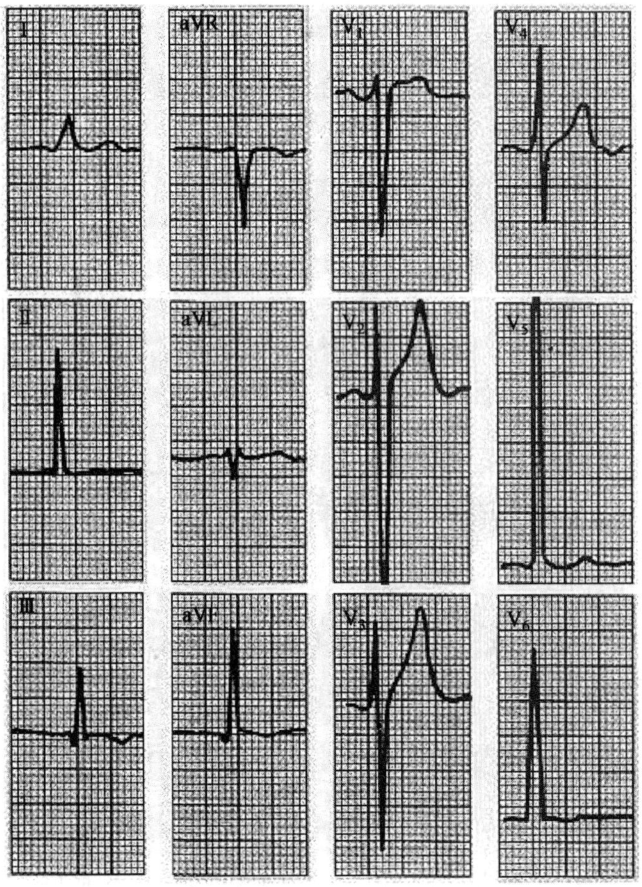

图 5-53　左室肥大

左胸导联 QRS 波电压增高，$R_{V_5}+S_{V_1} > 4.0\ mV$

（三）双心室肥大

双侧心室肥大的心电图表现并不是简单地把左室肥大与右室肥大的表现相加。心电图上往往只表现为一侧肥大。

（柳　俊　肖海鹏）

第6章 病历书写及书写临床长期医嘱和临时医嘱

病历是指医务人员在诊疗工作中形成的文字、符号、图表、影像等资料的总和，包括门（急）诊病历和住院病历。病历书写是指医务人员通过问诊、体格检查、辅助检查、诊断、治疗、护理等医疗活动获取有关资料，并进行归纳、分析、整理形成的医疗活动记录的行为。病历反映了患者发病、病情演变、转归和诊疗的全过程，是医疗质量和业务水平的反映，也是临床教学、科研和信息管理的基本资料，同时也是医疗保险、医疗纠纷和法律诉讼的重要依据。因此，书写完整而规范的病历是每个医师必须掌握的一项临床基本功。

一、病历书写的基本要求

1．病历书写应当客观、真实、准确、及时、完整、规范。

2．病历书写应规范使用医学术语，文字工整，字迹清晰，表述准确，语句通顺，标点正确。书写过程中出现错字时，应当用双线划在错字上，保留原记录清楚、可辨，并注明修改时间，修改人签名。不得采用刮、粘、涂等方法掩盖或去除原来的字迹。

3．病历应当按照规定的内容书写，并由相应医务人员签名。

4．实习医务人员、试用期医务人员书写的病历，应当经过本医疗机构注册的医务人员审阅、修改并签名；进修医务人员应由医疗机构根据其胜任本专业工作实际情况认定后方可书写病历。

5．上级医务人员有审查修改下级医务人员书写的病历的责任。

6．某些医疗活动需要的“知情同意书”，应由患者本人或法定代理人签名。

二、病历书写的种类、格式和内容

（一）门（急）诊病历书写内容及要求

门（急）诊病历内容包括病历封面、病历记录、化验报告单、医学影像检查资料等。

1．门（急）诊病历封面内容 包括患者姓名、性别、出生日期、民族、婚姻、职业、工作单位、住址、药物过敏史、身份证号及门诊病历编号等项目。

2．门（急）诊病历记录 分为初诊病历记录和复诊病历记录。

（1）初诊病历记录书写内容包括就诊时间、科别、主诉、现病史、既往史，阳性体征、相关的阴性体征，辅助检查结果，诊断、治疗意见和医师签名等。

（2）复诊病历记录书写内容包括就诊时间、科别、主诉、病史、相关的体格检查和辅助检查结果、诊断、治疗处理意见和医师签名等。着重记录病情（如症状、体征等）变化和治疗反应，3 次不能确诊的患者，接诊医师应请上级医师会诊。

（3）急诊病历书写就诊时间应当具体到分钟。

（4）门（急）诊病历记录应当由接诊医师在患者就诊时及时完成。

（5）急诊留观记录是急诊患者因病情需要留院观察期间的记录，重点记录观察期间病情变化和诊疗措施，记录简明扼要，并注明患者去向。抢救危重患者时，应当书写抢救记录。门

(急)诊抢救记录书写内容及要求按照住院病历抢救记录书写内容及要求执行。

(二)住院病历书写内容及要求

在患者住院期间应书写住院病历，住院期间的病历包括住院病历、入院记录或表格式住院病历。内容包括：住院病案首页、入院记录、病程记录、会诊记录、转科记录、手术同意书、麻醉同意书、手术记录、输血治疗知情同意书、特殊检查（特殊治疗）同意书、病危（重）通知书、医嘱单、辅助检查报告单、医学影像检查资料、病理资料、体温单、出院记录或死亡记录等。住院病历一般由实习生或住院医师书写，入院记录一般由高年资医师书写。要求在患者入院后 24 小时内完成。

1．住院病历 指患者入院后，由实习医师通过问诊、体格检查、辅助检查获得有关资料，并对这些资料进行归纳、分析、书写而成的记录。住院病历的格式及内容包括：

(1) 一般项目：包括姓名、性别、年龄、民族、婚姻、职业、出生地 / 籍贯、现住址（工作单位、电话）、入院日期、记录日期、病史陈述者（应注明与患者的关系）、可靠程度等。

(2) 主诉。

(3) 现病史。

(4) 既往史。

(5) 系统回顾。

(6) 个人史。

(7) 婚姻史。

(8) 月经史。

(9) 生育史。

(10) 家族史。

以上各项内容的要求参照第一章“病史采集的内容”。

(11) 体格检查：应当按照系统循序进行书写。内容包括体温、脉搏、呼吸、血压，一般情况，皮肤、黏膜，全身浅表淋巴结，头部及其器官，颈部，胸部（胸廓、肺部、心脏、血管），腹部（肝、脾等），直肠，肛门，外生殖器，脊柱，四肢，神经系统的视、触、叩、听诊的具体情况等。

(12) 专科情况：应当根据专科需要记录专科特殊情况，如外科情况、妇科情况等。

(13) 辅助检查：指入院前所做的与本次疾病相关的主要检查及其结果。应分类按检查时间顺序记录检查结果，如系在其他医疗机构所做检查，应当写明该机构名称及检查号。

(14) 病历摘要：将病史、体格检查、实验室检查及器械检查的主要资料摘要综合，主要内容包括可提示诊断的重要症状、体征、辅助检查阳性结果和具有重要鉴别意义的阴性结果，使其他医师或会诊医师通过摘要内容能了解患者基本的病情。

(15) 初步诊断：指经治医师根据患者入院时情况，综合分析所做出的诊断。如初步诊断为多项时，应当主次分明。对待查病例应列出可能性较大的诊断。

(16) 修正诊断：凡以症状待诊的诊断以及初步诊断不完善或不符合的诊断，上级医师在诊疗过程中应做出“修正诊断”。修正医师需要签名，并注明修正日期。

(17) 书写医师签名。实习医师的签名应在斜杠下。

2．入院记录 指患者入院后，由医师对问诊、体格检查、辅助检查获得的有关资料进行归纳、分析、书写而成的记录。还包括再次或多次入院记录、24 小时内入出院记录、24 小时内入院死亡记录。入院记录、再次或多次入院记录应当于患者入院后 24 小时内完成；24 小时内入出院记录应当于患者出院后 24 小时内完成，24 小时内入院死亡记录应当于患者死亡后 24 小时内完成。

再次或多次入院记录是指患者因同一种疾病再次或多次住入同一医疗机构时书写的记录。

要求及内容基本同入院记录。主诉是记录患者本次入院的主要症状（或体征）及持续时间；现病史中要求首先对本次住院前历次有关住院诊疗经过进行小结，然后再书写本次入院的现病史。患者入院不足 24 小时出院的，可以书写 24 小时内入出院记录。患者入院不足 24 小时死亡的，可以书写 24 小时内入院死亡记录。

3．病程记录 指继入院记录之后，对患者病情和诊疗过程所进行的连续性记录。内容包括患者的病情变化情况、重要的辅助检查结果及临床意义、上级医师查房意见、会诊意见、医师分析讨论意见、所采取的诊疗措施及效果、医嘱更改及理由、向患者及其近亲属告知的重要事项等。

病程记录包括首次病程记录和日常病程记录。首次病程记录应当在患者入院 8 小时内完成，内容包括病例特点、拟诊讨论（诊断依据和鉴别诊断）、诊疗计划等。日常病程记录是指对患者住院期间诊疗过程的经常性、连续性记录。对病危患者，应随时记录病情变化，记录时间应当具体到分钟；对病重患者，至少 1 天记录一次病程记录；对病情稳定的患者，至少 3 天记录一次病程记录。

4．其他记录和内容

（1）上级医师查房记录：指上级医师查房时对患者病情、诊断、鉴别诊断、当前治疗措施疗效的分析及下一步诊疗意见等的记录。主治医师首次查房记录应当于患者入院 48 小时内完成。

（2）疑难病例讨论记录：指由科主任或具有副主任医师以上专业技术任职资格的医师主持、召集有关医务人员对确诊困难或疗效不确切病例讨论的记录。

（3）交（接）班记录：指患者经治医师发生变更之际，交班医师和接班医师分别对患者病情及诊疗情况进行简要总结的记录。交班记录应当在交班前由交班医师书写完成；接班记录应当由接班医师于接班后 24 小时内完成。

（4）转科记录：指患者住院期间需要转科时，经转入科室医师会诊并同意接收后，由转出科室和转入科室医师分别书写的记录。包括转出记录和转入记录。转出记录由转出科室医师在患者转出科室前书写完成（紧急情况除外）；转入记录由转入科室医师于患者转入后 24 小时内完成。

（5）阶段小结：指患者住院时间较长，由经治医师每月所进行的病情及诊疗情况总结。交（接）班记录、转科记录可代替阶段小结。

（6）抢救记录：指患者病情危重，采取抢救措施时所做的记录。因抢救急危患者，未能及时书写病历的，有关医务人员应当在抢救结束后 6 小时内据实补记，并加以注明，记录抢救时间应当具体到分钟。

（7）有创诊疗操作记录：指在临床诊疗活动过程中进行的各种诊断、治疗性操作（如胸腔穿刺、腹腔穿刺等）的记录。应当在操作完成后即刻书写。

（8）会诊记录：指患者在住院期间需要其他科室或其他医疗机构协助诊疗时，分别由申请医师和会诊医师书写的记录。常规会诊记录应当由会诊医师在会诊申请发出后 48 小时内完成。急会诊时会诊医师应当在会诊申请发出后 10 分钟内到场，并在会诊结束后即刻完成会诊记录。

（9）术前小结：指在患者手术前，由经治医师对患者病情所做的总结。

（10）术前讨论记录：指因患者病情较重或手术难度较大，手术前在上级医师主持下，对拟实施手术方式和术中可能出现的问题及应对措施所做的讨论。

（11）麻醉术前访视记录：指在麻醉实施前，由麻醉医师对患者拟施麻醉进行风险评估的记录。

（12）麻醉记录：指麻醉医师在麻醉实施中书写的麻醉经过及处理措施的记录。

（13）手术记录：指手术者书写的反映手术一般情况、手术经过、术中发现及处理等情况的特殊记录，应当在术后 24 小时内完成。

（14）手术安全核查记录：指由手术医师、麻醉医师、巡回护士三方，在麻醉实施前、手术开始前和患者离室前，共同对患者身份、手术部位、手术方式、麻醉及手术风险、手术使用物品清点等内容进行核对的记录，输血的患者还应对血型、用血量进行核对。

（15）手术清点记录：指巡回护士对手术患者术中所用血液、器械、敷料等的记录，应当在手术结束后即时完成。

（16）术后首次病程记录：指手术者或第一助手医师在患者术后即时完成的病程记录。

（17）麻醉术后访视记录：指麻醉实施后，由麻醉医师对术后患者麻醉恢复情况进行访视的记录。

（18）出院记录：指经治医师对患者此次住院期间诊疗情况的总结，应当在患者出院后 24 小时内完成。内容主要包括入院日期、出院日期、入院情况、入院诊断、诊疗经过、出院诊断、出院情况、出院医嘱、医师签名等。

（19）死亡记录：指经治医师对死亡患者住院期间诊疗和抢救经过的记录，应当在患者死亡后 24 小时内完成。内容包括入院日期、死亡时间、入院情况、入院诊断、诊疗经过（重点记录病情演变、抢救经过）、死亡原因、死亡诊断等。记录死亡时间应当具体到分钟。

（20）死亡病例讨论记录：在患者死亡一周内，由科主任或具有副主任医师以上专业技术职务任职资格的医师主持，对死亡病例进行讨论、分析的记录。

（21）病重（病危）患者护理记录：指护士根据医嘱和病情对病重（病危）患者住院期间护理过程的客观记录。

（22）各种同意书：包括手术、麻醉同意书，输血治疗知情同意书，特殊检查、特殊治疗同意书等，由患者或亲属签署意见并签名、经治医师和术者签名等。病危（重）通知书由患方签名、医师签名并填写日期，一式两份，一份交患方保存，另一份归病历中保存。

（23）其他：包括病危（重）通知书、医嘱单、辅助检查报告单、体温单等。

三、长期医嘱和临时医嘱的书写

医嘱是指医师在医疗活动中下达的医学指令。医嘱单分为长期医嘱单和临时医嘱单。医嘱内容及起始、停止时间应当由医师书写。医嘱内容应当准确、清楚，每项医嘱应当只包含一项内容，并注明下达时间，应当具体到分钟。

1．长期医嘱 指根据病情，需要较长时间（一般 3 天以上）执行的医学指令，包括：①通用医嘱，如专科护理常规、护理级别、饮食要求（如禁食、低盐饮食、低脂饮食）等；②治疗疾病的药物，包括经静脉或肌内注射的药物、口服药物等；③其他医嘱，如心电监护或生命体征的监测、记录 24 小时尿量或出入量、吸氧、卧床休息等。

2．临时医嘱 指根据病情，选择对疾病诊断和鉴别所需的各项检查以及需要临时执行的治疗药物等，包括：①血常规、尿常规、便常规；②实验室检查，如肝肾功能、血脂、血糖、血电解质等；③器械或其他辅助检查，如心电图、X 线检查、超声或内镜检查、病理检查等。

下面以冠心病不稳定型心绞痛的医嘱示例。

长期医嘱：①按心血管内科常规护理；②Ⅰ级护理；③低盐、低脂饮食；④卧床休息；⑤低流量吸氧；⑥硝酸酯类药，如单硝酸异山梨酯 20 mg，每日 2 次；⑦抗血小板制剂，如阿司匹林 100 mg，每日 1 次；⑧调脂药物，如阿托伐他汀 20 mg，每晚 1 次；⑨合并高血压，应降压治疗：如氨氯地平 5 mg，每日 1 次。

临时医嘱：①血常规；②尿常规；③便常规（含隐血试验）；④血脂、空腹血糖、肝功能、肾功能；⑤心肌坏死标志物，如肌酸激酶（CK）、肌酸激酶同工酶（CK-Mb）、肌钙蛋白T（cTnT）；⑥凝血功能；⑦胸部 X 线片；⑧心电图、24 h 心电图监测；⑨心脏彩色超声检查；⑩必要时，可行冠状动脉 CT 血管造影或冠状动脉造影检查等。

（周汉建　李乃娥）

第7章 内科基本技能操作

一、胸腔穿刺术

胸腔穿刺术（thoracentesis）简称胸穿，是对原因不明的胸腔积液（或气胸）或伴有积液症状的患者，为了诊断和治疗疾病的需要，借助穿刺针直接从胸壁刺入胸膜腔抽取积液或气体的一种技术。

【目的】

1．明确胸腔积液的性质和病因。

2．缓解因胸腔积液或积气所致的临床症状。

3．胸腔内注药。

【适应证】

1．原因未明的胸腔积液，行诊断性穿刺。抽吸积液做积液涂片、培养、细胞学和生物化学检查。

2．通过抽液、抽气或胸腔减压，治疗单侧或双侧胸腔大量积液、积气产生的压迫，缓解呼吸困难等症状；向胸腔内注射药物（抗肿瘤药或促进胸膜粘连药物等）。

3．内科胸腔镜检查前的胸腔内气体注入。

【禁忌证】

1．麻醉药物过敏者。

2．体质衰弱、病情危重、难以耐受穿刺术者。

3．有精神疾病或不合作者。

4．穿刺部位或附近皮肤有感染者。

5．有出凝血功能障碍或严重出血倾向者，在未纠正前不宜穿刺。

6．疑为胸腔包虫病（棘球囊）患者（液体溢出会产生严重甚至致死的变态反应）。

【器械和药物准备】

一次性胸腔穿刺或胸腔穿刺包 1 个［包括消毒孔巾、带胶皮管的胸腔穿刺针（胸穿针）、血管钳、消毒纱布、标本容器等］、无菌手套 2 副、弯盘 1 个、局麻药（利多卡因 100 mg）1 支、5 ml 和 50 ml 注射器各 1 支、盛器、量杯，消毒液（碘伏）及棉签、胶布等。如需胸腔内注射药物，应准备好所需药物及注射器。

操作视频：胸腔穿刺术

【术前准备】

1．了解患者的血压、脉搏和呼吸频率情况；阅读患者胸部 X 线或 CT 片，以及胸部超声检查结果；了解实验室检查结果，如血常规、血小板计数、出凝血时间、活化部分凝血活酶时间及凝血酶原时间等。

2．向患者和（或）法定监护人告知胸腔穿刺的目的、意义、安全性和可能发生的并发症，简述操作过程，取得患者的配合，解除患者的顾虑，签署知情同意书。

3．对精神过度紧张者术前半小时可口服地西泮 10 mg。如有心律失常，应加强监护并在术前给予相应的药物。

4．如用 1% 普鲁卡因进行局部麻醉，用前应做皮肤过敏试验。

5．术者及助手应严格遵守无菌原则，并查对备用品及相应的急救药品，如肾上腺素等。

【操作步骤】

1．体位　嘱患者取坐位，面朝椅背（气胸时相反），双前臂置于椅背上，前额伏于前臂。不能坐起者可取半卧位，患侧前臂上举抱枕部，以扩大肋间隙。

2．选择穿刺点　胸腔积液患者穿刺点选择胸部叩诊实音最明显的部位，一般可取肩胛下角线 7 ~ 9 肋间、腋后线 7 ~ 8 肋间、腋中线 6 ~ 7 肋间、腋前线 5 ~ 6 肋间。气胸患者取坐位，一般在患侧锁骨中线外第 2 肋间隙进行穿刺。对包裹性胸腔积液，可结合 B 超或 X 线检查确定进针点和深度，必要时在皮肤上标记。

3．消毒　用聚维酮碘（碘伏）在穿刺点部位自内向外进行皮肤消毒，消毒范围直径约 15 cm，消毒两次。打开胸腔穿刺包（或一次性），戴无菌手套，覆盖消毒孔巾，检查包内物品，注意检查穿刺针头、针与抽液用注射器连接后是否通畅、有无漏气情况。

4．局部麻醉　助手协助检查并打开 2% 利多卡因安瓿，术者用 5 ml 注射器抽取利多卡因 3 ~ 5 ml，在下一肋骨上缘的穿刺点注射麻醉药，使局部出现一皮丘，然后向穿刺部位做浸润麻醉，直达胸膜。一旦抽出胸腔积液，证明已进入胸腔（注意向前推进时要不时回抽，以免把药注入静脉）。在拔出针头前注意穿刺的深度。

5．抽液　术者将穿刺针后连接的胶皮管用血管钳夹住，然后根据胸壁的厚度，用左手示指和中指固定穿刺部位皮肤，右手将穿刺针在麻醉处缓缓刺入，当针尖抵抗感突然消失时表示穿刺针已经进入胸膜腔，接上 50 ml 注射器，松开血管钳，抽吸胸腔积液，抽满后再次用血管钳夹闭胶皮管，其后取下注射器，将液体注入弯盘中，记录液量或送检。助手用止血钳（或胸穿包的备用钳）协助固定穿刺针，以防刺入过深损伤肺组织。

6．术毕处理　抽液结束拔针，消毒穿刺点，覆盖无菌纱布，稍用力压迫片刻，用胶布固定。

【术后处理】

1．术后嘱患者卧位或半卧位休息半小时，测血压并观察有无病情变化。若胸腔注入了药物，需经常变换体位，使药物在胸腔内均匀分布，继续观察 4 ~ 8 h，注意患者术后反应及有无并发症。必要时可进行胸部 X 线检查。

2．清洁器械及操作场所，根据临床需要填写检验单，分送标本，并做详细穿刺记录。

【注意事项】

1．确定穿刺点后，沿穿刺点肋骨上缘进针，以免刺伤肋骨下缘的血管及神经，并避免在第 9 肋间以下穿刺，以免穿透膈肌，损伤腹腔脏器。

2．操作中密切观察患者的反应，一旦出现头晕、面色苍白、出汗、心悸、胸部压迫感或剧痛、血压下降、脉细、肢冷、昏厥等胸膜反应，或出现连续性咳嗽、气短、咳泡沫痰等现象，应立即停止操作，拔出穿刺针，让患者平卧，观察血压、脉搏的变化。必要时皮下注射 0.1% 肾上腺素 0.3 ~ 0.5 ml，或根据临床表现做相应的对症处理。

3．一次抽液不应过多、过快，以免胸腔内压突然下降，肺毛细血管扩张，液体渗出增多，造成急性肺水肿。首次抽液量不超过 600 ml，以后每次为 1000 ml 左右。疑为化脓性感染时，助手用无菌试管留取标本，然后涂片做革兰氏染色镜检、细胞培养及药敏试验。

4．严格无菌操作，避免胸腔感染；穿刺时要始终保持胸腔负压，防止空气进入胸腔内。如果胸腔液体抽出不顺畅，应重新调整穿刺针位置。若抽出气体，应立即拔针并行胸片检查，如为张力性气胸，应尽快减压；若抽出血性液体，应立即停止操作，密切观察患者生命体征的变化（如果是不凝的血性液体应考虑为血性胸腔积液，否则要考虑由刺破肋间动静脉所致活动性出血）。

5．需进行药物治疗时，抽液后接上备好的装有药液的注射器，抽胸腔积液少许与药液混合，再行注入，以确保注入胸腔内。若同时注入少量利多卡因及地塞米松，可减轻疼痛及发热等不良反应。恶性胸腔积液可注射抗肿瘤药物或硬化剂，诱发化学性胸膜炎，促使脏、壁胸膜粘连，闭合胸膜腔，防止胸腔积液重新积聚。

根据胸腔穿刺术在诊断和治疗方面的应用，设定一个场景：不明原因胸腔积液诊断性穿刺抽液定性。

场 景

【病例情况】

患者女，76 岁，以反复气短、咳嗽 3 个月，加重 1 天为主诉入院。体格检查：右肺腋中线第 6 ~ 8 肋间叩诊浊音。胸部 CT 提示右肺斑片状高密度影，边缘模糊。纵隔内见肿大的淋巴结。右侧胸腔见液性密度影。彩色超声提示：右侧胸腔可见最大深度 10.7 cm 液性暗区。为明确胸腔积液的性质，行胸腔穿刺。生命体征如下：体温 36.5℃，脉搏 78 次 / 分，呼吸 21 次 / 分，血压 130/70 mmHg。

【术前准备】

1．签署知情同意书。

2．与患者进行简单的交流，取得患者的配合，解除其顾虑，送去治疗室。

3．备胸腔穿刺包、聚维酮碘、无菌棉球、麻醉药（2% 利多卡因）、注射器，以及相应的急救药品等。

【操作步骤】

1．嘱患者取坐位，面朝椅背，双前臂置于椅背上，前额伏于前臂。

2．选择胸部叩诊实音最明显的部位——右侧腋中线第 7 肋间。

3．助手用聚维酮碘在穿刺点部位自内向外进行皮肤消毒，消毒范围直径约 15 cm，消毒两次。术者打开一次性胸腔穿刺包，戴无菌手套，覆盖消毒孔巾，检查胸腔穿刺包内物品。

4．助手打开 2% 利多卡因安瓿，术者用 5 ml 注射器抽取利多卡因 3 ml，在下一肋骨上缘的穿刺点注射麻醉药，使局部出现一皮丘，然后向穿刺部位做浸润麻醉，直达胸膜。抽出胸腔积液，表明已进入胸腔。

5．术者将穿刺针后的胶皮管用血管钳夹住，根据胸壁的厚度，用左手示指和中指固定穿刺部位皮肤，右手将穿刺针在麻醉处缓缓刺入，当针尖抵抗感突然消失时表示穿刺针已经进入胸腔，接上 50 ml 注射器，松开血管钳，抽吸胸腔积液，抽满后再次用血管钳夹闭胶皮管，尔后取下注射器，将液体注入弯盘中，记录液量或送检。助手用止血钳协助固定穿刺针。根据临床需要填写检验单，分送标本。

6．抽液结束后拔针，消毒穿刺点，覆盖无菌纱布，用力压迫片刻，用胶布固定。

【术后处理】

1．送患者返回病房，嘱患者卧位休息半小时，测血压并观察有无病情变化。注意患者术后反应及有无并发症。必要时可进行胸部 X 线检查。

2．清洁器械及操作场所，书写胸腔穿刺记录。

（夏书月　鲁　刚　曾　勉）

二、腹腔穿刺术

腹腔穿刺术（abdominocentesis）简称腹穿，是为了明确腹水的性质或减轻腹水所致的症状，借用穿刺针经腹壁刺入腹腔的一种诊疗技术。

【目的】

1．明确腹水的性质和病因。

2．减轻腹水所致的压迫症状。

3．腹腔内注药或腹水浓缩回输。

【适应证】

1．腹水原因不明，或疑有内出血者进行诊断性穿刺，以确定腹水的性质及病因。

2．大量腹水引起难以忍受的呼吸困难及腹胀者行治疗性穿刺，以减轻压迫症状。

3．腹腔内注射药物（或注射气体行人工气腹）或腹水浓缩再输入者。

【禁忌证】

1．严重肠胀气。

2．腹腔慢性炎症广泛粘连（结核性）。

3．妊娠后期。

4．有肝性脑病倾向者，不宜放腹水。

5．疑有卵巢囊肿、肝包虫病。

6．精神异常或不能配合。

【器械和药物准备】

腹腔穿刺包（包括消毒孔巾、带胶皮管的腹穿针、17 ～ 18 号长针头 1 枚、消毒纱布、标本容器等），无菌手套 2 副、弯盘 1 个、局麻药（利多卡因 100 mg）1 支、5 ml 和 50 ml 注射器各 1 支，盛器、量杯，消毒液（聚维酮碘）及棉签、胶布等，多头腹带（需大量放腹水者）1 条。

操作视频：腹腔穿刺术

【术前准备】

1．了解病史，查体，包括测量腹围、脉搏、血压、腹部体征等。如仅少量积液，尤其是有包裹性分隔时，需 B 超引导下穿刺。

2．向患者和（或）法定监护人告知腹腔穿刺的目的、意义、安全性和可能发生的并发症。简要说明操作过程，解除患者的顾虑，取得配合，并签署知情同意书。

3．穿刺前嘱患者排空尿液（必要时可导尿），以免穿刺时损伤膀胱。

4．术者及助手严格遵守无菌操作原则，并查对器械准备是否齐全。

【操作步骤】

1．体位 患者取坐位、半卧位或侧卧位，衰弱者可取适当体位。如放腹水，背部先垫好腹带。

2．选择穿刺部位

1）脐与髂前上棘中外 1/3 交点，此处不易损伤腹壁下动脉，通常选择左侧穿刺点；

2）侧卧位可取脐水平线与腋前线或腋中线交界处，此处常用于诊断性穿刺；

3）坐位可取脐与耻骨连线中点上方 1 cm、偏左或偏右 1 ～ 1.5 cm 处，此处无重要器官且易愈合；

4）对少量腹水进行诊断性穿刺时，穿刺前宜嘱患者先侧卧于拟穿刺侧 3 ～ 5 min，若有包裹性分隔应在 B 超引导下定位穿刺。

3．消毒 用碘伏在穿刺点部位自内向外进行皮肤消毒，消毒范围直径约 15 cm。术者戴无菌手套，检查穿刺包器械（注意穿刺针是否通畅），铺消毒孔巾。

4．局部麻醉 持 5 ml 注射器抽取利多卡因 2 ～ 3 ml，针（针尖斜面向上）从穿刺点刺入皮内注射形成皮丘，然后向下斜行逐渐深入，先回抽无血液、腹水后，方可推注麻醉药。

5．穿刺和放液 术者用左手拇指和示指绷紧并固定穿刺部位皮肤，右手持针经麻醉处直接入腹腔，待针锋抵抗感突然消失时，提示针尖已穿过腹膜壁层，助手戴手套后，用消毒血管钳协助固定针头，术者抽取腹水，并留取标本及时送检。

6．加压固定 抽液完毕，拔出穿刺针（抽液后先夹闭胶皮管，再拔针），穿刺点用聚维酮碘消毒后，覆盖无菌纱布，一手指压迫穿刺部位数分钟，用胶布固定。大量放腹水后，需要束以多头腹带，以防腹压骤降，内脏血管扩张引起血压下降和休克。

【术后处理】

1．再次测量腹围、脉搏、血压，检查腹部体征。嘱患者卧床休息 2 ～ 4 h，观察 4 ～ 8 h，注意患者术后反应及有无并发症。

2．整理用物，分送标本，并做详细穿刺记录。

【注意事项】

1．术中应密切观察患者的一般情况，如出现面色苍白、出汗、头晕、心悸、气短、恶心等，应停止操作，并做相应处理。

2．放腹水不宜过快、过多。肝硬化患者一次放腹水一般不超过 3000 ml，过多放液可诱发肝性脑病和电解质紊乱，甚至血压下降。但在补充输注大量白蛋白的基础上，可视病情而定。一般放腹水 1000 ml 补充白蛋白 6 ～ 8 g。

3．腹水量多者，用迷路穿刺法，使针孔从皮肤到腹膜壁层不在一条直线上，以防拔针后腹水自穿刺点漏出。术后按压 1 ～ 2 min，并嘱患者仰卧，使穿刺孔位于上方。如拔针后仍有腹水自穿刺点漏出，可用蝶形胶布或火棉胶粘贴。

4．严重肝肾疾病的患者可能存在腹壁静脉曲张，穿刺可能引起腹腔大出血，甚至需要手术止血。

5．腹腔内积液不多，难以抽出时，可行诊断性腹腔灌洗。采用诊断性腹腔穿刺方法，把有侧孔的塑料管置入腹腔，塑料管尾端连接一盛有 500 ～ 1000 ml 无菌生理盐水的输液瓶，倒挂输液瓶，使生理盐水缓缓流入腹腔，当液体流完或患者感觉腹胀时，把瓶放正，转至床下，使腹内灌洗液借虹吸作用流回输液瓶中。灌洗后取瓶中液体进行检验。

6．腹水为血性者，在取得标本后，应停止抽吸或放液。

根据腹腔穿刺术在诊断和治疗方面的应用，设定一个场景：为明确腹水病因，行诊断性穿刺定性。

场　景

【病例情况】

患者男，61 岁，以乏力、腹胀、水肿 2 个月，再发 7 天为主诉入院。入院后查腹部膨隆，腹围 101 cm，腹软，肝、脾未触及，肝区无叩痛，移动性浊音阳性。腹部彩色超声提示：肝硬化，腹、盆腔积液。为明确腹水性质行腹腔穿刺术。患者生命体征如下：体温 36.7℃，脉搏 75 次 / 分，呼吸 16 次 / 分，血压 140/80 mmHg。

【术前准备】

1．签署知情同意书。

2．嘱患者排空尿液，接去处置室。

3．备腹腔穿刺包、无菌手套 2 副、弯盘 1 个、局麻药（利多卡因 100 mg）1 支、5 ml 和 50 ml 注射器各 1 支、盛器、量杯，消毒液（聚维酮碘）、棉签、胶布等。

【操作步骤】

1．患者取半卧位，选左侧脐与髂前上棘中外 1/3 交点为穿刺点。

2．助手用聚维酮碘在穿刺点部位自内向外进行皮肤消毒，消毒范围直径约 15 cm。术者戴无菌手套，检查穿刺包器械。铺消毒孔巾。

3．持 5 ml 注射器抽取利多卡因 3 ml，从穿刺点刺入皮内注射形成皮丘，然后向下斜行边进针边回抽，无血液或腹水后，推注麻醉药。

4．术者用左手拇指和示指绷紧并固定穿刺部位皮肤，右手持针经麻醉处直接入腹腔，待针锋抵抗感突然消失时，提示已穿过腹膜壁层，助手戴手套后，用消毒血管钳协助固定针头，术者抽取腹水，留取标本送检。

5．抽液完毕，拔出穿刺针，用碘伏消毒，覆盖无菌纱布，压迫穿刺部位数分钟，用胶布固定。

【术后处理】

1．将患者送返病房，嘱患者卧床休息 2 h。再次测量腹围、脉搏、血压，检查腹部体征。

2．整理用物，处置医疗垃圾，书写穿刺记录。

（夏书月　鲁　刚　曾　勉）

三、骨髓穿刺术

【适应证】

1．各类血液病的诊断及治疗随访。

2．不明原因的红细胞、白细胞、血小板增多或减少及形态学异常。

3．不明原因发热的诊断，可做骨髓培养、骨髓涂片找寄生虫等。

4．部分恶性肿瘤的诊断，如多发性骨髓瘤、淋巴瘤、骨髓转移瘤等。

5．了解骨髓造血功能，指导抗癌药物及免疫抑制剂的使用。

6．借助骨髓内发现特殊细胞诊断戈谢病、尼曼 - 皮克病等疾病。

7．骨髓干细胞培养或骨髓移植。

【禁忌证】

血友病及弥散性血管内凝血等出血倾向的患者。

【器械和药物准备】

骨髓穿刺包（包括骨髓穿刺针 1 枚、消毒孔巾、消毒纱布、弯盘 1 个）、10 ml 和 20 ml 注射器、局麻药（2% 利多卡因）、无菌手套、消毒液（聚维酮碘）、棉签、载玻片、推片及胶布等。

操作视频：骨髓穿刺术

【术前准备】

1．向患者和（或）法定监护人详细说明骨髓穿刺的目的、意义、安全性和可能发生的并发症。简要说明操作过程，解除患者的顾虑，取得配合，并签署知情同意书。

2．完善实验室检查，如血常规、凝血功能等。

3．核查器械、药品准备是否齐全。

4．操作者戴口罩、帽子，洗手，核对患者。

【操作步骤】

1．体位　成人采用髂前上棘或胸骨穿刺，或幼儿采用胫骨前穿刺时，患者取仰卧位；采用髂后上棘穿刺时，患者取俯卧位或侧卧位；采用腰椎棘突穿刺时，患者取侧卧位或坐位。

2．穿刺点定位

（1）髂前上棘穿刺点：髂前上棘后 1 ~ 2 cm 髂嵴处，该处骨面平坦，易于固定，操作方便，危险性小；

（2）髂后上棘穿刺点：在骶椎两侧、臀部上方突出的部位，此处骨皮质薄，骨髓腔大，容易刺入；

（3）腰椎棘突穿刺点：一般取第 3、4 腰椎棘突；

（4）胫骨前穿刺点：胫骨前内侧，胫骨粗隆水平下 1 cm 处（或胫骨中、上 1/3 交界处）；

（5）胸骨穿刺点：以相当于第 2 肋间隙水平胸骨体和胸骨柄相接处为穿刺部位，尽管胸骨骨髓液含量丰富，但此处胸骨较薄（约 1 cm），且其后有大血管和心房，穿刺时须小心，严防穿透胸骨，发生意外，仅适用于其他部位穿刺失败后。

3．消毒和局部麻醉 采用聚维酮碘消毒液，以穿刺点为中心，环形由内向外进行皮肤消毒，消毒范围直径约 15 cm。打开骨髓穿刺包，戴无菌手套，检查穿刺包内器械完好无损，特别注意穿刺针是否通畅，铺消毒孔巾。以 2% 利多卡因注射液进行局部皮下、皮内直至骨膜浸润麻醉。

4．骨髓穿刺 穿刺前必须根据患者体格及穿刺部位计算所需的穿刺针长度，根据此长度旋转骨髓穿刺针固定器以固定穿刺针在正确长度上（正常体格的患者髂骨穿刺时穿刺针长度应为 1.5 cm 左右，胸骨穿刺时应为 1 cm 左右）。穿刺时术者用左手拇指和示指绷紧穿刺部位皮肤，使之不会在穿刺时滑动，右手持针向骨面垂直刺入（胸骨穿刺应与骨面呈 30° ~ 40°），旋转进针，缓缓刺入骨质。若感觉阻力感消失，且穿刺针已固定在骨内时，表明穿刺针已进入骨髓腔。如果穿刺针尚未固定，则考虑未进入骨质。穿刺时穿刺者手臂必须保持伸屈肌群平衡用力，这是防止误穿脏器的关键技巧。

5．抽取骨髓液 拔出针芯，可见针芯前段表面有少许血性液体，提示可能是骨髓。接上 10 ml 或 20 ml 干燥注射器，缓缓用力抽吸。患者此时可感到一种轻微锐痛，随即可见少许红色骨髓进入注射器内，若做细胞学检查，仅需 0.1 ~ 0.2 ml 即可。若用力过猛或抽吸过多，会使骨髓液被血液稀释。将骨髓滴于载玻片上，立即涂片数张，以免发生凝固。如需要进行骨髓细菌培养，应在留取骨髓液计数和涂片标本后，再抽取 1 ~ 2 ml 骨髓液送检。

6．异常处理 如未能抽出骨髓液，可能是针腔被堵塞或“干抽”，此时应重新插上针芯，确认穿刺针方向及位置正确，稍旋转穿刺针，将穿刺针再进入少许或退出少许，拔出针芯，如见针芯带有血迹，再接上注射器抽吸，即可取得骨髓。如确认穿刺方向及位置无误，而且反复改变深度均未成功抽得骨髓，要考虑有无骨髓纤维化可能，可换另一个穿刺点。

7．术毕处理 抽取骨髓完毕后，插入针芯后拔出穿刺针，消毒穿刺点，覆盖无菌纱布，以手指按压 1 ~ 2 min，再用胶布加压固定。

【注意事项】

1．严格执行无菌操作，以免发生感染甚至骨髓炎。

2．骨髓穿刺针和注射器必须干燥，以免发生溶血。

3．穿刺时不可用力过猛，尤其是进行胸骨穿刺时。

4．穿刺针进入骨质后不可摆动过大，以免折断穿刺针。

5．一次穿刺失败时须重新穿刺，若前次穿刺失败使得针管内染有血迹，则应更换穿刺针再穿，否则可导致所取骨髓液凝固，影响检查结果的准确性。

6．骨髓造血组织分布不均，必要时需要多次从不同部位抽取骨髓液检查，方能协助诊断；多次“干抽”时应进行骨髓活检。

7．穿刺过程中如感到骨质坚硬，难以进入骨髓腔时，不可强行进针，以免断针，应考虑为大理石骨病的可能，及时行骨骼 X 线检查，以明确诊断。

8．由于骨髓液中含有大量幼稚细胞，极易发生凝固，因此，穿刺抽取骨髓液后应立即涂片。

9．进行骨髓细胞形态学检查时，抽取的骨髓液不可太多，以免影响对骨髓增生程度的判断、细胞计数和分类结果。

10．穿刺时应注意观察患者面色、脉搏、血压，如发现患者精神紧张、大汗淋漓、脉搏加快甚至出现休克症状，应立即停止穿刺，并做相应处理。

11．穿刺后注意局部有无出血，一般静卧 2 ～ 4 h。

12．术后 3 日内，穿刺部位勿接触水，防止感染。

（寇　伟　邹和群　曾　勉）

附：骨髓活体组织检查术

骨髓活体组织检查针由针管（内径 2 mm）、针座、接柱（长 1.5 cm 和 2.0 cm 各 1 件）和具有内芯的手柄四部分组成。

【适应证】

1．骨髓增生异常综合征。

2．骨髓纤维化（原发性、继发性）或骨髓硬化。

3．增生低下型白血病。

4．恶性肿瘤骨髓转移。

5．再生障碍性贫血。

6．多发性骨髓瘤。

7．恶性组织细胞病。

【禁忌证】

同骨髓穿刺术。

【器械和药物准备】

骨髓活检包（包括骨髓活检穿刺针、消毒孔巾、消毒纱布、弯盘 1 个）、局麻药（2% 利多卡因）、无菌手套、消毒液（聚维酮碘）、棉签、10% 甲醛（福尔马林）及胶布等。

【术前准备】

同骨髓穿刺术。

【操作步骤】

1．体位　采用髂前上棘穿刺骨髓活检时，患者取仰卧位；采用髂后上棘穿刺骨髓活检时，患者取俯卧位或侧卧位。

2．活检穿刺点定位　①髂前上棘活检穿刺点：在髂前上棘后 1 ～ 2 cm 处；②髂后上棘活检穿刺点：在脊椎两侧、臀部上方突出处。

3．消毒和局部麻醉　同骨髓穿刺术；将活检针管套在手柄的针芯上。

4．离断骨髓组织　术者用左手拇指和示指绷紧穿刺部位皮肤，使之活检时不会滑动，右手持活检针手柄，以顺时针方向进针至骨质一定深度后，拔出针芯（连手柄），在针座后端连接 1.5 cm 或 2.0 cm 接柱，再插入针芯，继续按顺时针方向进针，深度达 1 cm 左右，再转动针管 360°，针管前端的沟槽即可将骨髓组织离断。

5．组织固定　按顺时针方向退针至体外，卸下接柱，用针芯轻轻推出活检骨髓组织，置入 10% 甲醛（福尔马林）固定液中固定送检。

6．术毕处理　消毒活检穿刺点，覆盖无菌纱布，以手指按压 1 ～ 2 min，再用胶布加压固定。

【注意事项】

1．开始进针不要太深，否则，不易取出骨髓组织。

2．用骨髓活检穿刺针一般不宜吸取骨髓液涂片，因为针管内径大，换接注射器吸取骨髓液时液量不易控制，易混入血液稀释骨髓。

3．严格执行无菌操作，以免发生感染甚至骨髓炎。

4．穿刺时应注意观察患者面色、脉搏、血压，如发现患者精神紧张、大汗淋漓、脉搏加快甚至休克症状时，应立即停止穿刺，并做相应处理。

5．穿刺后注意局部有无出血，一般静卧 2 ～ 4 h。

6．术后 3 日内，穿刺部位勿接触水，防止感染。

（寇　伟　邹和群　曾　勉）

四、腰椎穿刺术

腰椎穿刺是用带芯穿刺针经腰椎间隙刺入椎管内的一种临床常用诊断及治疗技术，尤其在神经内科应用十分普遍。对于中枢神经系统感染性疾病、脑血管疾病、脑部肿瘤、神经系统变性疾病等的诊断具有重要意义。正确掌握腰椎穿刺的适应证、禁忌证和并发症十分必要。

【目的】

1．检查脑脊液的性质。

2．测量颅内压力。

3．进行动力试验，以了解蛛网膜下腔有无阻塞。

4．鞘内注射药物。

【适应证】

1．收集脑脊液进行各项检查，对中枢神经系统疾病如感染、脑室及蛛网膜下腔出血、脑部肿瘤、神经系统变性疾病进行诊断与鉴别诊断。

2．测量脑脊液压力，明确颅内压的高低，若压力低于正常低限可进行动力试验，以观察蛛网膜下腔是否有阻塞。

3．鞘内注射药物治疗相应的中枢神经系统疾病，并通过脑脊液检查指导治疗并判断预后。

4．鞘内注射放射性核素进行中枢神经系统扫描。

【禁忌证】

1．颅内压明显升高或已出现脑疝迹象，尤其怀疑颅后窝存在占位性病变。

2．穿刺部位有感染灶，腰椎有畸形或骨质破坏。

3．凝血功能障碍，有明显出血倾向或病情危重不宜搬动者。

【器械和药物准备】

无菌腰椎穿刺包、无菌手套、胶布、75% 乙醇（酒精）、2% 碘酒、2% 利多卡因、5 ml 注射器、无菌试管、消毒棉球和治疗盘。

操作视频：腰椎穿刺术

【操作步骤】

1．体位　术者及助手常规洗手，戴好帽子及口罩。摆好体位，嘱患者取左侧卧位于硬板床上，脊背平面与床面垂直，头颈部向前胸屈曲，两手抱膝紧贴腹部，使躯干呈弓形，拉大椎间隙，便于进针（图 7-1）。

2．确定穿刺点　以双侧髂嵴连线与后正中线交汇处为穿刺点，相当于第 3 ～ 4 腰椎棘突间隙，必要时也可改在上或下一椎间隙进行穿刺（图 7-2）。

3．常规消毒皮肤　自穿刺点由内向外进行皮肤消毒，消毒范围直径为 15 cm。打开腰椎穿刺包，术者戴无菌手套。清点穿刺包内器械，检查穿刺针是否通畅，铺无菌孔巾。

4．局部麻醉　以 2% 利多卡因自皮肤到椎间隙韧带行局部麻醉。拔出针头前注意穿刺的深度。

5．腰椎穿刺　术者用左手拇指和示指固定穿刺部位皮肤，右手持穿刺针以垂直背部平面的方向缓慢刺入穿刺点皮肤。针头略倾向头侧，进针过程中如遇骨质，应将穿刺针退至皮下

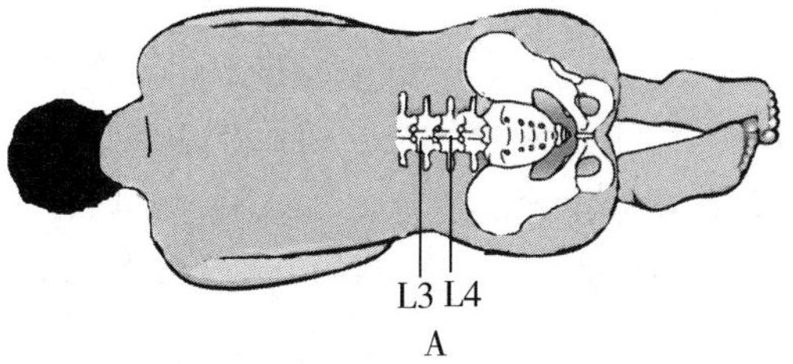

图 7-1　腰椎穿刺位（左侧卧位）

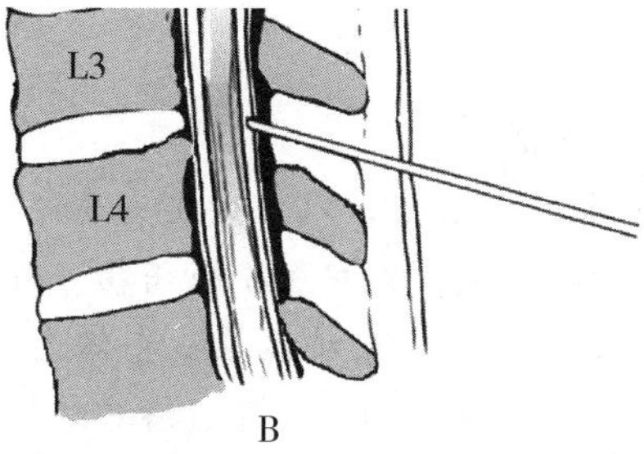

图 7-2　进针示意图（矢状图）

纠正角度后再行穿刺，成人进针深度为 4 ～ 6 cm，儿童为 2 ～ 3 cm，针尖穿过韧带时会有一定阻力，当阻力突然消失时，提示针头已进入蛛网膜下腔，再缓慢进针 0.5 cm。将针芯缓慢拔出，脑脊液即可流出。

6．测脑脊液压　接上测压管 / 压力表测量压力，嘱患者全身放松，平静呼吸，待测压管内液平面较稳定、随呼吸而波动时，此时的读数即为脑脊液压力。正常侧卧位脑脊液压力为 80 ～ 180 mmH_2O（40 ～ 50 滴 / 分）。

7．压力动力学检查　包括压腹试验和压颈试验。进行压腹试验时检查者以手部用力持续按压患者腹部，脑脊液压力迅速升高，停止按压后又恢复至原来水平。如脑脊液压力不升高，提示穿刺针不通畅或未进入蛛网膜下腔。压颈试验（Queckenstedt test）时，在测得初压后，由助手先按压一侧颈静脉 10 s，再按压另一侧 10 s，然后同时按压双侧颈静脉，正常情况按压颈静脉后，脑脊液压力迅速升高约 1 倍，解除按压后，压力值迅速降至原来水平。如在穿刺部位以上有椎管梗阻，按压颈静脉时脑脊液压力不升高（完全梗阻），或升高、下降缓慢（部分梗阻），称为压颈试验阳性。按压一侧颈静脉脑脊液压力不升高提示同侧静脉窦（乙状窦、横窦）梗阻闭塞。颅内压升高或颅内占位性病变者禁行压颈试验，以防脑疝发生。

8．脑脊液检测　撤去测压管后，将脑脊液收集到 3 个无菌试管中，每管 1 ～ 2 ml，第 1 管进行细菌学检查，第 2 管进行生物化学和免疫学检查，第 3 管进行细胞计数和分类检查。如怀疑为恶性肿瘤，需留一管进行脱落细胞学检查。标本收集后需立即送检，以免影响检查结果。

9．注药　鞘内注入药物时，应先放出与需注入药物量等量的脑脊液后再注入药物。

10．术毕处理　术毕，将针芯插入穿刺针后一同拔出，按压穿刺点 1 ～ 2 min，消毒后覆盖消毒纱布，用胶布固定。

11．术后体位　嘱患者去枕平卧 4 ～ 6 h，避免引起低颅压头痛。

【并发症及处理】

1．低颅压综合征　指侧卧位时腰椎蛛网膜下腔内的脑脊液压力低于 60 ～ 80 mmH_2O，出现以体位性头痛为特征的综合征。患者从卧位坐起后头痛明显并加剧，转为卧位或头低位时头痛症状即可减轻或缓解。因此，在腰椎穿刺时应使用细穿刺针，防止放液过多，以 2 ～ 4 ml 为宜，总量不超过 10 ml。颅压低者可于放出脑脊液后，注入等量生理盐水，防止症状加重。术后严格遵守卧床时间 4 ～ 6 h。可每日补充生理盐水 1000 ～ 1500 ml。

2．脑疝形成　腰椎穿刺放液过多、过快时，可能会在放液当时或术后数小时内发生脑疝，故在穿刺过程中，应观察患者意识、呼吸、脉搏和瞳孔的变化，若发现颅内高压或脑疝迹象应立即停止操作，快速静脉给予脱水剂、利尿剂治疗，以降低颅内压。

3．神经根损伤　穿刺针如刺伤马尾神经，可引起暂时性神经根疼痛，一般不需特殊处理。

场 景

【病例情况】

患者男，50 岁，以“突发头痛伴恶心、呕吐 6 h”为主诉入院。既往高血压 2 级 很高危、2 型糖尿病病史，无抗血小板药物、抗凝药物服用史。查体：神志清楚，颈抵抗，颏胸距 4 横指，克氏征阴性，余神经系统查体大致正常。入院当天头颅 CT 检查阴性，无颅内占位病变，血常规中血小板 180×10^9/L。考虑蛛网膜下腔出血，拟行腰椎穿刺术检查明确诊断。

【术前准备】

1. 查看患者生命体征等一般情况。

2. 向患者及家属交代病情，签署腰椎穿刺知情同意书。

3. 备无菌腰椎穿刺包、无菌手套、胶布、75% 乙醇（酒精）、2% 碘酒、2% 利多卡因、5 ml 注射器、无菌试管、消毒棉球和治疗盘。

4. 常规洗手，术者及助手戴帽子口罩。

【操作步骤】

1. 嘱患者取左侧卧位，脊背平面与床面垂直，头颈部向前胸屈曲，两手抱膝紧贴腹部，使躯干呈弓形。

2. 以双侧髂嵴连线与后正中线交汇处为穿刺点，相当于第 3 ~ 4 腰椎棘突间隙。

3. 自穿刺点由内向外进行皮肤消毒，消毒范围直径为 15 cm。打开腰椎穿刺包，术者戴无菌手套。清点穿刺包内器械，检查穿刺针是否通畅，铺无菌孔巾。

4. 以 2% 利多卡因自皮肤到椎间隙韧带行局部麻醉。

5. 用左手拇指和示指固定穿刺部位皮肤，右手持穿刺针以垂直背部平面的方向缓慢刺入穿刺点皮肤。针头略倾向头侧，进针深度约为 4.5 cm，针尖穿过韧带时会有一定阻力，当阻力突然消失时，提示针头已进入蛛网膜下腔，再缓慢进针 0.5 cm。将针芯缓慢拔出，可见脑脊液流出。

6. 测脑脊液压 接上测压管，嘱患者全身放松，平静呼吸，待测压管内液平面较稳定、随呼吸而波动时，此时的读数即为脑脊液压力。正常侧卧位脑脊液压力为 80 ~ 180 mmH_2O（40 ~ 50 滴 / 分）。

7. 脑脊液检测 撤去测压管后，将脑脊液收集到 3 个无菌试管中，每管 2 ml，第 1 管进行细菌学检查，第 2 管进行生物化学和免疫学检查，第 3 管进行细胞计数和分类。收集完脑脊液后嘱助手立即送检。

8. 术毕，将针芯插入穿刺针后一同拔出，按压穿刺点 2 min，消毒后覆盖消毒纱布，用胶布固定。

【术后处理】

1. 协助患者平卧位，嘱患者去枕平卧 4 ~ 6 h，测量患者生命体征等一般情况。

2. 收拾物品，垃圾分类放置，书写腰椎穿刺记录。

（王友明 张如路 曾 勉）

五、心电图操作

【目的】

1. 掌握心电图的操作、记录方法。

2. 熟悉正常心电图的图形特点和正常范围。

3．了解心电图的阅读顺序、分析方法和心电图报告的书写格式。

【适应证】

1．所有心脏不适患者（心慌、心前区疼痛、气短等）。

2．鉴别心律失常。

3．辅助诊断心肌炎，心肌病，急、慢性心包炎，心房、心室肥大。

【禁忌证】

无绝对禁忌证。

【教学方法】

1．引用“综合模拟人 ECS/HPS”，模拟临床正常或异常的心电波形，有教师进行讲解、示范，通过连接真实的心电图机，使教学现场更接近临床。

2．学生分成几组，在模拟人上进行心电图操作，教师于旁边指导。

3．临床实践观摩及课堂讨论。

本部分设立三个场景：

场景一：一个胸痛患者去急诊科胸痛中心做心电图检查。

场景二：病室内紧急床旁心电图，患者意识丧失，高度怀疑急性心肌梗死。

场景三：一名外伤患者，被抬入心电图室。

场景一

【病例情况】

患者男，52 岁，既往有高血压、糖尿病病史，近日感到活动时胸闷，休息后可缓解。3 h 前突然出现心前区压榨样疼痛，反射至后背、咽喉、左上肢，自行含服硝酸甘油后疼痛不缓解，遂自行到我院急诊科就诊。急诊分诊护士以胸痛待分诊至胸痛中心进行心电图检查。

【操作前查体】

1．目的　了解患者基本生命体征是否平稳，若生命体征不稳，应立即开始抢救，随后安排心电图检查。评估患者能否合作，是否过度紧张，有无假肢等。

2．简单告诉患者注意事项，如何配合医生的工作。

【操作准备】

1．器材准备　心电图机、心电图纸、导电糊（液）或生理盐水、持物钳、清洁棉球或纱布。

2．检查前准备

（1）除在特殊紧急情况下，尽量保持室内温度 18℃左右，以免因环境寒冷出现肌肉震颤，干扰图形。

（2）如使用交流电源，先检查是否接通电源，心电图机需接可靠的专用地线。

（3）心电图机放置在平坦安全的位置。

（4）诊查床宽度适宜，最好＞ 80 cm，防止因床过窄引起患者紧张，出现肌肉震颤，干扰心电波形。

（5）放置心电图机的位置应使其电源线尽可能远离诊察床和导联电缆，床旁不要摆放其他电器具及穿行的电源线。

（6）对初次检查心电图者，事先做好解释工作，消除紧张心理。

（7）为保护患者隐私，室内避免闲杂人员。

（8）如患者胸壁皮肤有大量污垢或胸毛过多，则应预先清洗皮肤，刮除胸毛。

（9）熟悉心电图机的各个按钮、开关、电压、走纸速度（常规 25 mm/s），调基线、手动线，调试到功能状态。

3．操作步骤

（1）受检者平卧于检查床上，暴露胸部、腕部及踝部，手脚分开，避免接触金属物体。

（2）在放置电极的部位涂抹导电糊或生理盐水。

（3）正确安放探查电极，按红黄绿黑或标识（R、L、F、RF）的标志将电极板分别连接于右上、左上、左下、右下肢体的踝腕部；再接杯状胸前导联电极，其位置分别是：V_1（C_1）位于胸骨右缘第4肋间，V_2（C_2）位于胸骨左缘第4肋间，V_3（C_3）位于V_2与V_4两点连线的中点，V_4（C_4）位于左锁骨中线与第5肋间相交处，V_5（C_5）位于左腋前线与V_4同一水平处，V_6（C_6）位于左腋中线与V_4同一水平处（图7-3）。特殊情况需行18导联心电图检查，V_7位于左腋后线平V_4，V_8位于左肩胛线平V_4，V_9位于左脊肋旁线平V_4。$V_{3R\sim5R}$位于右胸相应的$V_{3\sim5}$位置。

（4）老年人皮肤松弛者可由护士拉紧电极放置处周围的皮肤，以使得电极放置处皮肤紧绷。

（5）按准备键，定标电压键，做出定标电压图，按停止键。

（6）检查心电图图形，是否有基线漂移或其他位差，显示器上显示日期和姓名，甚至需标明患者正处于心悸或心绞痛发作（图7-4）。

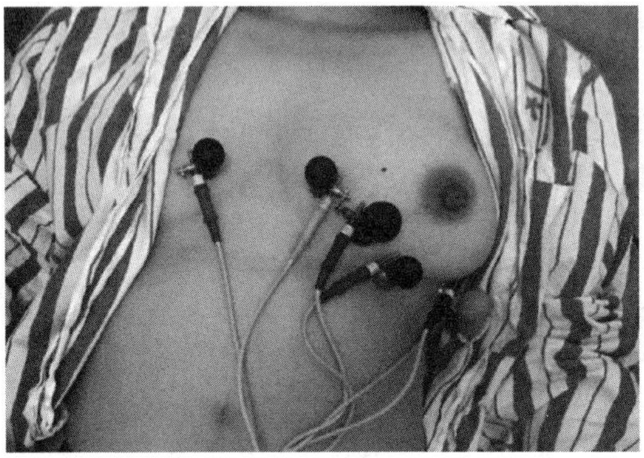

图7-3 胸前导联电极的放置

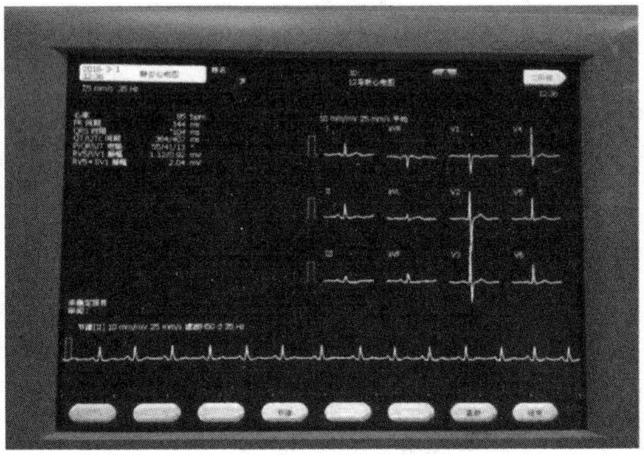

图7-4 检查心电图图形

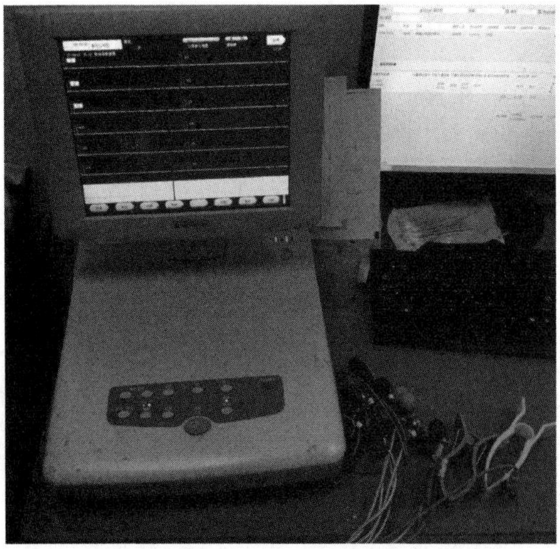

图7-5 检查后整理妥当

（7）如为了更清楚了解心电图的发病特点，需调到手动挡，长时间记录心电图。

（8）如果患者皮肤干燥或皮脂较多，引起基线漂移或其他位差，需清洁皮肤后再查。

（9）关闭电源。

（10）取下电极片，放置并整理妥当。切忌用力牵拉或扭转靠近两端的插头处。注意不要让导线打折，收藏时应盘成直径较大的圆盘，或悬挂放置，避免扭转或锐角折叠（图7-5）。

4．注意事项

（1）如果发现某个胸壁导联有无法解释的异常T波或U波，需排除两种可能：①胸壁电极是否松动脱落；②电极片是否放置在心尖搏动的最强处。前者需更换电极片，后者需将电极的位置稍微偏移一些。

（2）如果发现Ⅲ或aVF导联的Q波较深，则应在患者深吸气后屏住气时，立即重复描记这些导联的心电图。若此时Q波明显变浅或消失，则可考虑膈肌抬高所致；反之若Q波仍然深而宽，则不能除外下壁心肌梗死。

(3) 如果发现心率大于 60 次 / 分而 PR 间期大于 0.22 s，取坐位，再记录几个肢体导联心电图，以便确定是否有房室传导阻滞。

(4) 对于下壁心梗，心梗新发房室传导阻滞及其他提示可能右室、后壁心梗的患者需要加做 18 导联心电图。

(5) 交直流两用心电图机，应定期充电，利于延长电池寿命。

(6) 心电图机避免高温、日晒、受潮、受尘或撞击，用毕盖好防尘罩。

场景二

骨科病房急呼心电图室，有一老年患者，因右下肢动脉栓塞伴坏疽，行右下肢截肢手术。术后出现突发一过性意识丧失伴抽搐，目前意识恢复，患者自述胸闷、心悸明显。监护仪提示：心律 38 次 / 分，为宽大畸形的 QRS 波。既往有高血压、糖尿病史多年。要求床旁急查心电图，明确心动过缓类型及了解是否发生急性心肌梗死。

场景三

门诊心电图室突然抬入一个车祸伤男性患者，胸壁有大量血垢，与胸毛粘在一起。患者自觉气促、胸闷明显，需要进行心电图检查。心电图检查中，患者由于疼痛，肌肉抽搐、四肢摆动明显，且呼吸活动度大。此种情况出现的伪差如何判断及处理？

（蒲　丹　韩　英　曾　勉）

六、心包穿刺

【目的】

1. 掌握心包穿刺术的适应证和禁忌证。
2. 掌握心包穿刺术的操作方法、注意事项。
3. 了解心包穿刺术的术前准备。

【适应证】

1. 大量心包积液出现心脏压塞症状者，穿刺抽液以解除压迫症状。
2. 抽取心包积液进行化验及病理检查，确定心包积液的性质及病因，协助诊断。
3. 心包腔内给药（化疗、抗生素）治疗。
4. 化脓性心包炎，抽脓灌洗。

【禁忌证】

1. 出血性疾病、严重血小板减少症及正在接受抗凝治疗者为相对禁忌证。
2. 拟穿刺部位有感染者或合并菌血症或败血症者。
3. 心脏扩大为主而积液较少者。
4. 慢性缩窄性心包炎和风湿性心包炎。
5. 体质衰弱、病情危重，难以耐受手术操作者。
6. 不能很好配合手术操作的患者。
7. 心包积液未肯定、积液量甚少或心包积液主要位于心脏后。
8. 主动脉夹层破裂入心包是心包引流的禁忌。

【教学方法】

1. 观看多媒体视频教学。

2．联系病房医生，现场观摩心包穿刺术。

3．在模拟的心包穿刺场景下讲解，与示范相结合。模拟场景可以用标准化患者或者模拟人扮演患者和家属，尽可能与临床相接近。

4．分组在模拟人上进行模拟临床心包穿刺术训练，教师在旁边监督指导。

本部分需要设立三个场景

场景一：呼吸科病房一青年男性患者，中量心包积液，为明确积液性质要求行心包穿刺并抽取积液送检。

场景二：肿瘤科一老年女性患者，考虑肺癌术后复发伴全身转移，出现大量心包积液，患者出现心包填塞表现需行心包穿刺并行积液引流。

场景三：患者在介入导管室行经皮冠状动脉介入（PCI）治疗过程中出现冠状动脉穿孔，心包填塞，需紧急进行心包穿刺及引流。

【病例情况】

场景一

青年男性，咳嗽、乏力 2 个月，并出现消瘦。住院后发现胸腔积液，行胸腔穿刺后胸腔积液为渗出液，未查见结核分枝杆菌及肿瘤等。心脏彩超提示：中量心包积液，心脏结构及功能未见明显异常。心包腔超声发现，心包积液（图 7-6），心尖 1.2 cm，前心包 1.5 cm，侧心包 0.8 cm，后心包 0.7 cm，膈面心包 1.5 cm。为明确心包积液性质，决定于床旁安排心包穿刺，抽取积液送检。

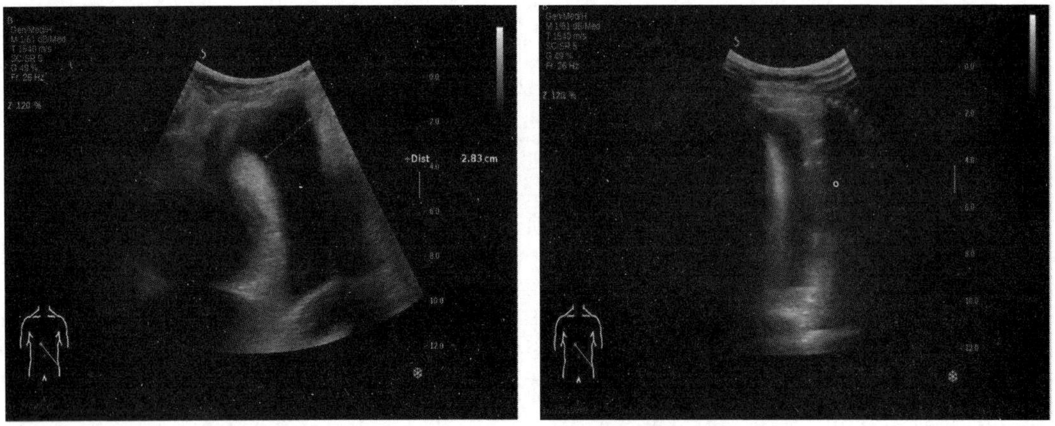

图 7-6　心包积液（穿刺前与穿刺中）

【器械和药物准备】

1．心包穿刺包（包括消毒孔巾、带胶皮管的胸穿针、消毒纱布、标本容器等），如行持续心包引流则需要再准备：穿刺针、导丝、尖刀、扩皮器、外鞘管、猪尾型心包引流管、三通管、肝素帽。

2．无菌手套 2 副、弯盘 1 个、砂轮 1 枚、油性画线笔 1 支、棉签 1 包、胶布 1 卷、痰盂 1 个。

3．局麻药（2% 利多卡因 100 mg）1 支及各种抢救药品，5 ml、50 ml 注射器各 1 支。

4．心电监测仪和除颤器各一台。

5．术前行超声心动图检查协助确定穿刺部位、进针方向与深度。同时测量从穿刺部位至心包的距离，以决定进针的深度。

6．开放静脉通路。

7．向患者及家属说明手术目的及方法，解除紧张情绪。

8．签署手术知情同意书。

【操作步骤】

1．在心电、血压监测下，患者取坐位或半卧位 30°，暴露前胸、上腹部，仔细叩出心浊音界，选好穿刺点，并用笔做标记。

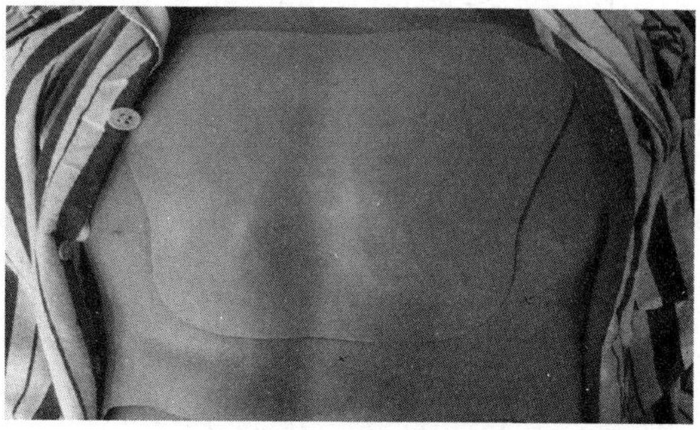

图 7-7　心包穿刺部位

2．常用穿刺点（图 7-7）：①心尖部：多数位于左侧第 5 肋间或第 6 肋间心浊音界内 1 ～ 2 cm 处；②剑突与左肋弓夹角处；③右侧第 4 肋间心浊音界内 1 cm 处，此点适用于右侧心包积液较多者。穿刺时注意有伤及内乳动脉的危险。

3．消毒皮肤，覆盖无菌孔巾，在穿刺点自皮肤至心包壁层进行局部麻醉。

4．一般选用剑突与左肋弓夹角处进针，穿刺针与腹壁成 30° ～ 45°，向上、向后并稍向左侧进入心包腔后下部；也可在超声心动图指导下确定穿刺针的方向和位置。

5．缓慢进针，待针锋抵抗感突然消失时，提示穿刺针已进入心包腔，感到心脏搏动撞击针尖时，应稍退针少许，以免划伤心脏，同时固定针体；若达到测量的深度，仍无液体流出，可退针至皮下，略改变穿刺方向后再试。

6．进入心包腔后，助手将注射器接于橡皮管上，放开钳夹处，缓慢抽液，当针管吸满后，取下针管前，应先用止血钳夹闭橡皮管，以防空气进入。记录抽液量，留标本送检。如果使用的是套管针，在确认有心包积液流出后，一边退出针芯，一边送进套管。固定套管，接注射器，缓慢抽取积液。记录抽液量，留标本送检。

7．抽液完毕，拔出针头或套管，覆盖消毒纱布，压迫数分钟，并以胶布固定。

8．如果需要持续心包引流，再沿穿刺针送入导丝，退针，尖刀切皮，可用扩皮器扩张穿刺部位皮肤及皮下组织，沿导丝送入心包引流管，退出导丝，观察引流效果，必要时可适当调整导管的位置，保证引流通畅。

9．缝针固定，接引流袋，缓慢引流。

10．覆盖消毒纱布，压迫数分钟，并以胶布固定。

【操作要点】

1．该患者病情不是非常紧急，有足够的时间在心脏彩超的指引下进行穿刺。

2．该患者体型消瘦，胸壁薄，应选择小号的穿刺针。进针一定要缓慢，尤其第一次操作者，手感差，感觉不到突破感。

3．麻醉要完善，以免因疼痛引起神经源性休克。

4．如果患者咳嗽，术前半小时给予可待因 0.03 g 镇咳，防止因咳嗽损伤心肌。

5．边操作，边密切关注患者的感受。

【术后处理】

1．嘱患者卧床休息 2 ～ 4 h，严密监测呼吸、血压、脉搏等变化，观察患者有无术后反应，有无并发症。持续观察 24 h。

2．整理用物，医疗垃圾分类处置，标本及时送检，并做详细的手术穿刺记录。

【注意事项】

1．严格掌握适应证。因为心包穿刺术有一定的危险性，应由有经验的医师操作或指导，并在心电监护下进行穿刺。穿刺及引流过程中要密切观察患者症状和生命体征的变化。

2．为了避免损伤心肌和血管，最好用套管针进行心包穿刺。

3．向患者做好解释工作，嘱其在穿刺过程中不要深呼吸或咳嗽。必要时术前口服镇咳药或镇静药。

4．穿刺过程中如出现期前收缩，提示可能碰到了心肌，要及时外撤穿刺针。

5．抽液时应遵循“见血暂停”的原则。若开始即抽出颜色污秽、3 ~ 5 ml 不凝血液，为血性心包积液，可继续抽吸；若颜色较鲜艳，抽出即凝，或后来变为血性，则提示损伤了心肌或动脉，应立即停止抽液，严密观察有无心脏压塞症状出现，并采取相应的抢救措施。

6．抽液速度要慢，抽液过快、过多可导致心脏急性扩张或回心血量过多而引起急性肺水肿。首次抽液量一般不宜过大，第一次＜ 100 ~ 200 ml，第二次 300 ~ 500 ml。

7．当患者在抽液过程中出现面色苍白、气短加剧、头晕、心慌、出汗等，应立即停止抽液，嘱患者平卧，必要时皮下注射 0.1% 肾上腺素 0.3 ~ 0.5 ml，其原因是疼痛刺激或发生了神经反射。

8．取下空针前应夹闭橡胶管，以防空气进入。

9．为了防止合并感染，持续引流时间不宜过长。如果需要长期引流，应考虑行心包开窗术等外科处理方式，并酌情使用抗生素。

【并发症的预防与处理】

1．肺损伤、肝损伤　最好有超声心动图定位，选择合适的进针部位及方向，避免损伤周围脏器。

2．心肌损伤及冠状动脉损伤引起出血　选择积液量多的部位，并尽可能使穿刺部位离心包最近，术前用超声心动图定位，测量从穿刺部位至心包的距离，以决定进针的深度，同时缓慢进针。

3．心律失常　穿刺针损伤心肌时，可以出现心律失常。术中应缓慢进针，注意进针的深度。一旦出现心律失常，立即后退穿刺针少许，观察心律变化。

4．感染　严格遵守无菌操作，穿刺部位充分消毒。持续心包引流的患者可酌情使用抗生素。

场景二

肿瘤科一老年女性患者，考虑肺癌术后复发伴全身转移，近期出现呼吸困难，难以平卧，双下肢明显水肿等表现。行心脏彩超提示：大量心包积液，心脏结构及功能正常。心包腔超声提示：大量心包积液，心尖积液深度为 3 cm，前心包 2.5 cm，膈面心包 1.8 cm，侧心包 2 cm，后心包 2.2 cm。

操作地点：肿瘤科患者床旁。

场景三

62 岁男性患者，反复活动后胸闷、胸痛 2 个月入院。行冠脉造影提示：左主干未见明显狭窄，前降支近中段弥漫狭窄伴钙化，最重处狭窄 90%；回旋支中远段狭窄 40%；右冠状动脉近段狭窄 20%。决定于前降支近中段行 PCI 治疗，治疗过程中支架释放不充分，决定用高压球囊后扩张，在此过程中出现冠状动脉穿孔，造影可见造影剂外渗。患者自述胸闷、心悸、全身发冷。监护仪提示：患者为窦性心动过速，HR 144 bpm，面罩吸氧，氧饱和度 92%，血压 78/46 mmHg，患者面色惨白、呼吸急促、四肢厥冷。心脏彩超提示：心包少量积液。

穿刺地点：介入导管室。

（蒲　丹　韩　英　曾　勉）

七、三腔二囊管插管术

【适应证】

食管、胃底静脉曲张破裂引起的上消化道大出血。

【禁忌证】

严重冠心病、严重高血压及心力衰竭。

【器械和药物准备】

三腔二囊管、50 ml 注射器、血管钳、治疗盘、无菌巾、无菌手套、无菌碗、液体石蜡、0.5 kg 重沙袋或盐水瓶、血压计、绷带及胶布等。

【术前准备】

1．熟悉患者病情，与患者和（或）法定监护人谈话，详细说明三腔二囊管治疗的目的、意义、安全性和可能发生的并发症。简要说明操作过程，解除患者和家属顾虑，取得配合，并签署知情同意书。

2．检查有无鼻息肉、鼻甲肥厚和鼻中隔偏曲，清除鼻腔内结痂及分泌物，选择鼻腔较大侧插管，对不合作或烦躁者可以肌内注射地西泮 5 ～ 10 mg。

3．检查三腔二囊管气囊有无松脱、漏气，充气后膨胀是否均匀，通向食管囊、胃囊和胃腔的管道是否通畅；找到管壁上 45 cm、60 cm、65 cm 三处的标记及三腔通道的外口。

4．核查器械和药物准备是否齐全。

5．操作者戴口罩、帽子，洗手，核对患者。

【操作步骤】

1．体位　患者取坐位、半卧位或平卧位，昏迷患者取左侧卧位，有义齿者取下活动义齿。

2．检查气囊有无漏气，抽尽双囊内气体，将三腔管之前端及气囊表面涂以液体石蜡。将三腔管从患者鼻腔送入，达咽部时嘱患者吞咽，使三腔管顺利送入至 65 cm 标记处。如能由胃管腔抽出胃内容物，表示管端已至胃内。

3．用注射器先向胃气囊注入空气 250 ～ 300 ml（囊内压 40 ～ 50 mmHg，即 5.33 ～ 6.67 kPa），使胃气囊充气，用血管钳将此管腔钳住，然后将三腔管向外牵拉，感觉有中等度弹性阻力时，表示胃气囊已压于胃底部。再以 0.5 kg 重沙袋或盐水瓶通过滑车持续牵引三腔管，以达到充分压迫的目的。

4．经观察未能实现压迫止血的目的时，可再向食管囊内注入空气 100 ～ 200 ml（囊内压 30 ～ 40 mmHg，即 4 ～ 5.53 kPa），然后钳住此管腔，以直接压迫食管下段的曲张静脉。

5．定时自胃管内抽吸胃内容物，以观察是否继续出血，并可自胃管进行鼻饲和有关治疗。

6．每 2 ～ 3 h 检查气囊内压力 1 次，如压力不足应及时注入增压。每 8 ～ 12 h 将食管囊放气并放松牵引 1 次，同时将三腔管再稍深入，使胃囊与胃底黏膜分离，同时口服液体石蜡 15 ～ 20 ml，以防胃底黏膜与气囊粘连或坏死。30 min 后再使气囊充气加压。

7．出血停止 24 h 后，取下牵引沙袋并将食管气囊和胃气囊放气，继续留于胃内观察 24 h。如未再出血，可嘱患者口服液体石蜡 15 ～ 20 ml，然后抽尽双囊气体，缓慢将三腔管拔出。

【注意事项】

证实胃管在胃内后，将体外胃管末端盘卷并用纱布包好，再用夹子夹住，置于患者枕旁合理位置。注意每 1 ～ 2 h 用生理盐水冲洗胃腔管，以免血凝块堵塞孔洞，影响胃腔管的使用。

【并发症的预防与处理】

1．窒息　气囊向上移位，堵塞咽喉引起窒息死亡。当患者有烦躁不安，或气囊放置位置不当，食管囊注气多于胃囊，或胃囊注气过多破裂时，尤其容易发生。为防止意外，应加强监护，在患者床边治疗车上或附近其他合理位置放置一把剪刀，随时在出现紧急情况时剪断皮管放气。

2．误吸 最常发生的主要并发症，多发生在三腔二囊管的插入阶段。

3．吸入性肺炎

4．食管穿孔或破裂 多是由于向胃气囊中打气时，胃气囊被错误地置于食管中，或食管黏膜受压过久发生坏死所致。

5．其他并发症 疼痛、打嗝，以及咽部和胃、食管黏膜的糜烂和（或）溃疡。

（寇 伟 邹和群 曾 勉）

八、肾穿刺活检术

肾活检术是肾病临床最重要的检查项目之一，也是获取肾病理标本的手段之一，经皮肾穿刺活检（肾穿刺）是国内外最普及的肾活检方法。

【目的及意义】

1．明确肾病的病因及致病机制。

2．明确肾病的病理变化及病理类型，结合临床资料对疾病做出诊断。

3．探讨临床综合征和病理改变的内在联系，对具有类似临床表现的不同疾病进行鉴别。

4．根据病理类型及病变严重程度制订治疗方案并判断疾病预后。

5．通过重复肾活检可以明确特定肾病的一般发展规律，为治疗计划的继续实施或修订提供依据。

6．为临床研究提供可靠的基线资料。

【适应证】

为了明确诊断、指导治疗或判断预后，且无肾穿刺禁忌证时，各种原发、继发及遗传性肾实质疾病均可进行肾穿刺。

1．急性肾炎综合征 肾功能急剧恶化、疑急进性肾炎或按急性肾炎治疗 1 ～ 2 个月病情无好转，应尽早穿刺。

2．原发性肾病综合征 成人肾病综合征均应在肾活检明确病理类型后再确定治疗方案；儿童患者可以先进行 8 周规则激素治疗，激素不敏感时，再行肾穿刺。

3．单纯性血尿 异形红细胞性血尿临床诊断不清时。

4．无症状性蛋白尿 持续性蛋白尿诊断不清时。

5．急进性肾炎综合征 均需先明确病理诊断，再制订治疗方案，即使存在相对禁忌证，也要尽量纠正这些异常，尽早肾活检。

6．急性肾衰竭 肾前性少尿及泌尿道梗阻导致的急性肾衰竭不需肾活检。临床或实验室检查无法确定急性肾衰竭病因时，应及时进行肾穿刺活检（包括慢性肾病患者肾功能急剧恶化）。

7．糖尿病肾病 2 型糖尿病肾病发展迅速、伴大量蛋白尿、伴大量血尿或表现为急进性肾炎综合征者需要行肾活检。

8．继发性或遗传性肾病 临床怀疑而无法确诊时，应肾穿刺活检；临床确诊，但肾活检病理检查对指导治疗和判断预后有重要意义时（如系统性红斑狼疮），应及时进行肾穿刺活检。

9．移植肾 不明原因急、慢性移植肾失功能；怀疑原有肾病在移植肾中复发或移植肾新发肾病；慢性排异早期诊断。

10．为指导临床进一步治疗需重复肾活检时。

【禁忌证】

在决定肾活检之前，必须充分评估肾活检的受益和风险。掌握禁忌证基本原则，当估计肾穿刺的危险性大于其可能受益时即应禁忌穿刺。

1．绝对禁忌证

（1）明显出血倾向。

（2）重度高血压且控制不良者。

（3）穿刺部位皮肤感染。

（4）精神病或不配合者。

（5）孤立肾。

（6）肾萎缩的终末期肾衰竭。

2．相对禁忌证

（1）活动性肾盂肾炎、肾结核、肾盂积水或积脓、肾脓肿或肾周脓肿。

（2）肾肿瘤或肾动脉瘤。

（3）各种原因导致的严重贫血（血红蛋白 < 80 g/L）。

（4）多囊肾或肾大囊肿。

（5）肾位置过高（深吸气肾下极也难达第 12 肋下）或游走肾、慢性肾衰竭、过度肥胖、重度腹水、心力衰竭、低血容量、妊娠（> 32 周）或高龄。

【术前准备】

1．详细询问病史，注意有无出血性疾病和肉眼血尿、抗凝药物服用史、近期血管紧张素转化酶抑制药（ACEI）类药物服用史和月经史。术前 1 周应停用 ACEI 类药物。术前停用一切影响凝血和血小板功能的药物（如华法林、阿司匹林、非类固醇类消炎药等）。询问有无咳嗽、腹泻、便秘、腹胀、腹水等症状，如有异常应在恢复正常后再进行肾活检。女性患者应避开月经期行肾活检。详细询问并检查有无尿路感染、全身感染或菌血症。如有感染须在感染控制后才能行肾活检。

2．肾活检前应详细检查　①全身情况：包括体温、脉搏、容量状态、心功能、精神状态；②血压：高血压患者肾活检前血压必须控制在 140/85 mmHg 以下。

3．检查尿沉渣，观察尿红细胞形态和计数，以备术后对照。

4．医护人员告知患者肾活检的必要性和风险，征求患者本人及家属同意，必须签署肾穿刺活检术知情同意书。

5．医护人员对患者进行充分宣教和训练。使患者充分了解肾活检的目的和意义、肾穿刺的操作流程和术中配合的重要性，解除患者的紧张情绪，对精神过度紧张者术前半小时可口服地西泮 10 mg 或可待因 30 mg。嘱其练习俯卧位时屏气（肾穿刺时需短暂屏气）及卧床排尿（肾穿刺后需卧床 24 h）。

6．填写病理送检单　①应注明是否需要乙肝免疫组化、刚果红染色、轻链检测；②尽量完整填写，尤其是尿常规、24 h 蛋白定量、血清白蛋白、尿红细胞位相、乙肝和丙肝血清标志物、抗中性粒细胞胞质抗体（ANCA）、血冷球蛋白等结果。临床诊断必须完整，如肾病综合征、肾炎综合征、高血压、系统性红斑狼疮、肝硬化、过敏性紫癜、肿瘤、糖尿病等。临床诊断对病理医生的诊断具有重要的提示作用。

7．常规化验凝血功能、血常规、肾功能（尿素氮和血肌酐）、电解质（K^+、Na^+、Cl^-、Ca^{2+}、二氧化碳结合力）、血型，必要时备血。

8．影像学检查确认肾大小及肾皮质厚度，排除孤立肾和小肾。

9．对于有出血倾向、高血压、泌尿系统感染、腹水、心力衰竭、贫血及低血容量者术前必须治疗并矫正；急性肾衰竭患者需要在术前进行透析治疗，肾穿刺前透析应该采用无肝素透析，并在透析后或术前急诊查凝血指标和（或）血常规。

10．物品准备　肾穿刺包、一次性肾活检穿刺枪、1% 聚维酮碘、生理盐水 500 ml、AF 固定液、戊二醛固定液、培养皿、注射器（5 ml、20 ml）、尖刀片、纱布、无菌手套、口罩、帽子、沙袋、腹带等。

【操作步骤】

1．体位　患者取俯卧位，腹下垫约 10 cm 厚的硬枕，以将肾顶向背侧，保持背部平坦。超声定位，确认穿刺肾无解剖异常，排除孤立肾。

2．穿刺点确定　肾穿刺部位一般选在肾下极外侧缘，皮肤进针点一般定位于腰肋角，具体进针点根据超声图像定位，左右肾均可，以最适于穿刺肾的位置为首选。

3．消毒　采用 1% 碘伏消毒液，以穿刺点为中心，环形由内向外进行皮肤消毒，消毒范围直径约 15 cm。打开肾穿刺包，术者戴无菌手套，检查穿刺包内器械完好。覆盖消毒孔巾。

4．局部麻醉　参考肾穿刺点皮肤与肾包膜的距离，逐层进行局部麻醉。任何一次注射局部麻醉药物之前，均需回抽以防误注入血管。

5．于超声穿刺探头直视下穿刺取材　在皮肤穿刺点切开皮肤，超声引导下用肾穿刺针进行穿刺，入针接近肾纤维囊时嘱患者吸气，待肾位置合适时嘱患者屏气，肾穿刺针顶住肾被膜进行穿刺。拔出针后允许患者自由呼吸。一般取两条肾组织标本，保证处理材料充分。用解剖显微镜现场检查有无肾小球，若无肾小球，则根据具体情况决定是否再次进行肾活检。

6．术后患者处理及观察　拔针后压迫穿刺部位 3 ~ 5 min，消毒后覆盖纱布以沙袋压迫并加用腹带固定沙袋。用平车送患者回病房，卧床 24 h，前 6 h 绝对卧床；予以心电监护、低流量吸氧。密切观察脉搏、血压及心率（术后每半小时一次，共 6 次，之后每小时一次，共 3 次），并留尿 3 次进行尿常规检查，观察尿量及颜色变化。鼓励患者多饮水，增加尿量，有利于防止血块堵塞尿路。并给予抗生素及止血药以防感染和出血。

7．标本处理　光镜标本放入 AF 固定液，电镜标本放入戊二醛固定液，免疫病理标本用湿润生理盐水纱布包裹放入培养皿，置于 4℃ 冰壶，应分送光镜、免疫病理、电子显微镜检查。

【并发症的预防与处理】

经皮肾穿刺是一种有创检查，可以发生多种并发症。

1．血尿

（1）镜下血尿：几乎见于 100% 患者，一般在 1 ~ 2 日自行消失，可不进行特殊处理。

（2）肉眼血尿：发生率 2% ~ 12%，一般在 1 ~ 3 日转为镜下血尿，但约 0.5% 病例可持续 2 ~ 3 周。绝大多数肉眼血尿病例无血压、脉搏及血红蛋白改变，无需输血，仅延长卧床时间、给予静脉滴注维生素 K_1 及酚磺乙胺（止血敏）等治疗。

（3）严重肉眼血尿，意味着受损血管较大且与肾盂沟通，应给予静脉滴注维生素 K_1、酚磺乙胺（止血敏）、垂体后叶素等治疗，监测脉搏、血压、心率和血红蛋白。在患者没有生命危险时，不要使用凝血因子和抗纤溶性止血药，以免出现尿路血块梗阻造成严重后果。如患者出现血压下降、脉搏细速、血红蛋白下降等大出血表现或休克时，应迅速输血及抗休克治疗，同时考虑血管介入行肾动脉栓塞治疗或手术（部分肾切除及全肾切除）。

（4）尿路血块形成：可能会刺激输尿管，引起肾绞痛。嘱患者多饮水，增加尿量，有利于血块排出。无效时进行逆行输尿管插管。

2．肾周血肿　肾周血肿的发生十分普遍，经 CT 检查证实发生率达 48% ~ 85%。

（1）小血肿：在 1 ~ 2 周自行吸收，不需任何处理。

（2）有临床表现的较大血肿：发生率为 1.3% ~ 7.8%。常表现为腹痛、腰痛、腹胀、腰腹部压痛和肌紧张，严重者甚至出现呼吸困难。若血肿破入腹膜后间隙，常导致血红蛋白下降，甚至休克。大血肿用抗生素预防感染极为重要，如果无继发感染，多能在输血、卧床等保守治疗后 3 个月完全吸收。伴有肾周血肿的患者，由于血肿的吸收，可有中等程度发热，应按发热患者护理，并给予适当的药物处理。

（3）血肿继发严重感染：需外科手术引流。

3．腰痛及腰部不适　多数患者有轻微的同侧腰痛或腰部不适，一般持续 1 周左右。多数患者服用一般止痛药可减轻疼痛，但合并有肾周血肿的患者如果腰痛剧烈，排除外科情况后可给予麻醉性止痛药止痛。

4．动静脉瘘　是肾穿刺时造成的动静脉直接短路，发生率为 15% ~ 19%，多数无症状，有症状者仅占 0.1% ~ 0.5%。典型表现：严重血肿和（或）肾周血肿、顽固性高血压、心力衰竭及腰腹部杂音。选择性肾动脉造影是最敏感和最可靠的确诊方法。95% 以上的动静脉瘘在 3 ~ 30 个月内自愈。少数出血不能控制、高血压及心力衰竭极为严重的病例，需进行选择性肾动脉造影，行栓塞治疗止血或手术（部分肾切除及全肾切除）。

5．腹痛、腹胀　个别患者肾活检后出现腹痛，持续 1 ~ 7 日，少数患者可有压痛及反跳痛，应排除外科情况。由于生活习惯改变加之腹带压迫可出现腹胀，一般无需特殊处理，对腹胀、腹痛明显者，排除外科情况后可给予促进消化的药物（如乳酶生）等以缓解症状。

6．感染　肾穿刺后感染发生率不高，在 0.2% 以下，但严重感染可造成肾脓肿及败血症等。预防和处理：①严格无菌操作；②活动性肾盂肾炎时禁止穿刺；③及时进行抗感染治疗。

7．误穿其他脏器　有文献报道误穿肝、脾、胰腺、胆囊、十二指肠、小肠、结肠、输尿管、肋间动脉等。多因穿刺点不当或进针过深损伤脏器，严重者需要手术治疗。但随着穿刺技术的改进，误穿已经很少发生。

8．死亡　发生率在 0.1% 以下，因严重大出血、感染、脏器损害或出现其他系统并发症死亡。

9．其他　如肠梗阻、肾动脉瘤、尿囊肿、肾肿瘤扩散等。

（李永强　邹和群　曾　勉）

九、淋巴结穿刺活检术

淋巴结穿刺活检术是将穿刺针经皮直刺淋巴结收集抽取液，制作涂片进行病原微生物或细胞学检查，以协助临床诊断的技术。

【目的】

明确肿大淋巴结的病因。

【适应证】

各种原因不明的淋巴结肿大，如感染（细菌、病毒、真菌、丝虫）、淋巴结结核、造血系统肿瘤（白血病、淋巴瘤）、转移瘤和反应性增生等。

【禁忌证】

1．已确定的原发性恶性肿瘤者。

2．靠近大动脉或神经的肿大淋巴结者。

【器械和药物准备】

无菌包 1 个，弯盘 1 个、5 ml 注射器 1 支、带 18 ~ 19 号针头的 10 ml 干燥注射器 1 支、局麻药（利多卡因 100 mg）1 支、消毒液（聚维酮碘）及棉签、无菌纱布若干、胶布、载玻片及推片等。

【术前准备】

1．了解病史，向患者和（或）法定监护人详细说明淋巴结穿刺的目的、意义、安全性和可能发生的并发症。简要说明操作过程，解除患者的顾虑，取得配合，并签署知情同意书。

2．遵守无菌（操作）原则，核对器械是否齐全。

【操作步骤】

1．穿刺部位 选择肿大较明显的浅表淋巴结易于穿刺的部位。

2．消毒 用聚维酮碘在穿刺点部位自内向外进行皮肤消毒，消毒范围直径约 15 cm。打开无菌包，术者戴无菌手套，并铺消毒孔巾。

3．局部麻醉 持 5 ml 注射器抽取利多卡因 5 ml，持针（针尖斜面向上）从穿刺点斜刺入皮内，回抽无血后注药。注射利多卡因至形成橘皮样隆起的皮丘（5 mm），然后皮下、淋巴结表面逐层麻醉。

4．淋巴结穿刺 术者以左手拇指和示指固定淋巴结，右手持带有 18 ~ 19 号针头的 10 ml 干燥注射器，沿淋巴结长轴方向刺入淋巴结内（刺入的深度依淋巴结的大小而定），边退针边用力抽吸，利用负压将淋巴结内的液体和细胞成分吸出。不必等有组织液进入注射器内，即固定注射器内栓并拔出针头，同时勿使抽吸物进入注射器内。

5．涂片 拔下针头，将注射器充气后再套上针头，将针头内的抽出液射到载玻片上，均匀涂片，备染色镜检。涂片前应仔细观察抽出液的外观和性状。

6．消毒固定 穿刺部位消毒，覆盖无菌纱布，以胶布固定。

【术后处理】

整理用物，分类处置医疗垃圾，及时送检标本，并做穿刺操作记录。

【注意事项】

1．淋巴结穿刺术应空腹进行，以免抽出物中脂质过多，影响染色。

2．选择穿刺的淋巴结局部无炎症及溃烂，易于固定，从健康皮肤侧面潜行进针，以防瘘管形成，并远离大血管。

3．如抽取标本不足，可由原穿刺点进针，并调整穿刺方向反复数次抽吸，直到获得抽出液为止（注意不要发生出血）。

4．穿刺一般不宜选用腹股沟淋巴结。

根据淋巴结穿刺术在诊断方面的应用，设定一个场景：无原因淋巴结肿大伴发热患者行淋巴结诊断性穿刺术。

场 景

【病例情况】

患者女，45 岁，无原因发现右颈肿物 4 周，右侧腰痛 3 天为主诉入院。入院后查体右侧颌下可触及肿大淋巴结，最大直径 4.0 cm × 2.0 cm，质韧，光滑，无触痛，可活动。颈部彩色超声提示：双颈部多发性结节，右侧直径最大 3.5 cm × 2.1 cm，左侧 2.7 cm × 1.9 cm。腹部 CT：腹主动脉旁 3.1 cm × 2.0 cm 淋巴结。患者生命体征如下：体温 37.8℃，脉搏 85 次 / 分，呼吸 18 次 / 分，血压 120/80 mmHg。

【术前准备】

1．签署知情同意书。

2．核查器械。

【操作步骤】

1．选择右侧颈部肿大的淋巴结进行穿刺。

2．用聚维酮碘在穿刺点部位自内向外进行皮肤消毒，消毒范围直径约15 cm。助手打开无菌包。术者戴无菌手套，备好带有18～19号针头的10 ml注射器，铺消毒孔巾。

3．用5 ml注射器抽取利多卡因5 ml，从穿刺点斜刺入皮内形成橘皮样隆起的皮丘，然后皮下、淋巴结表面逐层麻醉，回抽无血后注药。

4．术者以左手拇指和示指固定淋巴结，右手持10 ml干燥注射器，沿淋巴结长轴方向刺入淋巴结内，边退针边用力抽吸，利用负压将淋巴结内的液体和细胞成分吸出。固定注射器内栓并拔出针头。

5．从注射器上拔下针头，将注射器充气后再套上针头，将针头内的抽出液射到载玻片上，均匀涂片，备染色镜检。

6．穿刺部位消毒，覆盖无菌纱布，以胶布固定。

【术后处理】

1．整理用物，分类处置医疗垃圾，送检标本。

2．书写穿刺操作记录。

（夏书月　鲁　刚　曾　勉）

第8章 外科基本技能操作

第一节 普通外科操作技术

一、无菌术

无菌术是指针对可能引起手术切口及深部组织感染的感染源及感染途径所采取的有效预防措施，包括消毒灭菌、无菌操作原则及管理制度等。

（一）戴口罩

目的：戴口罩可减少患者的血液、体液等传染性物质溅入医务人员的口鼻，同时也可防止医务人员将病原体传染给患者。

操作前准备：

1．准备医用防护口罩或外科口罩。

2．操作前洗手，确保手部清洁。

3．戴无菌帽子，遮盖全部头发。

戴外科口罩：

1．取出口罩，将口罩下方系带系于颈后，将上方系带分别经两侧颞部、耳上方交汇于头枕部并系牢。

2．将双手指尖放在鼻夹上，从中间位置开始，用手指向内按压，并逐步向两侧移动，根据鼻梁形状塑造鼻夹，并调整系带的松紧度。

戴医用防护口罩：

1．取出口罩，一手托住防护口罩，辨认口罩正反面，有鼻夹的一面向外。

2．将防护口罩罩住鼻、口及下巴，鼻夹部位向上紧贴面部。

3．用另一只手将下方系带拉过头顶，放在颈后双耳下，再将上方系带拉至头顶。

4．将双手指尖放在金属鼻夹上，从中间位置开始，沿鼻梁形状按压金属软条，并分别向两侧移动和按压，根据鼻梁的形状塑造鼻夹，使口罩完全遮盖鼻孔、口和颏部，使口罩紧贴面部。

戴口罩注意事项：

1．使用医用防护口罩或外科口罩时不要用一只手捏鼻夹，防止口罩鼻夹处形成死角漏气，降低防护效果和影响其他操作。

2．外科口罩应一次性使用。

3．口罩潮湿后或受到患者血液、体液污染后应及时更换。

4．每次佩戴防护口罩进入工作区域之前，应进行密合性检查，调整到不漏气为止。

（二）洗手

目的：洗手作为一种简便易行的清洁和消毒措施，能有效清除和杀灭皮肤表面的细菌，预防和控制病原体传播，防止术后感染发生。

操作视频：外科洗手

操作前准备：

1．操作者穿洗手衣，戴好口罩、帽子。

2．修剪指甲，除去甲缘下积垢。

普通洗手法：

1．洗手　用肥皂清洗指尖至上臂（表 8-1）。

表8-1　标准七步洗手法

步骤	具体内容
1	掌心相对，手指并拢，相互揉搓洗净手掌
2	手心对手背，手指交叉，沿指缝相互揉搓，交换进行洗净手背
3	掌心相对，双手交叉，相互揉搓洗净指缝
4	弯曲手指使关节在另一手掌心旋转揉搓，交换进行洗净指背
5	一手握住另一手的大拇指旋转揉搓，交换进行洗净大拇指
6	将一手五指指尖并拢在另一手的掌心处揉搓，交换进行洗净指尖
7	揉搓手腕、手臂至肘上 10 cm，交换进行洗净手腕和手臂

2．刷手　用灭菌毛刷蘸取肥皂液，由远及近、分段、左右交替、力度适当地刷洗指尖至肘上 10 cm，用清水冲洗，共刷洗 3 次，约 10 min。冲洗后保持拱手姿势。

3．擦手　取无菌毛巾一块，将毛巾对折成三角形，直角向指尖方向挂于手腕，另一手拽住下垂两角，以前臂为轴来回摆动，同时向手肘方向拖动毛巾，擦干手臂已刷洗部位。将毛巾另一面向外对折成三角形，用同样方法擦干另一侧手臂。

4．消毒　将手、前臂到肘部 6 cm 处浸泡在 70% 乙醇内，共 5 min。取出双手，手臂浸泡后保持拱手姿势，待其自然风干。

简易洗手法：

1．洗手　用肥皂清洗指尖至上臂（表 8-1）。

2．刷手　用灭菌毛刷蘸洁肤柔洗手液刷洗手指尖、手、腕、前臂至肘上 10 cm 处，刷时用相当力量，注意甲缘下及指间部位，保持指尖朝上、肘朝下，两上肢交替进行刷洗，刷完一次后用清水将洁肤柔洗手液冲去，时间 3 min。冲洗后保持拱手姿势。

3．擦手　用无菌小毛巾一块，由手向前臂、肘部到上臂（肘上 10 cm 处）顺序擦干，先擦干一侧，翻转手巾再擦另一侧，擦过肘部的手巾不能再接触手和前臂。

4．消毒　用 5 ～ 10 ml 洁肤柔消毒凝胶（约含乙醇 55%，DP 300 约 0.12%）均匀涂于每只手和前臂一遍，双手搓擦至干。

洗手过程中注意事项：

1．注意手指甲缘、掌纹处的刷洗。

2．无菌毛刷、无菌小毛巾接触到上臂后，不能再接触手部和前臂。

3．注意洗手及手臂消毒范围，以及各步骤所需的时间。

4．消毒药品的种类很多，注意按各种消毒液的使用说明使用。

5．若术者需行另一台手术，且手套未破损、手术衣未湿透，可不用重新刷手，仅需再次浸泡 70% 乙醇或涂抹消毒剂即可。若前一次手术为污染手术，连续施行手术前应重新洗手。

（三）穿脱手术衣

目的：隔绝手术操作医护人员皮肤及衣物上的细菌，防止细菌移位到患者手术切口和手术部位引起感染。

操作视频：穿脱手术衣和戴无菌手套

操作前准备：

1．术者穿洗手衣，戴好口罩、帽子。

2．行外科洗手（刷手）。

3．双手保持手术刷手后姿势。

穿手术衣：

1．用双手拿起无菌手术衣，辨认清楚衣服前后，确保手术衣抖开后内里朝向自己。

2．选择较宽敞的地方，双臂向前平举，双手握住衣领，轻轻抖开手术衣，找准袖筒口，向上轻抛手术衣，将双手套进衣服袖筒里，双手保持向前伸直姿势。

3．由身后巡回护士向后牵拉衣领角并系好衣领系带，帮助穿上手术衣。

4．戴无菌手套（后述）。

5．解开胸前腰带结，将腰带尾端递到已戴无菌手套人员的手中或巡回护士手持的无菌卵圆钳中，术者原地转身一周，使后襟包裹背部，接过腰带系于胸前。

脱手术衣：

1．清洗手套上的污渍。

2．解开胸前腰带结，由巡回护士解开衣领带。

3．由巡回护士将手术衣后襟向前反折牵拉，脱去手术衣。

4．最后脱去手套（后述）。

5．将脱下的手术衣和手套放入回收袋内。

（四）戴/脱无菌手套

目的：隔绝手术操作中医护人员手部皮肤的细菌，防止细菌移位到患者手术切口和手术部位引起感染。

操作前准备：

由巡回护士取与术者手大小相适应型号的无菌手套，检查外包装上的有效日期，打开外包装，连同内包装将手套放置在无菌、干燥的台面上。

戴无菌手套：

1．巡回护士拆开外包装，术者打开手套内包装，捏住两只手套口翻折部分，将两只手套一起取出。

2．将两只手套掌心相对、五指对准，左手捏住两手套口翻折部分，右手插入对应手套内戴好。

3．已戴手套的右手四指插入左手手套掌面翻折部内，左手插入手套内戴好（注意不可强拉，以免扯破手套）。

4．右手四指将左手手套口翻折部分翻回，盖住手术衣袖口。

5．左手四指插入右手手套口翻折部内，将其翻回，盖住手术衣袖口。

6．用无菌生理盐水冲净手套外表面的滑石粉。

脱无菌手套（之前已脱无菌手术衣）：

1．右手牵拉左手手套口翻折部分，将手套脱至掌指间，左手已脱去手套的大拇指插入右手手掌与手套间，将右手手套脱下。

2．用右手牵拉左手手套内侧面将左手手套脱下，将脱出来的术后手套，放入黄色医疗垃圾袋内。

操作过程中注意事项：

1．操作前要穿洗手衣，戴好口罩、帽子。

2．选择足够的空间位置，避免触及有菌的物品或地方。

3．注意正确的操作顺序，避免身体被患者体液污染。

4．操作过程中注意严格执行无菌操作原则。

（五）消毒铺巾

操作视频：消毒铺巾

目的：手术区域消毒的目的是消灭拟做切口处及其周围皮肤上的细菌，防止细菌进入创口内。因此，原则上所有准备接受手术者均需要进行手术区域的消毒。手术区域铺巾的目的是遮盖手术区外的身体其他部位，只显露手术切口所必需的皮肤区，以避免或尽量减少术中污染，使手术区域成为无菌环境。

操作前准备：

1．患者应在术前一天用肥皂洗浴，皮肤上的油脂或胶布残痕可用汽油、松节油或 75% 乙醇擦拭，术前剃除较浓密毛发，细小毛发可不剃。

2．麻醉后根据手术需要摆好患者体位，充分暴露手术区域，确定手术切口位置。

3．操作者穿洗手衣，戴好口罩、帽子。

4．外科洗手。

5．选择正确的消毒液。

消毒（上腹部正中切口为例）：

1．掌握法或持钳法拿消毒钳，按上腹部正中切口消毒范围消毒（消毒范围上界平乳头连线、下界平耻骨结节、两侧至腋中线）。

2．使用 2.5% 碘酊消毒 1 遍，75% 乙醇消毒 2 遍，消毒前首先在脐部滴 2 ～ 3 滴消毒液，皮肤消毒完后，再将脐孔内消毒液拭干；最后 1 遍消毒范围要略大于前一遍。

3．消毒顺序　由术野中央向四周涂擦，呈叠瓦状操作，消毒液覆盖前一次涂抹的 1/3，不留消毒空白；注意消毒液不应流向消毒区以外，已接触污染部位的消毒用纱布球，不要再返回清洁处涂擦。

消毒过程中注意事项：

1．腹部消毒时，先滴少许消毒液于脐孔内，每次皮肤消毒完后，将纱布块反转拭干脐部消毒液。

2．消毒范围要足够，要包括手术切口周围 15 ～ 20 cm 的区域（根据不同手术部位要求定）。

3．清洁伤口消毒顺序由中央向四周涂擦，感染伤口或肛门处手术则由手术区外周开始向感染伤口或肛门处消毒。

4．消毒覆盖前一次涂抹的 1/3，不能出现露白；同时避免消毒液（碘酒）流向其他部位烧伤皮肤。

5．已接触污染部位的消毒用纱布球，不能再回到清洁处涂擦。

6．消毒时手或钳注意不要触及有菌的物品或地方。

7．最后一遍乙醇消毒范围要略大于前一遍（包边）。

8．面部、口唇和会阴部黏膜、阴囊等处不能耐受碘酊的刺激，宜用刺激性小的消毒液来代替，如用 2% 红汞或 0.5% 聚维酮碘消毒，以上两种消毒剂都不能与碘酒接触或混用。

铺巾（上腹部正中切口为例）：

1．消毒完毕，先用四块小无菌巾，每块巾一边双折 1/3，然后按顺序铺盖切口四周，除显露切口所需皮肤区外，其余部位均用无菌巾遮盖。铺巾顺序：会阴侧 - 对侧 - 头侧 - 近侧，注意不要碰到护士已经戴无菌手套的手。

2．铺巾时需将自粘胶布撕掉，反折边向上并靠近切口位置铺下，只显露切口所需皮肤区域。

3．四块小无菌巾铺下后会粘贴固定，不能移动；确要移动只能由手术切口向外移，不能向内移动。

4．在切口上、下方各铺一张中单，头端应超过麻醉架，足端和两侧应下垂过手术缘不少于 30 cm。

5．铺大单时要确认箭头方向对着头侧，将大单孔洞对准切口，将其展开铺下，头端应超过麻醉架，两侧和足端下垂部应超过手术床平面以下 30 cm。

6．铺中单和大单要注意保护已经戴无菌手套的双手，手不能碰到有菌物品。

铺巾过程中注意事项：

1．显露切口所需皮肤区，其余部位用无菌巾遮盖。

2．每块无菌小巾的反折部靠近切口，并且反折部向下。

3．穿洗手衣铺巾顺序：先铺对面一侧或相对不洁一侧（如下腹部、会阴部），最后铺靠近操作者一侧。

4．无菌巾一经铺下，不要随便移动，如位置不当时，只能由手术区向外移，不能向手术区内移动。

5．铺无菌巾时如被污染应当即更换，重新铺新的无菌巾。

6．操作前保持拱手姿势，传递物品姿势要正确，手不能超过无菌区。

7．铺小单后再次消毒双手，穿手术衣和戴无菌手套后再铺中单和大单。

8．铺大单时注意保护双手，方向要正确（注意大单箭头方向）。

9．铺巾者与洗手护士的手不能接触，应于洗手护士两手之内侧接单。

10．铺巾者未穿上手术衣铺巾、单时，应先铺对侧，后铺操作侧；穿上手术衣后，先铺操作侧，后铺对侧。

11．固定最外一层无菌单或固定吸引、电刀线等不得用巾钳，以防巾钳穿透或移动造成污染，可用组织钳固定。

（赖佳明）

二、外科手术基本操作

（一）切开

切口的选择及切开方法见表 8-2。

表8-2　切口的选择和切开方法

项目	具体内容
切口选择	①切口应邻近病灶，能通过最短途径到达并充分显露病灶 ②切口方向应与皮纹方向一致 ③附近有较重要神经和血管走行时，切口应与其走向平行 ④关节处的切口应与肢体长轴垂直或做“S”形切口 ⑤切口大小以既能充分显露病灶、又对患者创伤最小为宜
切开方法	①术者右手执刀时，左手拇指和示指应放置于切口起始端两侧，将两侧皮肤绷紧、固定；若为较大切口，可由术者与助手分别固定切口两侧皮肤 ②首先刀柄垂直于皮肤表面，刀尖在切口起始端刺穿皮肤，随后刀柄略向切口终端倾斜，以刀腹切割皮肤，切割到终端后，刀柄竖起垂直于皮肤表面，可防止切口两端为斜坡形 ③一次性切开皮肤全层，避免多次切割 ④切开筋膜时，先做一小切口，后将其与深层组织分离，再将筋膜切开 ⑤切开肌肉时，尽量避免横断，可用血管钳、手术刀柄或手指沿肌纤维方向钝性分开肌束

（二）止血

常用止血方法见表 8-3。

表8-3　常用止血方法

分类	具体内容
术中压迫止血	用无菌纱布或 40 ～ 50℃的盐水纱布压迫出血点 2 ～ 5 min，垂直向上轻轻移去纱布，止血不彻底时，可重复压迫 2 ～ 3 次
填塞压迫止血	用无菌纱布、温盐水纱布或绷带填塞压迫止血，术后 2 ～ 5 天逐步将填塞物取出，但此法可能引起再次出血和感染，因此不作为首选止血方法，仅在大量出血且其他止血方法不能奏效时选择
钳夹止血	血管钳尖端向下准确钳夹出血点数分钟，常用于皮下组织的小血管出血
单纯结扎止血	血管钳尖端向下准确钳夹出血点，勿夹过多周围组织，将血管钳竖起轻微旋转上提，扎线套住结扎组织，放低血管钳，翘起尖端，在收紧第一个结时慢慢松开血管钳，再打第二个结
贯穿缝扎	单纯结扎有困难或重要血管结扎时可用此法，能有效避免结扎线脱落。用血管钳尖端钳夹需结扎组织，将血管钳平放，缝针从血管钳下穿过组织，将钳夹组织全部包绕后收紧、打结
电凝止血	利用高频电流流过出血点产生的电热作用使血液凝结，常用于浅表组织的小出血点。使用电凝止血时应注意： ①术前检查电凝设备是否能正常工作，手术室内有无易燃气体 ②使用单极电凝前，应选择合适的电极片贴于患者臀部、大腿或小腿处 ③电凝前应清除单极电凝、双极电凝或血管钳尖端污渍，并吸干出血点周围液体 ④电凝时单极电凝、双极电凝或血管钳不可接触其他组织，避免灼伤
止血带止血	常用于四肢手术，有橡皮驱血带和充气止血带两种 ①橡皮驱血带 a．用纱布包裹肢体 b．用橡皮驱血带自肢体远心端向近心端螺旋形缠绕，将血液驱赶至适当位置（多位于前臂上部、肘上、小腿上部、膝上） c．用余下部分在上述位置重叠缠绕，并用纱布固定 d．将橡皮驱血带由远心端慢慢松解至重叠缠绕处 ②充气止血带 a．在拟缠绕止血带的部位垫上纱布 b．缠绕充气止血带 c．用纱布包裹肢体，并用橡皮驱血带将血液自肢体远心端驱赶至缠绕充气止血带位置 d．向充气止血带充气至适当压力（上肢 250 ～ 300 mmHg，下肢 400 ～ 600 mmHg），并维持 e．记录止血带充气时间，松解橡皮驱血带 f．单次止血时间不宜超过 60 ～ 90 min，如手术还未结束，需排气，待远心端血循环恢复后，再按上述步骤充气
止血剂止血	其他方法止血后仍有渗血或肝、骨质等特殊部位出血，可用止血剂止血。将止血剂填塞、喷洒或局部注射在出血部位，可形成血凝块支架，并促进凝血

（三）缝合

缝合通常指以缝针和缝线为工具将离断的组织对合，以促进其愈合的方法。缝合方法可分为单纯、内翻和外翻缝合；根据缝线的连续性又分为间断和连续缝合（表 8-4）。

表8-4 缝合的方法

项目	具体内容
基本原则与方法	①选择适宜的缝针和缝线 ②用持针器夹住近针尾1/3处，一手持持针器，一手持镊子 ③按组织解剖层次逐层缝合，不留死腔 ④进针时用镊子固定创缘，针尖垂直刺入组织表面，转动持持针器的手腕，顺着针的弧度刺入组织和出针 ⑤边距、针距长度适宜且均匀一致，线结应在切口一侧。皮肤缝合时，边距应大于0.5 ~ 1 cm，针距为1 ~ 1.5 cm；减张缝合时，边距为2 ~ 2.5 cm，针距3 ~ 4 cm ⑥打结松紧度以创缘紧密对合为宜，过紧、过松均易导致愈合不良 ⑦缝合完毕应用镊子将皮缘对合整齐，挤出皮下积液、积血
单纯缝合	①单纯间断缝合：多用于缝合皮肤、皮下组织、肌肉、筋膜等（图8-1） ②单纯连续缝合：常用于缝合张力较小的胸膜、腹膜（图8-2） ③连续锁边缝合：闭合及止血效果好，常用于缝合胃肠道后壁和皮肤移植（图8-3） ④“8”字缝合：常用于缝合腱膜和贯穿缝扎止血（图8-4），可分为内“8”字缝合和外“8”字缝合 ⑤内翻缝合常用于胃肠道及膀胱缝合 ⑥间断全层内翻缝合：同侧“黏进浆出”，对侧“浆进黏出”，在腔内打结
连续全层内翻缝合	①间断垂直褥式内翻缝合（Lembert）：最常用的浆肌层内翻缝合法（图8-5） ②间断水平褥式内翻缝合（Halsted）：可用于缝合胃肠道浆肌层（图8-6） ③连续水平褥式内翻缝合（Cushing）：可用于缝合胃肠道浆肌层（图8-7） ④连续全层水平褥式内翻缝合（Connells）：可用于缝合胃肠道前壁，方法同上，区别仅为缝合全层 ⑤荷包缝合：常用于包埋阑尾残端，关闭胃肠道小孔或针眼，固定造瘘管。以处理点为圆心，环形连续缝合浆肌层一周，收紧结扎时将圆心内翻包埋 ⑥半荷包缝合：常用于包埋胃、十二指肠残端角部。以角部为圆心，缝合方法同上，区别仅为缝合半圈 ⑦“U”字叠瓦褥式缝合：常用于缝合肝、脾、胰腺等实质器官的断面。从断面处的一侧脏器包膜进针穿过脏器实质，对侧包膜出针，对侧包膜再进针穿过脏器实质，出针，形似“U”字
外翻缝合	①单纯间断外翻缝合：方法同单纯间断缝合，区别为带入的深部组织宽度大于进出针点之间的距离，形似上窄下宽的等腰梯形 ②间断垂直褥式外翻缝合：常用于缝合松弛皮肤（图8-8） ③间断水平褥式外翻缝合：常用于缝合松弛皮肤、血管修补（图8-9） ④连续水平褥式外翻缝合：常用于缝合胸膜、腹膜，血管吻合（图8-10）

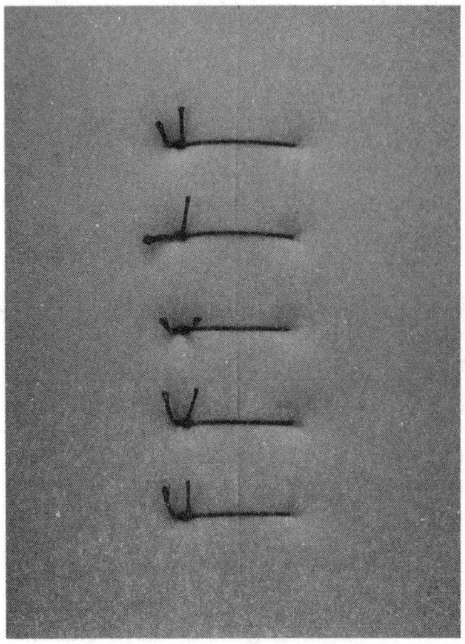

图8-1 单纯间断缝合

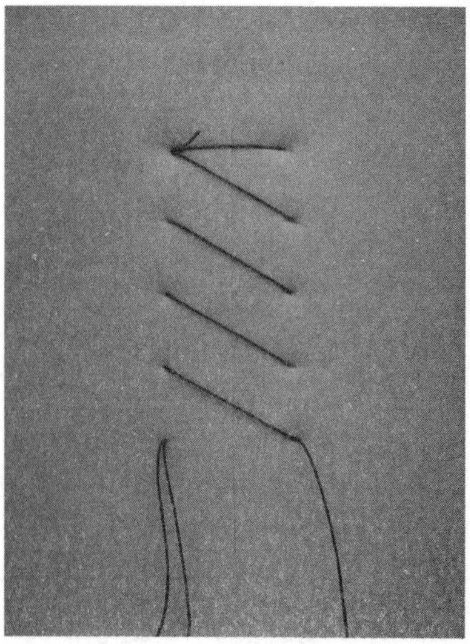

图8-2 单纯连续缝合

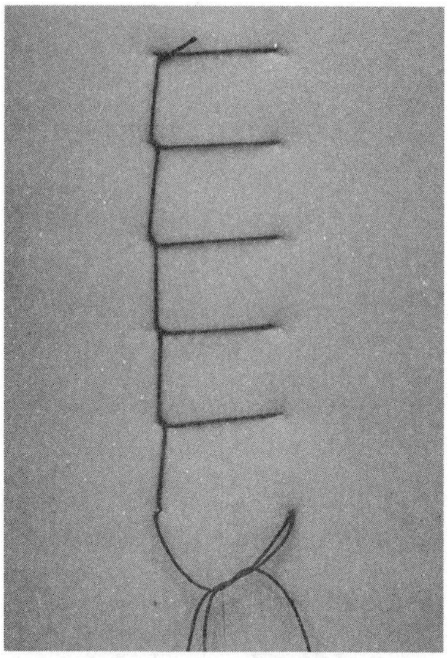
图 8-3　连续锁边缝合

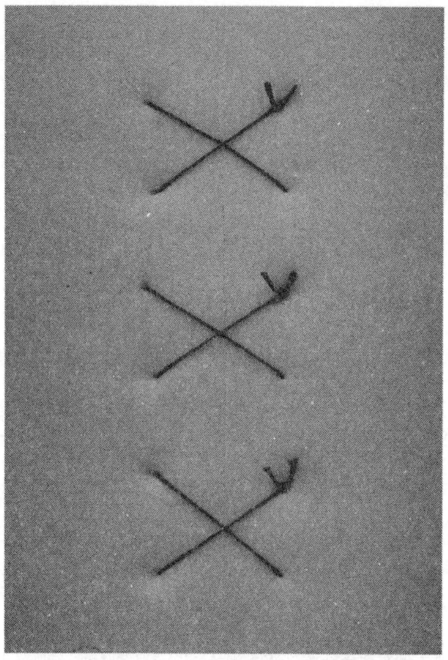
图 8-4　“8”字缝合

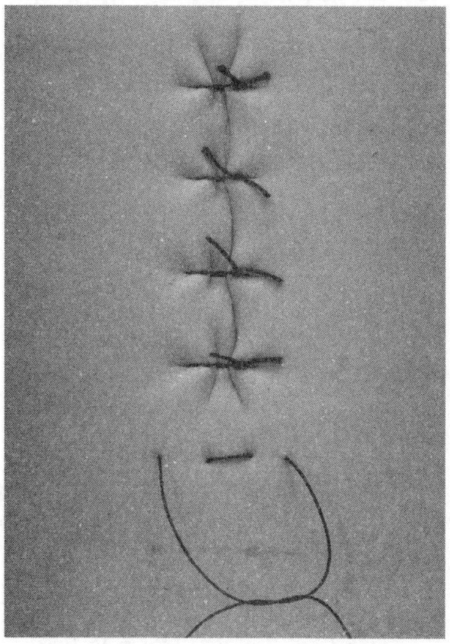
图 8-5　间断垂直褥式内翻缝合

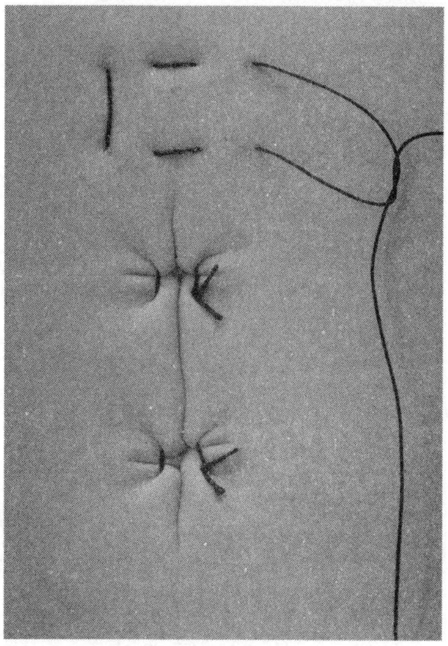
图 8-6　间断水平褥式内翻缝合

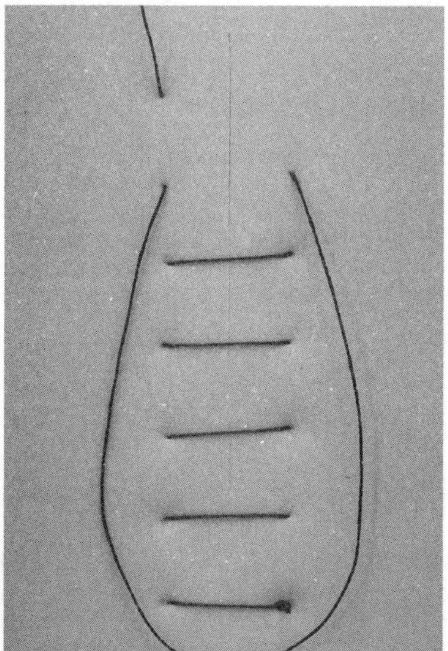
图 8-7　连续水平褥式内翻缝合

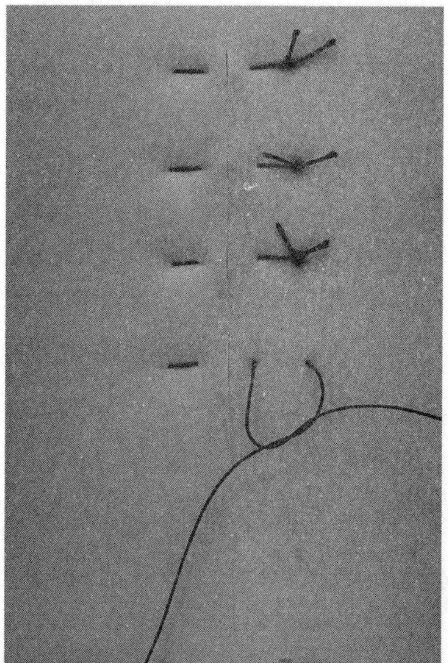
图 8-8　间断垂直褥式外翻缝合

操作视频：缝合打结

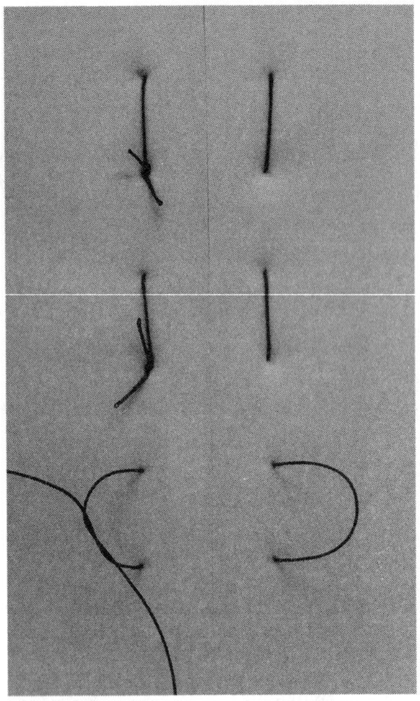

图 8-9 间断水平褥式外翻缝合

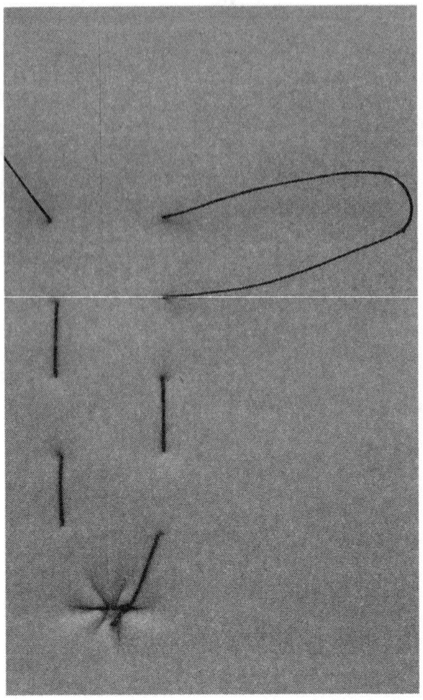

图 8-10 连续水平褥式外翻缝合

（四）打结

打结是外科手术中重要的操作，根据线结形态可分为单结、方结、三重结、外科结、假结和滑结（表 8-5）。

表8-5 打结的分类与内容

分类	具体内容
单结	各种结的基本组成部分，不牢固，仅用于暂时阻断血管、胆管等通道（图 8-11）
方结	由两个方向相反的单结组成，缝线来回交错，牢固可靠，可用于小血管、较少组织及各种缝合的结扎（图 8-12）
三重结	在方结的基础上再打第一个单结，第二个结与第三个结方向相反，使结更加牢固，可用于大血管、较多组织及缝合张力较大组织的结扎，肠线、尼龙线也常用此结（图 8-13）
外科结	打第一个结时结扎线相互缠绕两圈，以此增加线与线之间的摩擦力，可避免打第二个结时第一个结松动（图 8-14）
假结	由两个方向相同的单结组成，易松动、滑脱，应注意避免（图 8-15）
滑结	收紧线结时，双手用力不均致使线与线不能相互缠绕，易滑脱，应注意避免（图 8-16）

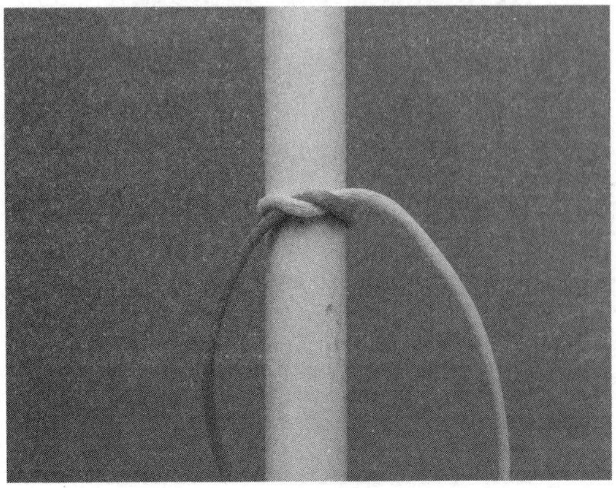

图 8-11 单结

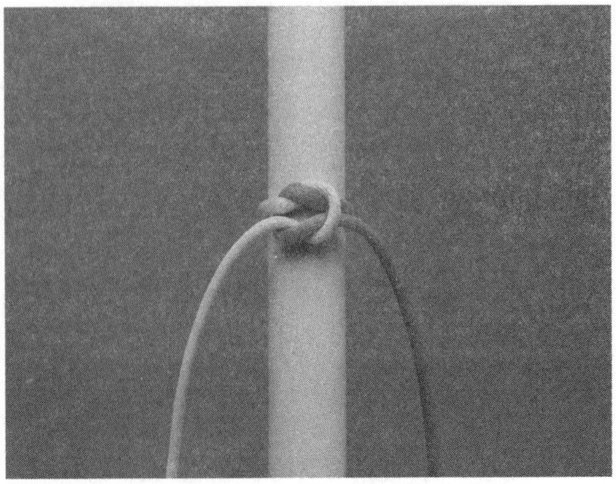

图 8-12 方结

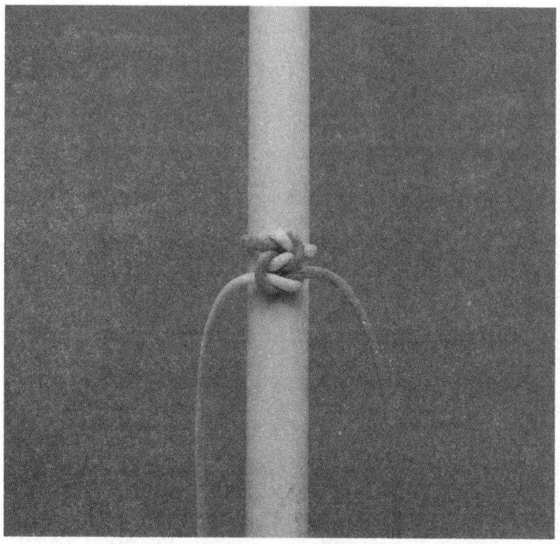
图 8-13　三重结

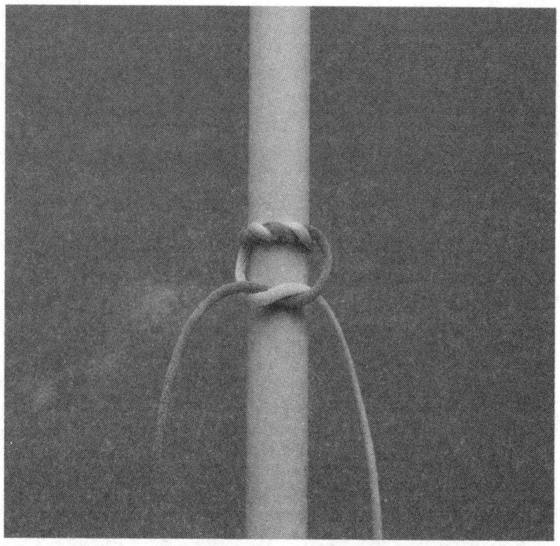
图 8-14　外科结

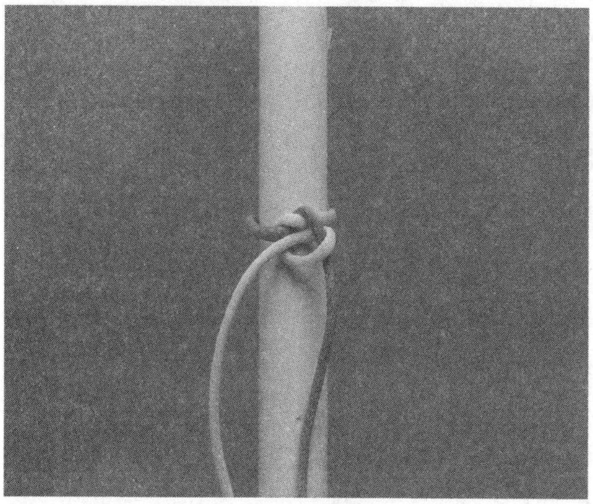
图 8-15　假结

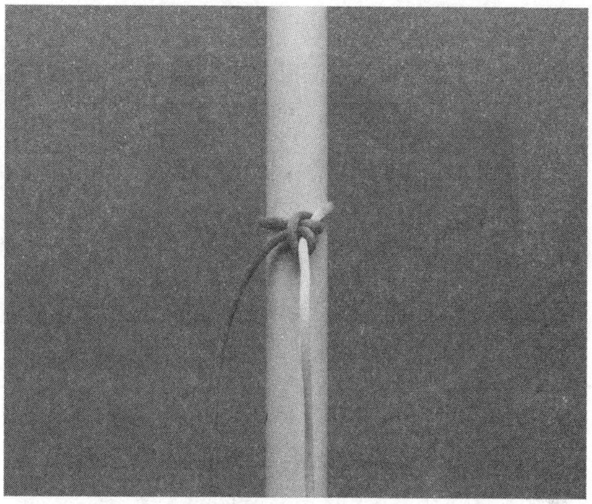
图 8-16　滑结

打结的方法：

打结方法可分为单手打结法、双手打结法、外科打结法和器械打结法（表 8 -6）。

表8-6　打结的方法与内容

方法	具体内容
单手打结法	一手持线配合，另一手持线并做打结动作，简便、快速，最常用（图 8-17）
双手打结法	两手分别持线并做相同打结动作，方便、不易成滑结，但较费时，可用于深部打结或缝合张力较大组织的结扎（图 8-18）
外科打结法	见图 8-19，图 8-20
器械打结法	一手持线配合，另一手持持针器或血管钳做打结动作，方便、省线，但有张力时不易扎紧，可用于线头短、空间狭小或深部组织的结扎（图 8-21）

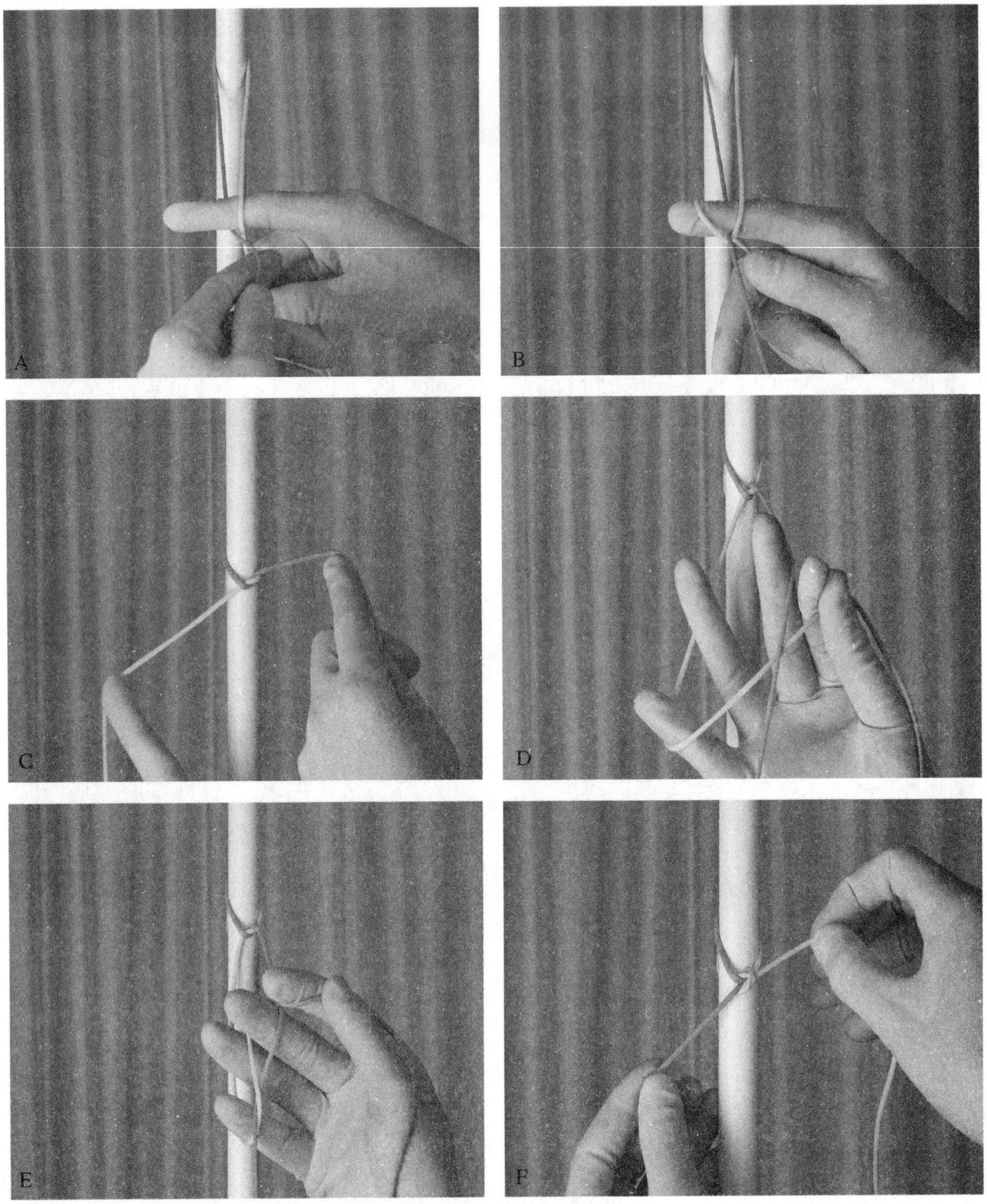

图 8-17 单手打结法

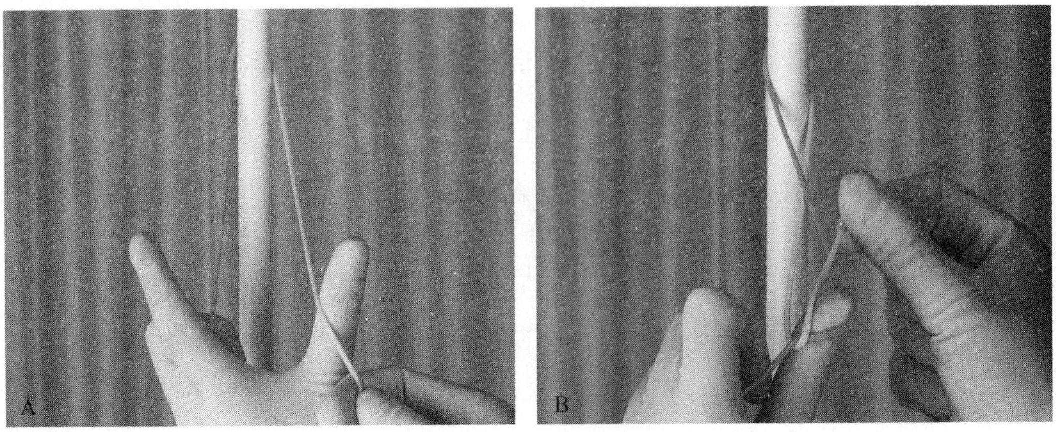

图 8-18 双手打结法

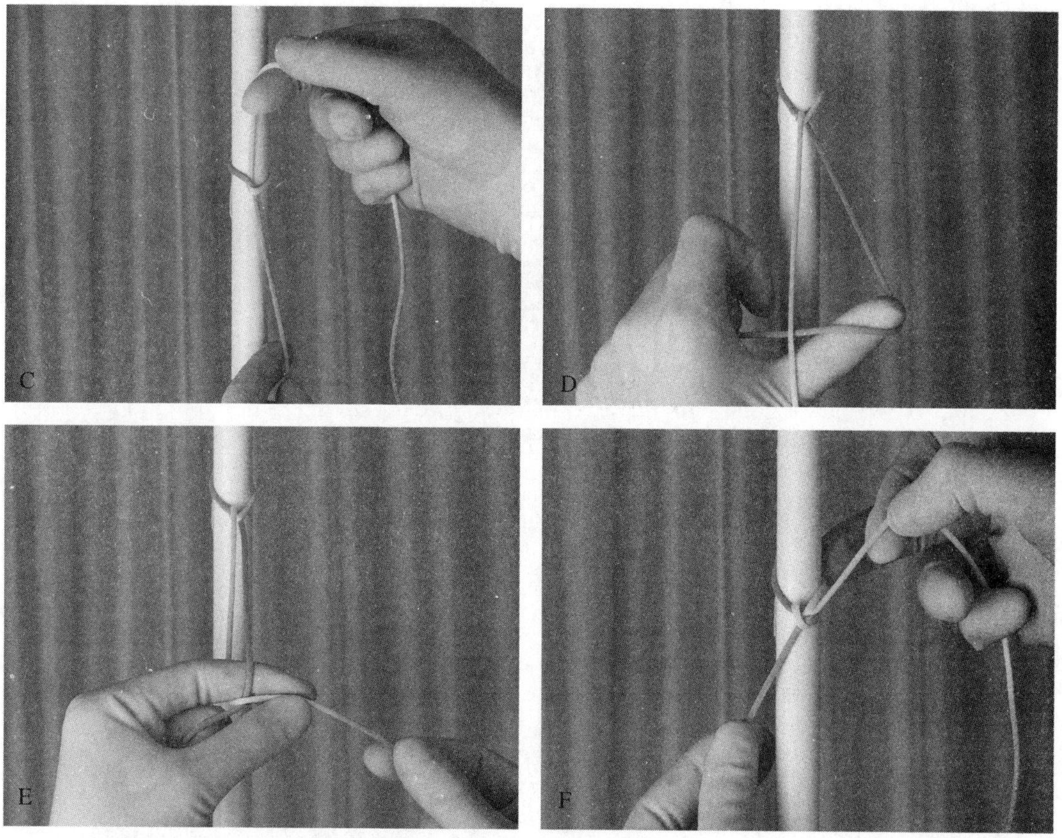

图 8-18　双手打结法（续）

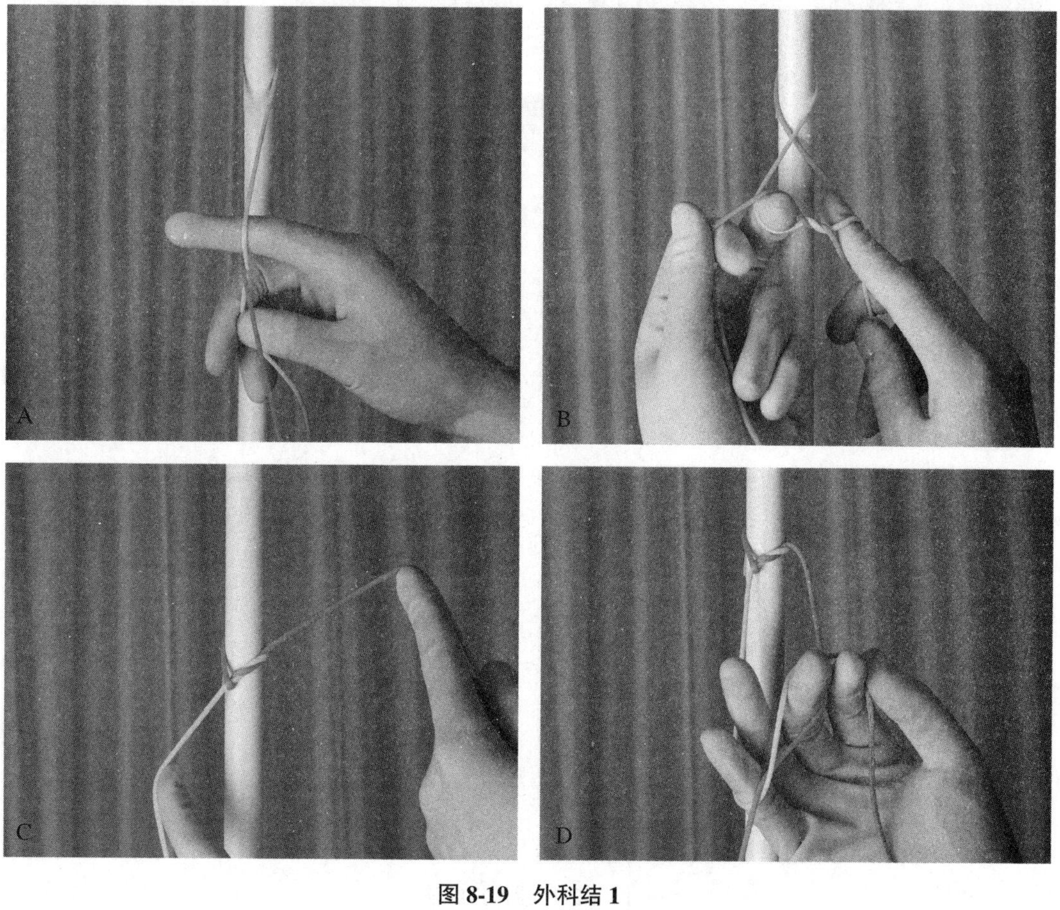

图 8-19　外科结 1

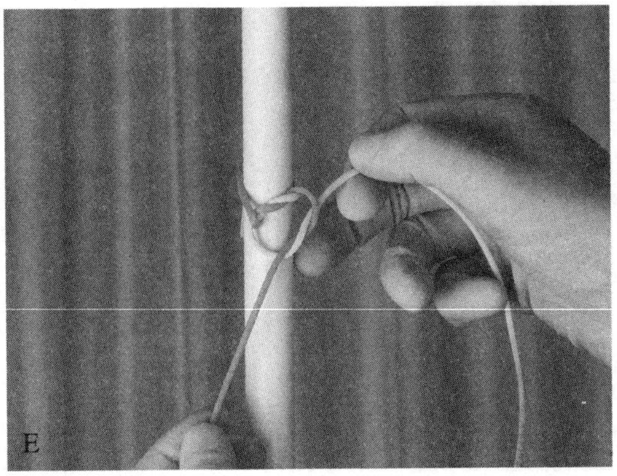

图 8-19　外科结 1（续）

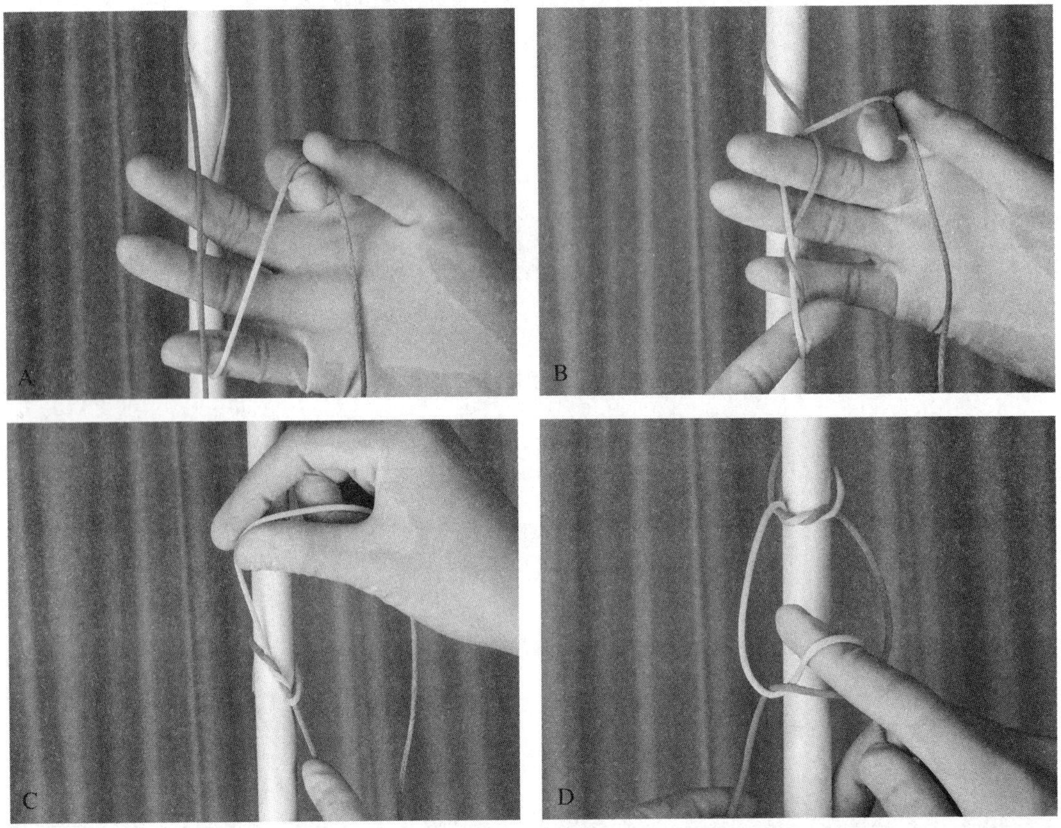

图 8-20　外科结 2

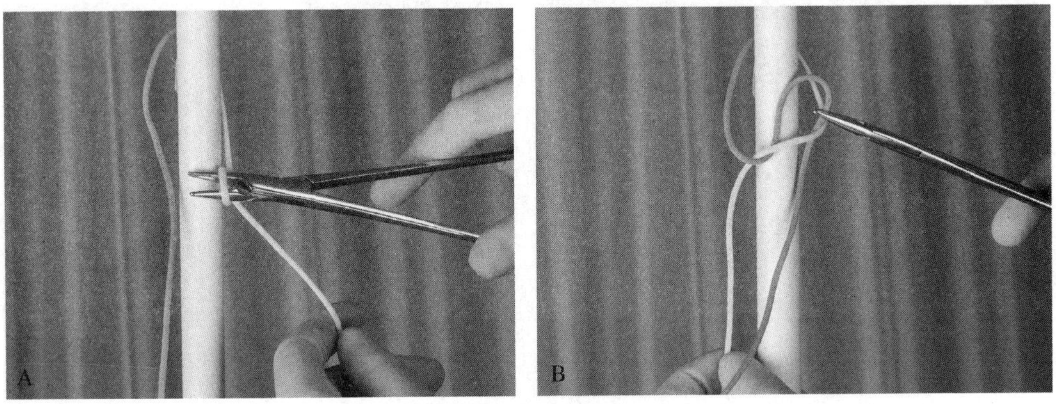

图 8-21　器械打结法

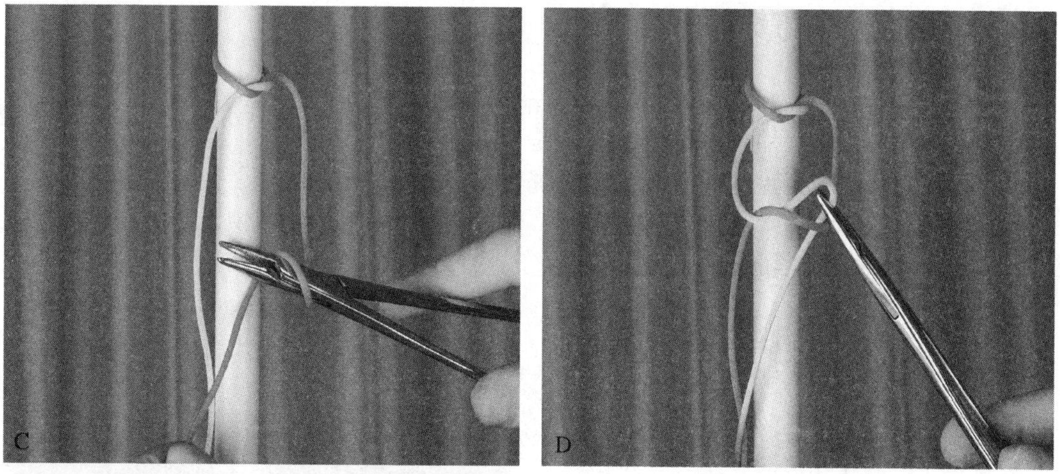

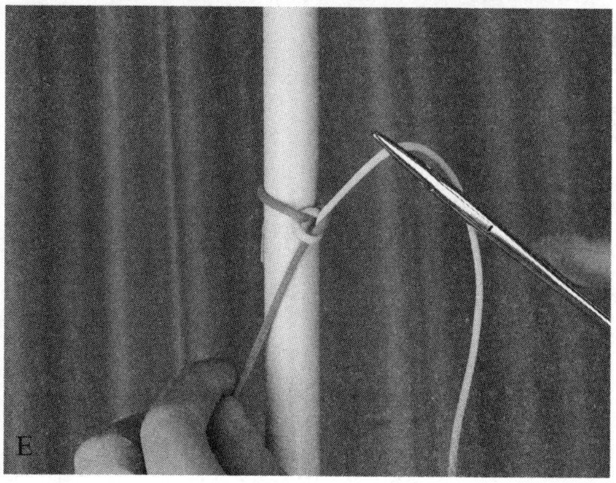

图 8-21　器械打结法（续）

（五）剪线

打结后需将多余的缝线剪除，保留适当长度的线头（表 8-7）。

表8-7　剪线的步骤

步骤	具体内容
滑	微微张开线剪，刀刃紧贴着缝线下滑至线结
斜	以线剪柄为轴，线剪侧转倾斜。倾斜角度越大，刀刃离线结越远，则保留线头长度越长；反之，则越短。通常倾斜 45°，线头长度为 2 ~ 3 mm。不同的缝线或缝合部位，保留线头长度有所不同： ①丝线、棉线：1 ~ 2 mm ②肠线：3 ~ 4 mm ③钢丝线：5 ~ 6 mm ④尼龙线：5 ~ 10 mm ⑤皮肤缝合：10 mm ⑥深部组织、大血管结扎：线头应保留稍长
剪	倾斜角度确定后，剪断缝线

（高　涌　赖佳明）

三、外科伤口换药及处理

【目的】

1．观察伤口变化，评估伤口愈合程度，是否有感染存在。

2．清除伤口及周围的污物，引流渗液，提供局部干燥清洁的环境，保持引流通畅。

3．控制局部感染，去除坏死组织及异物，保护新鲜肉芽和上皮组织，使伤口顺利愈合。

4．判断伤口缝线拆除时间。

【适应证】

适用于外伤、手术或感染伤口的处理。

根据临床外科伤口换药的不同情况，本部分设置两个场景：

场景一：术后清洁伤口换药；

场景二：术后感染伤口换药。

场景一

【病例情况】

患者男性，65岁，因胃窦癌行远端胃癌根治术，手术切口为上腹正中切口。现术后第3天，需要进行腹部伤口换药。

【换药用品准备】

1．一次性换药包　换药盘，无菌纱布，无菌干棉球，一次性无菌塑料镊子2把；或准备无菌换药碗2个，无菌镊子2把，无菌干棉球若干，无菌纱布若干。

2．聚维酮碘、胶布。

3．持物钳、手术剪、拆钉器。

4．特殊需要　棉签、松节油、酒精灯、火柴、过氧化氢（双氧水）。

5．托盘及换药车。

6．分类污物桶。

【操作方法】

1．换药前准备

（1）告知换药目的并护送患者到换药室。

（2）戴好口罩、帽子。

（3）洗手。

（4）嘱患者保持适当体位，查看伤口情况。注意保护患者隐私。

（5）再次洗手或使用消毒液涂手。

（6）打开一次性换药包，或准备换药物品，根据伤口情况准备无菌纱布、棉球等。按需要制作聚维酮碘和盐水棉球等。

（7）将换药用品放在换药车上，划分为无菌区和污染区。换药车置于患者右侧床旁。

（8）轻轻松开伤口胶布，敷料放于污染区。一般用手移除外层敷料，用无菌镊子移除内层敷料。

2．清理伤口

（1）将镊子分开使用，一把接触伤口，一把传递无菌物品。使用时镊子尖端始终保持向下方向。

（2）碘伏棉球消毒伤口周围皮肤，消毒范围应大于伤口周围5 cm。清洁伤口由内向外消毒2次，感染伤口由外向内消毒2次。

（3）如有内层敷料与分泌物干结粘连，可用生理盐水或聚维酮碘润湿后揭下。
（4）观察伤口情况，如出现渗液，必要时可拆除该处缝线，进行引流。
（5）覆盖无菌敷料，纱布需盖住伤口周围 5 cm。
（6）胶布粘贴方向与肢体、躯干或伤口的长轴垂直。
（7）换药中注意与患者交流并给予人文关怀。
3．换药后整理
（1）将污染物包好，分类放于专用污物桶内。
（2）再次洗手。

场景二

【病例情况】
患者男性，25 岁，因急性阑尾炎行阑尾切除术，现为术后 7 天，出现发热，体温 37.6℃，伤口敷料可见少量黄色渗液，有臭味。请为该患者换药，根据伤口情况加以处理。
【操作方法】
操作要点：感染伤口消毒由外向内进行；为便于渗液引流，可酌情拆除部分或全部感染处缝合线；必要时放置引流条。
具体操作步骤同前。

（戚　峰　刘　彤　赖佳明）

四、外科伤口拆线

【目的】
手术或清创缝合术后伤口，愈合良好或发现伤口感染积液，需拆除缝线。
【适应证】
1．当切口组织已经愈合，应尽早拆除伤口缝线。术后发现伤口有红、肿、热、痛等感染表现者，应提前拆线。
2．拆线时间　一般头面颈部伤口术后 4 ～ 5 天拆除，下腹部、会阴部伤口术后 6 ～ 7 天拆除，胸部、上腹部、背部、臀部伤口术后 7 ～ 9 天拆除，四肢伤口术后 10 ～ 14 天拆除，减张缝线术后一般 14 天拆除。

根据临床外科伤口拆线的不同情况，本部分设置两个场景：
场景一：术后清洁伤口拆线；
场景二：术后伤口张力缝线的拆除。

场景一

【病例情况】
患者男性，65 岁，因胃窦癌行远端胃癌根治术，手术切口为上腹正中切口。现为术后第 8 天，请为该患者伤口换药并拆除伤口缝线。
【用品准备】
准备物品与换药相同，并增加剪刀。如使用订合器订合皮肤，需准备拆钉器。
【操作方法】
1．拆线前准备　与换药相同。

2．清理伤口和拆线

(1) 伤口消毒操作与换药相同。

(2) 拆除缝线时，用镊子将线结轻轻上提，避免缝线滑动。

(3) 用线剪轻压线结侧皮肤，在皮肤与线结间剪断缝线，向线结侧抽出。

(4) 再消毒一次，用无菌敷料覆盖，纱布需盖住伤口周围 5 cm。

(5) 胶布粘贴方向与肢体、躯干或伤口的长轴垂直。

(6) 换药中注意与患者交流并给予人文关怀。

3．拆线后整理　操作与换药相同。

场景二

【病例情况】

患者男性，80 岁，因急性肠梗阻行开腹探查，小肠部分切除术。为防止术后伤口裂开，于右侧经腹直肌切口处加减张缝合 3 针。现为术后 14 天，患者伤口愈合良好，伤口普通缝线已拆除，请为该患者拆除减张缝线。

【操作方法】

1．一般先拆除普通缝线，14 天左右拆除腹部减张缝线。

2．间断缝合的减张缝线的拆除方法与普通缝线相同，褥式缝合的减张缝线拆除时，为防止外露缝线拉入组织，需要在两处分别剪断缝线。

【注意事项】

1．拆线时应于线结下方剪断，勿剪断外露的缝线，以免抽出缝线时将外露的线段拉入组织，增加感染机会。

2．如使用订合器订合皮肤，拆线时应使用专用拆钉器。

3．营养不良、高龄及幼儿患者可推迟拆线时间或先行间断拆线。

4．如伤口出现明显红肿、渗液等局部感染征兆，应及时拆除该处缝合线，进行引流。

（戚　峰　刘　彤　赖佳明）

五、外科引流术及引流管拔除

【目的】

使用纱布、管道等引流物品将创口或腔隙内残存液体引出，促进伤口愈合，减轻感染。

【适应证】

1．用于死腔的排空，将创口或腔隙内积存的血液、脓液、渗液等引出体外，使创腔逐渐缩小并愈合。

2．创腔严重污染时，防止感染进一步蔓延和引流局部渗液。

3．创腔可能会出现较多渗液、积血时，可预先放置引流装置。

4．消化道或泌尿道瘘的预防和治疗，胃肠、肝胆、胰腺、膀胱等手术后，为防止术后出现吻合口漏，可于吻合口附近放置引流管。

5．减压作用。如胸腔手术后放置胸腔闭式引流管，可促进胸腔负压的恢复；胆道手术后放置 T 型引流管，可降低胆道压力，防止胆漏的发生。

【引流物种类和操作要点】

1．被动引流

(1) 纱布引流条：包括干纱布、盐水纱布、碘伏纱布、凡士林纱布和浸有抗生素或相应中药的纱布引流条。

（2）橡皮引流条：用橡胶手套剪裁制作，多用于出血较多的外伤伤口缝合时的引流。一般在引流后 24 ～ 72 h 拔除。

（3）烟卷式引流：用橡皮薄片包裹纱布制作成香烟状，利用纱布的虹吸作用，有较好的引流效果。通常在术后 24 ～ 48 h 后撤出或更换。

（4）橡胶引流管：分为乳胶引流管和硅胶引流管。乳胶引流管常用于腹部外科手术中的引流，包括腹腔引流、空肠造瘘、T 型管胆道引流、胸腔引流等。硅胶引流管组织耐受性更好，常用做胃管、尿管等。

2．主动引流

（1）闭式引流：常见为胸腔闭式引流，有利于胸腔内渗液引出和胸腔内负压建立。

（2）半开放套管引流：常用双腔管引流，可以使空气进入引流区域，因此利用负压实现持续引流或引流区域的持续冲洗，多用于消化道漏的引流或渗液较多的脓腔的引流。

（3）负压引流：用于负压引流球或引流瓶，不需负压管道，易于使用。

【引流物拔除指征】

不同引流物，根据其性质和引流目的不同，有不同的拔除时间和指征。拔除过早，渗出液引流不充分，造成再次积聚；拔除过晚，容易导致细菌逆行性感染及其他并发症。

1．治疗性引流　多用于腔隙内脓液、渗液、血液等的引流，当引流物逐渐减少、消失后，可分次拔除或换用更细的引流，待确认腔隙消失，可完全拔除。

2．预防性引流　根据放置引流物目的不同，一旦确认并发症不会发生，可尽快拔除该引流物。

3．手术切口引流　放置在手术切口内的引流，多为橡皮片或负压引流。橡皮片引流多在术后 24 ～ 72 h 拔除，负压引流可待引流液减少后拔除。

【注意事项】

1．引流物为异物，根据其材质的不同，对机体的影响也不一样，并可能引发逆行性细菌感染。在达到引流目的的前提下，应尽量缩短引流物放置时间。

2．引流物放置位置必须正确。引流液体时通常放置在腔隙的最低位，引流气体时放置在较高的位置。体腔内的引流物，最后不经手术切口，另外戳孔引出，尤其是被动引流物的戳孔位置应保持低位，有利于液体流出。

3．引流物必须保持通畅，定期观察引流通畅情况，如怀疑堵塞，应松动或冲洗引流管。引流物在体外的部分也需要密切观察，防止打折、扭曲。

4．引流物必须保持良好固定，防止脱出甚至进入体腔。

5．引流期间要密切观察和记录引流液的量、性状，用于了解体腔内感染、出血、漏的发生情况。

6．注意引流压力，防止引流液逆流。胸腔闭式引流的引流瓶更要始终保持在低位。负压引流的负压也不宜过高。

7．引流物体表戳孔区要定期消毒换药，引流物拔除也要严格遵循无菌原则。

【引流并发症】

1．感染　引流物的存在是细菌逆行性感染的通道，容易造成引流腔隙的二次感染或伤口感染。

2．消化道瘘　通常见于腹腔引流管长期放置，压迫局部肠管或吻合部位形成瘘。

3．急性肠梗阻　腹腔引流管长期放置，因异物反应会形成肠粘连，尤其有些引流管放置位置不当，与小肠环绕形成急性肠梗阻。

4．引流物拔除困难或折断　常见于长期放置的引流物，由于长期渗液腐蚀、组织粘连等原因造成。

（戚　峰　刘　彤　赖佳明）

六、外科基本技能综合运用

（一）体表肿物切除术

【目的】

通过手术方法切除体表异常肿物，并送病理检查以明确诊断。

【适应证】

常见体表肿物包括脂肪瘤、皮脂腺囊肿、纤维瘤、血管瘤、淋巴管瘤、皮样囊肿、肿大淋巴结等，在无并发感染存在时，均可采取手术切除治疗。

【禁忌证】

1．体表肿物处于感染期。

2．患者存在严重合并症，无法耐受手术。

3．有严重出血倾向或正在服用抗凝药物。

根据临床不同体表肿物情况，本部分设置两个场景：

场景一：皮下脂肪瘤切除术；

场景二：乳腺纤维腺瘤切除术。

场景一

【病例情况】

患者男性，25 岁，无意中发现左前臂皮下肿物 3 个月，无疼痛感，自觉肿物体积缓慢增大。查体：左前臂外侧皮下肿物，质软，直径约 2.5 cm，边界清楚，无压痛。请为该患者手术切除该肿物。

【操作要点】

1．术前准备

（1）明确诊断：根据患者病史、症状、体征及影像学检查明确诊断后，完善血常规、凝血功能和感染相关化验检查，可安排门诊手术。

（2）备皮：术前剃除手术区域毛发，清洁皮肤。备皮时防止皮肤损伤，备皮范围与手术消毒范围一致。

2．体位　根据肿物部位，可采用相应体位，包括仰卧位、俯卧位、侧卧位等。

3．手术切口标记　用记号笔标记手术切口，必要时要标记肿物边界。切口通常沿皮纹方向或肿物长轴方向，长度适宜，确保良好的暴露，并使组织损伤最小。

4．消毒铺巾　一般采用聚维酮碘消毒 2 遍。注意保护重要部位，如眼、耳、口、鼻等。按无菌原则铺无菌孔巾或 4 块治疗巾。

5．麻醉　多采用局部浸润麻醉，常选用 2% 利多卡因，用无菌注射用水稀释至 0.5% ～ 1% 使用。麻醉范围包括手术切口及切口周围 2 cm 皮肤及肿物四周组织。

6．手术

（1）切开：按预定手术切口切开皮肤全层，显露肿物。

（2）剥离和切除肿物：用血管钳或组织剪沿肿物边缘分离，使之与四周组织完全分开，切除肿物。分离中遇到血管要注意结扎止血，注意不要将肿物剪破。

（3）止血、缝合：可用无菌生理盐水冲洗残腔，结扎或电凝止血。清点器械、敷料无误，分层缝合皮下组织、皮肤，不留死腔，对合皮缘。如肿物体积较大，术后残腔较大时，可放置皮下引流条或负压引流。以无菌纱布覆盖伤口。

【术后处理】

1．手术后要开医嘱，交代患者取病理报告及术后注意事项，体现人文关怀。

2．手术操作结束后整理物品和将医疗垃圾分类处理。

3．术后 24 h 密切观察，防止伤口出血。常规术后 3 天换药，观察伤口情况。一旦发生感染，及时拆除缝线引流。拆线时间根据切口不同部位和愈合情况决定。

场景二

【病例情况】

患者女性，23 岁，发现左乳肿物 6 个月，无疼痛感。查体：左乳外上象限肿物，直径约 1.5 cm，质硬，边界清楚，活动度大，无压痛。请为该患者手术切除该肿物。

【操作要点】

同场景一。

【注意事项】

1．手术前要向患者及家属交代病情及手术事宜，签署知情同意书。

2．局部麻醉后手术，整个操作过程中注意与患者交流，体现人文关怀。

3．体表肿物切除手术操作较简单，关键之处在于正确识别解剖层次，要保证肿物及其包膜的完整切除。

4．皮脂腺囊肿手术，一般需要切除梭型皮瓣，切除中如不慎将囊壁剥破，应先用纱布擦去内容物，然后将囊壁完整切除，防止复发。

5．深部肿物或特殊部位的肿物，切除过程中要注意周围血管、神经等重要组织，防止副损伤。

（戚　峰　刘　彤　赖佳明）

（二）体表脓肿切开引流

【目的】

通过手术方法将脓肿腔内脓液引流排出体外，减轻感染，促进愈合。

【适应证】

表浅脓肿，查体有波动感者，应行切开引流术。根据临床不同部位脓肿，本部分设置两个场景：

场景一：皮下表浅脓肿切开引流术；

场景二：乳腺脓肿切开引流术。

场景一

【病例情况】

患者男性，34 岁，左足趾甲缘外侧疼痛 1 周，加重 3 天伴跳痛感，无发热。查体：左足趾甲缘外侧红肿、压痛，可触及明显波动感。请为该患者行左足趾脓肿切开引流术。

【操作要点】

1．术前准备

（1）明确诊断：根据患者病史、症状、体征及影像学检查明确诊断后，可行脓肿切开引流术。

（2）备皮：术前剃除手术区域毛发，清洁皮肤。

2．体位　根据脓肿部位，可采用相应体位，包括仰卧位、俯卧位、侧卧位等。肛周脓肿可采用膀胱截石位。

3．消毒铺巾　一般采用聚维酮碘消毒2遍。注意保护重要部位，如眼、耳、口、鼻等。按无菌原则铺无菌孔巾或4块治疗巾。

4．麻醉　体表脓肿体积较小时，多采用局部浸润麻醉。常选用2%利多卡因用无菌注射用水稀释至0.5%～1%使用。脓肿范围较大时，可选用区域阻滞麻醉、神经干麻醉或全身麻醉。

5．手术操作

（1）切开：脓肿切开前，一般需要使用带粗针头的穿刺针穿刺，明确脓肿存在。然后，通常以表浅脓肿隆起处或波动感最明显处作为手术切口，沿脓肿长轴方向或沿皮纹方向切开。切口要足够大，并位于脓肿的低位，有利于引流。关节附近脓肿切口应避开关节，防止愈合后瘢痕影响关节活动。首先以刀尖刺入脓肿腔，放出脓液，然后翻转手术刀使刀刃朝上，由里到外挑开脓肿壁。

（2）通畅引流：以血管钳或手指探入脓腔内，探查脓腔大小，并分离内部纤维间隔，以利于充分引流。根据探查的脓腔大小和位置，延长切口直达脓腔边缘。

（3）放置凡士林纱条：用血管钳钳夹凡士林纱条送到脓腔底部，另一端置于脓肿外，如脓腔出血明显，可用凡士林纱条填塞脓腔压迫止血。根据脓腔大小可酌情放置其他引流物。

（4）无菌纱布覆盖伤口。

（5）脓液做细菌培养和药物敏感试验。

【术后处理】

1．手术后要写记录和开医嘱，交代患者术后注意事项，体现人文关怀。

2．手术操作结束后整理物品和将医疗垃圾分类处理。

3．术后24 h密切观察，防止伤口出血。术后第一天拔除并放置新的引流条，脓液较多者，术后每天换药，以后根据脓液引流量调整换药时间。引流液减少、脓腔逐渐闭合后，可不放置引流。

场景二

【病例情况】

患者女性，28岁，产后3个月，2周前突发高热3天，伴左乳疼痛，现体温正常，但仍诉左乳外侧疼痛。查体：左乳外上象限局部质硬，范围约5 cm×4 cm大小，皮温高，边界不清，压痛，活动度差，中央区质地软，有波动感。彩超提示：左乳局部可见液性暗区。诊断为左乳脓肿，请为该患者行左乳脓肿切开引流术。

【操作要点】

同场景一。

【注意事项】

1．手术前要向患者及家属交代病情及手术事宜，签署知情同意书。

2．局部麻醉后手术，整个操作过程中注意与患者交流，体现人文关怀。

3．脓肿切开时，要注意脓肿所在位置，避免重要血管、神经损伤。

4．脓肿周围组织通常伴严重炎症反应，术中易发生出血，遇到出血点，尤其是动脉出血可使用丝线结扎；渗血可采用凡士林纱布条压迫止血。

5．脓肿切开引流术，引流必须彻底，不留死腔，要使用血管钳或手指打开脓腔内所有分隔。

6．乳腺脓肿一般选择在波动感明显处做放射状切口，乳晕下脓肿可在乳晕旁做弧形切口，深部巨大的乳腺后脓肿可在乳腺下皱褶处做弧形切口。脓腔巨大，一个切口引流不畅者，可进行对口引流。

7．气性坏疽、化脓性指头炎等往往不需等到出现波动感或抽到脓液，就应及时进行切开引流，以减轻局部压力，制止炎症继续扩散。

（戚　峰　刘　彤　赖佳明）

（三）淋巴结切除活检术

【目的】

通过手术方法切除异常肿大淋巴结，并送病理检查以明确诊断疾病。

【适应证】

1．临床疾病诊断不明，且体表存在可触及的淋巴结，为明确诊断可行淋巴结切除活检术。

2．表浅淋巴结迅速增多、增大，可行淋巴结切除活检以明确诊断。

【禁忌证】

1．合并淋巴结急性炎症。

2．有严重出血倾向者。

3．有严重合并症，无法耐受手术。

根据临床淋巴结活检常见情况，本部分设置如下场景：颈部淋巴结切除活检术。

场　景

【病例情况】

患者男性，43 岁，高热 1 个月，经化验检查血常规淋巴细胞比例升高，不除外淋巴瘤。查体：左颈部可触及多发肿大淋巴结。为明确诊断，请行左颈部淋巴结切除活检术。

【操作要点】

1．术前准备

（1）明确定位：根据患者病史、症状、体征及影像学检查明确定位后，可安排门诊手术。

（2）备皮：术前剃除手术区域毛发，清洁皮肤。

2．体位　根据淋巴结部位，可采用相应体位，包括仰卧位、俯卧位、侧卧位等。本例患者可采用平卧位，头偏向右侧。

3．手术切口标记　用记号笔标记手术切口。切口通常沿皮纹方向或肿物长轴方向，长度适宜，能保证良好的暴露，并使组织损伤最小。

4．消毒铺巾　一般采用碘伏消毒 2 遍。注意保护重要部位，如眼、耳、口、鼻等。按无菌原则铺无菌孔巾或 4 块治疗巾。

5．麻醉　多采用局部浸润麻醉。常选用 2% 利多卡因，用无菌注射用水稀释至 0.5% ～ 1% 使用。

6．手术操作

（1）切开：按预定手术切口切开皮肤全层，探查寻找淋巴结。

（2）剥离和切除淋巴结：用血管钳或组织剪沿淋巴结边缘分离，使之与四周组织完全分开，切除淋巴结。分离中遇到血管要注意结扎止血。

(3) 止血、缝合：可用无菌生理盐水冲洗残腔，结扎或电凝止血。清点器械、敷料无误，分层缝合皮下组织、皮肤，不留死腔，对合皮缘。以无菌纱布覆盖伤口。

【术后处理】

1. 手术后要写记录和开医嘱，交代患者术后注意事项，体现人文关怀。

2. 手术操作结束后整理物品和将医疗垃圾分类处理。

3. 术后 24 h 密切观察，防止伤口出血。常规术后 3 天换药，观察伤口情况。一旦发生感染，及时拆除缝线引流。拆线时间根据切口不同部位和愈合情况决定。

【注意事项】

1. 手术前要向患者及家属交代病情及手术事宜，签署知情同意书。

2. 局部麻醉后手术，整个操作过程中注意与患者交流，体现人文关怀。

3. 体表淋巴结切除手术操作较简单，关键之处在于正确识别解剖层次，才能保证淋巴结的顺利剥离。

4. 尤其是颈部淋巴结多伴行一些重要血管、神经，切除过程中要注意周围血管、神经等重要组织，防止副损伤。

5. 较小的淋巴结在手术中通常较难寻找，术前要尽量明确定位（必要时超声定位），术中仔细寻找。

6. 淋巴结核易造成术后伤口愈合困难，手术中尽量完整切除整个淋巴结。

7. 某些较深部位的淋巴结切除活检术后可能发生淋巴漏，手术分离过程中组织结扎要可靠。

（戚　峰　刘　彤　赖佳明）

（四）血管结扎止血术

血管结扎止血术是使用血管钳钳夹血管断端，并使用外科线结扎止血的一种方法，是临床上最常见且可靠的止血方法。

【适应证】

1. 开放性损伤导致血管损伤出血，结扎后应不影响组织血运。

2. 切除病变组织或器官时，需结扎相应供血血管。

3. 出现某些难以控制的大出血，有时需结扎相应区域供血血管以达到止血的目的。

4. 范围较大的切除手术，如血管瘤切除术，术前为减少出血，先结扎供血血管。

5. 医源性动脉损伤难以修复者，如不影响血液供应，可行血管结扎。如动脉造影后。

本部分模拟外伤后血管出血，设置场景：外伤导致血管出血（可使用深部血管出血结扎模具训练该操作）。

场　景

【病例情况】

患者男性，27 岁，右前臂刀伤 3 h 就诊。查体：右前臂外侧伤口长约 4 cm，可见活动性出血，探查其深部有一个小动脉断裂出血。请帮助该患者结扎出血血管。

【操作要点】

1. 首先采用纱布压迫伤口止血。

2. 探查伤口，迅速移开压迫纱布，寻找出血部位，用两把血管钳尖端分别钳夹断裂血管两断端，尽量不夹周围组织，要求迅速、准确。

3．丝线结扎　助手手持血管钳，先抬高钳柄，让术者绕过结扎线，然后抬高钳尖，以便术者完成结扎。术者打紧第一个单结后，助手才撤去血管钳，继续紧线后再打第二个结，即完成一个方结。为结扎可靠，通常要完成一个三重结。

4．如血管残端回缩组织内，可使用一把血管钳钳夹血管残端并轻轻牵引，另用一把血管钳在其下方牢靠钳夹结扎。

5．必要时需延长切口探查出血点。

【注意事项】

1．本部分仅讲述血管结扎止血的操作步骤，其他相关问题，如外伤急救、无菌操作、麻醉、清创术等请参照相关章节的内容。

2．钳夹止血应动作迅速、熟练，减少患者出血，避免副损伤。

3．血管结扎要牢靠，松紧要适度。

4．如系重要血管，可采用双重结扎或者缝扎的方法保证结扎牢靠。

（王宪伟　戚　峰　刘　彤　高　涌）

（五）静脉切开术

【适应证】

1．急性大量失血、休克等患者，周围循环衰竭，需大量输血、输液而外周浅静脉穿刺有困难者。

2．因病情需要长时间输液，而常规静脉穿刺有困难者。

3．施行某些特殊检查，如心导管检查、中心静脉测压等。

【禁忌证】

1．下腔静脉及下肢静脉血栓形成。

2．下肢有感染灶。

根据静脉切开术切口位置的不同，本部分设置两个场景：

场景一：内踝部大隐静脉切开术；

场景二：股部大隐静脉切开术。

场景一

【病例情况】

患者男性，35 岁，因车祸外伤 5 h 就诊，诊断为失血性休克、脾破裂，因外周循环衰竭，外周静脉穿刺输液困难，条件限制不能行中心静脉置管，请进行内踝部大隐静脉切开术。

【操作要点】

1．术前准备

（1）备皮：术前局部皮肤剃除毛发，清洁。

（2）常规物品：包括无菌手套、静脉切开包（无菌孔巾、血管钳、剪刀、尖刀、持针钳、圆针、三角针、丝线、纱布等）、聚维酮碘、胶布、注射器、局部麻醉（局麻）药。

（3）准备静脉输液用具，各种不同口径的静脉插管，通常用输液器细软管制作。

（4）签署知情同意书。

2．手术操作

（1）体位：患者取仰卧位，术侧下肢略外旋。

（2）消毒铺巾：一般采用聚维酮碘消毒术野2遍。按无菌原则铺无菌孔巾。

（3）麻醉：常选用2%利多卡因，用无菌注射用水稀释至0.5%～1%使用。

（4）切口：采用内踝上方的大隐静脉。在内踝的前上方2～3 cm，做与静脉走行方向平行或垂直的切口，长约2 cm，切皮时不要过分用力，以免损伤静脉。

（5）分离血管：用小弯血管钳沿血管方向分离皮下组织，找出静脉，将静脉分离显露1～2 cm。当静脉寻找困难时，可适当扩大切口，在内踝边缘仔细寻找。

（6）结扎静脉远端：用血管钳在静脉下面放置两根丝线，将静脉远端丝线结扎，而近端丝线暂不结扎。

（7）剪开静脉、插管：牵拉提起远端结扎线，在其近侧约1 cm处斜行用眼科剪将静脉剪一"V"形小口，剪开静脉壁1/3～1/2。注意不要剪断血管。提前准备把管头剪成斜面的塑料输液细管，与注射器接好，其内充满无菌注射盐水。用小血管钳夹起静脉切口上方静脉壁，将塑料管头斜面朝上插入静脉切口，一般插入5 cm左右，回抽见血后，再缓慢注入盐水。

（8）结扎静脉近心端丝线：将插入导管另一端与输液装置连接，观察输液顺利，局部无肿胀、漏液，结扎静脉近心端丝线，并固定在插入的塑料管上。

（9）切口缝合：切口用丝线间断缝合，并将缝合线之一与插入的塑料管一同结扎固定，防止拉脱。加盖无菌纱布包扎切口。

【术后处理】

1．静脉插管应另用胶布稳妥固定，以防插管脱落。

2．伤口局部明显渗液或发生静脉炎时，应立刻拔管。

3．内踝处大隐静脉切开插管一般可维持3天，不超过1周，以免导致静脉炎。

4．伤口于术后3天换药，7天拆线。

5．液体输入不够通畅时，可适当移动导管位置。因静脉痉挛导致液体输入不畅，可使用局部热敷，或注入少量0.5%普鲁卡因溶液。

6．导管拔除后迅速用无菌纱布局部压迫片刻，以防出血，然后用无菌纱布包扎。

场景二

【病例情况】

患者女性，65岁，因车祸伤来外科急诊就诊，血压80/40 mmHg，心率122次/分，呼吸28次/分，左小腿胫腓骨骨折，右踝皮肤广泛挫伤。该患者外周循环差，静脉穿刺困难，请为该患者行右股部大隐静脉切开置管术，建立静脉通路。

【注意事项】

1．手术前要向患者及家属交代病情及手术事宜，签署知情同意书。

2．局部麻醉（局麻）手术，整个操作过程中注意与患者交流，体现人文关怀。

3．原则上全身各处的浅静脉均可作为静脉切开插管用，常见下肢大隐静脉的内踝前和股部、上肢的贵要静脉和肘正中静脉等。

4．股部大隐静脉切开术，于大腿根部卵圆窝处，股动脉搏动点内侧1 cm，相当于耻骨结节外2 cm，向下2 cm处，做一纵行或斜行切口，切口长3～4 cm。一定避免损伤或结扎深部的股静脉。

5．静脉插管时动作要轻巧准确，以免撕破或拉断静脉或将导管插入静脉管壁的夹层。

6．静脉切开手术多用于急救，手术操作力争迅速、准确。

（王宪伟　戚　峰　刘　彤　高　涌）

（六）拔甲术

【适应证】

1．指（趾）甲甲沟炎蔓延到甲下，形成甲下脓肿。

2．外伤造成甲下血肿，指（趾）甲已与甲床分离。

3．指（趾）甲真菌病（灰指甲），药物治疗无效者。

模拟临床拔甲手术，设置场景：甲下积脓拔甲术。

场　景

【病例情况】

患者男性，40 岁，左手示指甲沟炎 1 个月，加重伴甲下流脓 1 周，无发热。查体：左手示指甲缘周围略红肿，甲下明显积脓，挤压可见脓性液自甲缘渗出，伴压痛。请为该患者行左手示指拔甲术。

【操作要点】

1．消毒　戴无菌手套，0.5% 聚维酮碘常规消毒手术区域 2 遍，范围达手指根部及邻近手指、部分手掌及手背部，铺无菌巾。

2．麻醉　通常采用指神经阻滞麻醉。注射器在指根部两侧刺入，直达指骨，退出少许，注入 1% 利多卡因 1 ~ 2 ml。然后退到皮下，向背侧和掌侧各注入麻醉药 1 ml。术者用手指轻揉注射部位数分钟，等待指尖感觉消失即可手术。

3．手术

（1）术者用左手拇、示指捏紧患指两侧，以利于控制出血。右手用尖刀于皮肤与甲间隙处刺入 2 ~ 3 mm，分离甲根和指甲两侧皮肤。然后，用剥离器（尖刀刀背）插入甲板下分离甲床，向下直达甲根部，向两侧完全分离指甲，注意紧贴甲板，勿损伤甲床。

（2）用血管钳夹住指甲中部，左右晃动，按水平方向拔除指甲。或用直血管钳沿甲沟一侧插入，钳夹指甲一侧边缘，向另一侧慢慢翻转，直至拔出指甲。拔出的指甲应检查是否完整，尤其是甲根部两角处。

（3）用凡士林纱布覆盖甲床，无菌纱布加压包扎。

【术后处理】

术后 24 h 密切观察，防止伤口渗血，渗血较多时可更换外层纱布后加压包扎，术后 48 ~ 72 h 更换创面凡士林纱布。

【注意事项】

1．手术前要向患者及家属交代病情及手术事宜，签署知情同意书。

2．注意局部皮肤感染、凝血功能障碍为手术禁忌证。

3．局部麻醉后手术，整个操作过程中注意与患者交流，体现人文关怀。

4．用剥离器分离指（趾）甲上皮和甲床时，注意不要损伤甲床和甲上皮，避免新生的指（趾）甲永久畸形。

（乔建梁　刘　彤）

（七）小肠吻合术

小肠吻合术是外科临床常见操作。小肠吻合方法可分为两大类：①手工吻合；②吻合器吻合。小肠吻合按吻合方式分为端端吻合术、侧侧吻合术和端侧吻合术。

1．端端吻合 端端吻合是最常用、也是最符合生理状况的吻合方式。将小肠切断的两断端靠拢在一起，应用可吸收线连续或间断全层缝合肠壁，外层浆肌层间断缝合包埋。吻合完毕后，间断缝合关闭肠系膜裂孔。在关闭肠系膜裂孔时应注意避免损伤肠系膜血管而影响吻合口血运。

2．侧侧吻合 吻合器的使用使功能性小肠侧侧吻合成为小肠吻合的标准术式，在临床中应用广泛，此种吻合为逆蠕动性侧侧吻合。手工吻合时，先将两断端肠管关闭，按肠管蠕动方向重叠靠拢约 10 cm，在系膜缘对侧将两肠管浆肌层间断或连续缝合 4 ～ 5 cm，距缝合线 0.5 cm 处切开两侧肠管全层，间断或连续缝合后壁全层，再间断内翻或连续全层水平褥式内翻缝合前壁全层，后间断垂直褥式内翻缝合浆肌层，然后间断缝合关闭肠系膜裂孔。

3．端侧吻合 端侧吻合术一般用于吻合口两侧肠管口径相差悬殊时，或者因某种原因需要做“短路手术”，以及某些特殊手术术式的一部分，如 Roux-en-Y 手术等。将小肠一端与另一部分小肠的侧面进行吻合，通常也包括全层和浆肌层两层缝合。

模拟临床小肠吻合操作，设置场景：小肠端端吻合术。

场　景

【病例情况】

患者男性，42 岁，因突发腹痛 4 h 入院。既往 3 年前有阑尾切除术史。查体：全腹压痛、反跳痛、肌紧张，肠鸣音消失。该患者紧急行剖腹探查术，发现小肠内疝，疝入小肠坏死约 1 m，将内疝复位，切除坏死肠段，行小肠端端吻合术。

【操作要点】

1．用两把肠钳分别夹闭小肠两断端，防止肠内容物溢出，肠腔用 0.5% 聚维酮碘消毒，吻合肠管断端周围放置温盐水纱布。

2．两把肠钳靠近并拢，使两个肠腔断端对齐，不发生扭曲。在肠管断端系膜侧和对系膜侧，距断端约 0.5 cm 处，用 2-0 丝线分别进行两断端肠管浆肌层间断缝合，起牵引固定作用。

3．由肠后壁一侧开始，用可吸收线进行后壁全层连续（毯边）内翻缝合，第一个线结要打在肠腔内，缝合时针距肠管边缘 0.2 ～ 0.3 cm，针间距为 0.3 ～ 0.5 cm。缝至后壁另一侧时，缝针穿出肠腔，行前壁连续全层水平褥式内翻缝合（Connell 缝合法），最后一针穿入肠腔内，与第一针缝线打结，保证线结在肠腔内。或采用全层间断内翻缝合方法。剪线，留线结长 0.2 ～ 0.3 cm。

4．去除肠钳。

5．用 3-0 可吸收线距全层缝合线约 0.3 cm 处进行前、后壁浆肌层间断垂直褥式内翻缝合（Lembert 缝合法）。剪线，留线结长 0.3 ～ 0.5 cm。

6．缝合完毕检查吻合口大小及通畅程度，一般以两横指宽度为宜。检查吻合处是否有肠液溢出。

7．以 3-0 可吸收线间断或“8”字缝合关闭小肠系膜裂孔。检查吻合口处血运情况。

【注意事项】

1．常用于肠吻合的缝合方法有间断缝合、连续缝合、毯边缝合、半荷包缝合、间断垂直褥式内翻缝合（Lembert 缝合法）、间断水平褥式内翻缝合（Halsted 缝合法）、连续水平褥式内翻缝合（Cushing 缝合法）以及连续全层水平褥式内翻缝合（Connell 缝合法）等。

2．肠管端端吻合时，也可以首先行后壁浆肌层缝合，然后后壁全层缝合，最后缝合前壁全层及浆肌层。

3．吻合时注意无菌操作，肠切除吻合过程中应注意勿使肠内容物流入腹腔，污染切口。

术中应注意肠钳的使用、聚维酮碘消毒及纱布保护等操作。

4．吻合时注意肠管的血液供应，吻合口血运是非常重要的环节，在肠切除吻合过程中，要注意保护吻合口血运，防止瘘的发生。

5．吻合时注意避免肠管过度扭曲，两侧肠管系膜侧对系膜侧。

6．吻合时注意肠壁内翻不宜太多，避免吻合口狭窄。

7．前壁全层缝合时，进针勿过深，以免将后壁肠管缝入，造成肠腔狭窄。

8．两端肠腔大小相差悬殊时，可于口径小的肠管做斜行切口，以扩大其口径，或改行端侧、侧侧吻合。

（乔建梁　刘　彤）

（八）胃造瘘术

【适应证】

1．食管梗阻病者（如肿瘤或食管狭窄）用以解决进食问题。

2．由胃管灌注药物实施治疗方案。

3．作为腹部手术后的胃肠减压。

场　景

【病例情况】

患者男性，84 岁，离休干部。诊断“阿尔茨海默病，COPD，胃食管反流”，完全卧床，依靠鼻饲管进食 5 年，期间多次误吸，造成吸入性肺炎。入院后完善检查，择期行胃造瘘术。

【操作要点】

（一）外科手术造瘘术

1．荷包式胃造瘘术　手术步骤：荷包式胃造瘘术是暂时性胃造瘘中最简便的一种。患者平卧，一般采用左上经腹直肌切口，长 6 ～ 8 cm。也可采用上腹正中切口，另从侧腹壁戳孔引出造瘘管。

进入腹腔后，选择幽门切迹以左及大、小弯之间的胃前壁作为造瘘口位置。用 4 号丝线做 2 ～ 3 层同心荷包缝合，最内层直径应为 1.5 cm，各层间距约 1 cm。在荷包缝合中心切开胃壁，切口应与准备插入的导管直径相应。从胃壁切口插进 F20 ～ 24 号导管（最好用蕈状管或气囊导管才不易脱出）；如使用普通导管，最好插入胃腔 3 ～ 5 cm。然后，由内层开始逐一收紧荷包缝线并结扎，并将导管埋入胃内。导管尾端经腹直肌外缘、肋缘下方戳一小口引出。造瘘口胃壁与腹壁戳孔周围的腹膜用丝线缝合两针固定。最后缝合腹壁切口。

2．隧道式胃造瘘术　手术步骤：隧道式胃造瘘术也是一种暂时性胃造瘘术，切口同“荷包式胃造瘘术”。胃造瘘口部位应选择在偏幽门侧。先在胃壁上做一层荷包缝合，在荷包缝合中心切开胃壁，插入一 F20 ～ 24 号普通导管，头端深入胃腔 3 ～ 5 cm，收缩荷包缝线再沿导管缝一排顺长轴的浆肌层间断缝合，使胃壁浆肌层内翻，形成一长约 5 cm 的潜行隧道，包埋导管。于侧腹壁另戳小孔引出导管尾端，并将导管上、下胃壁与戳孔上、下腹膜各缝一针，使胃壁固定于壁腹膜上，然后逐层缝合腹壁切口。

3．活瓣管式胃造瘘术　手术步骤：选定胃壁瓣部位同管式胃造瘘的切口。在胃前壁选择一处作瓣，但瓣的基底部应在小弯侧。制造胃壁活瓣在瓣的预定基底部横放一把直钳，用丝线将直钳上下的胃前壁浆肌层做间断缝合，使胃壁向腔内突入成一活瓣。制成“胃管”U 形切开胃前壁，以后步骤同管式胃造瘘术。

（二）经皮内镜下胃造瘘术

经皮内镜下胃造瘘术（PEG）是一种无需开腹、只需在内镜引导下进行的“牵引式”胃造瘘术。它集无需开腹、操作容易、胃饲保留时间长、并发症少、经济有效、护理方便等诸多优点于一身，是一种对人体损伤较小的微创手术。对于那些需要长期进行肠内营养的患者，如：口腔、颜面、咽、喉部肿瘤或手术及放疗后患者张口困难；外伤或食管肿瘤造成患者进食困难；各种神经系统疾病（例如多发性脑梗死、急性脑卒中等）导致长期丧失吞咽功能，不能经口或鼻饲喂养；食管穿孔、食管－气管瘘致进食困难等均具有显著功效。

手术步骤：首先选择手术穿刺点，一般选择左上腹肋缘下腹中线外 3 ～ 5 cm 处，相对应于胃体前壁中下部。进入内镜，内镜通过患者的口腔、咽、食管等推进到胃内，观察胃壁有无肿瘤、溃疡及食管静脉曲张等影响胃壁穿刺的情况。向胃内注气，使胃前壁紧贴到腹壁上。调节内镜镜头，使镜头对准胃体部前壁，此时于腹壁外可看到由内镜灯光透过腹壁形成的红色光点，即可把这一点作为腹壁的穿刺点。紧接着用中指轻轻按压所选择穿刺部位，内镜下看到胃壁有明显的波动即可进行穿刺。利多卡因局部麻醉皮肤及皮下组织。麻醉成功后用手术刀做一个长约 0.5 cm 的皮肤切口，紧接着在切口处将套管针穿透腹壁和胃壁刺进患者胃腔内，将环形导丝穿进之前保留的外套管针送入胃腔。通过内镜的侧孔将内镜持物钳送进患者胃内，抓住环行导丝，抓紧后将胃镜连同导丝一起从胃内拉出，导丝的另一端则固定在外套管上，留在腹壁外。接着把从口腔拉出的导丝在口腔外与 PEG 管的导丝打个结，然后拽住留在腹壁外的另一端导丝将 PEG 管通过口腔、咽和食管拉入胃内，直到 PEG 管通过套管针的穿刺点穿出腹壁，圆形的 PEG 管头部紧贴到胃的内壁上。拉紧管道后将腹壁外的固定盘套到 PEG 管上并紧贴到腹壁上。

（三）经皮影像下胃造瘘术（PRG）

胃造瘘管也可在 X 线、CT 或超声引导下完成。在 X 线、CT 或超声引导下，经皮穿刺至胃中放置胃造瘘管，即为经皮影像下胃造瘘术。大量的临床研究表明该法可以和内镜引导下的置管术相媲美。

【注意事项】

1．手术前要向患者及家属交代病情及手术事宜，签署知情同意书，需要家属代为签字的患者，要签署授权委托书。

2．切开胃壁时，要防止胃内容物外溢污染腹腔。

3．胃壁造瘘口周围要彻底止血。

4．放入胃造瘘管后，周围包埋隧道及其与前腹壁固定缝合要可靠，防止术后消化道瘘发生。

5．胃造瘘管必须牢靠固定。

6．胃造瘘管要经常冲洗，防止堵塞。

（杨建华　程卓鑫　刘　彤）

（九）消化性溃疡穿孔修补术

【适应证】

1．穿孔时间超出 8 h、腹腔内感染及炎症水肿严重，有大量脓性渗出液。

2．以往无溃疡病史或有溃疡病史未经正规内科治疗，无出血、梗阻并发症，特别是十二指肠溃疡患者。

3．有其他系统器质性疾病、不能耐受急诊彻底性溃疡手术。

模拟临床行胃、十二指肠溃疡穿孔修补术病例，设置场景：胃溃疡穿孔修补术。

场 景

【病例情况】

患者男性，28 岁，胃部不适 1 周，突发急性上腹痛 8 h，伴恶心、呕吐就诊。既往胃溃疡病史 2 年。查体：全腹压痛、反跳痛、肌紧张，肝浊音界缩小，肠鸣音消失。立位腹平片可见右膈下少量积气。诊断为弥漫性腹膜炎，急性上消化道穿孔。急症行开腹探查术，术中发现胃小弯处有溃疡穿孔，可见消化液溢出，周围肠管水肿，腹腔内中等量渗液。为该患者行胃溃疡穿孔修补术。

【操作要点】

1．术前准备

（1）了解、熟悉患者病情。与患者及家属进行沟通，向患者及家属交代手术情况及手术风险，并签署手术同意书。

（2）完善术前检查，向手术室提请手术，胃肠道准备，禁食水，留置胃管，术前备皮，留置导尿管。

（3）全身情况及营养状况差的患者应在手术前改善全身情况，纠正营养不良、贫血及低蛋白血症，必要时输血或输血浆提高血红蛋白及血浆蛋白的水平。

2．体位　腹部手术通常采用仰卧位。

3．麻醉　一般选用全身麻醉。

4．消毒铺巾　一般采用聚维酮碘消毒手术区域 3 遍。上到双侧乳头连线，下到耻骨联合，两侧到腋中线。按无菌原则铺无菌巾。

5．手术切口确定　胃部手术，通常采用上腹部正中切口，如病情需要可以经左侧或右侧绕脐延长切口。

6．手术操作

（1）切开：于腹部正中做一长约 12 cm 的切口，逐层分离皮肤、浅筋膜、腹白线、腹横筋膜、腹膜下筋膜和壁腹膜，进入腹腔，探查腹腔情况及病灶位置，吸出腹腔内积液，取部分病变组织送病理快速冰冻切片诊断，排除癌性穿孔。

（2）缝合穿孔：探查穿孔位置，多在胃窦、十二指肠前壁。穿孔周围通常伴有质地较硬的溃疡，剪去不规则边缘，采用丝线或可吸收缝线沿器官纵轴平行缝合修补病灶，缝线跨越穿孔处做全层或浆肌层缝合，闭合穿孔。缝线暂不剪断。

（3）大网膜覆盖穿孔：将一游离带血管蒂的大网膜拉至穿孔处做补片覆盖，然后将原缝合穿孔的缝线松松地结扎固定。不宜结扎过紧，以免引起大网膜缺血坏死。若穿孔口径较大，缝合修补困难时，可直接将大网膜补片填塞于穿孔处，再用缝线全层缝合固定。

（4）彻底清洗腹腔：检查穿孔处缝合无误，再次吸尽腹腔内的渗出液及食物残渣，用大量温盐水清洗腹腔。

（5）关腹：于小网膜孔附近放置引流管，必要时在盆腔放置引流管，经右肋缘下戳孔引出，固定引流管后逐层缝合腹壁切口，待患者苏醒后送回病房。

【术中探查】

1．腹腔内有无粘连、肿块，腹水的量及性质。

2．肝及脾的大小、色泽及质地。

3．探查穿孔位置、大小，胃肠道有无梗阻及其他溃疡。

4．确定穿孔能否进行单纯修补。

【术中注意事项】

1．由于溃疡穿孔周边组织水肿明显，组织脆弱，所以缝合时应在穿孔周围较正常的胃、十二指肠壁进针。每一针针距均要宽，进针要深，结扎时也尽量注意在放松胃牵拉的情况下缓缓进行，防止结扎过紧，造成组织被缝线撕裂。

2．如穿孔较大，且组织过于脆弱，单纯缝合可能发生梗阻时，可先穿好各缝线而暂不结扎，并将一带蒂大网膜覆盖于穿孔处，然后同时结扎缝线，闭合穿孔。

3．穿孔周围瘢痕大且硬而无法缝合修补时，可将溃疡穿孔处行菱形切除，然后横行缝合，并覆盖大网膜。

4．若是十二指肠溃疡穿孔，又靠近幽门，如强行单纯缝合可能产生幽门梗阻，可做菱形切除，再自两侧角纵行延长切口，随之横行缝合做一幽门成形术。

5．对所有的胃溃疡穿孔患者，需常规取活检，对疑似胃癌的患者需术中行快速病理检查，如证实为胃癌，患者情况又允许时，即按胃癌术式处理。

【术后处理】

1．术后患者清醒后取半坐位，使腹腔渗液流入盆腔吸收，防止发生膈下脓肿。

2．术后予以常规治疗护理，包括心电监护、胃肠减压 96 h、抗生素静脉滴注抗感染治疗，恢复进食后予以奥美拉唑、阿莫西林、克拉霉素等治疗。

（杨建华　程卓鑫　刘　彤）

七、腹腔镜的基本操作

【目的】

1．了解腹腔镜设备和器械的基本性能，正确选择和使用腹腔镜。

2．通过模拟训练来掌握腹腔镜基本技术和操作技能。

【物品准备】

1．腹腔镜模拟训练器。

2．小珠、带包装纸的糖、方纱、大提子、豆子、盒子或盘子等耗材。

3．腹腔抓钳、分离钳、弯剪、持针钳等操作器械。

训练一：手 - 眼协调

【操作步骤】

1．将两个小柱插在垫板上，相距 4 ～ 6 孔。

2．将盛满小串珠的小盒插在视野中央、两小柱之间。

3．用手握持分离钳或抓钳取出小串珠，一左一右地套在两边的小柱上（如图 8-22）。

4．重复步骤 3。

训练二：牵拉 / 反向牵拉

【操作步骤】

1．放入一枚带包装纸的糖。

2．用抓钳或分离钳，夹住糖果包装纸的两端。

3．双手反向扭转，直至包装纸打开（如图 8-23）。

4．重复数枚糖。

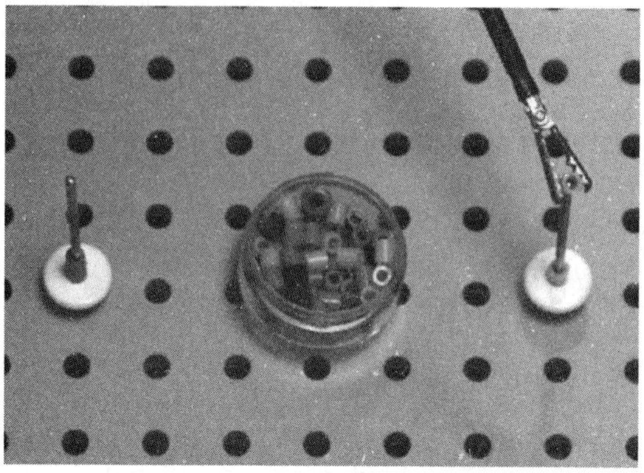

图 8-22　手 - 眼协调训练

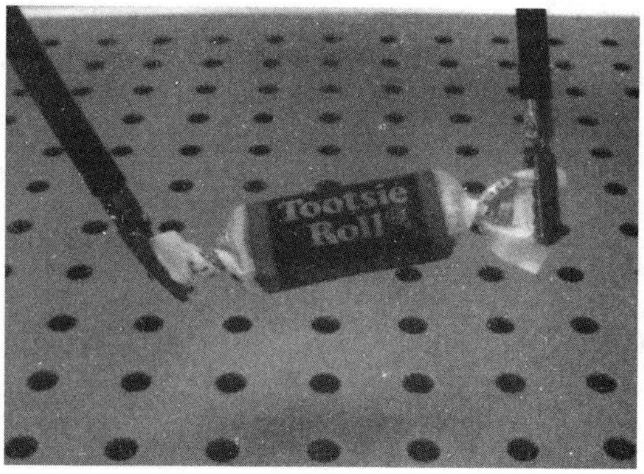

图 8-23　牵拉 / 反向牵拉训练

训练三：剪切

【操作步骤】

1．在一块方纱上画一个圆圈。
2．用两个垫板夹将方纱固定在视野的中央。
3．一手持弯剪，另一手持抓钳辅助，剪下圆圈（如图 8-24）。
4．重复数块方纱。

训练四：平面分离

【操作步骤】

1．在垫板中央插一小柱。
2．将一个大提子（或葡萄）插在小柱顶端。
3．双手各持一把抓钳或一把弯剪，剪切并剥下提子皮，尽量保持提子皮的完整性。
4．如果提子有籽，剥皮之后将提子籽分离出来（如图 8-25）。
5．重复数个提子。

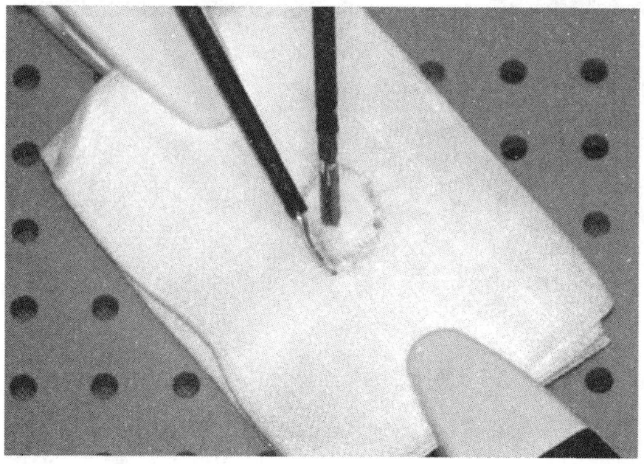

图 8-24　剪切训练

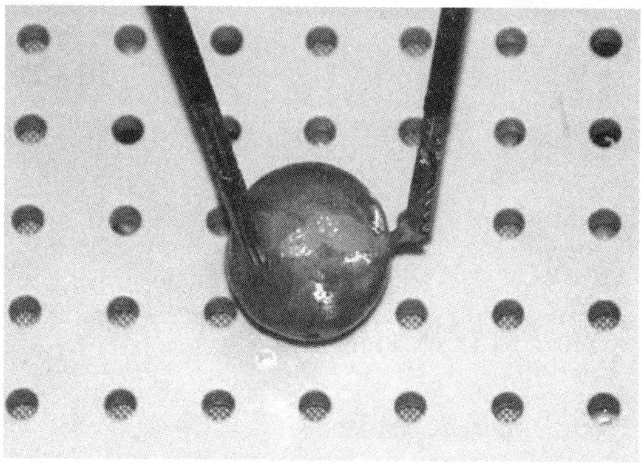

图 8-25　平面分离训练

训练五：缝合打结

【操作步骤】

1．在方纱表面画出两排平行的圆点。
2．用垫板夹将方纱两端固定。

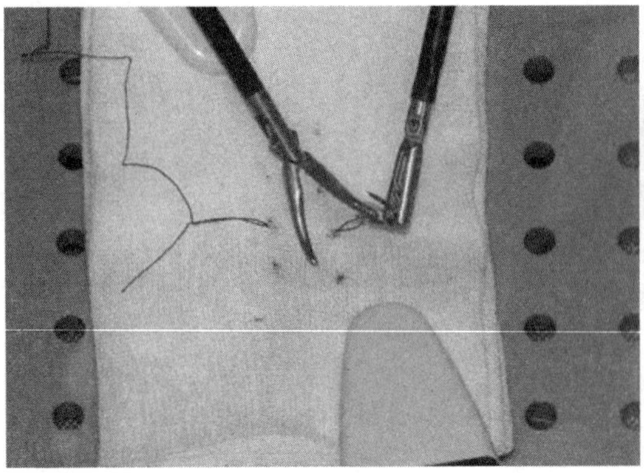

图 8-26 缝合打结训练

3. 一手握持持针钳，另一手握持抓钳或分离钳辅助，按照平行的两圆点进行间断缝合。

4. 每次缝合的打结方式：一个方结、一个外科结（如图 8-26）。

5. 重复数块方纱。

训练六：传递

【操作步骤】

1. 器械进入模拟器内，左手持抓钳，右手持分离钳。

2. 以分离钳夹起一颗豆子。

3. 左手持抓钳抓持至豆子中央位置，准备传递；旋转右手分离钳，调整至合适角度。

4. 右手分离钳从左手抓钳钳口进入，轻轻夹住豆子，两把器械进行传递交接。

5. 交接完，右手分离钳把豆子放置在右边的盘子里（如图 8-27）。

6. 重复步骤 2-5，反复进行传递。

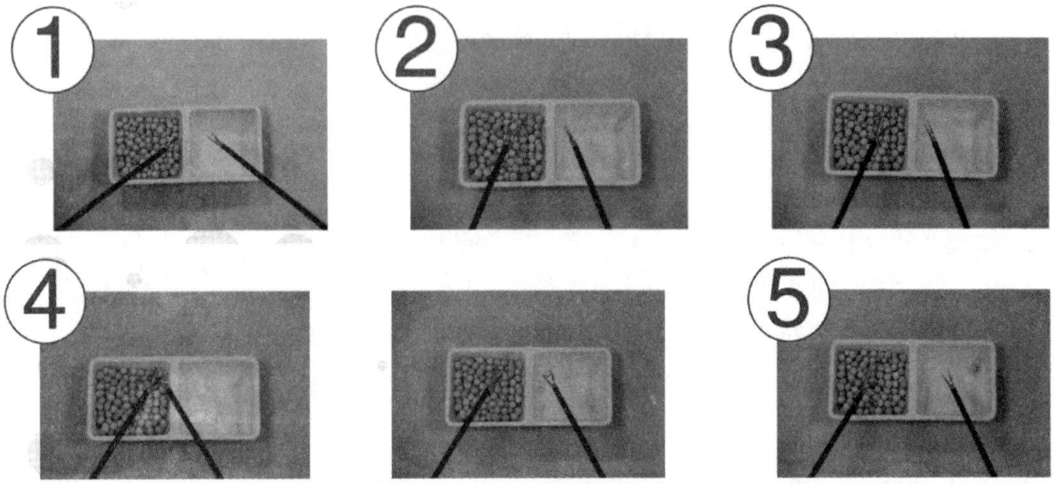

图 8-27 传递训练

（赖佳明）

八、血管疾病检查法

（一）临床表现和查体

血管疾病种类繁多，主要的病理改变有破裂、闭塞、栓塞、狭窄、扩张以及静脉瓣膜疾病，不同的血管疾病有不同的临床症状和体征。

1. 疼痛

（1）主动脉夹层表现为突发的胸背部撕裂样剧烈疼痛。病情稳定后疼痛减轻或消失。

（2）下肢急性动脉栓塞表现为突发的下肢剧烈疼痛，持续。

（3）下肢慢性缺血性疾病表现为逐渐加重的下肢疼痛；早期表现为步行后出现下肢尤其是小腿疼痛，患者休息后可缓解，成为“间歇性跛行”（intermittent claudication）。缺血进一步加重，在静息状态下仍有持续疼痛，又称静息痛。静息痛是疾病加重的表现。患者常取典型的抱膝端坐位，不能入睡。

（4）下肢深静脉血栓患者表现为下肢轻度到中度胀痛，站立时加重。

2．肢体直径变化　单侧肢体肿胀是下肢深静脉血栓的重要表现，水肿的程度可由双侧肢体相同水平部位的周径差值表现。长期下肢慢性缺血可导致下肢肌肉萎缩。

3．皮肤温度改变

（1）下肢急性动脉栓塞患侧肢体皮温明显下降；下肢深静脉血栓患者由于血液淤滞，患侧皮温较健侧稍高；动静脉瘘患者患侧皮温增高。

（2）手的指背对温度感觉比较敏感，用指背感觉双侧肢体相同部位可感知温度的差异。也可以借助专业的皮温计、变温带测定皮温。

4．皮肤颜色改变　下肢急性动脉栓塞患侧肢体早期皮肤苍白，持续缺血皮肤出现花斑样发绀，继续加重则皮肤发乌发黑，此时显示肢体发生不可逆的坏死。下肢深静脉血栓患者患侧皮肤颜色加深；慢性下肢阻塞性疾病患者下肢皮肤出现脱屑、萎缩、色素沉着、湿疹、溃疡形成，以上改变主要出现于足靴区。

5．动脉搏动　正常情况下，某些部位动脉位置较浅，可以触及搏动，常可触及的周围动脉有：颈动脉、颞浅动脉、肱动脉、桡动脉、尺动脉、股动脉、腘动脉、足背动脉、胫后动脉等。动脉搏动减弱或消失表明动脉狭窄或闭塞。

在某些部位出现异常的搏动性肿块需要怀疑动脉瘤的存在，例如腹部出现搏动性包块需要怀疑患者有腹主动脉瘤。

6．下肢静脉曲张　临床表现为下肢浅静脉扩张、伸长、迂曲。为了解大隐静脉瓣膜功能、深静脉是否通畅、交通支瓣膜功能还需进行三个检查：

（1）大隐静脉瓣膜功能试验

（2）深静脉通畅试验

（3）交通支瓣膜功能试验

下肢常见血管疾病临床表现见表 8-8。

表8-8　下肢常见血管疾病临床症状和体征

	下肢深静脉血栓	慢性下肢阻塞性疾病	下肢急性动脉栓塞	下肢慢性动脉缺血疾病	下肢静脉曲张
疼痛	胀痛	胀痛	持续性剧烈疼痛	间歇性跛行、静息痛	无或轻度胀痛
肢体直径变化	肿胀明显	轻度肿胀	无变化	或肌肉萎缩	无
皮温变化	轻度增高	无变化	明显降低	无变化	无变化
皮肤颜色	变深	色素沉着	苍白	苍白	无或有色素沉着
动脉搏动	正常	正常	消失	消失或减弱	正常

（二）常规特殊检查技术

1．超声多普勒听诊器

（1）测听血流信号：传统体格检查方法单纯依靠医生手指检查动脉搏动情况，尤其对于肢体远端动脉检测可靠性差。使用超声多普勒听诊器可在血管体表投影位置测定动脉血流频谱信号，可以发现手指无法感受到的微弱血流。

（2）测定不同平面肢体血压：正常人体下肢血压较上臂高 20 ~ 30 mmHg，两侧肢体对称部位血压相仿。如果对称部位血压相差大于 20 mmHg，提示血压低的一侧近心端有狭窄或闭塞。超声多普勒听诊器可以测定四肢各条血管不同平面的收缩压，是诊断动脉闭塞性疾病的常用方法。

2．彩色多普勒超声 即常说的“血管彩超”，可测定血管的管径、血流方向和流速、血管阻力等指标，是各种血管疾病最常用的筛查手段，具有无创、简便易行、可靠性高等特点，是急性动脉栓塞、深静脉血栓形成等血管疾病的首选检查手段。

3．容积描记仪 容积描记仪可以记录肢体节段容积的变化，而这种容积的变化取决于动脉血的流入和静脉血的流出。常用的方法包括阻抗容积描记仪和光电容积描记仪。

4．螺旋CT血管造影 高速螺旋CT可进行3～5 mm薄层断层扫描，经过三维重建，可以得到血管的立体图像。CT血管造影术已广泛应用于各种动脉瘤、血管损伤、血管闭塞和栓塞、冠状动脉病变等疾病的诊断。

5．磁共振血管造影（MRA） MRA对颈动脉闭塞性疾病、腹主动脉瘤、周围动脉狭窄或闭塞、各种动脉瘤及动静脉畸形、腹部静脉系统疾病等病变均能进行影像学检测。

6．放射性核素显像 将放射性核素的示踪剂或显影剂注入血管内，在体表探查其发出的γ射线，用以显示血管形态和功能。该方法可以进行深静脉血栓定位、肾血流量测定和肺栓塞诊断等。

7．数字减影血管造影（DSA） 血管疾病诊断的“金标准”。DSA是一种有创检查，可能引起造影剂过敏、肾功能损害以及医源性血管损伤、栓塞或血栓等。但DSA可以直接显示血管走行及各种病变情况，准确率高，在诊断的同时可以进行介入治疗。目前临床常用于冠状动脉造影、各种外周动静脉造影、颅内血管造影和大血管造影等，是血管外科诊断和治疗的最有效手段。

（王宪伟　戚　峰　刘　彤　高　涌）

九、乳腺肿块检查法

乳腺检查应遵循正确的顺序，手法轻柔，一般患者采用坐位或仰卧位，检查时必须充分暴露胸部，防止漏诊。检查中要注意与患者的沟通交流和人文关怀。

1．视诊 观察乳腺的发育情况，两侧乳房是否对称，大小是否相似，两侧乳头是否在同一水平，乳头是否有回缩凹陷、上抬下拉，乳头、乳晕有无糜烂，乳房皮肤色泽，有无橘皮样变，是否有红肿等炎性表现，浅表静脉是否怒张等。完整的乳腺视诊还包括腋窝、锁骨上等乳腺淋巴引流区域，观察有无红肿、肿块、瘢痕、溃疡等。

2．触诊 触诊时患者可坐位检查，双臂下垂，然后双臂高举或双手叉腰再行检查。如患者取仰卧位触诊，同侧乳房下垫一枕头，同侧的手举过头部，使乳房均匀地摊在胸壁上触摸。触诊应取顺时针或逆时针的方式，并且检查延伸到腋下的乳腺尤其重要。触诊时手掌要平伸，四指并拢，用最敏感的示指、中指、环指的末端指腹（而不是指尖）按顺序轻扪乳房的外上、外下、内下、内上区域，最后是乳房中间的乳头及乳晕区（图8-28）。检查时不可用手指抓捏

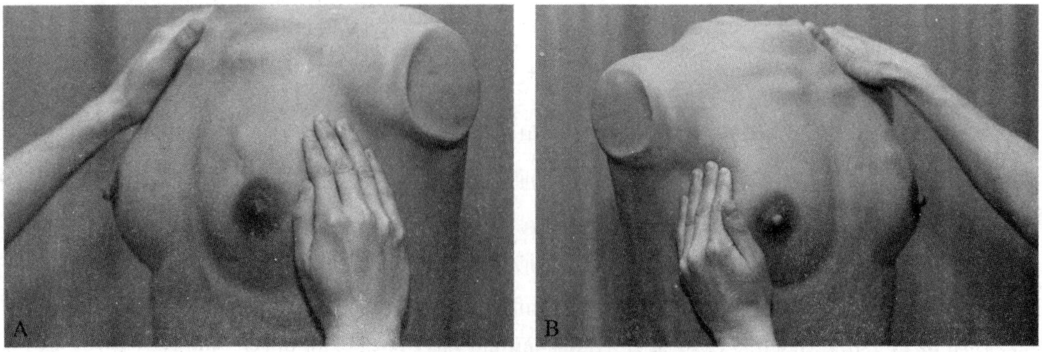

图8-28　乳腺触诊方法

乳腺组织，否则会把抓捏到的乳腺组织误认为肿块。双侧乳腺都要检查，先检查健侧乳腺。最后还要检查锁骨上、锁骨下和腋下淋巴结。右手检查左腋窝、左手检查右腋窝。

触诊乳腺，要注意乳腺硬度和弹性改变，有无压痛，如发现肿块，要了解肿块部位，一般按时钟钟点的方法予以描述，或分为四个象限描述。了解肿块数量、大小、外形、硬度、压痛、活动度、边界等特征。此外，要注意锁骨上、锁骨下和腋窝淋巴结是否肿大。

模拟临床乳腺肿块检查病例，设置如下场景。

场　景

【病例情况】

女性患者，30 岁，诉左乳疼痛 3 年，于月经前疼痛明显。请为该患者进行乳腺体格检查。

【检查结果】

双乳对称，双侧乳头在同一水平，无乳头回缩、内陷，双侧乳头、乳晕无糜烂，双侧乳房皮肤无红肿，无橘皮样变，无浅表静脉曲张。

触诊双乳质软，左乳内上象限可及肿物，约 1 cm×2 cm 大小，质中，边界清楚，表面光滑，活动度好，无压痛，右乳未发现肿物。左侧腋下未及肿大淋巴结。

【初步诊断】

左乳肿物：左乳纤维腺瘤？

【鉴别诊断】

乳腺囊性增生症、乳腺纤维瘤、乳腺癌、乳腺肉瘤、乳腺脓肿、乳腺结核等。

（高　涌）

十、甲状腺检查法

正常甲状腺多不易看到，女性青春发育期甲状腺可略增大。甲状腺肿大可分为三度：Ⅰ度，不能看出肿大但能触及；Ⅱ度，能看到肿大又能触及，但在胸锁乳突肌以内；Ⅲ度，肿大超过胸锁乳突肌外缘。

1. 视诊　观察甲状腺的大小和对称性，观察是否有明显甲状腺结节存在。可嘱患者做吞咽动作，可见甲状腺随吞咽动作而向上移动。如不易辨认时，嘱患者两手放于枕后，头向后仰，再进行观察即较明显。

2. 触诊　对甲状腺的大小、结节的了解比视诊更为明确。检查方法为患者取坐位，医生用右手拇指触及甲状腺处（前面触诊）；或者医生站在患者的身后，用双手示指、中指触摸甲状腺（后面触诊）。嘱患者做吞咽动作，如随吞咽运动而上下移动者即为甲状腺（图 8-29）。检查时应注意腺叶大小和硬度、表面是否光滑，有无结节、压痛，两侧叶是否对称，有无细震颤等。触及结节要了解其数量、大小、外形、硬度、压痛、活动度、边界等特征。

甲状腺触诊不要忘记检查气管位置，医生将示指和环指分别放置于两侧胸锁关节上，然后将中指置于气管上，观察中指与示指和环指的位置，根据中指是否居中判断气管有无偏移。

甲状腺检查时要了解颈部淋巴结肿大情况，因此甲状腺触诊时要同时行颈部淋巴结触诊。

3. 听诊　在甲状腺功能亢进时，如有甲状腺肿大，可听到低调的连续性血管杂音，对该病的诊断有帮助。

4. 其他相关检查　甲状腺检查时，还要关注与甲状腺功能异常相关的其他体征，如甲状腺功能亢进引起的突眼症、手指震颤等。

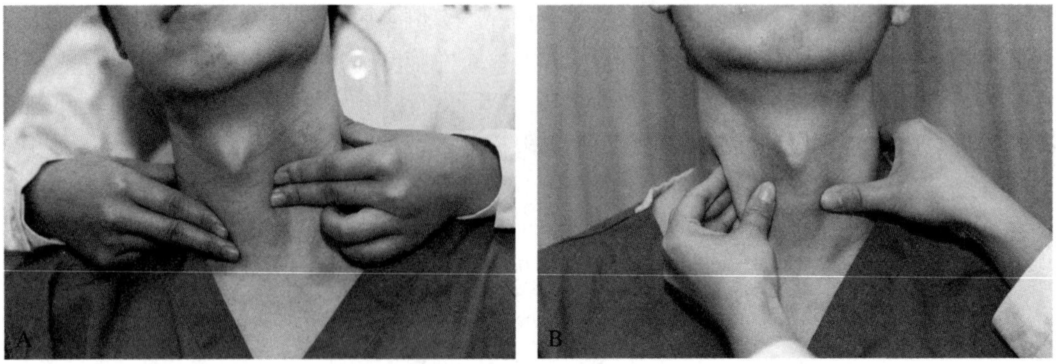

图 8-29　甲状腺检查方法

模拟临床甲状腺检查病例，设置如下场景。

场　景

【病例情况】

女性患者，43 岁，诉查体发现颈部肿物 3 天，患者无自觉不适症状。请为该患者行甲状腺检查。

【检查结果】

1．视诊　颈前左侧可见结节突出。

2．触诊　甲状腺 1 度肿大，质软，无压痛，颈前左侧可触及结节 1 枚，直径约 1 cm × 3 cm 大小，边界清楚，质地中等，表面光滑，无压痛，随吞咽上下移动。气管居中。颈部未触及肿大淋巴结。

3．听诊　甲状腺部位未闻及血管杂音。

【初步诊断】

甲状腺左叶肿物。

【诊断与鉴别诊断】

结节性甲状腺肿、甲状腺腺瘤、甲状腺癌等。

（高　涌）

第二节　骨科操作

一、运动系统检查法

同第二章第二节中的上肢和下肢检查法。

二、清创术

【目的】

将污染伤口变成清洁伤口，为组织愈合创造良好的条件。

【适应证】

1．新鲜创伤伤口。

2．术后切口感染，创口不愈合。

【禁忌证】

1．患者伤情尚未判断清楚。

2．患者出现休克、器官功能衰竭等严重情况。

场景一

【病例情况】

患者男性，30 岁，建筑工人，2 h 前不慎被生锈的钢筋刺入左小腿。入院查体：生命体征平稳，左小腿中段后外侧有一个长约 1 cm、深约 3 cm 的污染切口。请为其进行清创术。

操作地点：手术室。

【操作前体检与准备】

1．检查、判断患者病情。

2．签署手术知情同意书。

【操作准备】

1．器械准备　无菌清创包、肥皂水、无菌生理盐水、3% 过氧化氢、聚维酮碘、无菌注射器、2% 盐酸利多卡因、绷带、胶布、止血带等。

2．核对患者，操作者戴口罩、帽子，洗手。

3．行硬膜外麻醉或局部浸润麻醉，大腿中段绑扎气压止血带。

【操作步骤】

1．敷料覆盖伤口，用无菌刷和肥皂液清洗周围皮肤。若有油污，则用棉签蘸汽油或乙醚擦去伤口周围皮肤的油污，拭干。

2．手术者双手涂布消毒液，常规消毒铺巾，穿无菌手术衣，戴无菌手套。

3．去除伤口敷料，用消毒镊子或小纱布球轻轻除去伤口内的污物、血凝块和异物。以双氧水 - 盐水 - 碘盐水次序冲洗伤口。

4．检查伤口，清除血凝块和异物，切除失去活力的组织，必要时可扩大伤口以便处理深部创伤组织，伤口内彻底止血。

5．最后再次用无菌生理盐水和双氧水反复冲洗伤口。

6．缝合伤口，更换手术单、器械和手术者手套，按组织层次逐层缝合创缘。污染严重或留有死腔时应置引流物或延期缝合皮肤。

7．伤口覆盖无菌敷料，以胶布固定。

【注意事项】

1．清创术在伤后越早实施越好，具备以下条件者应争取清创后一期缝合创口：①伤后 6 ~ 8 h 以内；②伤口污染较轻，伤后不超过 12 h；③头面部伤口，清创时间一般可以放宽到伤后 24 ~ 48 h 以内。

2．化脓感染伤口清创后不宜缝合。

3．伤口污染较重或处理时间已超过伤后 8 ~ 12 h，若伤口有明显感染，则清创后不宜缝合；若伤口无明显感染，皮肤的缝线暂不结扎，伤口内留置盐水纱布条引流，24 ~ 48 h 后伤口仍无明显感染者，可将缝线结扎；如果伤口已感染，则取下缝线按感染伤口处理。

场景二

【病例情况】

患者女性，30 岁，12 h 前因骑自行车摔倒致左侧小腿开放性伤口。入院查体：患者生命体征平稳，左侧小腿有一个长约 10 cm、深约 0.5 cm 的伤口。请为其进行清创术。

操作地点：手术室。练习边做边口述操作步骤。

三、分层穿刺术

【目的】

明确病因诊断，协助治疗。

【适应证】

1．急性骨髓炎、慢性骨髓炎病因诊断不清者。

2．腰椎感染病因诊断不清者。

【禁忌证】

1．血友病。有出血倾向的患者，操作时要特别注意。

2．穿刺部位已经形成溃疡或破溃。

3．恶性骨肿瘤合并感染。

场景一

【病例情况】

患者女性，10岁，因发热、寒战、全身无力、右下肢剧烈疼痛2天入院。入院查体：右侧小腿近膝关节处红肿、发热，触摸时疼痛剧烈。膝关节呈半屈曲状，拒动。请为患者进行分层穿刺术。

操作地点：骨科处置室。

【操作前体检与准备】

1．检查、判断患者病情。

2．签署创伤性检查、治疗知情同意书。

3．告诉患者及家属穿刺的目的。

【操作准备】

1．分层穿刺包（含有内芯的穿刺针），无菌手套，治疗盘（碘酊、75%乙醇、聚维酮碘、棉球、无菌纱布、胶带、2%利多卡因、无菌注射器）、无菌试管等。

2．确定穿刺部位　一般选择压痛最明显处的干骺端为穿刺部位。

3．操作者戴口罩、帽子，洗手，核对患者。

【操作步骤】

1．患者取仰卧位，双下肢自然伸直。

2．确定穿刺点　在患肢压痛最明显处的干骺端做一标记。

3．穿刺部位处行常规皮肤消毒。打开穿刺包，戴无菌手套，检查穿刺包内器械，铺无菌孔巾。

4．在穿刺部位用2%利多卡因进行局部麻醉。

5．右手持穿刺针，左手固定穿刺部位，沿穿刺部位垂直进针，边抽吸边深入，抽出混浊液体或血性液体。

6．拔出穿刺针，用聚维酮碘消毒穿刺部位，覆盖无菌敷料，以胶布固定。

7．将穿刺抽出的液体放入无菌试管，送检验科行穿刺液常规检查、涂片、细菌培养及药物敏感试验。

【注意事项】

1．行分层穿刺术时，注意应当边抽吸边深入，不要一次穿入骨内，以免将单纯软组织化脓性感染的细菌带入骨内，引起化脓性骨髓炎。

2．行分层穿刺术时，应严格按照无菌操作原则进行，以免穿刺部位形成瘘管。

场景二

【病例情况】

患者男，11 岁，跌倒 5 天后出现右膝关节下疼痛 2 天，伴高热，体温 40℃。查体浮髌试验阴性，膝关节半屈曲状，右膝关节下明显压痛。请为患者行分层穿刺术。

操作地点：骨科处置室。

四、骨折手法复位术

（一）手法复位的时机

1．一般伤后 1 ~ 4 h 局部肿胀不严重，软组织弹性较好，手法操作相对容易，骨折复位较易成功，有些甚至不用麻醉即可复位或者基本矫正。

2．当患者有休克、昏迷等情况时，须首先考虑维持患者基本生命指征，待全身情况稳定后，再根据具体情况决定手法复位时机。

3．当伤肢出现严重的肿胀或水疱时，可待肿胀减轻后，再行手法复位。

（二）手法复位的方法及要领

1．复位前准备　应用麻醉可以减轻患者疼痛、解除肌痉挛。将患肢各关节置于肌松弛的位置，以减少肌对骨折段的牵引力，既有利于复位，又能尽量减少复位过程中可能造成的损伤。

2．利用触诊进行判断　X 线检查的应用在很大程度上弥补了手法触诊在诊断中的不足，但仍不能完全代替触诊。

3．逆创伤机制施行手法复位　由于旋转或成角移位造成的骨折需要向反方向进行复位；受外力打击所致骨折发生错位及短缩，其中短缩大多发生于错位之后，因此，复位时，应先牵引克服短缩，再矫正侧方移位。

4．保护及利用软组织铰链的稳定作用　软组织铰链对骨折复位有极为重要的作用，牵引时，可通过它将骨折近侧段与远侧段连成一体，但禁忌暴力，以免撕裂周围组织。

5．复位手法的合理应用　常用的复位手法大致有拔伸牵引、旋转屈伸、提按端挤、摇摆触碰、夹挤分骨、折顶回旋、推拿按摩。牵引时的力量应逐渐增加、持续，必须同时有对抗牵引，并稳定近折端，避免使用过度的暴力。根据骨折移位情况施行不同拔伸手法，以矫正短缩移位、成角移位或旋转移位。

6．采取必要的过度复位　对移位趋势较强的骨折，往往需要采取过度复位的手段以求手法复位的稳定。

上述手法复位的各个要点，往往需要结合各骨折的具体情况综合利用。此外，部分骨折需利用持续牵引或手术切开以达到复位的目的。

五、开放性伤口的止血包扎术

（一）止血术

1．压迫包扎法

（1）找出并暴露伤口，必要时可以剪开或撕开衣服。

（2）迅速检查损伤部位末梢的脉搏和神经功能。

（3）用灭菌纱布、灭菌医用无纺布（也可用清洁毛巾、布料、手帕等代替）直接覆盖伤口，再用手掌在上面直接压迫，或用绷带或布带加压包扎。

注意：①骨折或伤口有异物时不宜采用此法；②为减轻出血，可抬高损伤部位（有禁忌时例外）；③如覆盖在伤口上的敷料及包扎绷带已被血液渗透，不必移去敷料，可再加敷料于其上，再用绷带缠绕包扎。

2．填塞止血法 用无菌敷料或干净的布料填入较深、较大的伤口内，外加大块敷料加压包扎。一般用于穿通伤，以及腋窝、肘窝、腘窝或腹股沟等处的伤口。

3．指压止血法 用于动脉出血的一种临时止血方法。依据动脉分布情况，操作时用手指、手掌或拳头在出血部位的近心端，用力将该动脉压在骨上，以切断血流，达到止血的目的。适用于头、面、颈部和四肢。

4．加垫屈肢止血法 可用于外伤出血量较大、肢体无骨折的伤病员。但使用不当会造成血管、神经损伤，故不宜作为首选。使用时，注意肢体远端的血运情况，一般每隔 40 ~ 50 min 放松一次，每次 1 ~ 3 min。

5．止血带止血法 一般只适用于四肢大、中动脉损伤，采用其他止血方法后仍不能有效控制的大出血时才用，若使用不当会造成严重的出血或肢体缺血坏死。伤肢远端明显缺血或有严重挤压伤时禁用此种方法止血。

（1）勒紧止血法：在伤口上部用绷带或三角巾或现有的布条等勒紧止血，第一道绕扎为衬垫，第二道压在第一道上面，并适当勒紧。

（2）绞紧止血法：将三角巾或布料叠成带状，绕肢体一圈，两端向前拉紧打一活结，并在一头留出一小套。取小棒、笔杆、筷子等作为绞棒，插在圈内，提起绞棒绞紧，再将绞棒一头插入小套内，小套拉紧固定。

（3）橡胶止血带止血法：①将衬垫置于恰当部位；②展开左手掌，用左手拇指、示指持止血带一端 15 ~ 20 cm 处，头端朝向小指，手背放在衬垫上；③将长的尾端绕肢体一圈，压住头端；④再绕一圈，并用左手示指、中指夹住止血带下拉引出小圈，系成活结。

（4）充气止血带止血法：将袖带绑在伤口的近心端并充气，上肢压力为 250 ~ 300 mmHg，下肢为 300 ~ 500 mmHg。

使用止血带止血时应注意：①放置止血带部位要准确，应扎在伤口的近心端，尽量靠近伤口，上臂不可扎在下 1/3 处，以防损伤桡神经；②止血带下应加衬垫，松紧度要适当，以刚达到远端动脉搏动消失为度；③放置止血带的患者应有标记，注明部位、开始与放松时间，便于转运时了解情况；④使用止血带时应尽量缩短时间，以 1 h 内为宜，最长不超过 5 h，其间一般每隔 40 ~ 50 min 放松一次，每次 3 ~ 5 min，再在该平面上但不在同一部位绑扎。放松前要改用加压或指压止血法止血，松解时要缓慢，以防发生大出血；⑤要严密观察伤情及患肢情况，注意止血带有无脱落或绑扎过紧等现象，并及时调整。要注意肢体保暖。

（二）包扎术

1．所用物品

（1）卷轴绷带或三角巾。

（2）无菌纱布。

（3）急救情况下，如无绷带和纱布，可用洁净的毛巾、衣服等替代。

2．方法与步骤

（1）卷轴绷带基本包扎法

1）环行包扎法：用于绷带包扎的开始与结束时；固定带端；包扎颈、腕、胸、腹等粗细相同部位的小伤口。

2）蛇形包扎法（斜绷法）：用于从一处迅速延伸到另一处进行简单固定，可用于夹板的固定。

3）螺旋形包扎法：用于包扎直径基本相同的部位，如上臂、手指、躯干、大腿等。

4）螺旋反折包扎法（折转法）：用于直径大小不等的部位，如前臂、小腿等。

5）“8”字形包扎法：用于直径不一的部位或屈曲的关节，如肘、肩、髋、膝等。

6）回返包扎法：用于包扎没有顶端的部位，如指端、头部、截肢残端。

（2）三角巾包扎法：三角巾的大小要符合规格。打结时应用外科结（方结），具有牢靠且解开迅速的优点。注意事项如下：

1）包扎伤口时，先简单清创再包扎。手及污染物不要触及伤口，不要用水冲洗伤口（除化学伤外），突出体腔外的内脏不要回纳，伤口内异物不要随意取出。

2）包扎时要牢靠，松紧要适宜。

3）包扎时要使患者舒适。用胸带时要注意呼吸，包扎肢体时要注意将其保持于功能位。皮肤皱褶处、骨隆突处应用棉垫或纱布等作衬垫，需要抬高肢体时，应给予适当的扶托物。

4）包扎方向为从远心端向近心端，要将指（趾）端外露，以便观察血运情况。绷带固定时结应放在肢体的外侧面，忌在伤口上、骨隆突处或易于受压的部位打结。

5）解除绷带时，先解开固定结或取下胶布，然后以两手互相传递松解。紧急时或绷带已被伤口分泌物浸透干涸时，可用剪刀剪开。

六、四肢闭合性骨折固定术

（一）小夹板固定术

小夹板固定适用于四肢长管骨闭合性骨折，包括肱骨骨折，尺、桡骨骨折，股骨骨折，胫、腓骨骨折和踝部骨折等。应用时只固定骨折部位而不包括上、下两个关节，恰当地解决了“静”和“动”以及“局部”和“整体”的对立统一关系，既能保持骨折部位的固定，又能使骨折两端关节适当地活动。

小夹板可用木板、竹片或树皮作材料，根据伤肢长度和肢体形状制成。

1．操作步骤

（1）外敷药：骨折用手法复位后，在骨折部敷好消肿膏。敷药范围要大一些，尤其在关节附近的骨折，应包括关节远端部分肢体在内，而后用绷带松松地缠绕 2 ～ 3 周。

（2）放置压力垫：将选好的压力垫准确地放在肢体的适当部位，用胶布固定。

（3）放夹板：按各个骨折的具体要求，依次放好夹板，由助手托住加以固定。

（4）捆绑布带：共捆四道。先捆中间两道，后捆近、远两端。各捆两周，打活结固定。捆绑时两手用力要均匀。

2．使用方法

（1）肱骨干短斜行骨折，伴有成角移位：复位后用小夹板和压力垫纠正、固定。

（2）尺、桡骨骨折：复位后，可将压力垫放在骨折部位的掌、背两侧骨间筋膜处，使骨间筋膜张开并保持紧张，防止骨折端出现靠拢移位。小夹板固定后，前臂放于旋前旋后中间位。

（3）桡骨远端骨折，远侧骨折端向桡侧和背侧移位：复位后，用压力垫和小夹板维持骨折复位后的对位。小夹板固定后，前臂放于旋前旋后中间位。

（4）胫、腓骨骨折移位：整复后，用压力垫和小夹板固定，维持骨折复位后的对位。

（5）踝关节外翻性扭伤引起双踝骨折伴有移位：经过压力垫和小夹板固定，可以矫正移位，并维持骨折端的对位。

3．注意事项

（1）抬高伤肢，观察肢体血液循环情况（颜色、感觉、有无肿胀等，加压垫部位有无剧痛）。

（2）调整布带，一般在复位固定后 3 ～ 4 天内，损伤部位因静脉回流受阻，肿胀加重，夹板内压力增大，可能发生组织变性或坏死，应每天检查布带一次，防止有过紧现象发生，大体上以保持布带能上下活动 1 cm 左右为宜。

(3) 同时检查小夹板的位置有无移动，是否影响关节活动，要及时进行必要的调整。

(4) 定期进行骨折对位情况的 X 线检查，如有断端移位或压力垫移动，都应随时纠正。

(5) 及时指导伤员进行功能锻炼，充分发挥伤员的主观能动性，并使伤员自己认识到功能锻炼的重要性。

(二) 石膏固定术

石膏固定是利用熟石膏（无水硫酸钙）的细粉末撒布在特制的稀孔纱布绷带上，或做成石膏绷带，用温水浸泡后，包在患者需要固定的肢体上，5 ~ 10 min 即可硬结成型，并逐渐干燥坚固，对患肢起有效的固定作用。近年来采用树脂绷带固定者逐渐增多。

1. 石膏绷带制作 现在临床上多采用成品。在绷带卷（每厘米有 12 根纱的浆性纱布）一面撒上石膏粉，边抹边卷，制成石膏绷带，也可用石膏绷带制作箱来制作。

2. 石膏绷带的用法 将石膏绷带卷平放于 30 ~ 40℃的温水桶内，待气泡出净后取出，医生以双手握住绷带的两端，挤去多余水分，即可使用。

3. 石膏绷带内的衬垫 可将石膏绷带分为有衬垫石膏和无衬垫石膏。有衬垫石膏，即将整个肢体先用棉花或棉布自上而下全部包好，然后外面包石膏绷带；无衬垫石膏只需在骨突出部位放置衬垫，以防产生压迫性溃疡。

4. 石膏绷带操作步骤

(1) 包扎前准备：包括人员安排、患者准备、石膏及工具准备等。

(2) 操作步骤

1）体位：将患肢置于功能位（或特殊要求体位），可借助器具维持。

2）保护骨隆突部位：放上棉花或棉布。

3）制作石膏：放在肢体的一定部位，加强石膏绷带某些部分的强度。方法是在桌面或平板上，按所需的长度和宽度，往返折叠 6 ~ 8 层，石膏绷带要摊平，勿有皱折。

4）石膏托的应用：将石膏托置于需要固定的部位，按体形加以塑形。为避免关节部石膏皱褶，可将其横向剪开一半或 1/3，呈重叠状，而后迅速用手掌将石膏抹平，使其紧贴皮肤。

5）包扎石膏的基本方法：环绕包扎时，一般由肢体的近端向远端缠绕，且以滚动方式进行。切不可拉紧绷带，以免造成肢体血液循环障碍。操作要迅速、敏捷、准确，两手互相配合，即一手缠绕石膏绷带，另一手朝相反方向抹平，使每层石膏紧密贴合，勿留空隙。整个石膏的厚度，以不致折裂为原则，一般为 8 ~ 12 层。因石膏易于成形，必须在成形前数分钟内完成，否则可减低石膏固定效果。超过固定范围部分要适当修剪。对髋部人字石膏、蛙式石膏，应在会阴区留有足够空隙。标记诊断及石膏固定日期。有创面者将创面的位置标明，以备开窗。

5. 石膏固定体位 肢体关节必须固定在能发挥最大功能的位置，此位置称为关节功能位。当然，关节功能位是相对的，尚需结合每个患者的具体情况决定（见表 8-9）。

表8-9 关节功能位

关节	功能位置	固定范围
肩关节	上臂外展 45° ~ 60°，前屈 30°，外旋 15°，肘屈曲 30°，以拇指尖对准鼻尖方向为准	肩人字石膏，包括胸、肩、上臂、肘及前臂。女性应托起乳房
肘关节	一侧屈曲 90°，前臂中立位。如果两侧固定，则一侧 110°，一侧 70°	自腋下起，下至手掌远侧横纹
腕关节	腕背屈 20° ~ 30°，手半握拳，拇指对掌位	肘下至手掌远横纹
手指关节	掌指关节屈曲 60°，指间关节屈曲 30° ~ 45°	前臂至手指

续表

关节	功能位置	固定范围
髋关节	一侧屈曲 15° ～ 20°，外展 10° ～ 15°，外旋 5° ～ 10°。两侧者，一侧全伸，一侧稍屈曲。小儿全伸	从乳头至足趾，必要时包括对侧髋关节，下至膝关节
膝关节	屈膝 10° ～ 15°，小儿全伸	大腿至足趾
踝关节	足中立位，无内外翻	小腿至足趾
脊柱	尽量按正常生理弧度。两髋稍屈，适当外展，膝关节稍屈曲	T_4 以上包括头颈部，L_4 以下包括双腿

6．石膏固定后注意事项

1）石膏定型后，可用电吹风或其他办法烘干。

2）在石膏未干以前搬动患者，注意勿使石膏折断或变形。

3）抬高患肢，注意有无受压症状，随时观察指（趾）血运。

4）手术后及有伤口患者，如发现石膏被血或脓液浸透，应及时处理。

5）注意冷暖，寒冷季节注意外露肢体保温，炎热季节注意通风，防止中暑。

6）注意保持石膏清洁，勿使尿、便等浸湿污染。

7）如因肿胀消退或肌肉萎缩致石膏松动者，应立即更换石膏。

8）患者未下床前，须帮助其翻身，指导做肌肉收缩活动，情况允许时，鼓励下床活动。

9）注意畸形矫正，成角畸形部位的凹面横行切断石膏的周径 2/3，以石膏凸面为支点，将肢体的远侧段向凸面方向反折，可纠正成角畸形，然后用木块或石膏绷带条填塞石膏之裂隙中，再以石膏绷带固定。

7．石膏的开窗、剖开、楔形切开和拆除

（1）开窗：有下列情况者需行开窗

1）手术后检查切口和拆除缝线。

2）局部尤其是骨隆突处有持续性疼痛者。

3）骨髓炎手术后或有感染伤口，需要长期换药者。

4）需要在大型石膏确实固定下进行手术者。

（2）石膏剖开：用于以下两种情况

1）针对性石膏剖开，如肢体肿胀。

2）急诊石膏剖开，如血循环障碍者。

（3）楔形切开：用于矫正成角畸形。

（4）拆除石膏：肢体经足够长时间固定，并经 X 线复查有足够骨痂形成，骨折已临床愈合者。

（三）牵引术

牵引是利用外界的牵引力和对抗牵引力的作用，对肢体或躯干进行牵拉，以达到治疗和辅助治疗的目的。

1．牵引的目的和作用　牵引可达到复位与固定的双重目的，其作用主要在于治疗创伤、治疗骨科疾病及术前术后的辅助治疗几个方面。

（1）治疗创伤

1）使骨折复位，矫正骨折短缩移位。通过调整牵引角度，也可矫正成角和旋转移位。

2）稳定骨折断端，有止痛和便于骨折愈合的作用。

3）使脱位的关节复位，并可防止再脱位。

（2）治疗骨科疾病

1）使轻、中度突出的椎间盘复位，减轻脊髓和神经根压迫症状。

2）使患有骨结核或骨髓炎或瘤样病损、骨肿瘤的患肢相对固定，防止病理性骨折。

3）矫正和预防关节屈曲挛缩畸形，辅助矫正脊柱侧凸畸形。

4）使肢体制动，减少局部刺激，减轻局部炎症扩散。

5）解除肌肉痉挛，改善静脉血液回流，消除肢体肿胀，有利于软组织修复。

（3）术前术后的辅助治疗

1）术前牵引以提高手术成功率，减少术后并发症，如脊柱侧凸畸形的术前牵引有助于术中矫形复位，先天性髋关节脱位术前术后的牵引，还可防止股骨头缺血性坏死等并发症。

2）术后牵引，减少术后并发症，如截肢术后和髋关节脱位手法复位术后牵引。

3）便于患肢伤口的观察、冲洗和换药，便于护理患者。

（4）Russel 牵引架：利用牵引床架进行特殊组装形成合力牵引，肢体无需其他支架托住。患者较舒适，且便于坐起。多用于股骨粗隆间、粗隆下骨折。

（5）小儿双下肢悬吊牵引架：主要用于 3 岁以下患儿的股骨骨折或髋关节脱位的牵引治疗。

2．牵引术常用器械和设备

（1）牵引绳：以光滑、结实的尼龙绳和塑料绳为宜。牵引绳长短应合适，过短使牵引锤悬吊过高，容易脱落砸伤人；过长易造成牵引锤触及地面，影响牵引效果。

（2）滑车：要求转动灵活，有深沟槽，牵引绳可在槽内滑动而不脱出沟槽，便于牵引。

（3）牵引重量：可选用 0.5 kg、1.0 kg、2.0 kg 和 5.0 kg 重的牵引锤或砂袋，根据患者病情变化进行牵引重量的增减。牵引锤必须有重量标记，以利于计算牵引总重量。

（4）牵引弓：有斯氏针牵引弓、克氏针张力牵引弓、冰钳式牵引弓和颅骨牵引弓，可根据病情的需要进行选择。

（5）牵引针：牵引针有斯氏针（或称骨圆针）和克氏针 2 种。

1）斯氏针：为较粗不锈钢针，直径 3 ～ 6 mm，不易折弯，不易滑动，可承受较重的牵引重量。适用于成人和较粗大骨骼的牵引。

2）克氏针：为较细的不锈钢针，直径 3 mm 以下，易折弯，长时间牵引易拉伤骨骼，产生滑动。适用于儿童和较细小骨骼的牵引。

（6）进针器具：有颅骨钻头、手摇钻、电钻和锤子。

1）一般锤子仅用于斯氏针在松质骨部位的进针，皮质骨部位严禁用锤击进针。

2）克氏针较细，一般只能用手摇钻或电钻钻入。

（7）牵引扩张板：主要用于皮肤牵引和兜带牵引，使两侧胶布在肢体远端撑开，以免夹伤肢体。扩张板的宽度可根据肢体粗细而定，一般较肢体远端稍宽。木板中心有一圆孔，以备穿牵引绳用。

（8）床脚垫和靠背架：如无特制骨科牵引床，可将普通病床床脚垫高，利用身体重量作为对抗牵引。床脚垫高度有 10 cm、15 cm、20 cm 和 30 cm 四种。顶部有圆形窝槽，垫高时将床脚放入窝槽内，以免床脚滑脱。为了便于患者变换卧位和半卧位，可在头侧褥垫下放置靠背架。根据患者的需要，调节靠背架的支撑角度，直到患者感到舒适为宜。还可使髋关节肌肉松弛，有利于骨折复位。

3．牵引的种类和方法 牵引主要有皮肤牵引、兜带牵引和骨牵引 3 类。

（1）皮肤牵引：皮肤牵引是借助胶布贴在伤肢皮肤上或借助海绵带捆绑在伤肢皮肤上，利用肌肉在骨骼上的附着点，将牵引力传递到骨骼上，故皮肤牵引力较小，牵引重量不超过 5 kg。主要包括胶布牵引和海绵牵引 2 种，由于胶布牵引的并发症较多，因此现在较多采用海绵带牵引。

（2）兜带牵引：利用布带或海绵兜带兜住身体突出部位施加牵引力。可持续牵引，也可间歇牵引。临床常用有颌枕带牵引、骨盆带牵引、骨盆兜悬吊牵引。

（3）骨牵引：利用穿入骨内的克氏针、斯氏针、特制巾钳或颅骨牵引弓，对躯体患部进行牵引。常用的有颅骨牵引、尺骨鹰嘴牵引、尺桡骨茎突牵引、股骨大转子牵引、股骨髁上牵引、胫骨结节牵引、踝上牵引和跟骨牵引等。

4．牵引术中注意事项

（1）各种骨牵引均在局部麻醉（局麻）下进行，即在进针和出针部位用 1% 普鲁卡因溶液局部注射浸润麻醉。

（2）除颅骨牵引外，其他骨牵引在进针和出针时，不要用尖刀做皮肤小切口，可将牵引针或巾钳直接穿入皮肤至骨。

（3）进针前将皮肤向肢体近侧稍许推移，以免进针后在牵引针远侧有皮肤皱折或牵引后牵引针切割针孔远侧皮肤导致针孔感染。

（4）需行牵引的肢体有较大软组织创面时，进针部位最好离创面较远。

（5）斯氏针穿松质骨时可用骨锤击入，穿皮质骨时禁止用骨锤击入，以免造成皮质骨碎裂。穿克氏针时用手钻、手摇钻或转速在 1000 转 / 分以下的慢速电钻转入，切勿用快速电钻，因其速度太快，钻孔周围的骨质易被钻头热灼伤后发生坏死，导致牵引针松动。

（6）克氏针需用张力牵引弓进行牵引，斯氏针可用普通牵引弓进行牵引。

（7）小儿慎用骨牵引，因小儿有骨骼，骨牵引会影响骨髓生长，且小儿关节囊较大，牵引针易穿入关节。但 6 岁以上儿童，体重较重者，在特殊情况下，可在定位 X 线片或透视下进行骨牵引术。

（8）在牵引针两头分别安装--个小玻璃瓶，以免牵引针头刺伤患者或划破床单。

（9）骨牵引针孔处不要用任何敷料覆盖，让其暴露，每天用乙醇棉签涂擦 1 次。牵引时尽量使创面悬空、暴露，以免产生组织压迫和粘连。

5．牵引术后注意事项

（1）经常检查穿牵引针处有无不适和炎性分泌物，如穿针处有感染，应设法使之引流通畅，保持皮肤干燥；感染严重时应拔出钢针改换位置牵引。

（2）牵引期间必须每天测量伤肢的长度及观察伤肢血循环情况，注意牵引切勿过重，防止牵引过度。

（3）牵引开始数日，应通过透视或拍 X 线片了解骨折端对线、对位情况，及时调整牵引重量和体位，必要时加小夹板或纸垫矫正成角及侧方移位。

（4）股骨近段骨折行骨牵引时，患肢应尽量外展，患者保持半卧位，以利于骨折对位。胫腓骨中远段骨折行跟骨牵引时，可将牵引绳系在牵引弓的外角使踝关节轻度内翻，使胫腓骨生理弯曲恢复，有利于骨折的对线和对位。

（5）骨牵引时间一般不超过 12 周，特别对小儿和老年患者，如需继续牵引治疗，则应改用皮肤牵引或更换其他固定方法。

（6）待患者全身情况稳定、骨折部位肿胀开始消退后，应鼓励其进行功能锻炼，2 周后进行关节活动，逐步加强活动强度，增大活动范围，防止伤肢及未牵引肢体肌肉萎缩、关节僵硬，有神经麻痹者，应进行关节的被动活动，防止肌肉萎缩和关节僵硬。

（7）各部位的维持牵引重量仅供参考，临床上应根据患者身体状况及骨折复位情况进行适当调整。

七、肋骨骨折急救术

（一）发病原因

在小儿和青年期，肋骨本身富有弹性，不易折断，有时有胸内脏器损伤而不发生肋骨骨折。老年人肋骨脱钙、脆弱，有时因轻伤甚至用力咳嗽或喷嚏，也可引起骨折。肋骨骨折一般由外来暴力所致。直接暴力作用于胸部时，肋骨骨折常发生于受打击部位，骨折端向内折断，同时对胸内脏器造成损伤。间接暴力（如胸部受挤压的暴力）作用于胸部时，肋骨骨折发生于暴力作用点以外的部位，骨折端向外，容易损伤胸壁软组织，产生胸部血肿。

开放性骨折多见于火器或锐器直接损伤。此外，当肋骨有病理性改变如骨质疏松、骨质软化或在原发性和转移性肋骨肿瘤的基础上发生骨折，称为病理性肋骨骨折。

（二）临床表现

由于致伤暴力不同，可以产生单根或多根肋骨骨折，每根肋骨又可在一处或多处折断：仅有 1 根肋骨骨折称为单根肋骨骨折，2 根或 2 根以上肋骨骨折称为多发性肋骨骨折。肋骨骨折可以同时发生在双侧胸部。每肋仅一处折断者称为单处骨折，有两处以上折断者称为双处或多处骨折。序列性多根多处肋骨骨折或多根肋骨骨折合并多根肋软骨骨髓脱离或双侧多根肋软骨骨折或骨骺脱离，则造成胸壁软化，称为胸壁浮动伤，又称连枷胸，产生反常呼吸运动，严重影响呼吸和循环功能。肋软骨骨折常发生在肋软骨与肋骨或胸骨连接处，并易脱位。胸骨骨折的部位多发生在胸骨体部或柄体交界处，由于易合并胸内脏器损伤，死亡率达 25% ~ 45%。局部疼痛是肋骨骨折最明显的症状，且随咳嗽、深呼吸或身体转动等运动而加重，有时可同时听到或感觉到肋骨骨折处有“咯噔咯噔”的骨摩擦感。疼痛以及胸廓稳定性受到破坏，可使呼吸动度受限、呼吸浅快和肺泡通气减少，患者不敢咳嗽，痰潴留，从而引起下呼吸道分泌物梗阻、肺实变或肺不张。这在老、弱或原有肺部疾患的患者中尤应予以重视。连枷胸患者在吸气时，胸腔负压增加，软化部分胸壁向内凹陷；呼气时，胸腔压力增高，损伤的胸壁浮动凸出，这与其他胸壁的运动相反，称为“反常呼吸运动”。反常呼吸运动可使两侧胸腔压力不平衡，纵隔随呼吸向左右来回移动，称为“纵隔摆动”，影响血液回流，造成循环功能紊乱，是导致和加重休克的重要因素之一。连枷胸时胸痛和胸廓稳定性破坏更为严重，反常呼吸运动更使呼吸运动受限，咳嗽无力，常伴有严重的呼吸困难及低氧血症。

（三）并发症

第 1 或第 2 肋骨骨折常合并锁骨或肩胛骨骨折，并可能合并胸内脏器及大血管损伤、支气管或气管断裂或心脏挫伤，还常合并颅脑损伤；下胸部肋骨骨折可能合并腹内脏器损伤，特别是肝、脾和肾破裂，还应注意可能合并脊柱和骨盆骨折。

（四）急救措施

1．观察

（1）神志是否清楚，口鼻内有无血液、泥沙、痰等异物堵塞。

（2）前后胸有无破口。

（3）有无呼吸困难。

（4）有无血胸和气胸。

2．判断

（1）单纯骨折：只有肋骨骨折，胸部无伤口，局部有疼痛，呼吸急促，皮肤有血肿。

（2）多发性骨折：多发性肋骨骨折，吸气时胸廓下陷。胸部多有创口，剧痛，呼吸困难。这种骨折常并发血胸和气胸，抢救不及时会很快死亡。

3．急救

（1）简单骨折时局部用多层干净布、毛巾或无菌纱布盖住，并加压包扎。

（2）多发性骨折用宽布或宽胶带围绕胸腔半径固定住即可。

（3）有条件时吸氧。

（4）气胸时，进行急救处理后速送医院。

八、断肢（断指）处理

（一）断肢（断指）的保存

1．到达医院前处理 离断肢体的保存应根据运送到医院的距离而定，如果距离医院较近，可将离断的肢体用无菌敷料包好，若没有无菌敷料，也可以用清洁的布类，不要进行任何处理，连同患者一起运往有条件的医院即可；如果距离医院较远，则应采用干燥冷藏法保存，即将断肢（断指）用无菌或清洁敷料包好，放入塑料袋中再放入加盖的容器内，外周加冰块保存。但不能让断肢（断指）与冰块直接接触，以防冻伤，也不能用任何液体浸泡。

2．到达医院后处理 应立即检查断肢（断指），用无菌敷料包好，放在无菌盘上，置入4℃冰箱保存，若有多个手指，应分别予以标记，按手术程序逐个取出，以缩短热缺血时间。但注意不能放入冷冻层，以免冻坏断肢（断指）。

【注意事项】

1．禁止将断肢（断指）浸泡在任何消毒液或生理盐水中，因为消毒液可以使组织细胞水肿或脱水、变性甚至直接导致细胞死亡，从而可能导致断肢（断指）死亡。将断肢（断指）泡在冷的生理盐水中，短时间也许不会有害，但如果持续时间较长，组织会被泡得很软，降低手术治疗的成功率。

2．如果断肢（断指）污染严重需要冲洗，只能用生理盐水冲洗。

3．不完全断肢（断指）应用无菌敷料包扎后用绷带绑在长条形木板上固定，松紧以能制动又不影响血运为宜。如出血较多可适当加压包扎。没有木板也可以用树枝、竹片等其他条状物固定。

（二）断肢（断指）手术适应证

影响断肢（断指）再植成功率的因素很多，包括：患者全身情况、肢体条件、离断平面、再植时限、年龄等。准确规定再植的手术指征比较困难，应根据每个患者的不同情况而定，原则上应利用一切有利因素，积极创造条件挽救肢体，并使断肢（断指）术后尽可能多地恢复功能。以下是主要影响因素：

1．再植的时限 原则上是越早越好，一般以 6 ～ 8 h 为限，如果伤后早期就冷藏保存，可适当延长再植时限。上臂和大腿离断，时限宜严格控制。断指再植可延长至 12 ～ 24 h，有断指缺血 96 h 后再植成活的文献记载。

2．离断平面 末节断指再植的成功，使目前断指再植已无明显的平面限制。断成两段的断指亦可再植，而且越是远端的断指，再植术后功能越好。

3．多个手指离断时应先再植拇指，并按手指的重要性依次再植。

4．全身情况良好是再植的必要条件，若有重要器官损伤应优先处理，将断肢（断指）置于4℃冰箱内，待病情稳定后再植。

（三）断肢（断指）手术禁忌证

1．患有全身慢性疾病，不允许长时间手术，或有出血倾向者。

2．断肢（断指）多发性骨折及严重软组织挫伤，血管床严重破坏，血管、神经、肌腱高位撕脱者。

3．断肢（断指）经刺激性液体及其他消毒液长时间浸泡者。

4．在高温季节，离断时间过长，断指未经冷藏保存者。

5．患者精神不正常，本人无再植要求且不能合作者。

6．年龄较大的患者，是否再植应慎重考虑。

九、脊柱（颈椎）外伤搬运术

【脊柱外伤搬运的原则】

保持患者脊柱于伸直位，严禁脊柱弯曲、扭转，避免出现或加重脊髓损伤。受伤现场有时难以判断有无脊柱损伤，这时应假设其存在，严格遵守脊柱伤的搬运原则。

场景一

【病例情况】

男性，40 岁，高空坠落，初步诊断为颈椎损伤。查体：体温 36.6℃，呼吸 18 次 / 分，脉搏 78 次 / 分，血压 120/80 mmHg，现需要将患者搬运至医院诊治。假如你是一位参与抢救的急诊医生，请你搬运患者（医学模拟人模具）。

操作地点：某建筑工地。

【操作前体检与准备】

1．检测生命体征，判断患者病情。

2．告知患者及家属搬运的目的及风险。

【操作物品准备】

现场选择工具，如硬木板。

【操作步骤】

1．搬运时保持患者脊柱于伸直位（不能屈曲或扭转）。

2．3 人（或 4 人）站在患者同一侧。

3．一人用双肘托住其头部和肩部并略向头端牵引，其余人以平托法将患者平稳移到木板上（禁止搂抱或一人抬头、一人抬足的搬运方法）。然后头部的两侧用软枕或衣物等固定。

4．参与搬运的人应同时用力。

5．用带子将患者固定在木板或门板上（一般用 4 条带子：胸、肋骨水平，前臂、腰水平，大腿水平，小腿水平各 1 条带子将患者绑在木板或门板上）。

【操作要点】

1．如果是颈椎损伤患者，搬运时应注意一人托住其头部并向头端牵引，其余人协助一致将患者平直抬到硬板或木板上，然后头部的两侧用软枕或衣物等固定，以防头部左右移动加重脊髓损伤。

2．对于腰椎、胸椎损伤的患者来说，搬运时参与搬运的人要同时用力，以平托法将患者平稳移到木板上即可。禁止搂抱或一人抬头、一人抬足的搬运方法，因为不能保证脊柱伸直，容易导致或加重脊髓损伤。

3．整个搬运过程中，医生应主动指挥。

场景二

【病例情况】

男性，20 岁，车祸伤致腰部剧烈疼痛伴双下肢不能动 2 h，初步诊断为腰椎损伤。查体：生命体征平稳，现需要将患者搬运至医院诊治。假如你是一位参与抢救的骨科医生，请你搬运患者（医学模拟人模具）。

操作地点：高速公路。

十、骨科手术缝合材料与选择

（一）骨科缝线

骨科缝线是指在骨科手术中或者外伤处置中，用于结扎止血以及组织缝合的特殊线。按缝线的生物降解性分为非吸收和可吸收两大类，可吸收缝线又分为水解吸收和酶解吸收两种（表 8-10，表 8-11，表 8-12）。

表8-10　缝线种类

缝线分类	特点	举例
天然	在人体内受酶的消化，有较大的组织反应	肠线，丝线
人工合成	张力更大，组织反应小	薇乔、PDS Ⅱ
单股	细菌不易附着，组织拖曳小	PDS Ⅱ
多股	成结性好；抗张强度大；如有涂层，也可具有单股缝线的优点	薇乔
可吸收	在体内不留异物	薇乔
不可吸收	永久支撑伤口	普理灵、爱惜邦

表8-11　人工合成可吸收缝线的种类

缝线名称	手术操作手感	剩余张力	打结牢固程度	组织反应	吸收时间	临床应用
Vicryl 薇乔缝线（聚糖 910）多股编织	好	5 ~ 6 周时张力消失	好	很小	56 ~ 70 天	筋膜、肌肉和皮下组织
PDS 普迪思缝线（聚二氧六环酮）多股编织	尚好	4 周时剩余 50% ~ 70% 的张力	好	很小	180 ~ 210 天	需要较高强度支持的筋膜、肌肉和皮下组织，或者有污染的皮下组织
Monocryl 单乔缝线（聚糖己内酰胺）单线	较好	4 周时张力消失	好	很小	90 ~ 120 天	皮内连续缝合

表8-12　不可吸收缝线的种类

缝线名称	类型	手术操作手感	剩余张力	打结牢固程度	组织反应	临床应用
天然材质丝线	编织 / 纽织	很好	1 年后张力为 0	好	中度	血管结扎
人工合成不可吸收缝线						
尼龙（Nylon）/ 爱惜（Ethilon）	单股	尚好	1 年后剩余 20% ~ 30% 的张力	尚好	很小	皮肤缝合
普理灵（Prolene，聚丙烯）	单股	尚好	永久支撑	差	很小	皮肤缝合
爱惜邦（Ethibond，聚酯）	多股编织	很好	永久支撑	好	很小	皮肤缝合
不锈钢丝	单股	差	永久支撑	好	很小	皮肤缝合

非吸收缝线如普通丝线，在体内不降解，不能被机体吸收，组织相容性差，作为异物，使切口及缝合部位易发生排斥反应、炎症反应、感染、瘢痕过度增生等一系列切口并发症。非吸收缝线切口疼痛和窦道形成的发生率高。在感染的切口中，丝线张力明显减低，为治疗切口感染，往往需要不断地取出线头，伤口才能愈合。

可吸收缝线在身体组织内可以降解成为可溶性产物，通常在 2 ~ 6 个月后从植入点消失，从而减少了患者二次手术的痛苦和尽量避免了患者缝合处瘢痕的形成，减少了伤口的感染机会，提高了医务人员的工作效率。目前临床使用可吸收缝线越来越广泛。理想的可吸收缝线在体内可以降解成为可溶性物质，组织反应低，减轻了缝合处组织排斥反应和炎症反应。

在骨科手术切口除了肌腱、韧带的修复应选择惰性很强的不可吸收材料外，基本推荐选择含抗菌剂的可吸收缝线，以减少植入物（缝线）造成的感染和丝线造成的异物反应。选择可吸收缝线必须了解最关键的两个要素：张力支撑时间和吸收时间。张力支撑时间是指可吸收缝线能维持将切口对合良好所需张力的时间；吸收时间是指可吸收缝线在人体组织完全降解吸收的时间。

缝线的规格以数字表示，规格表示缝线的直径：0 号线以上，数码越大，缝线越粗。如 4 号线比 1 号线粗，且抗张强度亦越大，一般有 1 ~ 10 号线；0 号线以下，“0”数越多，直径越小，抗张强度亦越低，如 12-0、13-0 号线。

（二）骨科缝针

应用外科缝针的目的是以最小的创伤牵引缝线材料通过组织。缝针应有足够的强度和锋利度，可以最小的阻力穿过组织，并需要有一定的韧性，从而确保在压力下不会断裂。通常使用的材质为不锈钢。缝针的结构包括针尖部、针体部和针尾部。

按针的横截面，缝针可分为圆针、角针（锋利多用于缝皮）、圆体角针、铲针（主要用于眼科手术）和钝针。

按针的弧度，缝针可分为 1/2 弧（多用于肌腱、肌肉缝合）、3/8 弧（多用于缝皮）、5/8 弧、直针和 1/4 弧（多用于眼科和显微外科手术）（表 8-13）。

表8-13　不同弧度的针及其适用部位

针形	适用部位
直针	肌腱和皮肤
1/4 弧	显微外科手术
3/8 弧	皮肤
1/2 弧	肌腱、肌肉

（三）骨科缝线选择的原则

1．对于清洁伤口

（1）愈合缓慢的组织，如皮肤、筋膜和肌腱等应当用不吸收或可吸收但需用较长时间吸收的线缝合，如聚丙烯和聚酯材质的缝线，张力强且可长久。

（2）愈合迅速的组织，如腹膜、肝、小肠、肌肉、胃、结肠和膀胱应当使用可吸收的缝线（如各种聚酯缝线）缝合，减少异物残留引起感染的风险。

2．对于污染伤口

（1）避免使用多股的缝线在污染伤口，这是因为细菌会停留在股与股纤维之间，可以使得污染的伤口转变成为感染伤口，而且经久不愈。

（2）应该使用可吸收的单股或者不可吸收的单丝缝线。对有可能感染的伤口，单股聚丙烯缝线最为理想。

3．对于裸露在外的伤口 从美容角度考虑，缝合时，应避免使用会刺激伤口产生反应的缝线。

（1）使用反应最小的、惰性的单股缝线，如聚酰胺或者聚丙烯。

（2）尽可能地避免皮肤缝线，凡有可能时缝合于皮下。

（3）在某些特殊情况下，为了保证皮缘的对合紧密完好，可以使用皮肤闭合胶或胶带。

4．血管缝合 推荐使用单股聚丙烯，聚酯，涂层和未涂层和编（织）线。由于抗张力高并且保持持久，所以单股聚丙烯、聚酯缝线很有可能完全替代外科丝线。单股聚丙烯线平滑，是用来行血管吻合的材料，这种材料不会引起任何的血栓形成。聚酯缝线用来缝合人工心脏瓣膜、心肌和人造血管。

5．关于缝线型号的选择 使用与缝合组织天然强度相匹配的最细缝线，如创口在术后有压力骤升的危险，就应加用减张缝线，一旦消除了这种危险，即可拆除减张缝线。

此外，了解不同部位伤口组织愈合时间，可吸收线的张力支撑时间必须大于组织完全愈合的时间，如果考虑患者全身及局部有高风险因素，则要选择张力支撑时间更长和含带抗菌剂的可吸收线。缝合材料现在大多自带缝针，在不破坏强度锋利度的情况下尽可能选择细的针型也符合微创理念。在手术过程中，刚性足以抵抗弯曲，而韧性足以抵抗断裂。针型要考虑弦长和弧度，根据部位深浅和组织厚度选择不同针型。

十一、骨科引流

（一）骨科引流适应证和常用方法

在骨科手术中安置引流管十分常见，特别是一些大手术后患者常规需放置引流管（肩肘膝髋踝关节镜术后、髋膝踝关节置换及一些骨折创伤或清创手术）。目的主要是将肌肉间隙内液体、关节腔内的血液、脓液、炎性渗出液等引流至体外，防止淤积而继发感染、肿胀或血肿机化等并发症，也可有效防止压迫以及对周边皮肤的刺激，有利于患者手术切口的早日恢复。术中引流管的安置同样重要，但在引流期间，若引流管放置不当，或引流操作不当，如出现引流受压、扭曲成角导致引流不畅，影响手术效果及术后康复，甚至发生引流道感染发生。若感染处理不当，轻微者会导致切口愈合时间延长，若感染严重可能会导致手术失败，甚至可能会诱发骨髓炎，可通过术后换药时对引流管的调整来解决。

软组织（包括会阴部）的感染性病变如脓肿、痈、创面感染、切口感染、合并感染的开放性骨折，是引流的绝对适应证。现时对软组织感染创面所采用的引流方法基本与一个世纪前相同，即开放换药，用各种纱布充填因感染而开放了的切口或其他感染创面，利用纱布的毛细作用达到引流目的；所不同的仅仅是一些疗效极为可疑的药物（例如抗生素）的局部应用。开放换药问题很多，包括纱布容易被渗出物浸湿而导致沾染和再感染，需要频繁更换敷料等，但长时期来没有更好的方法被广泛应用于临床。

预防性引流，在软组织手术后预期创面有较多量渗血或渗出液时，特别是有形成残腔可能时，放置引流以避免血肿、积液、继发感染发生，也是必要的。巨大骨与软组织肿瘤切除手术、皮下脂肪层很厚的切口，以及软组织严重创伤清创后的创面、沾染严重的手术切口、创面异物存留和沾染不可避免时的引流都属于这类情况。这类引流多采用开放式或半开放式的管道引流，前者是经手术切口引出的半橡胶管引流，后者把引流管与一个消毒容器接通以收集引出物。在这种情况下采用封闭式的负压引流应该是发展的趋势。

（二）骨科引流注意事项

1．慎重决定是否放置引流，不必要的引流是有害的，可增加发生感染的风险。

2．严重沾染或可能发生感染的创面应予引流。

3．引流物应尽可能取最短途径引出，放置时应保证其通畅。

4．放置引流时应避开重要结构（血管、神经、脏器）。

5．引流物应适当固定，以免脱落或滑入体内。

6．被动重力引流应尽可能低位引出。

7．引出物性状有异时，应酌情做相应处理，如再次手术探查被引流区、退出或更换引流材料。

8．引流的通畅性应经常予以考察，并及时做相应处理。

9．引流材料应尽可能早地拔除。橡皮片引流的适应证为创面少量渗血、渗液，引流时间宜短，浅表部位引流，放置时间过长，有沿引流片逆行感染的可能，所以要尽早拔除，一般术后 1 ~ 2 天拔出。烟卷引流是利用毛细作用的开放式引流，一般只用于预防性的目的，放置 48 h 后多已失效，应在术后 2 天内予以拔出。橡胶管引流用一根或多根剪有多个侧孔的橡胶管或硅胶管放置于被引流区，引流管引出体外后可与一个或多个消毒容器相接。术后根据引流量的情况，确定拔出时间，一般在 3 天内予以拔出。

（顾立强）

第三节　其他专科基本技能操作

一、膀胱穿刺造口术

【目的】

1．暂时性或永久性尿流改道，消除长期存在的尿路梗阻对上尿路的不利影响。

2．下尿路手术后确保尿路创口的愈合。

【适应证】

1．前列腺增生伴急性尿潴留，导尿失败者。

2．前列腺增生引起尿潴留，伴心、脑、肺、肾或凝血功能障碍者，导尿失败且不能耐受手术者。

3．尿道狭窄或尿道结石引起急性尿潴留，多次导尿失败，尿道水肿严重者。

4．泌尿系统手术（如尿道下裂）后为预防术后感染或尿外渗，可行膀胱穿刺造口术。

5．经尿道行前列腺电切术时，用于冲洗和减压。

6．神经源性膀胱，不能耐受较大手术者。

7．化脓性前列腺炎、尿道炎、尿道周围脓肿伴尿潴留者。

8．阴茎和尿道损伤，导尿失败者。

【禁忌证】

1．绝对禁忌证

（1）既往有下腹部手术史伴严重瘢痕粘连。

（2）既往有盆腔放疗史伴严重瘢痕粘连。

（3）膀胱空虚。

2．相对禁忌证

（1）局部皮肤组织有炎症。

（2）明显的全身出血性疾病。

本部分设置三个场景：

场景一：清醒神经源性膀胱患者局部麻醉下膀胱穿刺造口。
场景二：昏迷前列腺增生老年患者，导尿失败后行膀胱穿刺造口。
场景三：先天性尿道下裂患者，行膀胱穿刺造口，引流尿液。

场景一

【病例情况】

患者女性，56 岁，体重 57 kg，因多发性硬化症导致下肢瘫痪，双下肢活动障碍，排尿困难，尿液不自主流出，下腹部胀痛。B 超提示膀胱充盈，尿量 540 ml，双肾积水，肌酐 800 μmol/L。诊断为神经源性膀胱，行膀胱穿刺造口术，术后长期留置导尿管，以防止上泌尿系统功能进一步受损。

操作地点：病房处置室。

【操作前体检与准备】

1．目的　了解患者一般情况，有无心肺功能不全，明确膀胱是否充盈，明确腹部及操作部位情况，确定麻醉方案。

2．一般检查

（1）神志、精神、体温、呼吸、脉搏、血压等（重点：有无发绀及呼吸困难）；

（2）心脏（心音、心率）；

（3）腹部：腹壁（重点耻骨上操作部位有无瘢痕），有无腹胀、压痛、反跳痛，叩诊膀胱是否充盈。

3．签署知情同意书。

4．确定麻醉方案　本病例采用利多卡因局部浸润麻醉。

【操作物品准备】

1．导尿管　16F Foley 二腔气囊导尿管一根。

2．膀胱穿刺套件　不锈钢套管针，包含针体及套管，套管下端向上开有一个长槽型侧缺口。

3．药物　2% 利多卡因注射液 2 支。

【操作步骤】

1．核对患者及物品准备。

2．操作者戴口罩、帽子，洗手，戴手套。

3．手术部位消毒，铺巾。

4．麻醉　在下腹正中线，耻骨联合上缘 1 ～ 2 横指处进行局部浸润麻醉，经皮肤、浅筋膜、腹白线、腹横筋膜、膀胱前壁、膀胱浆膜层、肌层至膀胱腔，抽吸可见尿液。

5．在此部位先做一 0.5 ～ 1 cm 皮肤小切口，将膀胱穿刺针垂直徐徐半旋转穿刺，直至有明显落空感证实穿刺针已进入膀胱内，并有尿液流出，提示穿刺成功。退出针体，将备好的 16F Foley 二腔气囊导尿管经套管侧方缺口快速插入膀胱，气囊注水 8 ～ 10 ml。

6．退出套管，将导尿管的气囊向腹壁牵拉。

7．缝针固定造口管于皮肤，以无菌方纱覆盖，贴胶布。

【操作要点】

1．部位　下腹正中、耻骨联合上 1 ～ 2 横指。

2．体位　仰卧。

3．穿刺前确保膀胱内尿液充盈，叩出浊音。

4．进针技巧　垂直进针，向后会损伤腹腔脏器，向前会损伤前列腺静脉丛。大量尿潴留患者，穿刺后不能快速排空尿液，必须缓慢排出，第一次放尿一般不超过 500 ml，以免因膀胱内压骤然下降引起出血。

5．步骤　定位→局部麻醉→穿刺→拔出套管针芯→置入气囊导尿管→退鞘→固定造瘘管→消毒覆盖方纱。

场景二

【病例情况】

患者男性，82 岁，体重 53 kg，因突发意识障碍，呼吸困难逐渐加重，在重症监护治疗病房（ICU）行气管插管呼吸机辅助治疗。多次行导尿，导尿管置入失败。请为其进行膀胱穿刺造口术。

操作地点：ICU。

场景三

【病例情况】

患者李某，男性，4 岁，体重 21 kg，因先天性尿道下裂，拟行手术治疗，为引流膀胱尿液，需术前留置膀胱造瘘管，以利于伤口愈合。请为其进行膀胱穿刺造口术。

操作地点：手术室。

【并发症及处理】

1．膀胱刺激症状　常出现尿频、尿急、尿痛，可多饮水，转移注意力，膀胱内灌注利多卡因及口服 M 受体阻滞药物治疗，必要时调整造瘘管位置。

2．出血　一般较轻，多可自行消失，术后注意保持尿管通畅，如引流液颜色红，可行膀胱间断冲洗，同时予药物止血治疗。出血严重时，需手术处理。

3．尿液引流不畅或漏尿　可及时冲洗膀胱造瘘管或调整造瘘管位置，必要时可更换导管，尿瘘严重时可置管负压吸引。

4．泌尿系统感染　长期留置膀胱造瘘管可增加泌尿系统感染概率，带管期间需告知患者多饮水，每 4 周更换造瘘管一次，可间断口服抗生素预防感染的发生。

5．膀胱结石　长期留置造瘘管及感染易导致膀胱结石，可告知患者多饮水，每 4 周更换造瘘管一次。

6．腹内脏器损伤　多发生于有下腹部手术史者，穿刺过程应谨慎，注意穿刺部位与方法，掌握适应证与禁忌证。发生此并发症时应及时手术处理。

（刘存东　邹和群　高　涌）

二、胸腔闭式引流术

【目的】

1．置管引流治疗胸腔积液或积气，促进肺复张，缓解临床症状。

2．观察胸腔积气情况，积液的性质和引流量。

【适应证】

1．气胸　中、大量气胸，开放性气胸，张力性气胸；胸腔穿刺术治疗后肺仍无法复张或气胸增加；需用机械通气或人工通气的气胸或血气胸。

2．中量以上的血胸、胸腔积液。

3．非包裹性脓胸。

4．肺及其他胸腔手术后（包括开胸手术和胸腔镜手术）。

【禁忌证】

1．结核性脓胸。

2．恶性疾病引起的胸腔积液。

3．凝血功能障碍。

本部分设置以下两个场景：

场景一：肺大疱破裂致左侧自发性气胸。

场景二：外伤导致的右侧闭合性液气胸。

场景一

【病例情况】

患者男性，60 岁，因发现右肝占位性病变 1 周伴气促 2 h 入院。入院后检查胸片提示右肺叶见直径约 8 cm 肺大疱存在，左侧胸腔积气，肺压缩超过 60%。既往有双肺肺大疱病史。请为患者执行胸腔闭式引流术。

操作地点：肝胆外科病房。

【操作前准备】

1．询问病史，评估患者的生命体征、心理状态、合作程度是否适宜马上进行胸腔闭式引流术。

2．人文关怀，知情同意　向患者解释胸腔闭式引流术的目的、意义、过程，及该操作可能产生的不良反应、并发症、配合方法等，消除患者的顾虑，并签署知情同意书。

3．核对患者，摆放体位　使患者处于斜坡仰卧位或平卧位。

【操作物品准备】

无菌镊子、方纱、聚维酮碘棉球、2% 利多卡因、砂轮、胶布、无菌手套、注射器、听诊器。胸腔闭式引流装置一套（引流管、水封瓶）。无菌小手术包：消毒杯、棉球、消毒钳、孔巾、直钳、小弯钳、大弯钳、剪刀、刀片和刀柄、持针器、角针、丝线、镊子、弯盘等。

【操作步骤】

采用经肋间置管法，双人操作。

1．主操作

（1）穿工作衣，洗手，戴帽子、口罩。

（2）查体：查气管是否居中，双侧触觉语颤是否正常对称，行双侧叩诊和听诊。

（3）定位和标记切口：气胸选锁骨中线第 2 肋间（本例）；血胸、胸腔积液或血 / 液气胸选腋中线第 6、7 肋间隙。

（4）核对无菌手术包有效期，打开无菌包外层。戴无菌手套，打开无菌包内层。

（5）与助手共同进行核对后抽取局麻药。

（6）常规消毒皮肤，铺无菌孔巾。

（7）局部浸润麻醉：麻醉时必须使高度敏感的壁胸膜得到充分浸润（胸膜充分麻醉不但可减轻疼痛，而且可避免胸膜休克）。

（8）切开皮肤，切口长 1.5 ～ 2.0 cm，直钳垂直插入，直至胸腔（当有明显的突破感后无阻力或有气体 / 液体喷出表明已经进入胸膜腔），以直钳钝性分离胸壁肌层。

（9）置管：以弯止血钳钳夹住引流管前端，经切口插入，如果没有事先标记，通常引流管的末端侧孔进入胸膜腔 2 ～ 3 cm 为宜。

（10）根据有无气体或液体溢出及水柱波动情况调整引流管位置。

（11）固定：缝针固定引流管，局部消毒，用无菌敷料覆盖，贴胶布。

（12）告知患者术后注意事项，协助患者取舒适卧位或半卧位。

2．助手

（1）倒消毒液于消毒杯内。

（2）打开局麻药。

（3）检查胸腔闭式引流用水封瓶、引流管，注意包装的完好性及消毒标志。

（4）打开水封瓶包装，按要求灌注生理盐水。插在液面下的管长度以 2 ～ 3 cm 为宜。

（5）连接水封瓶，观察有无气体或液体溢出。

（6）摆放引流瓶位置，较胸腔低 50 ～ 60 cm。

（7）操作完成后协助主操作整理用物，分类放置医疗废物，统一处理。

【操作要点】

1．人文关怀贯穿于全程，但不要影响操作速度。

2．开包时注意灭菌标志，包装要完好。

3．消毒液若为 2% 碘酒，应以 75% 乙醇脱碘 2 次；若为聚维酮碘，直接消毒 2 次即可。

4．局麻时先打皮丘，注射麻醉药前要回抽，针尖进入胸膜腔后可抽出气体和（或）液体，记住进针深度（即为胸壁厚度）。

5．气胸经锁骨中线第 2 肋间隙置管时应于肋间隙中央进入，右手示指置于直钳远端作为标志，避免直钳插入过深，损伤肺部。弯止血钳需稍突出引流管，一次插入，勿反复穿插。

6．引流管另一端先用弯钳保持夹闭，以免引流管置入胸腔但未连接水封瓶前空气进入胸腔，要始终保持胸腔负压。

7．连接水封瓶后嘱患者做咳嗽动作，观察有无气体和（或）液体溢出及水封瓶水柱波动情况，判断操作是否成功。

8．整个操作过程严格执行无菌操作原则。

场景二

【病例情况】

患者男性，33 岁。因 2 h 前骑自行车时摔倒，右胸部撞到硬物，觉右胸部疼痛，无呼吸困难，无神志不清，回家后觉右胸痛加剧伴气促至急诊。急诊查血常规示血红蛋白 101 g/L，凝血功能正常，胸片提示右侧液气胸，右肺压缩近 50%。收入胸外科。请根据病情给患者实施胸腔闭式引流术。

操作地点：胸外科病房。

【并发症及处理】

1．胸膜反应　在操作过程中或置管后，患者出现头晕、气促、面色苍白、心悸、胸部压迫感或剧痛、血压下降、脉细、肢冷、出汗、昏厥等，或出现连续性咳嗽、气短、咳泡沫痰等现象，应立即停止操作，拔出穿刺针管，嘱患者平卧、吸氧，观察血压、脉搏的变化。必要时皮下注射 0.1% 肾上腺素 0.3 ～ 0.5 ml。

2．出血　多由穿刺位置靠近肋骨下缘刺破肋间动、静脉引起，少数由损伤胸腔内脏器或凝血功能障碍引起。穿刺口出血可用消毒棉球按压止血，但置引流管所致的出血，应密切观察患者生命体征的变化，按血胸紧急处理（必要时手术探查、止血）。

3．感染　可引起胸壁蜂窝织炎、脓胸，多为操作时无菌操作不严、穿刺后置管时间过长或导管留置期间未有效消毒等引起细菌感染。已发生感染者，应加强抗感染治疗，使用有效抗生素治疗。

4．皮下气肿、血肿或积液　反复多次在同一部位穿刺或置管造成血管损伤。置引流管深度不够或固定不牢固致引流管向外滑脱、侧孔位于胸壁内。需要重新调整引流管位置。

5．腹腔脏器损伤　经腋中线肋间隙置管时肋间选择过低或进管时方向往下方引起，应尽量避免在腋中、腋后线第 8 肋间以下操作。

6．其他　肺不张、复张性肺水肿、心律失常等。

（胡文杰　高　涌）

三、气胸急救术

【目的】

1．紧急引流胸腔内高压的积气，缓解临床症状。

2．为下一步转运和治疗（胸腔闭式引流）做准备。

【适应证】

各种原因引起的张力性气胸。

【禁忌证】

1．有严重的出血倾向者。

2．穿刺局部皮肤有感染者。

3．既往胸腔穿刺曾发生过严重的胸膜反应者。

4．患者烦躁或神志不清而不配合者。

本部分设置以下两个场景：

场景一：外伤致张力性气胸。

场景二：肺大疱破裂致张力性气胸。

场景一

【病例情况】

患者男性，50 岁。2 h 前开车时因出车祸紧急刹车，右胸部撞到硬物，当时觉右胸部疼痛和气促，无呼吸困难，无神志不清，回家后自觉气促加剧并出现呼吸困难，家人马上打“120”急救电话。120 急救人员到场后发现患者呼吸困难、发绀，查体发现气管明显左偏，右胸饱满，右肺叩诊鼓音，呼吸音消失，考虑为张力性气胸。请为患者执行现场急救处理。

操作地点：患者家中。

【操作前准备】

1．评估患者的病情、心理状态、合作程度，是否适宜马上进行张力性气胸急救处理。

2．人文关怀　向患者和家属解释张力性气胸急救处理的目的、该操作可能产生的不良反应、配合方法等，消除患者顾虑，并签署知情同意书。

3．摆放体位　斜坡仰卧位或坐位。

【操作物品准备】

无菌方纱、无菌镊子和剪刀、聚维酮碘棉球、无菌孔巾、2% 利多卡因、砂轮、胶布、无菌手套、注射器（5 ml 和 50 ml）、听诊器、弯盘等。

【操作步骤】

双人操作。

1．主操作

（1）穿工作衣，简易洗手，戴帽子、口罩。

(2) 查体：查气管是否居中，行双侧叩诊和听诊。定位：气胸选锁骨中线第 2 肋间。

(3) 常规消毒皮肤，戴无菌手套，铺无菌孔巾。

(4) 与助手共同进行核对后，抽取局麻药。

(5) 局部浸润麻醉：必须使壁胸膜得到充分浸润。

(6) 用 50 ml 注射器于锁骨中线第 2 肋间穿刺抽气，拔掉 50 ml 注射器针筒，观察有无高压气体喷出。

(7) 将助手做好的简易单向活动阀门针筒连接在针头上。

(8) 局部消毒，用小块无菌敷料覆盖，贴胶布固定针头和针筒。

(9) 向患者解释术后注意事项，协助患者过床，接回医院进一步处理。

2．助手

(1) 协助患者摆体位。

(2) 打开局麻药。

(3) 戴无菌手套，制作单向活动阀门针筒：取一无菌手套，指掌连接处剪断，套接到 10 ml 注射器针筒（拔除筒芯）尾端固定，于指套尖端剪一长约 1.0 cm 小口，作为单向活动阀门。

(4) 协助主操作进行操作。

(5) 操作完成后协助主操作整理用物，分类放置医疗废物，统一处理。

【操作要点】

1．患者的人文关怀贯穿于全程，密切观察患者的反应。

2．消毒液用聚维酮碘，直接消毒 2 次即可。

3．局麻时先打皮丘，注射麻醉药前要回抽，针尖进入胸腔后可抽出气体，记住进针深度（即为胸壁厚度）。

4．气胸经锁骨中线第 2 肋间穿刺时应于肋间隙中央进入，右手示指置于针头远端作为标志，避免针头插入过深，损伤肺部。

5．穿刺成功后拔掉针筒，观察有无高压气体逸出。

6．整个操作过程勿违反无菌操作原则。

场景二

【病例情况】

患者男性，70 岁，因突发气促及呼吸困难 1 h 来急诊，既往有肺大疱病史。查体发现气管右偏，左肺叩诊呈鼓音，呼吸音消失，X 线胸片检查提示左肺压缩超过 95%。检查后患者呼吸困难加剧，口唇发绀，烦躁，请先予以紧急处理。

操作地点：急诊室。

【并发症及处理】

1．胸膜反应　在操作中如果发现有胸膜反应（如头晕、面色苍白、出汗、心悸、胸部压迫感或剧痛、血压下降、脉细、肢冷、昏厥等），或出现连续性咳嗽、气短、咳泡沫痰等现象，应立即拔出穿刺针，让患者平卧，观察血压、脉搏的变化。必要时皮下注射 0.1% 肾上腺素 0.3 ~ 0.5 ml，或根据临床表现做相应的对症处理。

2．出血　多由穿刺位置靠近肋骨下缘刺破肋间动静脉引起。穿刺口出血可用消毒棉球按压止血，出血多时按血气胸处理，密切观察患者生命体征的变化，必要时手术探查、止血。

（胡文杰　高　涌）

四、烧伤急救处理

【目的】

现场急救的目的是迅速消除致伤原因，脱离现场，对危及生命的情况采取救治措施，减轻损害及疼痛，防止感染，尽可能在短时间内封闭创面，最大限度恢复功能，减少或避免瘢痕形成。

1．保护受伤部位　迅速脱离热源：灭火；尽快脱去着火或沸液浸渍的衣服。用水将火浇灭，或跳入附近水池、河沟内。迅速卧倒后，慢慢在地上滚动，压灭火焰。禁止伤员衣服着火时站立或奔跑呼叫，以防增加头面部烧伤或吸入性损伤。迅速离开密闭和通风不良的现场，以免发生吸入性损伤和窒息。用身边不易燃的材料，如毯子、雨衣（非塑料或油布）、大衣、棉被等，最好是阻燃材料，迅速覆盖着火处，以便与空气隔绝。凝固汽油弹爆炸、油点下落时，应迅速隐蔽或利用衣物等将身体遮盖，尤其是裸露部位。降低局部温度，避免再损伤，剪开取下衣裤袜，伤处以上部位避免受压，简单包扎以减轻污染。

保护创面：用干净床单、衣服包裹创面。可用干净的敷料或布类保护，或行简单包扎后送医。避免有色药物涂抹，增加对烧伤深度的判定困难。

2．保持呼吸道通畅　呼吸道受损者要十分重视呼吸道通畅，应及时行气管切开，并给予吸氧。

3．处理危及生命的合并伤　出血、窒息、气胸等。对有大出血、开放性气胸、骨折等合并伤者，应先施行相应的急救处理。

4．镇静止痛，稳定情绪　酌情使用镇静剂，可用冷浸法减少手足烧伤的剧痛。

5．记录患者的伤情　包括初步估计的烧伤面积和深度以及现场的急救措施，便于分类和进一步治疗时参考。

补液：口服含盐饮料或者静脉补液。

6．应用抗生素。

7．严格掌握转送时机　转送时要求呼吸道通畅、休克基本控制、无活动性出血等。应就地抗休克，待休克已基本平稳后再送。①严重大面积烧伤早期应避免长途转送；②安慰和鼓励患者，使其情绪稳定。

注意有无心搏及呼吸停止、复合伤，对大出血、窒息、开放性气胸、骨折、严重中毒等危及患者生命的情况应先施行相应的急救措施。

【冷疗】

热力烧伤后及时冷疗能防止热力继续作用于创面使其加深，并可减轻疼痛、减少渗出和水肿。

1．冷疗只适用于面积≤ 20% 的二度创面，大于此面积，可加剧机体应激反应，干扰、破坏机体内环境平衡，加重伤情。炎热季节面积可适当放宽。

2．冷疗一般可采用自来水，四肢创面可浸泡，躯干、头部以冲淋或湿敷为好，持续时间 1 ～ 3 h 为宜，期间可暂停。

3．冷疗应在伤后 6 h 内进行，时间愈早效果愈好，冷疗后如能对创面保持干燥，不会加重感染。相反，冷疗具有机械作用，一般可不必再清创，如果污染严重，则可在冷疗同时清创。

【对于严重大面积烧伤伤员的接诊处理】

1．了解伤员一般情况，有无休克、呼吸道烧伤及合并伤。估计烧伤面积与深度。

2．进行输液配血。有休克或休克先兆者，输液愈早愈好，勿延误时间。同时制订初步输液计划。

3．酌情给止痛剂。休克严重病员止痛剂应自静脉注射。

4．放留置导尿管，记录每小时尿量，必要时测尿比重。

5．中重度呼吸道烧伤，或面颈部深度烧伤后喉头水肿呼吸困难，应做气管切开。给氧。

6．选用抗菌药物。如未注射过破伤风毒素应予注射。

7．病情稳定或休克好转后，及早施行肢体环状焦痂切开减压，取暴露或包扎疗法。

8．做好各项病情观察（如脉搏、呼吸、血压、液体出入量等）与详细记录。

【治疗原则】

清除异物，减轻损害，清洁创面，防止局部感染，减轻疼痛，为预防并发症和促进创面愈合打下基础。

1．保护烧伤区，防止和尽量清除外源性污染。

2．预防和治疗低血容量性休克。

3．治疗局部和全身感染。

4．用非手术和手术方法促使创面早日愈合，并尽量减少瘢痕所造成的功能障碍和畸形。

5．预防和治疗多系统器官衰竭。

或：

1．迅速纠正低血容量性休克，维持机体的有效循环血量。

2．正确处理深度烧伤创面，防止局部和全身感染。

3．维护多脏器功能，防治多脏器衰竭。

4．重视形态和功能的重建。

案例分析

本部分设置以下三个场景：

场景一：森林火灾导致面颈部、双上肢、后躯干、双下肢火焰烧伤。

场景二：热液导致左手烫伤。

场景三：煤矿瓦斯爆炸，导致全身重度烧伤，可见创面焦痂形成；胸部疼痛，声音嘶哑。

场景一

【病例情况】

患者男性，33岁，体重70 kg。在扑灭山火时烧伤面颈（头部除外）、双上肢、后躯干、双下肢（臀部除外）2 h。查体：P 160次/分，R 25次/分，BP 98/79 mmHg，动脉血氧饱和度（SpO_2）97%。面部肿胀，声嘶，烦躁不安，手足湿冷。尿量15 ml/h。可见面颈部肿胀明显，鼻毛烧焦，声音嘶哑，偶有咳嗽，无痰；余创面大水泡、部分表皮脱离、渗出较多、创面基底潮湿红润、疼痛明显，被送到急诊，请为其进行烧伤的急救处理。

操作地点：急诊外科。

【操作前体检】

初步估计烧伤面积，判定烧伤深度及有无吸入性损伤。判定有无低血容量性休克的发生。依据中、重度烧伤的急救处理原则进行急救。

【操作准备】

1．烧伤面积的估算、深度的识别、严重性分度、吸入性损伤的判定、休克期补液等。

2．生命指征监护等设备的检查。

3．静脉输液、吸氧、留置导尿等操作的准备。

4．签署知情同意书。

【操作步骤】

一般可按下列程序进行：①询问病史，迅速估计伤情；②吸氧，明确是否需要紧急气管切开；③酌情镇静止痛；④建立通畅的输液通道；⑤导尿，记录每小时尿量；⑥注射破伤风抗毒素（TAT）和应用抗菌药物；⑦病情平稳后进行创面初期处理；⑧选择包扎或暴露疗法。

1．详细的病史采集及全面的体格检查　病史应包括病因、现场情况、损伤时间及急救处理状况，也应了解可能影响治疗的伤前健康状况，特别注意心、肾及代谢性疾病，如糖尿病及肝病等。全面的体检要估计烧伤的面积及深度，判断有无轻、重度吸入性损伤。判断有无复合伤及合并伤。

2．测量血压、脉搏、呼吸和体温等生命指征，重点查体，检查有无合并伤、中毒和呼吸道梗阻。需要时应采取气管切开、气管插管、止血及固定等紧急措施。若发现合并肝脾破裂、空腔脏器穿孔、张力性气胸、硬脑膜外血肿及骨折、颅脑损伤等应及时手术和抢救。

3．建立静脉补液途径　成人烧伤面积超过 15%，儿童烧伤面积超过 10% 和有可能发生休克的患者应立即建立静脉补液途径，输入晶体和胶体。如需快速补液常需做静脉切开或静脉插管，同时可取血标本进行血常规、生化、血型等测定。

4．镇痛剂的应用　酌情应用。注射后如仍出现烦躁不安，要警惕血容量不足和缺氧的存在。

5．留置导尿管，记录每小时尿量并注意有无血红蛋白尿或血尿。

6．呼吸困难患者应给氧。必要时给予气管切开。

7．定期观察并记录病情（如脉搏、呼吸、血压等）、输入量与排出量、治疗措施。

8．制订早期补液计划。依据烧伤面积计算第一个 24 h 补液量，输入的胶体量、晶体量，按照输液原则合理输入。

9．注射破伤风抗毒素和抗生素。

10．待病情平稳，行创面清创。

【并发症及处理】

1．局部创面感染及全身性感染。

2．休克及多脏器系统功能衰竭。

场景二

【病例情况】

患者男性，56 岁，热液烫伤左手背侧，可见大水泡，部分疱皮剥离，创区肿胀、创面基底猩红、疼痛，被送到急诊。请为其进行烧伤的急救处理。患者生命体征如下：血压 100/70 mmHg，心率 100 次 / 分，SpO_2 100%。

操作地点：急诊外科。

【操作前体检】

初步估计烧伤面积，判定烧伤深度及严重性分度。依据轻度烧伤的急救处理原则进行急救。

【操作准备】

1．烧伤面积的估算、深度的识别、严重性分度。

2．烧伤清创术、创面处置、外用药物的选择。

3．签署知情同意书。

【操作步骤】

一般可按下列程序进行：①询问病史，迅速估计伤情；②进行创面初期处理，选择包扎或暴露疗法；③镇静止痛；④注射 TAT 和应用抗菌药物。

1．一般处理　疼痛较明显者，给予镇静止痛剂，口服或静脉补液，可酌情进食。使用抗生素和破伤风抗毒素。

2．创面初期处理　清创：擦净周围健康皮肤，用 1∶1000 苯扎溴铵或 1∶2000 氯己定清洗、移除异物，冲洗创面，用纱布轻轻拭净污垢或异物，忌刷洗或擦洗创面。浅Ⅱ度创面的完整水泡皮予以保留，已脱落及深Ⅱ度创面的水泡皮均应移除。拭创面后，根据局部情况采用包扎治疗。

3．包扎疗法　清创后，先放一层灭菌吸水纱布或其他生物敷料，外加脱脂纱布多层（厚度 2 ～ 3 cm），从远心端到近心端均匀加压包扎。包扎的范围宜超出创周 5 cm。定期更换敷料。注意事项：压力均匀，包扎至功能位，注意血运，冬天保暖，夏天防中暑。

烧伤清创术

目的：去除残留在烧伤创面上的致伤因子和污染物质，预防和控制创面感染。

最好在伤后 6 ～ 8 h 内进行，但必须根据患者的全身情况来决定。环境要求清洁，室温保持在 28 ～ 32℃左右。严格遵守无菌操作原则，参与清创人员须戴口罩、帽子及消毒手套。尽可能减少对患者的刺激，清创应在良好的镇痛、镇静下进行。剃除烧伤部位及其附近的毛发，剪除指（趾）甲，清洗创面周围的正常皮肤。去除附于创面上的污物。

腐皮及水泡的处理：已分离脱落的腐皮应予以剪除，浅Ⅱ度创面未分离的腐皮应尽量予以保留，小水泡无需处理，大水泡可在低位剪破引流，偏浅的深Ⅱ度腐皮应尽量予以保留，偏深的深Ⅱ度创面腐皮和Ⅲ度创面腐皮应予以去除，化学烧伤，特别是含有毒性物质的化学烧伤，创面腐皮（坏死表皮）亦应去除。

场景三

【病例情况】

患者男性，38 岁，80 kg。因“煤矿瓦斯爆炸后 3 h”入院。瓦斯爆炸后，被冲击约 5 m 远，跌倒。患者面部、颈部、双手、双前臂可见苍白色痂皮，面部、颈部肿胀，口唇肿胀外翻，鼻毛烧焦；患者偶有咳嗽，可见痰中碳末，胸部疼痛，声音嘶哑。被送到急诊，请为其进行烧伤的急救处理。患者生命体征如下：血压 90/50 mmHg，心率 140 次 / 分，SpO_2 87%。请完成接诊的处置过程。操作地点：急诊外科。

【操作前体检与准备】

1．初步估计烧伤面积，判定烧伤深度及有无吸入性损伤。判定有无低血容量性休克的发生。依据特重度烧伤的急救处理原则进行急救。

2．签署知情同意书。

【操作准备】

1．烧伤面积的估算、深度的识别、严重性分度、吸入性损伤的判定、休克期补液等。

2．生命指征监护等设备的检查。

3．静脉输液、吸氧、留置导尿等操作的准备。

4．气管切开术准备。

5．相关实验室检查，胸外科、骨外科等科室会诊。

6．双上肢焦痂切开减张术准备。

7．烧伤重症监护。

【操作步骤】

此类患者伤情重，变化多急骤，一般可按下列程序进行：①询问病史，迅速估计伤情；②紧急气管切开术，待休克平稳行焦痂切开减张术；③镇静止痛；④立即建立通畅的输液通道；⑤导尿及留置尿管，记录每小时尿量；⑥注射 TAT 和应用抗菌药物；⑦病情平稳后进行创面初期处理；⑧选择包扎或暴露疗法。

1．详细的病史采集及全面的体格检查。

2．测量血压、脉搏、呼吸和体温。重点查体，检查有无合并伤、中毒和呼吸道梗阻。行气管切开术，必要时应用呼吸机辅助呼吸。相关实验室检查，胸外科、骨外科等科室会诊，以确定有无复合伤和危及生命的合并伤。需要时应采取气管切开、气管插管、止血及固定等紧急措施。若发现合并肝脾破裂、空腔脏器穿孔、张力性气胸、硬脑膜外血肿及骨折、颅脑损伤等应及时手术和抢救。

3．建立静脉补液途径　同时可取血标本进行血常规、生化、血型等测定。早期及时补液，迅速纠正低血容量性休克，进行胶体、晶体的输入。同时应禁食水。尿量保持 50 ~ 60 ml/h，即 1 ml/（g · h），尿量是最方便、可靠的反映血容量和肾功能的指标，尿量减少常发生在血压下降之前，是敏感指标。使用敏感抗生素及时有效地防治全身性感染。

4．镇痛剂的应用　在充分补液的情况下应用。注射后如仍出现烦躁不安，要警惕血容量不足和缺氧的存在。

5．输液者，留置导尿管，记录每小时尿量并注意有无血红蛋白尿或血尿。

6．重症监护，定期观察并记录病情、输入量与排出量、治疗措施。

7．制订早期补液计划。

8．注射破伤风抗毒素和抗生素。

9．待病情平稳，行创面清创。

（杨建华　张雪松　高　涌）

五、头颅外伤急救处理

【目的】

1．进行头颅外伤院前急救处理。

2．暂时止血和保护伤口，转运患者回医院进行进一步治疗。

【适应证】

头面部开放性伤口。

本部分设置以下两个场景：

场景一：高空金属异物击中引起头顶部外伤，有金属异物存留。

场景二：操作机器不慎引起头皮撕脱伤。

场景一

【病例情况】

患者男性，40 岁。在建筑工地工作时被楼上掉落的金属异物击中头部，伤处疼痛，流血，无神志不清和昏迷。“120”急救人员到场后发现其右侧头顶部有一约 4 cm 头皮裂伤伤口，伤口中有金属异物刺入颅内，外露约 2 cm。请在现场进行止血包扎。

操作地点：建筑工地。

【操作前准备】

1．询问患者的受伤过程、初步的处理经过、有无颅脑损伤症状和体征，评估其合作程度。

2．向伤员自我介绍，解释病情，安慰患者，消除患者的顾虑，取得配合。

【操作物品准备】

两块无菌方纱、无菌剪刀、聚维酮碘棉球、两张三角巾，无菌手套等。

【操作步骤】

1．现场评估　环顾四周，评估现场环境是否安全。

2．戴帽子、口罩，戴乳胶手套。

3．检查伤员伤情及出血情况，报告伤情头部有伤口，伤口内有异物外露，有少量渗血。

4．聚维酮碘棉球消毒伤口，用无菌剪刀将无菌方纱剪成分叉状，覆盖异物周围。

5．用三角巾制作固定圈在异物四周圈住。

6．用三角巾进行帽式包扎，包裹头部，在前额打平结。

7．整理用物，向患者解释注意事项，协助患者转运。

【操作要点】

1．伤口的包扎　不能拔除异物，先固定异物，再进行包扎。

2．用三角巾制作固定圈在异物四周圈住，圈高度足够，固定圈结实，中间孔大小合适固定，高过异物，但不能压迫异物。

3．三角巾帽式包扎要点　要先摘掉眼镜及头饰，伤口覆盖敷料后将三角巾底边向内折起两横指宽，置于前额和眉弓上方，将三角巾两端经耳上方往后收，在枕后粗隆下交叉并压住顶角，再绕回前额中央打结，将结尾折入带边内，将三角巾顶角轻轻拉紧固定后折入带内。

4．包扎完成后平整三角巾，使其不松垮、不遮盖眼睛和耳朵。

5．整个操作过程要动作流畅、轻柔，双手相互配合，不越过头部操作，不掉落物品。

场景二

【病例情况】

患者女性，30 岁，因操作压纸机时发辫不慎被机器卷入牵扯，致右侧头皮大块撕脱，头部疼痛，出血，头晕，面色苍白。立即被工友送到急诊室。

请立即对其进行止血包扎。

操作地点：急诊室。

（胡文杰　高　涌）

第9章 妇产科基本技能操作

第一节　妇科检查

妇科检查是常用的妇科专科基本技能，包括外阴部检查、阴道窥器检查和盆腔内诊三个部分。盆腔内诊根据内诊具体部位的不同分为阴道腹部双合诊、直肠腹部双合诊以及直肠阴道腹部三合诊。

V9-1a

操作视频：妇科检查基本手法

【目的】

1．了解女性内、外生殖器的结构和状况。

2．收集必要的检查样本。

【适应证】

1．需要了解盆腔情况的初诊患者。

2．需要进一步了解盆腔情况的复诊患者。

3．需要收集检查样本的患者或者同时了解盆腔情况的患者。

4．每次进行宫腔操作前。

【相对禁忌证】

1．处女膜未破裂的未婚妇女，通常情况下不做窥器检查、阴道腹部双合诊和阴道直肠腹部三合诊，可以做直肠腹部双合诊。

2．碰触后极易出血的宫颈原发癌或者宫颈转移肿瘤患者，可以仅做窥器检查。

场景一

【病例情况】

患者女性，32岁，已婚，因阴道瘙痒伴渣样白带1周、加重1天于妇科门诊诊治。请为其检查。

操作地点：妇产科门诊。

【检查前准备】

1．妇科检查设备准备　检查床、立灯、污物桶、器具浸泡桶（内盛消毒液）、洗手设备等。

2．妇科检查用物准备　消毒臀巾、阴道窥器、消毒手套、润滑剂、大棉签、小棉签、试管、手消毒凝胶等。

3．检查前患者准备　向患者简单说明检查目的和方法，以使其解除顾虑，配合检查。检查前嘱咐患者先排尿，以免影响检查结果。必要时需导尿排空膀胱。对于尿失禁患者，为了了解其是否存在张力性尿失禁，不必排空膀胱。检查者洗手。检查床上铺消毒垫，指导并协助患者脱去一侧裤腿，帮助患者躺上检查台，并注意患者保暖。

【操作步骤】

1．检查患者外阴的各解剖结构

（1）检查者戴无菌手套，观察外阴发育及阴毛分布情况。

（2）观察外阴有无畸形、水肿、皮炎、溃疡、赘生物或肿块。

(3) 注意皮肤和黏膜色泽及质地变化，有无表皮增厚、变薄或萎缩。

(4) 然后用右手（或左手）的拇指和示指（也可以用棉签代替手指）分开小阴唇，暴露阴道前庭及尿道口和阴道口。

(5) 未有性生活者的处女膜完整；已婚妇女的阴道口能容两指通过；经产妇的处女膜仅余残痕。

(6) 检查时还可让患者用力向下屏气，观察有无阴道前壁和后壁膨出、子宫脱垂或压力性尿失禁等。

2．检查患者阴道的各解剖结构

(1) 根据阴道壁松弛情况，选择适当大小的阴道窥器。未有性生活者未经本人同意，禁用窥器检查。

(2) 将阴道窥器上下叶合拢，旋紧中部螺丝，放松侧部螺丝。该患者主诉白带异常，观察到异常白带需要获取白带送实验室检查，因此该患者不能用消毒石蜡油润滑窥器，可改用生理盐水润滑。冬天气温低时，最好将窥器预先加温。

(3) 放置窥器前先用示指和拇指（棉签）分开两侧小阴唇，暴露阴道口，另一手持预先备好的阴道窥器，窥器上下叶合拢并与阴道口约呈45°以避开敏感的尿道周围区域，沿阴道侧后壁缓慢插入阴道内（图9-1）。

(4) 然后窥器向上、向后推进，边推进边将两叶转平，并逐渐张开两叶，直至完全暴露宫颈为止（图9-2）。

(5) 观察阴道分泌物的量、色、性状；观察宫颈形态、大小、色泽、外口形状，有无赘生物、溃疡、糜烂、疤痕、腺囊肿；宫颈管内有无出血和分泌物；并观察阴道左右侧壁的颜色、有无包块和赘生物等情况；注意有无阴道横膈和纵隔。然后固定窥器螺丝，用棉签在靠近阴道壁处轻擦阴道黏膜，获得阴道分泌物棉签放入干净试管内，并送往实验室镜检。

(6) 放松窥器侧部螺丝，并缓慢旋转90度，观察阴道前后壁的颜色、有无包块和赘生物等情况。

(7) 检查者可能将阴道窥器两叶前方松弛而鼓出的阴道前后壁误认为宫颈前后唇。此时，应该调整窥器中部螺丝，使其两叶能张开达最大限度，或改用大号窥器进行检查。

(8) 取出窥器时必须将两叶合拢，并防止两叶顶端直接碰伤宫颈。

(9) 无论放入和取出窥器过程中，都要注意避免小阴唇和阴道壁黏膜被夹入窥器两叶之间而引起患者疼痛或不适。

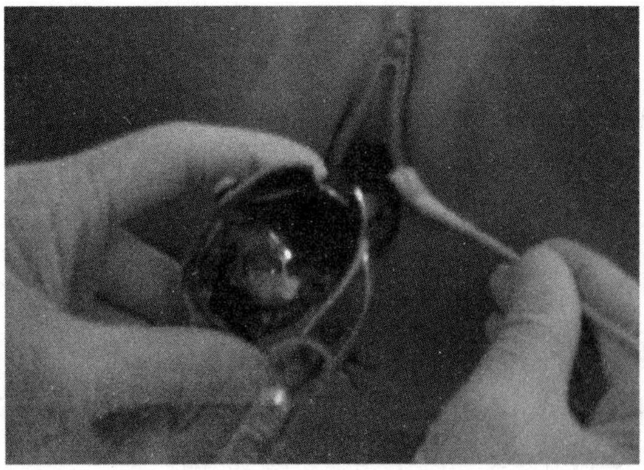

图9-1　窥器置入阴道

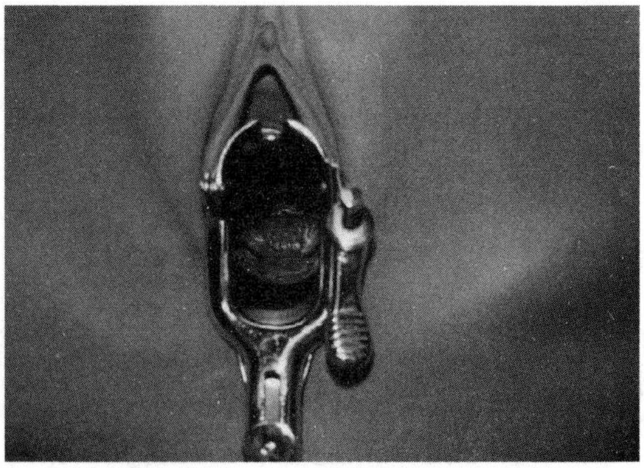

图9-2　窥器暴露宫颈

3．阴道腹部双合诊检查阴道、宫颈、宫体、输卵管、卵巢及宫旁结缔组织以及骨盆腔内壁有无异常。

（1）检查者戴无菌手套，右手（或左手）示、中两指用润滑剂润滑，顺阴道后壁轻轻插入，检查阴道通畅度和深度，了解有无瘢痕、结节或肿块。

（2）再扪触宫颈大小、形状、硬度及外口情况。摆动宫颈，如上抬宫颈时患者感到盆腔疼痛称为宫颈举痛。

（3）随后将阴道内两指放在宫颈后方，另一手掌心朝下、手指平放在患者腹部平脐处，当阴道内手指向上、向前方抬举宫颈时，腹部手指往下、往后按压腹壁，并逐渐向耻骨联合部移动，通过内、外手指同时分别抬举和按压，相互协调，即可扪清子宫的位置、大小、形状、软硬度（图 9-3，图 9-4）。正常子宫位置一般是前倾略前屈。"倾"指宫体纵轴与身体纵轴的关系。若宫体朝向耻骨称前倾（anteversion）、朝向骶骨称后倾（retroversion）。"屈"指宫体与宫颈间的关系。若两者间的纵轴形成的角度朝向前方为前屈（anteflexion），形成的角度朝向后方为后屈（retroflexion）。

（4）扪清子宫情况后，将阴道内两指由宫颈后方移至一侧穹窿部，尽可能往上向盆腔深部扪触；与此同时，另一手从同侧下腹壁髂嵴水平开始，由上往下按压腹壁，与阴道内手指相互对合，以触摸该侧子宫附件区有无肿块、增厚或压痛。若扪及肿块，应查清其位置、大小、形状、软硬度、活动度、与子宫的关系以及有无压痛等。正常卵巢偶可扪及，约 4 cm × 3 cm × 1 cm 大小可活动的块状物，触之稍有酸胀感。正常输卵管不能扪及。

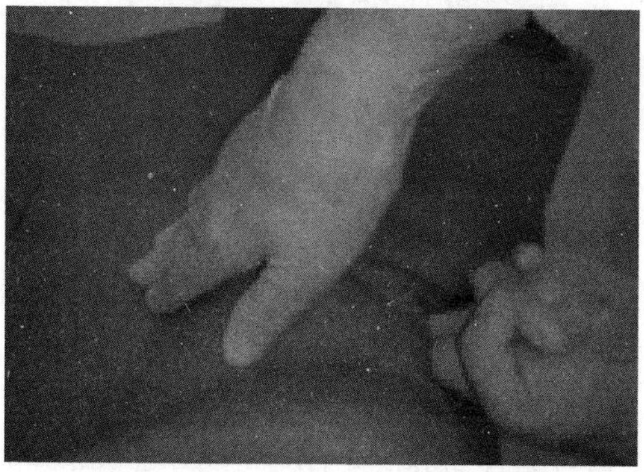

图 9-3　腹部阴道双合诊操作示意图

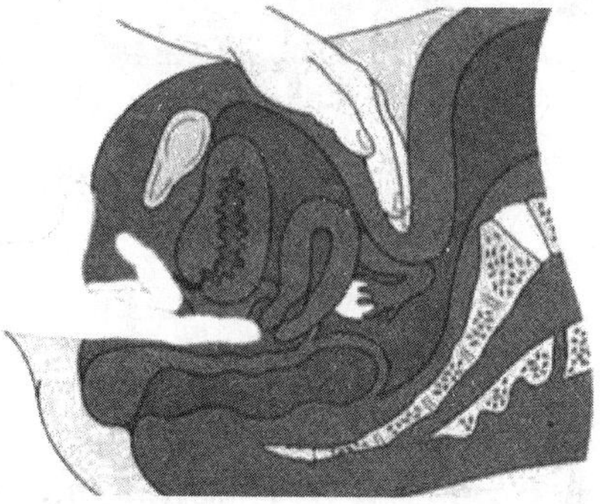

图 9-4　腹部阴道双合诊操作剖面示意图

【操作要点】

1．患者取膀胱截石位，臀部置于检查床缘，头部略抬高，两手平放于身旁，腹肌放松。检查者戴消毒手套，面向患者，立于患者两腿之间。危重患者不宜搬动时可在病床上检查。

2．检查动作轻柔，态度和蔼、语言亲切、严肃认真。

3．防止交叉感染，注意用具消毒。臀垫、手套、器械等均应每人次更换。

4．对未有性生活女性禁做阴道腹部双合诊、三合诊和阴道窥器检查。如确有必要，应征得家属和本人同意，并获得书面签字。

5．正常月经期一般不做阴道检查。如因有异常阴道出血就诊者，应先消毒外阴后戴消毒手套检查。

6．男医生检查时应有女医务人员在场。

7．对疑有盆腔内病变的腹壁肥厚、高度紧张不合作或未婚患者，若盆腔检查不满意时，征得患者及家属同意后，可在肌内注射镇静药物，必要时在骶管麻醉下进行盆腔检查，以期做出较正确的判断。

场景二

【病例情况】

患者女性，16 岁，身高 140 cm，体重 40 kg。因为原发性闭经于妇科门诊就诊。请为其做妇科检查。

操作地点：妇科门诊。

【检查前准备】(略)

【操作步骤】

患者未有性生活，需做直肠腹部双合诊（简称直肠腹部诊）：一手示指涂抹润滑油，轻轻按摩肛周后缓慢深入直肠，触及直肠前壁的子宫颈；另一手在腹部配合检查，称直肠腹部诊。适用于未婚、阴道闭锁或因其他原因不宜行双合诊的患者（图 9-5）（其余步骤略）。

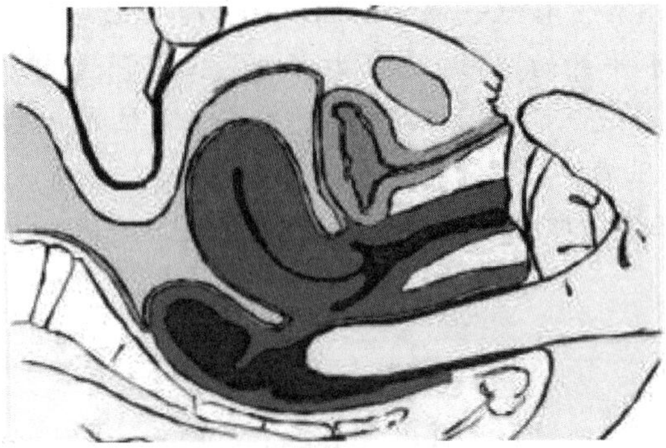

图 9-5　腹部直肠双合诊操作剖面示意图

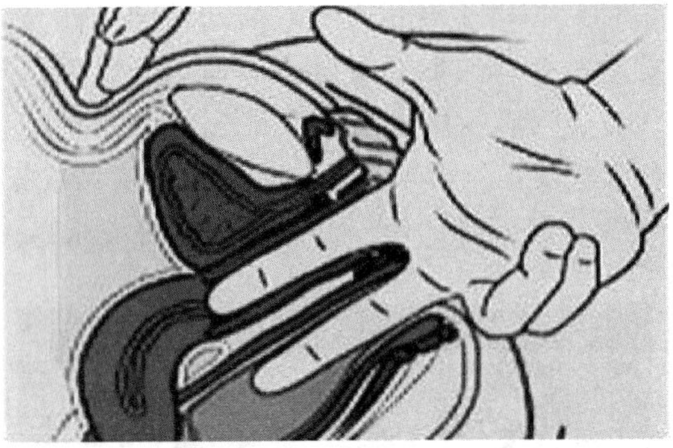

图 9-6　腹部阴道直肠三合诊操作剖面示意图

场景三

【病例情况】

患者女性，46 岁，身高 162 cm，体重 48 kg。因为进行性消瘦并自觉下腹部包块于妇科门诊就诊。患者 1 周前在当地医院妇科检查提示可能为腹膜后包块。请为其做妇科检查。

操作地点：妇科门诊。

【检查前准备】(略)

【操作步骤】

患者出现下腹部包块，包块位置可能位于腹膜后。考虑包块与周围组织关系，尤其与腹膜后器官的关系，需做阴道直肠腹部三合诊（简称三合诊）。检查前中指和示指均需要先润滑，一手示指放入阴道，中指在按摩肛周后缓缓插入直肠，其余检查步骤与双合诊时相同（图 9-6）。该检查主要能更清楚地了解位于骨盆后部及直肠子宫凹陷部肿物与子宫或直肠的关系，也可以查清极度后屈的子宫、阴道直肠隔、宫颈旁、宫底韧带的病变。所以三合诊在生殖器官肿瘤、结核、内膜异位症、炎症的检查时尤显重要（其余步骤略）。

（王　琼）

第二节　产科检查基本手法

产前检查包括产科检查的时间安排、不同孕周和产检时期的病史询问，以及四步触诊和内外骨盆测量。本节仅介绍四步触诊和骨盆测量的基本手法。

【目的】

1．了解胎儿生长发育情况。

2．胎儿的胎产式。

3．母亲的骨盆情况。

【适应证】

需要了解胎儿和母亲骨盆情况的中晚期妊娠患者。

操作视频：产科检查

场景一

【病例情况】

患者女性，26 岁，身高 160 cm，体重 58 kg。孕 32 周，第 4 次于产科门诊产前检查。请为其做产科检查。

操作地点：产科门诊。

【检查前准备】

检查床、消毒臀巾、软尺、血压计、骨盆测量尺、胎心听诊设备、耦合剂、消毒手套、手消毒凝胶。

【操作步骤】

1．病史询问及记录　包括上次产检到本次检查过程中孕妇的状况。如有无感冒、发热、腹痛等状况，有无尿频、下肢水肿以及胎动情况等，还包括孕妇的饮食、睡眠及二便等情况。

2．腹部检查　四步触诊法检查步骤和手法。

（1）视诊：孕妇腹形大小。腹部有无妊娠纹、手术瘢痕及水肿等。腹部两侧向外突出，宫底位置较低者，应考虑是否胎儿为肩先露；腹部向前突出（尖腹）多见于初产妇。腹部向下悬垂（悬垂腹）多见于经产妇和头盆不称孕妇。

（2）触诊：注意腹壁肌的紧张度，有无腹直肌分离，并注意羊水量及子宫肌敏感程度。用手置于宫底位置，以四指指腹部分触诊以了解子宫底位置，然后用软尺测量子宫高度。子宫高度为耻骨联合上缘中点至宫底最高处的距离。如果宫底最高处位于腹部一侧而不位于腹部正中，则宫底最高处设为最高点与正中线垂直的交点（图 9-7）。通常耻骨联合上缘中点用右手示指检查和固定软尺，而宫底部用左手中指指腹感觉宫底最高点后再加上示指固定皮尺和读数（图 9-8）。软尺测量子宫长度后测量腹围值。腹围值为软尺通过孕妇脐部的腰围最小值，通常测量 2 ～ 3 次取平均值。

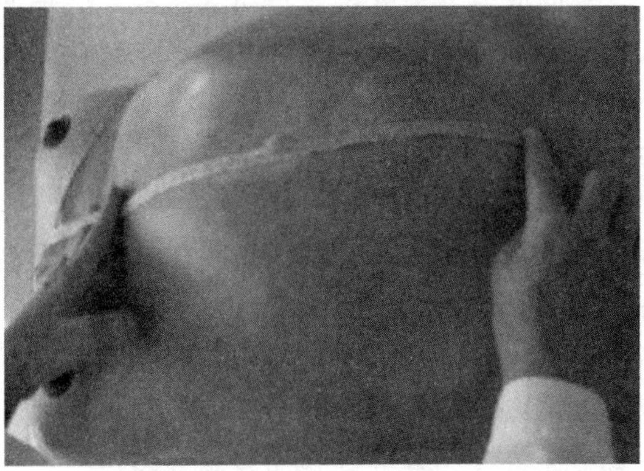

图 9-7　宫底高度测量

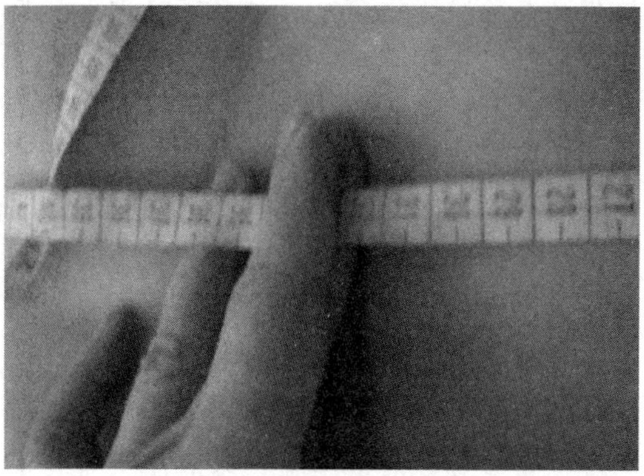

图 9-8　宫底高度测量的宫底操作细节

（3）四步触诊法（图 9-9）：检查子宫大小、胎产式、胎先露、胎方位以及胎先露部是否衔接。做前三步手法时，检查者面向孕妇；做第四步手法时，检查者应面向孕妇足端。

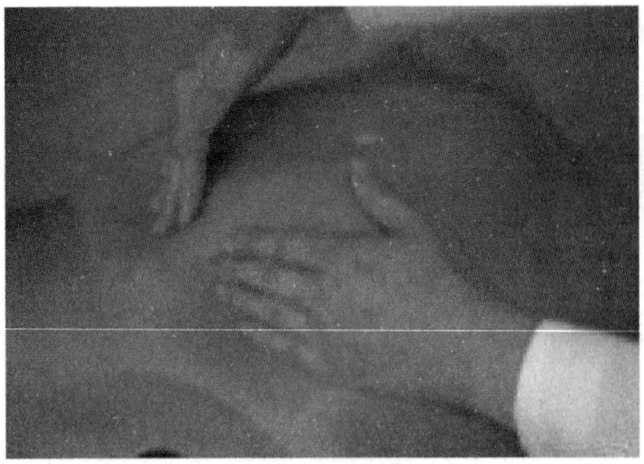

第一步

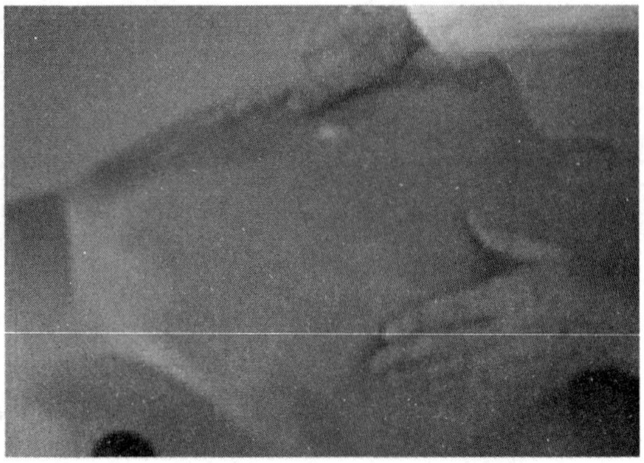

第二步

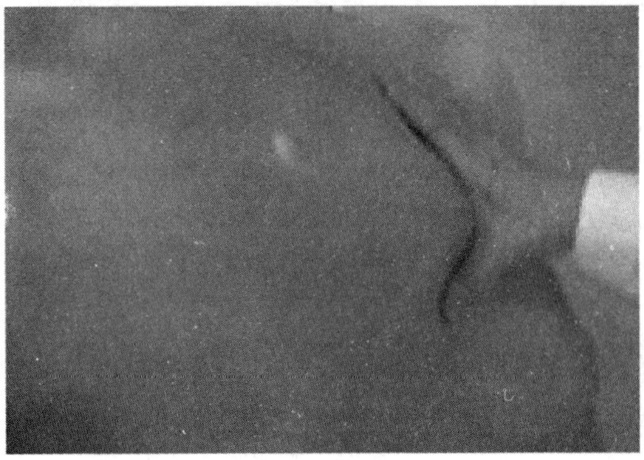

第三步

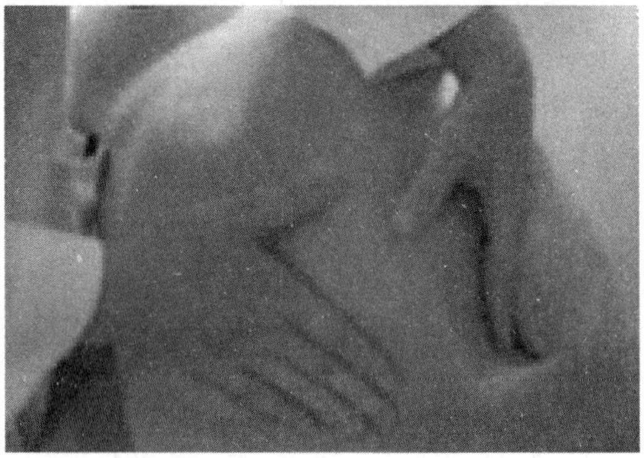

第四步

图 9-9　产科检查触诊四步手法

第一步，检查者两手置于宫底部，感觉宫底高度，估计宫底高度与胎儿大小和妊娠周数是否相符。然后以两手指腹相互交替推，判断在宫底的胎儿部分。若为胎头则硬而圆且有浮球感，若为胎臀则软而宽且形状略不规则。第二步，检查者两手分别置于腹部左右侧，一手固定，另一手轻轻深按检查，两手交替，触到平坦饱满部分为胎背，并确定胎背向前、向侧方或后方。触到可变形的高低不平部分为胎儿肢体，有时感到胎儿肢体在活动。第三步，检查者右手拇指与其余四指分开，置于耻骨联合上方握住胎先露部，进一步查清胎头或胎臀，左右推动以确定是否衔接。若胎先露部仍可以左右移动，表示尚未衔接入盆。若已衔接，则胎先露部不能被推动。第四步，检查者左右手分别置于胎先露部的两侧，沿骨盆入口向下深按，进一步核对胎先露部的诊断是否正确，并确定胎先露部入盆的程度。先露为胎头时，一手能顺利进入骨盆入口，另一手则被胎头隆起部阻挡，该隆起部称胎头隆突。枕先露时，胎头隆突为额骨，与胎儿肢体同侧；面先露时，胎头隆起为枕骨，与胎背同侧。

(4) 听诊：胎心音通常在靠近胎背上方的孕妇腹壁上听得最清楚。枕先露时在脐右（左）下方；臀先露时，胎心在脐右（左）上方；肩先露时，胎心在靠近脐部下方听得最清楚。注意辨别与胎心率一致的吹风样脐带杂音。当腹壁紧、子宫较敏感、确定胎背位置有困难时，可借助胎心音及先露部综合分析以判断胎位。

3. 骨盆测量　骨盆大小及其形状对分娩有直接影响，是决定胎儿能否经阴道分娩的重要因素，故骨盆测量是产前检查时必不可少的项目。测量骨盆有外测量和内测量两种。

骨盆外测量：可以间接判断骨盆大小及其形状，操作简便，临床仍广泛用于骨盆测量器测量以下径线。

(1) 髂棘间径（interspinal diameter，IS）：嘱咐孕妇平卧（伸腿仰卧位），用骨盆外测量尺测量两侧髂前上棘外径之间的距离。正常值范围为 23 ~ 26 cm。

（2）髂嵴间径（intercristal diameter，IC）：嘱咐孕妇平卧（伸腿仰卧位），用骨盆外测量尺测量两髂嵴外缘最宽的距离，正常值为 25 ~ 28 cm。

（3）骶耻外径（external conjugate，EC）：嘱咐孕妇左侧卧位，右腿伸直，左腿屈曲。用骨盆外测量尺测量第 5 腰椎棘突下至耻骨联合上缘中点之间的距离。正常值为 18 ~ 20 cm。第 5 腰椎棘突下位置的确定有两种方法，第一种方法是采用米氏菱形窝（Michaelis rhomboid）上角顶点，另一种方法是髂棘最高点与脊柱的垂直相交点。

骶耻外径是骨盆外测量中最重要的径线，可以通过它间接推测骨盆入口前后径的长度。骶耻外径与骨盆厚薄相关，EC 值减去 1/2 尺桡周径（围绕右侧尺骨茎突及桡骨茎突测得的前臂下端）值，即相当于骨盆入口前后径值。

（4）坐骨结节间径（intertuberal diameter，IT）：嘱咐孕妇仰卧位，两腿向腹部弯曲，双手抱膝（孕妇由于腹部膨隆，动作有难度时可以由助手帮助孕妇）。用坐骨结节间径测量尺测量两坐骨结节内侧缘的距离，正常值为 8.5 ~ 9.5 cm。

这个径线可以用检查者的手拳大概推测。通常能够容纳成人横置手拳则为正常。此径线直接测出骨盆出口横径长度。若此径值< 8 cm 应加测出口后矢状径。

（5）出口后矢状径（posterior sagittal diameter of outlet）：为坐骨结节间径中点至骶骨尖端的长度。检查者戴指套的右手示指伸入孕妇肛门向骶骨方向，拇指置于孕妇体外骶尾部，两指共同找到骶骨尖端，用尺放于坐骨结节径线上。用汤姆斯骨盆出口测量器一端放于坐骨结节间径中点，另一手放于骶骨尖端处，即可测得出口矢状径值，正常值为 8 ~ 9 cm。出口后矢状径值之和＞ 1 cm 时表明骨盆出口狭窄不明显。

（6）耻骨弓角度（angle of public arch）：两手拇指指尖斜着对拢放置在耻骨联合下缘，左右两拇指平放在耻骨降支上，测量两拇指间角度，耻骨弓角度正常值为 90°，小于 80° 为不正常。此角度反映骨盆出口横径的宽度。

【操作要点】

1．检查前患者需排空膀胱。

2．检查动作轻柔，态度和蔼，注意孕妇保暖。

3．注意检查过程中患者体位的变换。

4．注意检查前患者是否已经由护士测量血压，如果护士没有测量或者血压异常请测量患者血压。

5．检查完成后需要向患者说明检查的结果，并交代下一次检查的时间，该患者检查结果正常，则需要在 2 周后进行下一次产检。

场景二

【病例情况】

患者女性，24 岁，身高 163 cm，体重 56 kg。因为孕 22 周于产科门诊初次产检就诊。请为其做产科检查。

操作地点：产科门诊。

【检查前准备】

检查床、消毒臀巾、软尺、血压计、骨盆测量尺、胎心听诊设备、耦合剂、消毒手套、手消毒凝胶。

【操作步骤】

1．病史询问及记录　该孕妇初次产检需要询问早、中孕期等情况，并完成初次产科门诊病历，如早孕期感冒、发热、化学毒物接触史和早孕期胎儿非整倍体筛查等状况，初次验尿阳性时间，超声检查时间以及胎动情况等，确认孕周和预产期。

2．腹部检查　四步触诊法检查步骤和手法同前。

3．骨盆检查　可待晚孕期再测。

4．注意交代孕妇下一次产检时间。

场景三

【病例情况】

患者女性，28 岁，身高 161 cm，体重 56 kg。因为孕 38 周于产科门诊就诊。请为其做产科检查。

操作地点：产科门诊。

【检查前准备】

检查床、消毒臀巾、软尺、血压计、骨盆测量尺、胎心听诊设备、耦合剂、消毒手套、手消毒凝胶。

【操作步骤】

1．病史询问及记录　包括上次产检到本次检查过程中孕妇的状况。如有无感冒、发热、腹痛等状况；有无尿频、下肢水肿以及胎动情况等；还包括孕妇的饮食、睡眠及二便等情况。注意既往产检过程中的异常情况，并及时复查。

2．腹部检查　四步触诊法检查步骤和手法。

3．骨盆检查　同前。

4．注意交代孕妇下一次产检时间，先兆临产的临床表现及其应对。

（王　琼）

第三节　新生儿处理

新生儿处理属于第三产程临床处理的一部分。初生新生儿的正确处理包括清理呼吸道、处理脐带、新生儿评分和处理新生儿。

【目的】

1．了解新生儿出生状况。

2．清理新生儿呼吸道。

3．处理新生儿脐带。

4．清理新生儿皮肤及肉眼检查新生儿全身情况。

场景一

【病例情况】

患者女性，25 岁，孕 38 周顺产一男婴。请为其新生儿做处理。

操作地点：产房。

【检查前准备】

新生儿处理热台、吸痰管、负压吸引器、手套、听诊器、新生儿断脐剪、脐带结扎圈（或者 7 号丝线）、碘酒或者高锰酸钾（20%）、乙醇、止血弯钳、温度计、生理盐水、消毒纱布、新生儿体重秤。

【操作步骤】

1．清理呼吸道　首先要尽快清除新生儿呼吸道内的黏液和羊水。通常在娩出口鼻时顺势挤出口腔内的羊水和黏液，娩出后在热台下用新生儿吸痰管或导管轻轻吸除咽部及鼻腔的黏液和羊水，以免发生吸入性肺炎（图 9-10）。如果新生儿未自然啼哭，需先确认呼吸道通畅，然后手轻拍新生儿足底。新生儿大声啼哭后即可处理新生儿脐带。

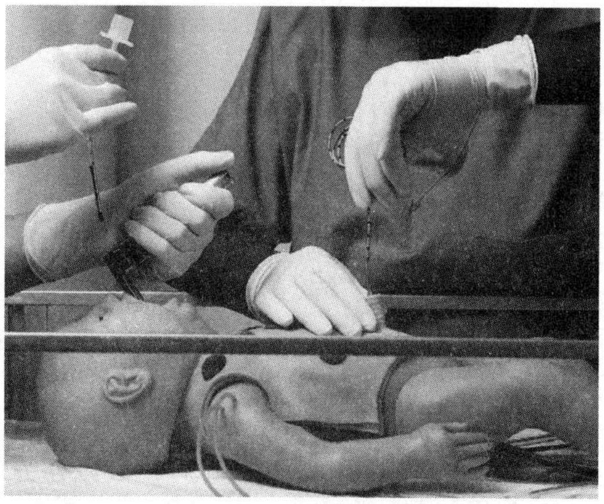

图 9-10　计算机交互式新生儿急救演示系统

2．处理脐带　用两把血管钳在距离脐带根部约 1.5 cm 处钳夹脐带，在两把血管钳之间剪断脐带。用 75% 的乙醇消毒脐带剪短口周围，在脐带根 0.5 cm 处用无菌 7 号丝线结扎，然后在其上方 0.5 cm 处结扎第二道丝线。必须扎紧防止脐出血，同时要避免用力过猛造成脐带断裂。在第二道结扎线外 0.5 cm 处剪断脐带，移开血管钳，挤出残余血液，再用 20% 的高锰酸钾液消毒脐带断面，药液不可接触新生儿皮肤，以免发生皮肤灼伤。待脐带断面干后，以无菌纱布覆盖，再用脐带布包扎。目前有用气门芯、脐带夹、血管钳等方法取代双重结扎脐带法，均有脐带脱落快和减少脐带感染的效果。处理脐带时注意新生儿保暖，同时注意观察新生儿皮肤颜色和呼吸等情况。

3．阿普加评分（Apgar score）及其意义　新生儿 Apgar 评分法用以判断有无新生儿窒息及窒息严重程度，是以出生后 1 min 内的心率、呼吸、肌张力、喉反射及皮肤颜色 5 项体征为依据，每项为 0 ～ 2 分（表 9-1）。满分为 10 分；8 ～ 10 分属正常新生儿；4 ～ 7 分为轻度窒息，需清理呼吸道、人工呼吸、吸氧、用药等措施才能恢复；0 ～ 3 分缺氧严重为重度窒息，需紧急抢救，行喉镜在直视下气管内插管并给氧。缺氧较严重和严重的新生儿，应在出生后 5 min、10 min 时再次评分，直至连续两次评分均≥ 8 分。1 min 评分反映在宫内的情况，是出生当时的情况；5 min 及以后评分则反映复苏效果，与预后关系密切。Apgar 评分以呼吸为基础，皮肤颜色最灵敏，心率是最终消失的指标。临床恶化顺序为皮肤颜色→呼吸→肌张力→反射→心率。复苏有效顺序为心率→反射→皮肤颜色→呼吸→肌张力。肌张力恢复越快，预后越好。

表9-1　新生儿Apgar评分法

体征	0分	1分	2分
心率	0	＜ 100 次 / 分	≥ 100 次 / 分
呼吸	0	浅慢，不规则	佳
肌张力	松弛	四肢稍屈曲	四肢屈曲活动好
喉反射	无反射	有些动作	咳嗽、恶心
皮肤颜色	全身苍白	躯干红，四肢青紫	全身粉红

4．处理新生儿　擦净新生儿足底胎脂，给新生儿按足印及拇指印于新生儿病历上。对新生儿进行详细体格检查并完成新生儿检查记录。给新生儿系上标明新生儿性别、体重、出生时间、母亲姓名和床号的手腕带和包被。将新生儿抱给母亲，让母亲将新生儿抱在怀中进行首次乳头吸吮。

【操作要点】

1．操作前 15 min 打开新生儿处理台并加热至 37℃，注意温度不能过高和过低。

2．操作动作轻柔敏捷，注意新生儿保暖。

3．注意检查过程中关注新生儿一般情况，发现异常情况及时处理和记录。

场景二

【病例情况】

患者女性，36 岁，孕 37 周剖宫产一女婴。请为其做新生儿处理。

操作地点：产房。

场景三

【病例情况】

患者女性，38 岁，孕 36 周，妊娠合并糖尿病剖宫产一女婴。请为其做新生儿处理。

操作地点：产房。

（王　琼）

第四节　宫内节育器放置术

【目的】

宫内节育器放置术的目的是通过放置宫内节育器（IUD）干扰受精卵的运行及着床而达到避孕的目的。

【适应证】

1．育龄妇女自愿要求以 IUD 节育而无禁忌证者。

2．某些疾病的辅助治疗，如宫腔粘连、功能失调性子宫出血及子宫腺肌症等的保守治疗。

3．紧急避孕：性交后 5 日内放置含铜宫内节育器。

【禁忌证】

1．妊娠或疑似妊娠。

2．慢性盆腔炎、阴道炎、宫颈炎等急慢性生殖器炎症。

3．生殖器官肿瘤导致宫腔变形、月经过多者不宜放置 IUD，其他生殖系统肿瘤患者应结合临床治疗情况考虑放置。

4．重度子宫脱垂、宫颈内口过于松弛、重度宫颈裂伤、重度宫颈狭窄，或生殖道及子宫畸形如双角子宫、纵隔子宫。

5．近 3 个月内有月经过多、不规则阴道出血、严重痛经等月经异常患者。

6．子宫腔小于 5.5 cm 或大于 9 cm 者。

7．人工流产术后阴道流血过多，或疑有妊娠组织残留及感染。

8．产前出血、羊水过多、胎膜早破或双胎等潜在感染或出血可能者不应在顺产或剖宫产胎盘娩出后放置宫内节育器。

9．产后恶露未净、会阴伤口未愈、有感染或出血倾向者。

10．患有心力衰竭、肝肾功能不全、凝血功能障碍、盆腔结核、性病等较严重的全身急慢性疾病者。

11．铜过敏者禁止放置含铜宫内节育器。

场景一

【病例情况】

患者女性，26 岁，剖宫产后 7 个月，月经复潮 2 个月，现月经干净后第 5 天，到计划生育门诊要求“上环”，请为其放置宫内节育环（上环）。

操作地点：计划生育门诊手术室。

【操作前准备】

1．器材及物品准备　上环包（主要包括：托盘、窥阴器、探针、节育环放置器、镊子或圈钳、宫颈钳、宫颈扩张器、无菌孔巾），无菌手套，合适型号的宫内节育器，无菌纱布数块、聚维酮碘、棉球、洗手液等。

2．患者准备　了解患者月经史及妊娠分娩史；进行相关体格检查及辅助检查，排除禁忌证；向患者交代操作的目的、操作方法及术中风险，签署知情同意书；术前 3 天禁性生活；术前排空膀胱。

3．操作者准备　洗手，准备帽子、口罩、无菌手套等；检查床铺放消毒垫，协助患者上检查床并摆放体位，注意患者保暖。

【操作步骤】

1．术者检查　操作用品是否齐全，是否均在有效期内，核对患者信息，向患者进行自我介绍，嘱患者排空膀胱，铺臀巾，协助患者取膀胱截石位，注意保护患者隐私。

2．七步洗手法洗手，戴无菌手套，将全部器械排列整齐，外阴常规消毒（大阴唇、小阴唇、阴阜、大腿内上 1/3、肛门），窥器暴露阴道，消毒 2 遍。

3．更换手套铺无菌孔巾。双合诊检查患者子宫大小、位置及附件等情况。

4．用经过润滑的窥阴器充分暴露宫颈，消毒宫颈及阴道壁，用宫颈钳钳夹宫颈前唇，轻轻向下牵引，使子宫保持较水平的位置，棉签消毒宫颈管。

5．用子宫探针顺子宫位置探测宫腔深度，并比对选择合适型号的 IUD。

6．用叉形放置器将宫型或圆形 IUD 顺宫腔方向经过宫颈管放入宫腔内，IUD 上缘必须抵达子宫底部（图 9-11，图 9-12），慢慢退出放环叉，退至宫颈内口时再上推节育器下缘，然后退出放环叉。带尾丝 IUD 需在距离宫口 2 cm 处剪断尾丝。

7．观察无阴道出血后即可取出宫颈钳及阴道窥器，填写手术记录。

8．向患者交代术后注意事项，并告知患者安放节育器类型，嘱患者术后休息，1 周内避免重体力劳动，2 周内禁止性生活、盆浴及游泳，保持外阴清洁。术后第 1、3、6、12 个月进行随访，以后每年随访一次直至停用。

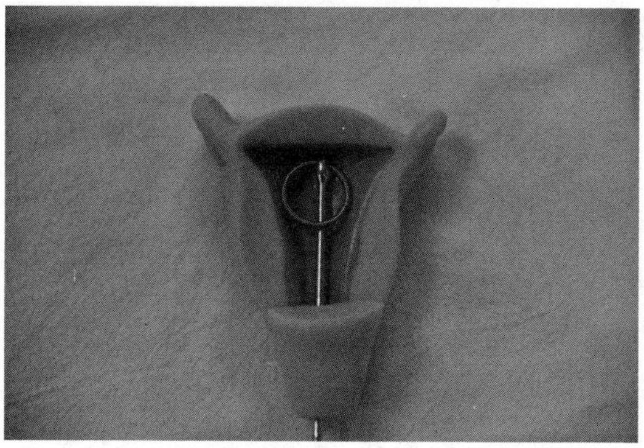

图 9-11　宫内节育器放置训练操作模型

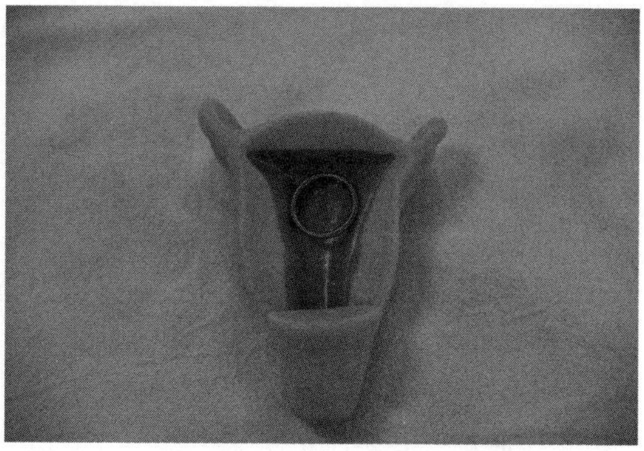

图 9-12　宫内节育器放置位置

【操作要点】

1．注意选择上环时间，以月经干净后 3 ~ 7 天为宜，但上曼月乐环则宜在月经第 5 天进行操作。哺乳期闭经者应首先排除妊娠。

2．根据患者要求及子宫大小、位置选择适合患者的 IUD，并注意型号及使用年限。

3．严格按照无菌原则进行操作。

4．根据宫颈口的松紧和节育器的种类决定是否使用宫颈扩条扩张宫颈口，以免宫颈损伤和出血。如宫颈过紧，宫颈局部可使用 1% 利多卡因麻醉。

5．使用叉形放置器安放 IUD 时，应一次到达子宫底，中途不可随意扭转 IUD，避免 IUD 变形。

6．术者操作过程中应注意对患者人文关怀，缓解患者紧张情绪，动作应轻柔。

场景二

【病例情况】

患者女性，23 岁，未婚有性生活史，4 天前曾有一次无保护性生活，现要求紧急避孕来诊，考虑放置含铜宫内节育器。

操作地点：计划生育门诊手术室。

【操作前准备】（略）

【操作步骤】

1．患者为暂时放置 IUD，可放置带尾丝 T 型 IUD 以便于取出。

2．操作时需使用套式放置器，带有尾丝的节育器需在距宫口 2 cm 处将尾丝剪短（其余步骤略）。

【操作要点】

1．选择型号适中的 IUD，规范操作，防止发生脱落。

2．严格按照无菌操作，预防生殖道感染，同时防止 IUD 尾丝过长导致上行性感染。

（斗 章 何 科）

第五节 宫内节育器取出术

【目的】

宫内节育器取出的原因主要为安放的 IUD 超过使用年限、计划妊娠、因 IUD 出现副作用并治疗无效等，需要将其取出。

【适应证】

1．IUD 因超过安放年限需更换者。

2．计划妊娠者。

3．放置 IUD 后出现严重腰腹痛、不规则子宫出血等严重副作用，经治疗无好转者。

4．出现盆腔炎，IUD 变形、异位、嵌顿，带器妊娠等并发症者。

5．围绝经期月经紊乱，闭经半年或绝经 1 年以上者，或改用其他避孕方法者。

【禁忌证】

1．并发生殖道炎症，先给予抗感染治疗，治愈后再取出 IUD。

2．全身情况不良或在疾病的急性期，应在病情好转后再取出。

场景一

【病例情况】

患者女性，33 岁，结婚一年后顺产 1 男孩，产后 4 个月放置圆形宫内节育器，至今 4 年。现有生育要求，请为其取出宫内节育器。

操作地点：计划生育门诊手术室。

【操作前准备】

1．器材及物品准备　取环钩、窥阴器、探针、宫颈钳、镊子或圈钳、宫颈钳、无菌孔巾、无菌纱布、无菌手套、聚维酮碘、棉球、洗手液等。

2．患者准备　询问患者月经情况及妊娠分娩史；向患者介绍取器的目的、必要性、方法及可能出现的问题，需要患者配合的事项并签署知情同意书；进行 B 超检查确定 IUD 位置及形状，进行其他相关检查排除禁忌证。患者术前 3 天禁性生活，术前排空膀胱。

3．操作者准备　术者穿清洁工作服，准备帽子、口罩；检查术前物品是否齐全，协助患者上检查床并摆放体位。

【操作步骤】

1．检查术前物品是否齐全，是否均在有效期内，核对患者信息，铺垫巾，嘱患者排空膀胱后取膀胱截石位，注意保护患者隐私。

2．七步洗手法洗手，戴无菌手套，将全部器械排列整齐，外阴常规消毒（大阴唇、小阴唇、阴阜、大腿内上 1/3、肛门），窥器暴露阴道，消毒 2 遍。

3．更换手套，铺无菌孔巾。双合诊检查患者子宫大小、位置及附件等情况。

4．用润滑后的窥阴器暴露阴道及宫颈，消毒宫颈及阴道壁，用宫颈钳钳夹宫颈前唇，轻轻向下牵引，使子宫保持较水平的位置，棉签消毒宫颈管。

5．如为带尾丝的 T 型节育器，用长弯止血钳夹住尾丝，轻轻牵拉取出即可，牵出后要检查节育器是否完整。

6．无尾丝的节育器，用探针探测宫腔深度及节育器的位置，用取环钩沿宫腔方向缓缓进入宫腔，触及节育器后转动钩头方向勾住节育器下缘（图 9-13）牵拉取出。牵出后要检查节育器是否完整。

7．观察无阴道出血后即可取出宫颈钳及阴道窥器，填写手术记录。

8．向患者交代术后注意事项，嘱患者术后休息，1 周内避免重体力劳动，2 周内禁止性生活、盆浴及游泳，保持外阴清洁。

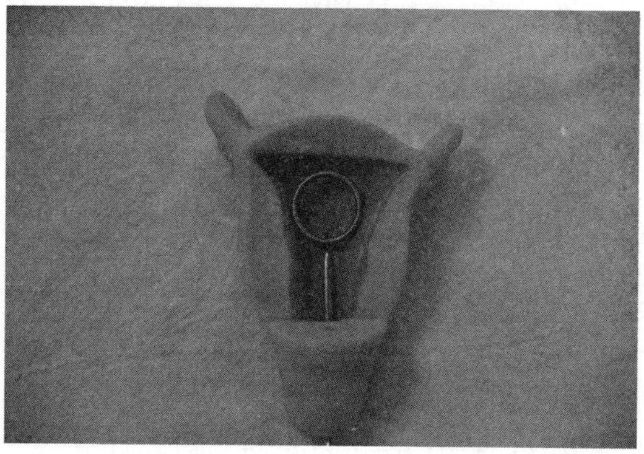

图 9-13　宫内节育器取出模型

【操作要点】

1．注意选择取器时间，以月经干净后 3 ～ 7 天为宜。进入绝经期的妇女，及早取出 IUD 是降低取器困难率的关键。因异常子宫出血随时可取，同时行分段诊刮。带器妊娠行人工流产同时取环。

2．取器前通过 B 超确定 IUD 是否在宫腔内并确定其位置，取器时应根据定位尽量一次性探查到异物感，避免重复探查损伤子宫内膜而引起出血。

3．使用取环钩时应小心操作，动作轻柔，在宫腔内钩取，避免向宫壁钩取。如遇到阻力，禁忌强行牵拉，应退出取环钩，进一步明确原因。

4．若 IUD 嵌顿严重，牵拉时阻力较大，可先牵出部分环形节育器环丝，找出环接口，离断，将环拉成线状后取出。

5．对于术前明确 IUD 异位、残留者，建议配合宫腔镜取器。避免盲目取器，使对宫壁的损伤减小到最低程度。

6．应注意预防出血、感染、子宫穿孔、节育器异位、节育器嵌顿或断裂等并发症的发生。

7．操作中应注意对患者的人文关怀，缓解患者紧张情绪。

（斗 章 何 科）

第六节 经阴道后穹窿穿刺术

【目的】

通过阴道后穹窿穿刺，判断直肠子宫陷凹内有无积液及其性质；对抽出物进行理化性质及病理学检查，明确疾病诊断；用于卵巢子宫内膜异位囊肿或输卵管妊娠等的治疗。

【适应证】

1．对疑有腹腔内出血的患者，如异位妊娠、卵巢滤泡破裂、黄体破裂等疾病的辅助诊断。

2．怀疑腹腔内积液或积脓时，可以穿刺抽液，以了解积液性质，协助明确诊断；若为盆腔积脓，可以穿刺引流，进行病原学检查以及局部药物注射治疗。

3．对于可疑恶性肿瘤的患者，可以通过穿刺留取腹水进行脱落细胞学检查。

4．盆腔内肿物位于直肠子宫陷凹内，经阴道后穹窿穿刺抽吸肿块内容物进行涂片检查。

5．B 超引导下行卵巢子宫内膜异位囊肿穿刺治疗、包裹性积液穿刺治疗、输卵管妊娠部位药物注射治疗等。

6．B 超引导下经阴道后穹窿穿刺取卵，用于各种助孕技术。

【禁忌证】

1．未婚或无性生活女性禁忌穿刺。

2．严重的盆腔粘连，疑有肠管与子宫后壁粘连者。

3．直肠子宫陷凹存在较大肿物并凸向直肠。

4．异位妊娠拟定非手术治疗时无需阴道后穹窿穿刺术，以免引起感染。

5．对于高度疑似恶性肿瘤者，应尽可能避免阴道后穹窿穿刺，避免肿瘤细胞种植转移。

6．合并严重的阴道炎症。

场景一

【病例情况】

患者女性，28 岁，已婚，因“停经 35 天，腹痛伴肛门坠痛 10 h”收入院。既往月经规律，周期 28 ~ 30 天，末次月经为 35 天前。10 h 前突然出现下腹痛，为持续性，逐渐加重，伴肛门坠胀感。为明确诊断，请为患者行进一步检查。

操作地点：妇产科病房检查室。

【操作前准备】

1．物品准备　消毒穿刺包（弯盘、窥阴器、宫颈钳、长镊或卵圆钳、消毒孔巾、9 号长针头），无菌手套，5 ml 或 10 ml 注射器、试管、无菌纱布数块、聚维酮碘、棉球，洗手液。

2．患者准备　为患者测量血压、脉搏，进行全血常规、心电图、B 超等常规检查，排除禁忌证，向患者及家属介绍手术的目的、操作方法、术中风险及需配合事宜并签署知情同意书，患者术前排空膀胱。根据情况建立静脉通路，心电监护。

3．操作者准备　戴好口罩、帽子，核对患者信息，了解患者病史、合并症及妊娠分娩史，行盆腔检查了解阴道分泌物的性状，子宫大小、位置及双附件情况及有无肿瘤，观察宫颈有无举痛或摇摆痛，阴道后穹窿有无膨隆。

【操作步骤】

1．操作者检查术前物品是否齐全，是否均在有效期内，核对患者信息，嘱患者排空膀胱后取膀胱截石位，注意保护患者隐私。

2．操作者七步洗手法洗手，戴无菌手套。按大阴唇、小阴唇、阴阜、大腿内上1/3、肛门的顺序消毒外阴，窥器暴露阴道宫颈，阴道消毒2遍。

3．更换手套，铺无菌孔巾。按操作顺序摆放操作器械物品，检查注射器与9号长针头，确保通畅，无倒钩。

4．再次双合诊检查，了解子宫大小、位置、双侧附件情况。

5．用窥阴器暴露宫颈，并消毒阴道及宫颈，以宫颈钳钳夹宫颈后唇，左手向前上方轻轻牵拉宫颈钳，充分暴露阴道后穹窿，并再次消毒阴道后穹窿处。

6．右手持连接好的9号长针头与10 ml注射器；选择阴道后穹窿中央或稍偏患侧，位于阴道后壁与后穹窿交界处稍下方处为穿刺点，沿与宫颈管平行的方向刺入约2 cm；进针2～3 cm，当感觉有落空感后立即抽吸，如未抽出液体，则应适当调整进针深度及方向、患者的体位，或边退针边抽吸（图9-14，图9-15）。

7．如抽出液体或血液，将其静置于干燥洁净的试管中进行进一步观察及检验；如考虑肿瘤，应将抽出液涂片，进行病理学检查。

8．术毕拔出针头，用棉球压迫穿刺点片刻，并再次消毒穿刺处，检查穿刺点无出血，取出窥阴器。

9．复测患者生命体征，记录操作过程，嘱患者注意休息，根据穿刺的不同结果予以相应医嘱。保持外阴清洁，半个月内禁性生活、盆浴或游泳，如有不适随时就诊。

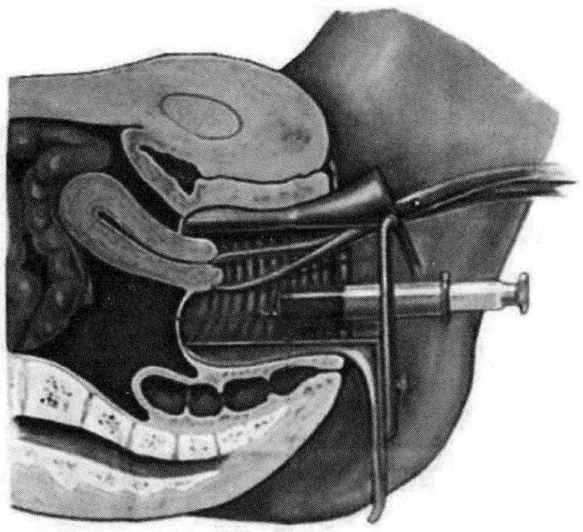

图9-14 阴道后穹窿穿刺示意图

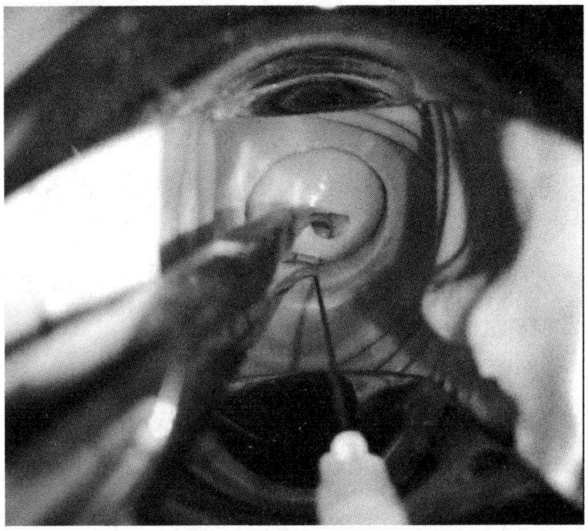

图9-15 阴道后穹窿穿刺示教模型

【操作要点】

1．应注意选择正确穿刺方向，避免误伤血管，如抽出血液静置后凝固，术后患者自诉腹痛、肛门坠胀不适，伴血压下降，应及时行进一步检查。

2．注意穿刺的深度，正确穿刺深度多为2～3 cm，在防止刺伤盆腔器官、直肠及血管的同时，也避免因穿刺过深导致积液量少时抽不出液体而误诊。

3．注意防止假阴性，避免因出血量少或血肿位置较高或与周围组织粘连而出现假阴性。为进一步明确诊断，可利用B超检查确定直肠子宫陷凹是否有积液及液体量。

4．应严格按照无菌原则进行操作，阴道炎症患者应治疗后进行穿刺，必要时同时应用抗生素，防止感染并发症的发生。

5．注意观察抽出液性质，进一步明确诊断。

（1）血液：误伤血管可见新鲜血液，放置 5 min 后血液凝固。如抽出血液静置 10 min 后为不凝血，则考虑腹腔内出血，需进一步手术。

（2）脓液：多提示盆腹腔有化脓性病变。

（3）粉红色或淡黄色浑浊液体：多见于盆腔及腹腔内有炎性病变。

（4）腹水：肉眼血性腹水多提示恶性肿瘤。

场景二

【病例情况】

患者女性，28 岁，已婚，因“腹痛 3 h”收入院。既往月经规律，16 岁月经初潮，经期 3 ～ 5 天，周期 28 ～ 30 天。停经 38 天，无诱因突然出现下腹痛，呈持续性逐渐加重，伴肛门坠胀感。查体：体温 37.2℃，脉搏 110 次 / 分，血压 90/60 mmHg，下腹压痛，有反跳痛及肌紧张。妇科检查：外阴正常，阴道内有少量血性分泌物，宫颈着色，宫颈举痛明显，阴道后穹窿饱满，子宫前位，宫体稍大、质软、活动欠佳，右附件区增厚，有压痛，左附件未触及包块，有压痛。考虑异位妊娠，为进一步明确诊断，请为其进行进一步阴道后穹窿穿刺。

操作地点：妇科病房检查室。

【操作要点】

1．异位妊娠破裂后，在阴道后穹窿抽出腹腔血液可明确诊断。如抽出血液，静置 10 min 后为不凝血，证明为腹腔出血。

2．当子宫呈后倾、后屈位时，应注意避免误刺入宫壁或宫腔，抽出不凝血而误诊，穿刺前须明确子宫位置，同时可在 B 超指引下进行。

场景三

【病例情况】

患者女性，18 岁，因“腹痛 2 h”收入院。既往月经规律，末次月经为 10 月 1 日，于 10 月 15 日晨起跑步后出现下腹疼痛，呈持续性逐渐加重。查体：体温 37℃，脉搏 96 次 / 分，血压 90/70 mmHg，下腹压痛，有反跳痛及肌紧张，移动性浊音（+）。自述无性生活史。为进一步明确诊断，请为其进行下一步检查。

操作地点：妇科病房检查室。

【操作要点】

患者自述无性生活史，为经阴道后穹窿穿刺术禁忌证，禁止行阴道后穹窿穿刺操作。改行腹腔穿刺。

（斗　章　何　科）

第七节　分段诊断性刮宫术

【目的】

通过对宫颈管及宫腔分别刮取内膜标本，进行病理学检查，协助诊断子宫内膜癌、子宫颈癌病理类型及组织学分级，为治疗提供依据。

【适应证】

适用于育龄期尤其是 40 岁以上，围绝经期及绝经后阴道不规则流血的诊断，排除子宫内膜癌及宫颈癌。

【禁忌证】

1．急性阴道炎、宫颈炎、盆腔炎等生殖道炎症。

2．严重的全身急慢性疾病。

3．手术当日患者体温超过 37.5℃。

场景一

【病例情况】

患者女性，56 岁，已婚，因“绝经 4 年，阴道少量流血 10 天”收入院。既往月经规律，有糖尿病病史，16 岁月经初潮，经期 3 ~ 4 天，周期 25 ~ 28 天，52 岁绝经。于 10 天前阴道流血，量不多，色鲜红。查体：体温 38.0℃，脉搏 78 次 / 分，血压 130/80 mmHg，下腹有轻压痛，无反跳痛及肌紧张。妇科检查：外阴发育良好，阴道内有少量白色分泌物，宫颈光滑，子宫后位，宫体略大、质硬，表面光滑，有轻压痛，双附件区增厚，有压痛。为进一步明确诊断，请为患者进行分段诊断性刮宫术。

操作地点：妇产科门诊手术室。

【操作前准备】

1．器材及物品准备　诊刮包（消毒窥阴器、刮匙、宫颈钳、探针、镊子或卵圆钳、宫颈扩张器、无菌孔巾、棉签、纱布块）、标本容器、甲醛、无菌手套、聚维酮碘、棉球、洗手液。

2．患者准备　向患者介绍手术的目的、操作方法及术中风险，签署知情同意书；术前进行血常规、白带常规、心电图等常规检查，排除禁忌证；进行常规妇科检查，如有阴道流血则消毒后进行双合诊；测量血压；患者排空膀胱。

3．操作者准备　核对患者信息，了解患者既往史，排除禁忌证；检查术前物品是否齐全；协助患者上检查床，摆放正确体位；安抚患者紧张情绪。

【操作步骤】

1．操作者戴帽子、口罩，嘱患者排空膀胱，取膀胱截石位，注意保护患者隐私。

2．七步洗手法洗手后戴无菌手套，按照手术步骤把全部器械排列整齐，按大阴唇、小阴唇、阴阜、大腿内上 1/3、肛门的顺序消毒外阴，窥器暴露阴道，消毒 2 遍。

3．更换手套，铺无菌孔巾。采用双合诊检查子宫大小、位置及附件情况。用润滑后的窥阴器充分暴露宫颈，再次消毒阴道壁及宫颈。

4．用无菌宫颈钳钳夹宫颈前唇，轻轻向外牵拉，使子宫保持水平位，用棉签消毒宫颈管。将干净无菌纱布置于阴道后穹窿，用小号刮匙缓缓探入宫颈管 2 ~ 3 cm，由内口向外口的顺序刮取宫颈管组织一周，将所刮出的组织放置在纱布上并取出（图 9-16，图 9-17）。

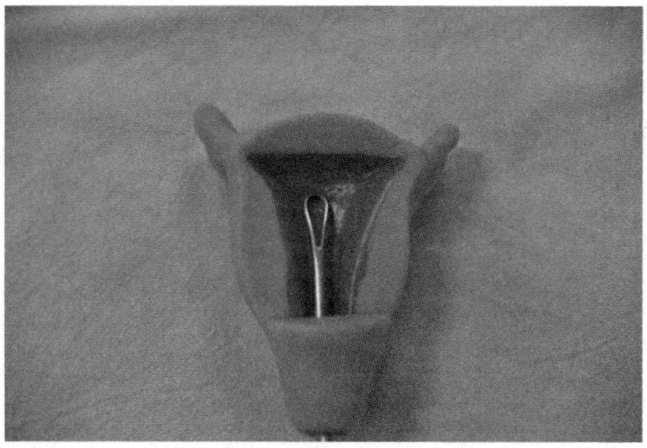

图 9-16　诊断性刮宫模型

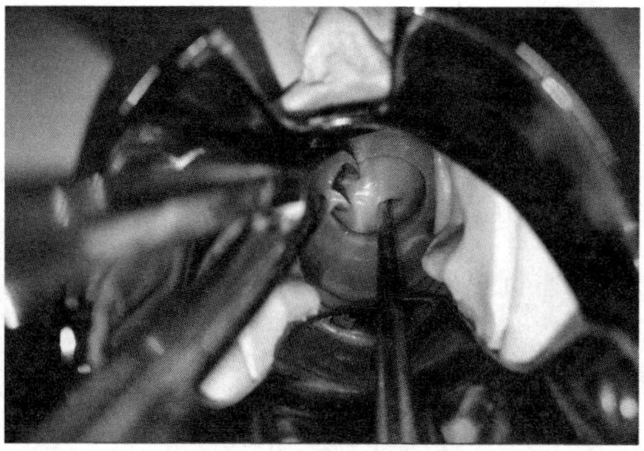

图 9-17　分段诊断性刮宫

5．探针顺子宫方向缓缓探入宫腔达宫底，同时标记并记录宫腔的深度。如遇到阻力，应改变方向，不可强探。

6．如宫颈口过紧，应从小号到大号选择宫颈扩张器逐步扩张宫颈，一般扩至5.5号。

7．将干净无菌纱布置于阴道后穹窿，用另一刮匙顺宫腔方向缓缓进入宫腔并达宫底部，从宫底开始刮宫，并依次将子宫前壁、侧壁、后壁、宫底及两侧宫角的内膜组织刮出，刮出物放置在纱布上并取出。

8．观察有无出血，再次消毒阴道、宫颈后取下宫颈钳、窥阴器及孔巾。

9．将宫颈管及宫腔内刮出物分装于放有甲醛的2个标本瓶中，同时标记清楚取材部位，固定后送病理检查。

10．整理手术器械，记录手术操作过程，观察患者生命体征。

11．嘱患者注意休息，保持外阴清洁；半个月内禁性生活、盆浴及游泳。该患者为糖尿病患者，应口服消炎止血药，预防感染。

【操作要点】

1．应注意分段诊刮的顺序及深度，先刮宫颈管，后刮宫腔，刮宫颈管时切勿过深入宫腔。操作时应注意宫颈及宫腔有无阻力、子宫的大小及形态是否异常、有无粗糙感或高低不平。

2．结合病历资料及术前检查结果，如疑似子宫内膜癌时，应小心操作，全面刮取内膜组织，着重刮取宫底、宫体或双侧宫角部。老年妇女绝经后子宫内膜萎缩变薄，宫腔缩小，生殖器萎缩，应注意防止因取材不足而漏诊。

3．术中应注意仔细观察刮出物，当刮出组织物糟脆，高度怀疑为癌变组织时，不应继续刮宫，以免造成癌组织扩散或子宫穿孔。

4．操作时动作应轻柔，尽量减少器械进出宫颈的次数，避免损伤宫颈管及子宫内膜，防止宫腔及宫颈管粘连并发症的发生。对哺乳期及绝经后患者应特别小心，警惕子宫穿孔的发生。

5．对于出血时间长以及患有贫血、糖尿病者，术中应严格无菌操作，术前及术后应使用抗生素预防感染。

6．术中应注意对患者的人文关怀，安抚患者，消除患者的紧张情绪。

场景二

【病例情况】

患者女性，65岁，绝经10年，阴道不规则流血1年。于1年前出现阴道不规则流血，量少，色暗红。无腹痛及阴道分泌物增多。近半年来体重明显下降。查体：体温36℃，脉搏78次/分，呼吸20次/分，血压110/70 mmHg，体形消瘦。妇科检查：外阴发育良好，阴道通畅，有血性分泌物，宫颈肥大，光滑。子宫前位，如孕50天大小，质软，无压痛，活动良好。双侧附件区未触及异常。超声检查：宫腔内占位性病变。为明确诊断，请为患者进行分段诊断性刮宫术。

操作地点：妇产科门诊手术室。

【操作要点】

1．怀疑子宫内膜癌，应着重取材于子宫底部、体部或两宫角部，并力求取得全面内膜组织。

2．怀疑子宫内膜癌时切不可刮宫到“闻肌声”，以免出现穿孔。

3．当刮出物已高度怀疑为癌组织时，不应继续刮宫，以免引起子宫穿孔及癌组织扩散。

（斗　章　何　科）

第10章 儿科基本技能操作

第一节　体格测量及结果判读

小儿体格生长常选择易于测量、有较大人群代表性的指标来表示。一般常用的形态指标有体重、身高（长）、坐高（顶臀长）、头围、胸围、上臂围、皮下脂肪等。

操作视频：儿科体格检查

【目的】

通过正确的体格生长指标测量，评价儿童生长发育状况，可及早发现问题，给予适当的指导与干预，对促进儿童的健康生长十分重要。

【适应证】

所有儿童均可进行体格生长指标的测量。

【禁忌证】

无禁忌证。

本部分设定三个场景：

场景一：新生儿身长、体重、头围、前囟、胸围的测量及评价。

场景二：20 个月早产儿顶臀长（坐高）、上臂围及皮下脂肪的测量及体格发育水平评价。

场景三：8 岁男童体重、身高、坐高及指距的测量及评价。

场景一

【病例情况】

1．请测量一 3 天新生男婴身长、体重、头围、前囟、胸围。操作地点：新生儿科病房。

2．如该新生儿测得身长 52 cm、体重 3.4 kg、头围 35 cm、前囟 1.5 cm × 1.5 cm、胸围 33 cm，请对测量结果进行判读。

【操作准备】

1．备物　测量用量床、婴儿电子秤、软尺。

2．体位　患儿取仰卧位。

3．婴儿最好空腹、排尿后进行测量。

4．室内温度最好保持在 25 ～ 30℃。

【操作步骤】

1．身长的测量

（1）婴儿脱去衣袜、帽子等，最好穿单衣仰卧于量床底板中线上。

（2）助手将头固定，头顶接触头板，此时患儿面向上，双耳在同一水平线上，耳郭上缘与眼眶下缘的连线与底板垂直。

（3）测量者位于小儿右侧，左手握住其两膝，使两下肢伸直并紧贴底板，右手移动足板，使之紧贴两侧足跟，读量板两侧数字，读至 0.1 cm。

2．体重的测量

（1）先将婴儿电子秤校正至零点。

（2）患儿脱衣袜、去尿布，将患儿仰卧位置于秤盘中央。

（3）安静无哭闹时读数，单位为千克（kg），精确至小数点后 2 位（即精确读数至 10 g）。

3．胸围的测量

（1）测量者立于小儿右侧，左手拇指将软尺零点固定于胸前乳晕下缘，右手拉软尺绕经后背，以两肩胛下角下缘为准，经左侧回到零点。

（2）注意前后左右对称，各处软尺轻轻接触皮肤，取平静呼气、吸气时的中间读数，精确至 0.1 cm。

（3）软尺接触皮肤但不压迫组织，注意软尺的厘米刻度面向外以便读数。

4．头围的测量

（1）测量者位于小儿右侧，用左手拇指将软尺零点固定于头部右侧其眉弓上缘中点处，软尺从头部右侧经过枕骨隆突最高点，再回至零点。

（2）读数至 0.1 cm，量时软尺紧贴皮肤，左右对称。

5．前囟门测量　用软尺或直尺量出前囟门菱形两条对边中点连线的长度，读至 0.1 cm。

【操作要点】

1．体格生长指标测量时，根据小儿年龄不同可取卧位、坐位或立位，该病例特点为新生儿，故测量时取卧位。

2．3 岁以下婴儿身长测量用量床量卧位长度，注意婴儿摆放在量床的位置、头顶是否接触头板、膝部是否按直、足跟是否紧贴底板，双侧有刻度的量床应注意两侧读数一致，记录至 0.1 cm。

3．新生儿体重测量时取卧位，最好在空腹及排尿后进行，要脱衣、去尿布或尽量较准确减去衣物等重量，冬天注意保持室内温度在 25 ～ 30℃。小婴儿最好用载重 15 kg 婴儿磅秤或电子秤测量，准确读数至 10 g，注意校正零点。

4．测量头围时注意所站位置、左手固定皮尺位置（右侧眉弓上缘中点）、固定软尺是否于枕骨隆突的最高点经过，软尺应紧贴皮肤以防脱落，左右对称，不压住耳朵，软尺的厘米刻度面向外以便读数。

5．前囟门的测量注意摸清关键标志点，前囟门为菱形，测量两条对边中点的连线长度，不是对角线的长度。

【测量结果判读】

1．正确评价体格生长状况，必须采用准确的测量用具和统一的测量方法，同时有可用的参考人群值。世界卫生组织（WHO）推荐美国国家卫生统计中心汇集的测量资料作为国际参考人群值。我国采用 2005 年中国九大城市儿童的体格生长数据为中国儿童参考人群值（详见北京大学医学出版社《儿科学》第 2 版附录二）。

2．该患儿为新生儿，通过测量结果可对其发育水平进行评价，即横断面测量值与参考人群值比较，得到该患儿在同质人群中所处的位置，即为此患儿该项体格生长指标在此年龄的生长水平，通常以等级表示其结果。

3．体格生长指标结果，也可在根据我国 2005 年中国九大城市儿童的体格生长数据绘制的生长曲线图上进行判读，比较直观，不仅能较准确了解患儿的发育水平，还能对儿童某项指标进行定期纵向观察，易看出该小儿生长的趋势有无偏离现象，以便及早发现原因及采取干预措施。

4．根据 2005 年中国九大城市儿童的体格生长数据（男）表，对该患儿体格生长指标结果进行判读，结果根据等级划分（即利用均值加减标准差或直接用百分位数进行分级）中五等级划分法表示，如表 10-1 所示（单位：体重 kg，其余均为 cm；均数 $\overline{x}$，标准差 s）。前囟在出生时为 1 ～ 2 cm，该新生儿前囟 1.5 cm × 1.5 cm，属正常大小。

表10-1　新生3天男婴体格发育水平的评价*

	体重/kg		身高（长）/cm		头围/cm		胸围/cm	
	$\bar{x}$	s	$\bar{x}$	s	$\bar{x}$	s	$\bar{x}$	s
出生参考值	3.33	0.39	50.4	1.7	34.5	1.5	32.9	1.5
测量值	3.5		53		35		34	
差值	+ 0.17	0.43s	+ 2.6	1.5 s	+ 0.5	0.33 s	+ 1.1	0.73s
判读	中		中上		中		中	

* 注：根据 2005 年中国九大城市儿童的体格生长数据（男）表进行判读。

场景二

【病例情况】

1．男，胎龄 32 周早产儿，现 20 个月，至儿科保健门诊，测量体重为 8 kg，身长为 76 cm，请测量其顶臀长（坐高）、上臂围及皮下脂肪，并对其体格发育进行评估（包括诊断及分型）。

操作地点：儿科门诊诊室。附生长曲线图。

2．该小儿上臂围 11 cm，请回答上臂围测量的意义。

【操作准备】

1．备物　测量用量床、婴儿电子秤、软尺。

2．体位　患儿取仰卧位、坐位或立位。

【操作步骤】

1．顶臀长（坐高）的测量

（1）准备工作、助手固定头及身的方法、测量者的位置均同测身长的要求。

（2）测量者左手提起小儿小腿，使膝关节屈曲，同时使骶骨紧贴底板，大腿与底板垂直，移动足板紧压臀部，读刻度至 0.1 cm。

2．上臂围的测量

（1）小儿取立位、坐位或仰卧位。

（2）双手自然平放或下垂，以上臂肩峰至鹰嘴连线的中点为测量点，用软尺以该点为水平绕上臂一周，软尺轻轻接触皮肤进行测量，读至 0.1 cm。

3．腹部皮下脂肪的测量

（1）用左手拇指及示指在锁骨中线上平脐处，捏起皮肤及皮下脂肪，皮褶方向与躯干长轴平行。

（2）捏时两指的距离为 3 cm，右手提量具（卡尺或皮下脂肪测量计）张开两钳，使其从捏皮褶的两旁伸下并钳住皮褶两侧。由表面上的指针或在刻度上读数至 0.5 mm。

【操作要点】

1．该小儿年龄小于 3 岁，故选择测量顶臀长。顶臀长的测量注意事项与身长测量相同。

2．上臂围的测量注意被检者上肢放松下垂，测量时软尺只需紧贴皮肤即可，勿压迫皮下组织，周径与肱骨成直角。

3．皮下脂肪测量的量具有多种，任何式样的量具，其钳住皮肤的钳板大小均为 0.6 cm × 1.5 cm，平面应在任何皮肤厚度时均能互相平行，以利于均匀接触皮肤。测量前应检查量具的钳板是否灵活。另外不同部位捏起皮褶的方向不同，小儿多测量腹部皮下脂肪的厚度。

【体格发育评估】

1．该小儿现 20 个月，因为胎龄 32 周早产儿，进行生长水平评价时应矫正胎龄至 40 周（足月）后再评价，矫正后年龄为 18 个月（注意：身长至 40 月龄，头围至 18 月龄，体重至 24 月龄后不再矫正）。现测量体重为 8 kg，身长为 76 cm，根据 2005 年中国九大城市儿童的体格生长数据表进行判读，体重位于同年龄、同性别参考人群值的均值减 2.78 标准差（SD）水平［(8 － 11.65) /1.31= － 2.78］，身长位于同年龄、同性别参考人群值的均值减 2.5SD 水平［(76 － 84.0) /3.2= － 2.5］，可诊断为体重低下（中度），生长迟缓（中度）。根据体重低于同性别、同身高参考人群值的均值减 3SD，可诊断消瘦（重度），见图 10-1（原卫生部儿童健康检查服务技术规范）。

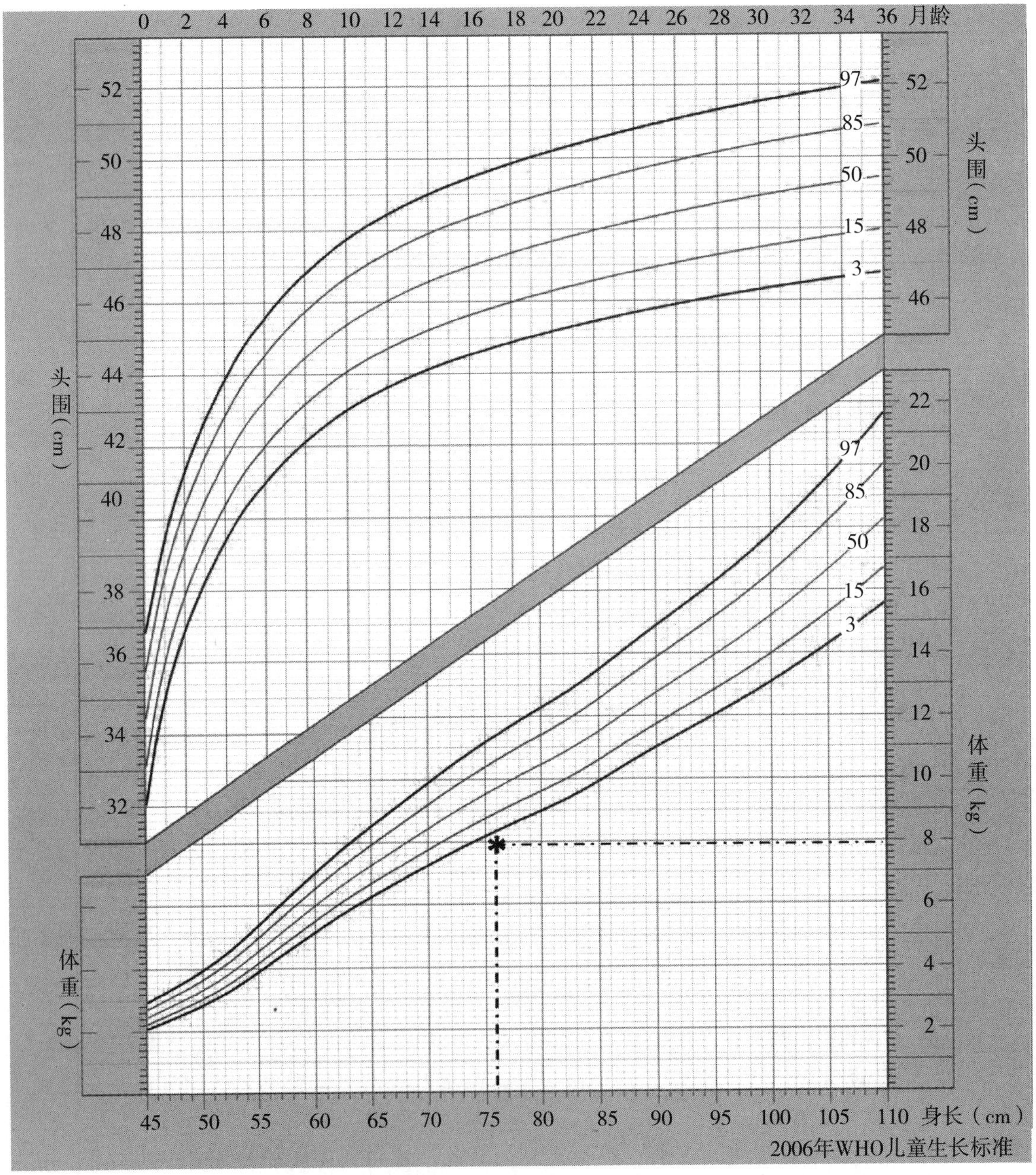

图 10-1　0 ~ 3 岁男童头围 / 年龄、体重 / 身长百分位标准曲线图

2．上臂围测量的意义　上臂围代表肌肉、骨骼、皮下脂肪和皮肤的生长。1 岁以内上臂围增长迅速，1 ～ 5 岁增长缓慢，为 1 ～ 2 cm。在无条件测体重和身高的地方，可用左上臂围测量筛查 5 岁以下儿童营养状况：> 13.5 cm 为营养良好；12.5 ～ 13.5 cm，营养中等；< 12.5 cm 为营养不良。该小儿上臂围 11 cm，符合营养不良诊断。

场景三

【病例情况】

1．男，8 岁，因“身材矮小”至儿科门诊，请测量其体重、身高、坐高及指距。

2．该患儿测得体重 19 kg，身高 118 cm，坐高 67 cm，指距 117 cm。请对其体格发育进行评估。附首都儿科研究所生长发育研究室制作的中国 2 ～ 18 岁男童身高、体重百分位曲线图（见图 10-2）。

【操作准备】

1．备物　测量用身长计或固定于墙壁上的立尺，载重 50 kg 或 100 kg 的磅秤，软尺。

2．体位　患儿坐位或立位。

3．患儿最好空腹、排尿后进行测量。

4．室内温度最好保持 25 ～ 30℃。

【操作步骤】

1．体重的测量

（1）测量前校正磅秤零点。

（2）小儿排二便后，脱去鞋、袜、帽和外面的衣服，仅穿背心及短裤。

（3）小儿赤足站立于站板中央部位，两手自然下垂，不可摆动或接触其他物体。

（4）安静时读数，以千克（kg）为单位，记录至小数点后两位（即准确读数至 10 g）。

2．身高的测量

（1）测量前小儿脱去鞋、袜、帽和衣服，仅穿背心及短裤（可与体重测量同时进行）。

（2）直立于木板台上，取立正姿势，两眼直视前方，胸部稍挺起，腹部微后收，两臂自然下垂，手指并拢，足跟靠拢，足尖分开 60°。

（3）足跟、臀部和两肩胛角间（如利用墙壁钉软尺测量时，则是两肩胛角）几个点同时靠在（接触）立柱或墙壁上，头部保持正直位置。

（4）测量者手扶滑测板，使之轻轻向下滑动，直到板底与颅顶点（颅顶部正中之最高点）恰相接触，此时再观察被测者姿势是否正确。

（5）待校正姿势符合要求后读取滑测板底面立柱上所示数字，以厘米（cm）为单位，记录至 0.1 cm。

3．坐高的测量

（1）测身高后，让小儿坐于坐高计的坐板或一定高度的矮凳上。

（2）先使小儿身躯前倾，骶部紧靠量板（或坐高计立柱或墙壁），然后挺身坐直。

（3）小儿大腿伸面与身躯成直角，与地面平行，大腿靠拢紧贴凳面与躯干成直角。

（4）膝关节屈曲成直角，足尖向前，两脚平放在地面上。

（5）移下头板与头顶接触，读数至 0.1 cm。

4．指距的测量

（1）小儿两手向两侧平伸，手掌向前，两臂长轴与地面平行，与身体的矢状面垂直，背靠墙壁。

（2）用软尺固定或将厘米刻度画在光滑的墙面上，从左手中指指尖量至右手中指指尖，读数至 0.1 cm。

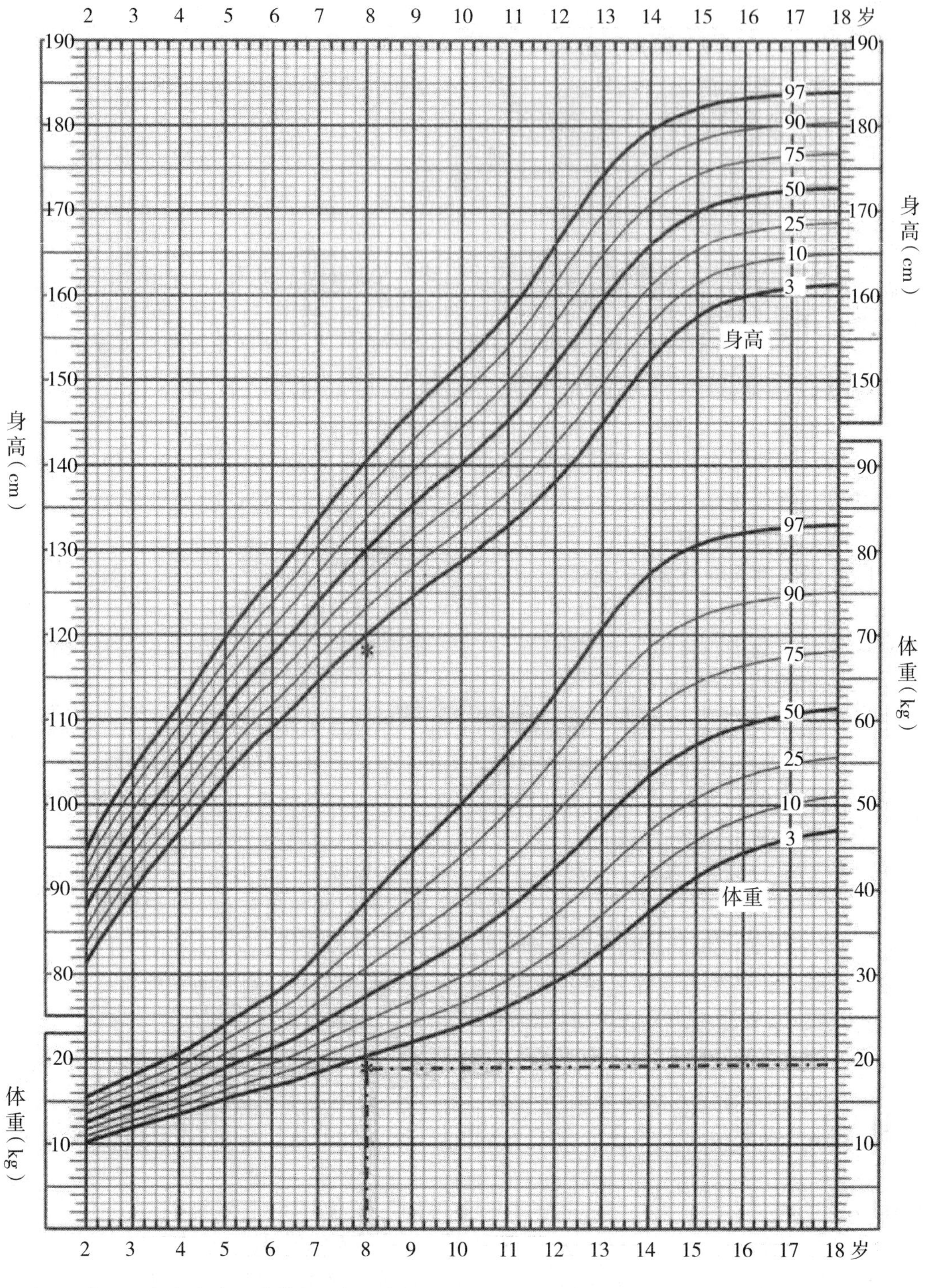

注：根据2005年九省/市儿童体格发育调查数据研究制定　　参考自中华儿科杂志，2009年7期

首都儿科研究所生长发育研究室 制作

图 10-2　中国 2 ~ 18 岁男童身高、体重百分位曲线图

【操作要点】

1．该小儿年龄 8 岁，称体重时注意选择合适的磅秤。7 岁以下所用体重计最大载重 50 kg，8 ~ 17 岁所用者最大载重 100 kg。测量前尽量脱去衣物、鞋袜、帽子等（冬天注意保持一定室温），测量时小儿站立在站板中央，注意不要摆动或接触其他物体，以免影响读数。

2．3 岁以上测量身高，取立位，可用测量用身长计或固定于墙壁上的立尺或钢尺进行测量。与测量体重一样测量前脱去鞋袜和帽子，测量时一定注意小儿站立姿势是否符合要求（足跟、臀部和两肩胛角几个点同时靠在或接触立柱或墙壁，头部保持正直位置）。读数时注意测量者的眼睛要与滑测板在同一水平面上。

3．3 岁以上测坐高，注意患儿的坐姿和位置，骶部是否紧靠量板（或坐高计立柱或墙壁），大腿伸面是否与身躯成直角并紧贴凳面，与地面平行，膝关节屈曲成直角。另外坐凳的高度要合适，过高或过低均会影响读数。

4．指距的测量注意两手向两侧平伸时，两臂长轴与地面平行，同时又与身体矢状面垂直，否则影响测量的准确性。

【体格生长指标结果判读】

1．该患儿 8 岁，因“身材矮小”至儿科门诊，在进行体格生长评价时，除发育水平外，还要对其生长速度及匀称程度进行评价。测量体重、身高可进行发育水平的评价，同时还要尽量获取小儿既往的生长资料，以对其发育速度进行评价。另外测量坐高，以坐高（顶臀长）/身高（长）的比值反映下肢生长状况。出生时坐高占身长的 66%，以后下肢增长比躯干快，4 岁时坐高占身长的 60%，6 ～ 7 岁后坐高小于身长的 60%。

2．患儿 8 岁，根据首都儿科研究所生长发育研究室制作的中国 2 ～ 18 岁男童身高、体重百分位曲线图，体重、身长均位于同年龄、同性别参考人群生长曲线第 3 百分位以下（即均值减 2SD 以下）。指距略小于身高，属正常，坐高 / 身高（65/118）比例为 0.55，提示身材匀称。

（李晓瑜　蒋小云）

第二节　新生儿复苏

操作视频：新生儿复苏

【目的】

新生儿出生时所采取的支持呼吸和建立循环的一系列急救措施。其目的为：

1．减少即时热量丢失，通过擦干、保暖降低新生儿氧消耗。

2．建立正常呼吸及肺扩张，清理上呼吸道及必要时正压通气。

3．通过充分的肺泡通气提高动脉氧分压，不提倡常规吸氧，但在某些情况下吸氧是必需的。

4．维持足够的心输出量。

【适应证】

1．早产儿。

2．羊水混浊。

3．呼吸抑制或没有哭声。

4．肌张力低下。

【禁忌证】

1．无绝对禁忌证。

2．对确认的孕周 < 23 周或者出生体重 < 400 g、无脑、确认的 13- 三体综合征或 18- 三体综合征儿，不推荐新生儿复苏。

本部分设定三个场景：

场景一：羊水胎粪污染，有活力新生儿复苏。

场景二：羊水胎粪污染，无活力新生儿复苏。

场景三：早产儿的复苏。

场景一

【病例情况】

孕妇，32岁，孕39周，估计胎儿体重3.5 kg，因“胎心严重减慢”准备剖宫产分娩。请儿科医师协助新生儿复苏。

操作地点：产房手术室。

【操作准备】

1．必备物品（必须具备并能正常应用）

（1）保暖床（辐射抢救台或开放式温箱，最好配有Apgar评分计）。

（2）氧源（100%纯氧），有可调节的气流表及足够长度的氧气管（可加湿最好）。有条件者准备空氧混合仪及脉搏氧饱和度仪或血氧监护仪。

（3）吸引器械：吸引球囊、吸引器和管道、吸管（5F或6F、8F、10F、12F）、鼻管、胎粪吸引管、玻璃接头。

（4）正压人工呼吸器械：复苏气囊（连接储气囊的自动充气气囊或可调节阀门的麻醉气囊）或T-组合复苏器，国内用于新生儿的自动充气气囊通常为250 ml。不同型号大小面罩，适合即将出生的新生儿。

（5）气管内插管器械：配有0号、1号喉镜片的喉镜，备用电池和灯泡，不同内径（2.5 mm、3.0 mm、3.5 mm、4.0 mm）的气管导管、金属芯或导管导丝。

（6）药物：包括肾上腺素（1∶10000）、0.9%生理盐水及纳洛酮。

（7）其他：适用新生儿的听诊器，注射器（1 ml、5 ml、10 ml、20 ml等）、针头、三通接头、胃管、无菌手套、胶布、剪刀等。

（8）如产房距婴儿室或新生儿科距离较远，应有电池电源的转运箱及便携氧气。

（9）有条件则备呼出气CO_2监测仪（可证实插管后气管插管的位置是否正确）。

2．设备准备　到产房后，检查转运暖箱是否插上电源、加热，是否有足够的氧气。应向产科医师、麻醉师等了解病史及当时情况，最好组成复苏团队，同时应检查物品。

（1）确认辐射热抢救台开启，有干燥预热的毛巾或布巾，开启监护仪或脉搏氧饱和度监测仪。

（2）打开氧气或空气-氧气混合气体，调节气流在5～8 L/min。

（3）打开负压吸引器，确定设备正常工作，调节吸引器压力不超过100 mmHg。

（4）检查自动充气复苏气囊减压阀情况及是否有充分气流，检查储气囊是否连接，确定合适面罩。

（5）确定喉镜光源明亮，足月儿喉镜片选用1号，早产儿选用0号，本例选择1号喉镜片。

（6）气管导管：体重≤1000 g，1000～2000 g、2000～3000 g及＞3000 g的新生儿分别选择导管内径（ID）2.5 mm、3.0 mm、3.5 mm及4.0 mm的导管，插入的深度（唇至气管导管管端的距离）分别为6 cm、7 cm、8 cm及9 cm。本病例体重估计3.5 kg，故选择4.0 mm导管，但也需同时准备小一号的气管导管，预计置入深度8～9 cm。将消毒气管插管导丝插入导管，并确定导丝末端不超过气管导管末端（导丝尖端距气管插管远端0.5 cm）。

（7）检查药品情况：准备好1∶10000肾上腺素，生理盐水用于扩容。

3．隔离防护　在产房接触血液或其他胎儿体液是不可避免的，所以必须戴帽子、口罩、手套并穿隔离衣或手术衣。

【操作步骤】

严格按照复苏流程图进行［见新生儿复苏指南（2016 年北京修订）］。

1．快速评估　出生后立即用几秒的时间快速评估以下 4 项指标：

（1）足月吗？

（2）羊水清吗？

（3）肌张力好吗？

（4）有哭声或呼吸吗？

以上 4 项中有 1 项为“否”，则需进行以下初步复苏（该病例羊水混浊，有活力）。

2．初步复苏（A）

（1）保暖：将婴儿置于预热的辐射抢救台上（预先将毛巾或包布预热，用于接婴儿时包裹用）。

（2）体位：将婴儿头部置于中线位，并轻度仰伸。

（3）吸引：用吸球或吸管（12F 或 14F）迅速清理分泌物，先口咽后鼻腔。应限制吸管的深度和吸引时间（10 s），吸引器的负压不应超过 100 mmHg（1 mmHg=0.133 kPa）。

（4）擦干：快速擦干全身并丢掉湿布。

（5）刺激呼吸：用手拍打或用手指轻弹新生儿的足底或摩擦背部 2 次，以诱发自主呼吸。

初步复苏 30 s 后评估呼吸、心率，如呼吸暂停或喘息样呼吸、心率＜ 100 次 / 分，立即进行正压通气，此时需监测血氧饱和度。助手应协助连接脉搏氧饱和度仪，传感器应放在导管前位置（即右上肢，通常是手腕或手掌的中间表面）。

如心率＞ 100 次 / 分，但有呼吸困难或持续发绀，予清理气道、脉搏氧饱和度监测，可常压给氧或持续气道正压通气（CPAP），特别是早产儿。CPAP 可经气流充气式气囊或 T- 组合复苏器给予。

3．正压通气（B）　正压通气的指征：①呼吸暂停或喘息样呼吸；②心率＜ 100 次 / 分。

（1）气囊面罩正压通气，通气压力 20 ～ 25 cmH_2O，通气频率 40 ～ 60 次 / 分（胸外按压时为 30 次 / 分）。

（2）经 30 s 充分正压通气后，如有自主呼吸，且心率≥ 100 次 / 分，可逐步减少并停止正压通气。

（3）如自主呼吸不充分，或心率＜ 100 次 / 分，须检查胸廓运动，需要时矫正通气步骤，继续用气囊面罩，或需要时气管插管或用喉罩气道施行正压通气。

4．胸外按压（C）　如心率＜ 60 次 / 分，予气管插管正压通气并开始胸外按压，100% 氧，考虑紧急脐静脉插管。

5．药物（D）

（1）45 ～ 60 s 的正压通气和胸外按压后心率持续＜ 60 次 / 分，给予 1 : 10000 的肾上腺素（静脉 0.1 ～ 0.3 ml/kg，气管注入 0.5 ～ 1 ml/kg）。

（2）有低血容量、怀疑失血或休克的新生儿对其他复苏措施无反应时，考虑扩充血容量。推荐使用生理盐水 10 ml/kg，经脐静脉或外周静脉缓慢推入（5 ～ 10 min）；必要时可重复扩容 1 次。

6．复苏后继续监测生命体征，早期发现并发症。

【操作要点】

1．复苏小组各成员需有明确的分工

（1）1 人为指挥者，负责检查物品、建立气道、正压通气、气管插管、根据评估结果进行决策等。

（2）其他复苏人员，负责准备物品、检查心跳或脐动脉搏动、心脏按压、给药、记录等。

2．应严格按复苏流程图复苏

（1）“ABCD”4 个复苏步骤依序进行，每一步骤都可能气管插管；复苏后随病情好转，应撤回到上一步，直至停止复苏。

（2）每一复苏步骤 30 s，如新生儿无好转迹象且操作正确，则无需继续该步骤超过 30s；反之，如发现某个操作不正确，则可适当延长时间来纠正该操作。

（3）每一复苏步骤前需先行评估，以评价每一复苏步骤是否有效，并决定下一步措施，评估 - 决策 - 措施在整个复苏中不断重复。

3．进入复苏步骤“B”即正压通气后，建议使用空 - 氧混合器及脉搏氧饱和度仪，使血氧饱和度达目标值；氧饱和度仪传感器应置于右手腕或右手掌。在传感器与仪器连接前，先将传感器与婴儿连接，有助于最迅速地获得信号。

4．保证正压通气准确、有效

（1）面罩型号：覆盖口鼻、小部分下颌，不能盖住眼或超过下颌，与面部密闭。

（2）氧浓度：建议足月儿从空气开始，早产儿从 21% ～ 40% 开始。

（3）压力：一般 20 ～ 25 cmH_2O，少数病情严重者可达 30 ～ 40 cmH_2O，以后维持 20 cmH_2O，达到胸廓起伏好。

（4）频率：40 ～ 60 次 / 分。

（5）吸呼比：1∶2。

（6）有效的正压通气应显示心率迅速增快，以心率、胸廓起伏、呼吸音及血氧饱和度来评价。

（7）如正压通气达不到有效通气，需检查面罩型号是否合适及与面部之间的密闭性，是否有气道阻塞（可调整头位，清除分泌物，使新生儿的口张开），或气囊是否漏气，氧管是否脱落。

（8）持续气囊面罩正压通气（> 2 min）可产生胃充盈，应常规插入 8F 胃管，用注射器抽气并保持胃管远端处于开放状态。

5．气管插管的指征

（1）需要气管内吸引清除胎粪。

（2）气囊面罩正压通气无效或需要延长。

（3）胸外按压时。

（4）经气管注入药物时。

（5）特殊复苏情况，如先天性膈疝或超低出生体重儿。

6．保证心脏按压准确、有效

（1）方法

1）首选环抱 - 拇指法：站到新生儿足侧，将两拇指重叠或并列置于胸骨下 1/3 处，其余指环绕胸廓支撑后背，此法不易疲劳，能较好地控制压下深度并有较好的增强心脏收缩和冠状动脉灌流的效果。

2）双指法：右手示、中两指尖放在胸骨上，左手支撑背部。其优点是不受患儿体型大小及操作者手大小的限制，但易疲劳。

（2）位置：胸骨下 1/3（两乳头连线下方）。

（3）频率：90 次 / 分。

（4）深度：胸前后直径的 1/3。

（5）心脏按压与正压通气比：3 ∶ 1，每周期 4 个动作，耗时共 2 s；每分钟共 30 个周期，有 90 次胸外按压，30 次正压通气，即每按压 3 次，通气 1 次，可通过触诊股动脉、肱动脉或脐血管脉搏确定按压效果。

(6) 胸外按压 30 s 后，暂停通气和心脏按压 6 s，以评估心率，如心率 > 60 次 / 分，可停止胸部按压，继续通气至出现自主呼吸。如果情况无改善，考虑应用肾上腺素。

7. 肾上腺素应稀释至 1 ∶ 10000 (0.1 mg/ml)，首选脐静脉给药。未建立静脉通路时，可经气管给药。必要时可 3 ～ 5 min 重复一次。

8. 扩容剂首选生理盐水，10 ml/kg，经外周静脉或脐静脉缓慢推入 (5 ～ 10 min)。一般不推荐用碳酸氢钠。

【并发症及处理】

按复苏流程图正规复苏，新生儿心率、肤色、肌张力无改善，应考虑以下导致复苏失败的因素：气道畸形、气胸、胸腔积液、先天性膈疝、严重的先天性心脏病及失血性休克等，并给予相应的处理。

场景二

【病例情况】

胎龄 38 周钳产娩出一新生儿，肌张力差，肤色发绀，羊水Ⅲ度混浊，估计体重 3 kg，请给该新生儿进行出生后的救治和处理。

操作地点：产房。

【操作准备】

同场景一。该新生儿体重估计 3 kg，插管时选用 1 号喉镜片及准备 3.5 mm、3.0 mm 导管。

【操作步骤】

1. 婴儿置辐射台，摆正体位，立即行气管插管。

2. 使用胎粪吸引管吸引气管内胎粪。

3. 继续进行初步复苏的其他部分。

(1) 清理口鼻腔分泌物。

(2) 擦干全身，给予刺激，重新摆正体位。

4. 初步复苏后评估呼吸、心率，以后操作同场景一。

【操作要点】

1. 该新生儿钳产出生，产科医生应在分娩过程中快速对羊水胎粪污染的婴儿进行评估。不推荐对所有胎粪污染的婴儿常规吸痰，但当有大量羊水或分泌物时，在胎头娩出后、开始呼吸前使用吸球清理口腔。

2. 对羊水胎粪污染的新生儿，无论胎粪是稀或稠，出生后先评估有无活力，有活力的定义是：规则呼吸或哭声响亮、肌张力好及心率 > 100 次 / 分。以上三项中有 1 项不好则为无活力。有活力者，继续初步复苏，同场景一。该新生儿羊水胎粪污染 (Ⅲ度混浊)，肌张力差，属无活力，应立即气管插管，使用胎粪吸引管吸引气管内胎粪。

3. 气管插管要求在 20 s 内完成，成功气管插管的关键是新生儿及喉镜位置正确。方法：

(1) 左手持喉镜，使用带直镜片的喉镜进行经口气管插管。将喉镜夹在拇指与前 3 个手指间，镜片朝前；小指靠在新生儿颏部提供稳定性。喉镜镜片应沿着舌面右边滑入，将舌推至口腔左边，推进镜片直至其顶端达会厌软骨谷。

(2) 暴露声门：采用一抬一压手法，轻轻抬起镜片，上抬时需将整个镜片平行朝镜柄方向移动，使会厌软骨抬起即可暴露声门和声带。如未完全暴露，操作者用自己的小指或由助手的示指向下稍用力压环状软骨，使气管下移，有助于看到声门。在暴露声门时不可上撬镜片顶端来抬起镜片。

(3) 插入有金属管芯的气管导管，将管端置于声门与气管隆凸之间，接近气管中点。插入导管时，如声带关闭，可采用 Hemlish 手法，即助手用右手示、中两指在胸外按压的部位向脊柱方向快速按压1次，促使呼气产生，声门就会张开。

4．胎粪吸引管的使用　用胎粪吸引管连接气管插管和吸痰器直接进行吸痰，以清除气管内残留的胎粪。吸引时复苏者用右手示指将气管导管固定在新生儿的上腭，左手示指按压胎粪吸引管的手控口使其产生负压，边退气管导管边吸引，3～5 s后将气管导管撤出。必要时可重复插管再吸引。

5．确定导管位置正确的方法

（1）胸廓起伏对称。

（2）听诊双肺呼吸音一致，尤其是腋下，且胃部无呼吸音。

（3）无胃部扩张。

（4）呼气时导管内有雾气。

（5）心率、肤色和新生儿反应好转。

（6）有条件者用呼出气 CO_2 监测仪，测出 CO_2 存在。

【并发症及处理】

同场景一。

场景三

【病例情况】

孕 27^{+2} 周孕妇，突发气促、高热1天余，胸片见双肺呈白肺，已送病毒检测结果未回。紧急剖宫产。新生儿娩出时羊水清，无呼吸，全身青紫，肌张力低下，估计体重950 g。应采取的措施是什么？

操作地点：手术室。

【操作准备】

同场景一，该新生儿为早产儿，估重950 g，准备0号喉镜片和2.5 mm的气管导管。因体重＜1500 g，准备清洁塑料袋或塑料薄膜保暖用。

【操作步骤】

1．婴儿置于辐射保暖台上，头部以下躯体和四肢放入清洁的塑料袋内或盖以塑料薄膜，摆正体位，清理口鼻腔分泌物。

2．立即行气管插管，擦干全身。

3．正压通气30 s，评估心率，继续进行复苏的其他部分，同场景一。

【操作要点】

1．该新生儿为早产儿，出生后快速评估无呼吸、肌张力低下，进入初步复苏，复苏需特别注意保暖，对体重＜1500 g的极低出生体重儿，可将其头部以下躯体和四肢放在清洁的塑料袋内，或盖以塑料薄膜置于辐射保暖台上。故该新生儿生后置于辐射台，用塑料袋或塑料薄膜保暖。但要注意以上保暖措施不应影响复苏措施如气管插管、胸外按压、开放静脉等。

2．该早产儿胎龄 27^{+2} 周，为超低出生体重儿，肺不成熟，缺乏肺表面活性物质，易发生呼吸窘迫综合征，出生后需要立即气管插管、气管内注入肺表面活性物质进行防治。故进入初步复苏，清洁气道后即考虑气管插管。

3．早产儿由于肺发育不成熟，通气阻力大，间歇正压给氧易受伤害。复苏时使用正压需要有恒定的最大吸气压（PIP）及呼气末正压（PEEP）。复苏指南推荐使用T-组合复苏器。

4．容易出现脑室内出血，复苏时注意保暖，动作轻柔，避免应用高渗药物。

5．早产儿对高氧敏感，易造成氧损害，复苏时尽量避免使用100%浓度的氧，如有空-氧混合器，建议开始用21%～40%氧进行复苏，并进行经皮血氧饱和度或血气的动态监测，使经皮血氧饱和度维持在90%～95%，并定期随访眼底。如无空-氧混合器，可用接上氧源的自动充气式气囊去除储氧袋（氧浓度为 40%）进行正压通气。

（李晓瑜 蒋小云）

第三节 配 奶

【目的】

为人工喂养的婴儿提供清洁卫生的配方奶。

【适应证】

所有进行人工喂养或奶瓶喂养的婴儿。

【禁忌证】

无。

本部分设定三个场景：

场景一：5 个月婴儿人工喂养指导及配奶。

场景二：早产儿喂养的配奶。

场景三：腹泻婴儿的配奶。

场景一

【病例情况】

5 个月男婴，体重 8 kg，母亲因工作不能坚持母乳喂养，准备行人工喂养，至儿童保健门诊。请指导家长用配方奶粉进行人工喂养，并进行配奶的操作演示。

操作地点：儿科保健门诊。

【操作准备】

1．用物准备 0 ~ 6 月龄用市售配方奶粉 1 罐，奶粉专用量勺 1 个，暖瓶 1 个，消毒奶瓶、瓶盖及奶嘴，无菌镊子，温开水适量（煮沸后 5 ~ 10 min 再冷却至 40 ~ 60℃），干净抹布 1 块。

2．人工喂养的指导

（1）代乳品的选择：适合 0 ~ 6 月龄（1 阶段）的配方奶粉或改造的全牛奶（煮沸、加糖、稀释）。

（2）婴儿每日需要量：能量按 100 kcal/（kg· d）、液量（水量）按 150 ml/（kg· d）计算，该婴儿体重 8 kg，理论上每日所需能量为 800 kcal、水量为 1200 ml。

（3）市场上的婴儿配方奶粉，100 g 供能约 500 kcal（2029 kJ），故每日 20 g/kg 可满足能量需要。而 100 ml 全牛奶供能 67 kcal（280.3 kJ），8% 糖牛乳 100 ml 供能约 100 kcal（418.4 kJ）。

（4）市售配方奶粉配有统一规格的专用小勺，如盛 4.4 g 奶粉的专用小勺，一勺加温开水约 30 ml；盛 8.8 g 奶粉的专用小勺，一勺宜加温开水约 60 ml（重量比约为 1∶7）。

（5）如用配方奶喂养，该婴儿每日需奶粉量 = 8 kg × 20 g/kg = 160 g，加水后约为 1100 ml（160/4.4 × 30 ml），总液量基本满足。

（6）将每日奶量分为 6 餐，则每餐喂奶量约为 180 ml，故每餐配奶时，可在奶瓶中加水 180 ml，加 4.4 g 小勺奶粉 6 勺（8.8 g 小勺奶粉 3 勺）。

（7）如用 8% 糖牛乳喂养，每日需奶量 = 8 kg × 100 ml/kg = 800 ml，另外需加水 400 ml，使得每日的液量达到 1200 ml。将每日奶量分为 6 餐，则每餐喂奶 130 ml，两餐之间加喂水约 70 ml。

【操作步骤】

1．洗手，戴口罩。

2．核对配奶用具及奶粉制品规格，选择适合该婴儿的配方奶粉（0 ~ 6 月龄），查看配方奶粉罐上的有效期。

3．计算出配奶所需奶粉量、温开水，每餐水 180 ml，奶粉 3 勺（8.8 g 小勺）。

4．将所需温开水倒入带有刻度的奶瓶中，用奶粉量勺将所需奶粉倒入奶瓶，混合后摇匀至奶粉完全溶解。

5．用无菌镊子夹出奶嘴，将奶瓶嘴盖好，将配好的奶滴几滴至手腕内侧，同时注意奶液流出的速度，感觉与体温相当即可，盖好瓶盖待用。

【操作要点】

1．配奶前一定要洗净双手，所用奶具要清洁消毒。配奶过程中也要注意不要用手接触奶瓶内部和奶嘴，以免污染。

2．市售的配方奶粉均有配奶说明，严格遵循生产商的说明来操作。一般情况下，奶粉包装内都会附带一个专用量勺，包装上会写明不同月龄婴儿所需奶粉的准确配比和每次的大致哺喂量，通常是一量勺奶粉配多少毫升水，每次喂多少毫升。如果没有配制参考，可以按 1 ∶ 4 的比例来调配。也就是说，1 专用量勺奶粉配 4 量勺水就刚刚好。调制出的奶液不能太浓稠，也不能太稀薄。

3．用奶粉罐内特殊量勺取出所需的奶粉量，每取一勺要用消毒刀背刮平，勺中奶粉不要堆高也不要压实，过多地加入奶粉会使调配出的奶过稠，可导致腹泻、便秘或肥胖，重则损伤肾；而长期把奶配得太稀，会影响体重增长。

4．配奶的水温一般要求在 60℃左右，这个温度是让奶粉充分溶解、避免结块的最适当温度。水温过高会破坏奶粉中的某些营养素，如对热不稳定的维生素等。先往奶瓶中加水，然后加入所需量的奶粉。

5．将奶粉倒入奶瓶后，轻轻摇匀至奶粉完全溶解即可。不要过分用力摇晃，否则会在奶液中产生大量泡沫或导致奶液洒漏。

6．奶嘴要适合奶瓶的规格，拧紧奶嘴以防喂奶时奶液漏出。配好的奶在哺喂婴儿前，一定要试下温度，感觉不烫或不太凉再给婴儿食用。同时注意奶液自奶嘴流出的速度，如太快或太慢，需要更换奶嘴。

【并发症及处理】

1．如操作过程中污染奶瓶或奶嘴，则弃之，重新换 1 个清洁奶瓶或奶嘴。在准备物品时，需多备 1 个奶瓶和奶嘴。

2．未吃完的奶不可保留在奶瓶中下次再喂，因为在婴儿吸吮的过程中，瓶中的奶已被污染，放置几小时后细菌可成几何倍数增长。

场景二

【病例情况】

女婴，33^{+5} 周早产，双胞胎，体重分别为 1.6 kg、1.9 kg。请按每日 8 餐为该婴儿配一餐奶。

操作地点：新生儿病房。

【操作准备】

用物准备：消毒过的 500 ml 量杯 1 个，早产儿院内配方奶粉（340.2 kJ/100 ml 或 81 kcal/100 ml），奶粉专用量勺 1 个，暖瓶 1 个，消毒奶瓶、消毒奶嘴 1 套，无菌镊子 1 个，温开水适量（煮沸后 5 ~ 10 min 再冷却至 40 ~ 60℃），无菌搅拌棒 1 个，干净抹布 1 块。

【操作步骤】

1．洗手，戴口罩。

2．核对配奶用具及奶粉制品规格，选择早产儿配方奶粉，注意查看奶粉有效期。

3．计算出配奶所需奶粉量、温开水。

4．将所需温开水倒入量杯中，用奶粉量勺将所需奶粉倒入量杯，混合后摇匀。必要时用无菌搅拌棒搅拌摇匀。

5．将量杯中所需的奶液倒入奶瓶中。

6．用无菌镊子夹出奶嘴，将奶瓶嘴盖好。将配好的奶滴几滴至手腕内侧，感觉与体温相当即可，盖好瓶盖待用。

7．配奶完成后，清洁配奶用具及操作台面。

【操作要点】

1．在病房集体配奶时，一定要戴口罩；用物准备时，所有配奶用具一定要消毒过后用，配奶者洗手，配制过程中不要用手接触奶瓶内部和奶嘴，避免污染。

2．配奶前核对所需的用具，切忌配奶过程中用具缺失。核对奶粉规格是否符合要求，核对奶牌。该双胞胎为早产儿，应选用早产儿院内配方奶粉（规格为 340.2 kJ/100 ml 或 81 kcal/100 ml）。

3．早产儿每日所需能量相对高于足月儿，按每日 502 kJ/kg 或 120 kcal/kg 计算，该早产双胞胎每日需奶量约为 240 ml 和 280 ml，每餐分别为 30 ml 和 35 ml。早产儿生后数日摄入量少，能量可能达不到所需要求，配奶量也可按医嘱要求。

4．将准备好的温开水 90 ml 加入量杯中，再加入奶粉 3 小勺（4.4 g 小勺），混合后摇匀，如有结块，需用搅拌棒搅匀，至结块溶解。

5．将所需的奶液 30 ml 及 35 ml 分别倒入奶瓶中，盖好奶嘴，将配好的奶滴几滴至手腕内侧，感觉与体温相当即可，盖好瓶盖待用。如奶液流出太快或太慢，更换奶嘴。

【并发症及处理】

同场景一。

场景三

【病例情况】

8 个月婴儿，人工喂养，因“腹泻伴呕吐 5 天”入院，诊断“轮状病毒肠炎”，请指导家长配奶喂养。

操作地点：儿科病房。

【操作准备】

因该婴儿患轮状病毒肠炎（常合并乳糖不耐受），奶粉选择无乳糖或低乳糖的特殊配方奶粉。余同场景一。

【操作步骤】

同场景一。

【操作要点】

该患儿腹泻，选择无乳糖的特殊配方奶粉，配奶量根据患儿具体食入量决定，配奶方法同场景一和场景二。

【并发症及处理】

同场景一。

（李晓瑜　蒋小云）

第四节　胸腔穿刺术

胸腔穿刺术（thoracentesis）是指对有胸腔积液或积气的患儿，为诊断和治疗疾病进行胸腔穿刺，抽取积液或积气的操作过程。常用于检查胸腔积液的性质、抽液减压或通过胸膜腔内给药；也可用于气胸患儿的治疗，如减压、抽气等。

【目的】

1．诊断性穿刺　了解胸腔内液体的性质以明确病因。

2．治疗性穿刺

（1）通过抽液或抽气，减轻胸腔压迫症状，促进液体或气体的吸收。

（2）胸膜腔内注入药物进行治疗。

【适应证】

1．胸腔积液患儿，为明确积液的性质、找出病原以明确病因。

2．大量胸腔积液或张力性气胸引起纵隔移位伴呼吸困难时为缓解症状者。

3．治疗性胸腔灌洗或注入药物，如脓胸、脓气胸、恶性胸腔积液等。

4．外伤性血气胸。

【禁忌证】

1．有未纠正的出血性疾病、应用抗凝剂、出血时间延长或凝血机制障碍者。血小板计数＜50×10^9/L，有出血倾向者，应在操作前先输血小板。

2．体质衰弱、病情危重，有呼吸功能不全或不稳定（治疗性胸腔穿刺除外）、有血流动力学不稳定或心律不齐等难以耐受操作者。

3．穿刺部位有局部感染者。

4．大疱性肺疾病患儿。

【操作准备】

1．X 光片或 B 超检查定位。

2．物品准备　胸腔穿刺包、换药碗、无菌手套、安尔碘、棉签、弯盘、注射器、2% 利多卡因、小抢救包。需进行积液培养者，备培养瓶。

3．患儿准备

（1）向家长及患儿解释胸腔穿刺术的目的、意义和方法，消除紧张情绪。

（2）向家长解释胸腔穿刺是一种有创性检查和治疗方法。穿刺中及穿刺后可能出现的并发症，如麻醉意外、出血、感染、胸膜过敏反应、胸腔积液或气胸反复出现等。由患儿监护人签署知情同意书。

（3）检查患儿的生命体征，对烦躁不安或不能合作的患儿，于穿刺前 30 min 给予镇静剂。

4．操作者洗手、戴帽子和口罩。

【操作步骤】

1．体位

（1）胸腔积液患儿面向椅背坐于椅上，两前臂平放在椅背上缘，前伏于前臂上；不能起床者，可取半坐卧位，患侧前臂应上举抱于枕部。

（2）气胸患儿，取坐位或半卧位。

2．定位和标记

（1）胸腔积液的穿刺点，应在胸部叩诊实音最明显的部位或 B 超定位。常选取肩胛下角线或腋后线第 7 ~ 8 肋间或腋中线第 6 ~ 7 肋间。包裹性积液可通过 X 线或 B 超定位选择穿刺点。

（2）气胸的穿刺点，常取患侧第 2、3 肋间锁骨中线外 1 cm 处，穿刺点应在下一肋的上缘进针，防止损伤血管、神经。

（3）穿刺点确定后用甲紫在皮肤上做标记。

3．消毒和铺巾　以穿刺点为中心，用安尔碘沿穿刺点呈同心圆样消毒皮肤 2 ~ 3 遍，消毒范围直径约 15 cm，且第二遍消毒范围应小于第一遍的消毒范围。操作者和助手戴无菌手套，盖无菌孔巾。

4．局部麻醉　以 2% 利多卡因行穿刺点局部麻醉。将注射器先斜行刺入皮内注射一小皮丘，然后沿肋骨上缘垂直进针，自皮肤至壁胸膜进行缓慢逐层麻醉，每进针 2 ~ 3 mm 时均应轻轻回抽，无回血时再注入麻醉药。一旦有胸腔积液抽出（气胸者抽出气体），则表明已到达胸膜腔，应随即拔针，并测量进针深度，作为预定穿刺深度。

5．穿刺　检查胸穿针及连接的胶管，证实通畅且无破损和漏气，再用血管钳夹闭胶管。操作者左手示指和中指分开固定穿刺处皮肤，右手持胸穿针在局麻点刺入皮肤，然后沿肋骨上缘垂直缓慢推进，当达到预定穿刺深度和突然出现落空感时，表明穿刺针已进入胸膜腔，此时助手将血管钳松开，同时帮助固定穿刺针以防脱出或随吸气而刺深。操作者开始缓缓抽液或抽气。当空注射器内抽满后，助手用血管钳夹闭胶管，摘下注射器，将液体推入容器中或排出气体，再按上述步骤反复抽吸。诊断性抽液量为 50 ~ 100 ml，减压放液量婴幼儿不超过 150 ~ 200 ml，年长儿首次不超过 300 ~ 500 ml，以后每次不超过 1000 ml。

6．拔针及操作后处理

（1）穿刺完毕，夹闭胶管，连同注射器将针拔出，穿刺部位消毒，盖无菌方纱，胶布固定。

（2）送患儿回病房，交代注意事项，嘱患儿卧床休息 1 ~ 2 h。注意观察患儿有无穿刺点渗血、渗液和疼痛，注意监测血压、脉搏、呼吸情况并及时处理。

（3）物品归原位，医疗垃圾分类处置，标本送检。

【操作要点】

1．局部麻醉和穿刺进针时必须沿肋骨上缘垂直进针，以免损伤肋骨下缘的肋间动脉和肋间神经。避免在第 9 肋间以下穿刺，以免穿透膈肌损伤腹腔器官。

2．掌握好进针深度，穿刺过深可损伤脏胸膜和肺组织，造成医源性气胸和肺损伤。固定好穿刺针，避免刺破肺组织。

3．夹紧乳胶管，避免气体进入胸膜腔，始终保持胸膜腔内负压。

4．抽液不宜过快、过猛或负压过大，首次抽液量婴幼儿不超过 150 ~ 200 ml，年长儿不超过 300 ~ 500 ml，以免纵隔移位。气胸抽气量以症状明显减轻为度，尤其是气胸发生 3 天以上时更需小心，以免胸腔突然减压引起肺复张后肺水肿，宁可增加胸腔穿刺次数以确保有效安全。但脓胸者应尽量彻底抽净脓液。做细胞学检查至少需液 100 ml，并应立即送检，以免细胞自溶。

5．整个操作过程中应密切观察患儿的反应，如有头晕、面色苍白、出汗、心悸、胸部压迫感或剧痛、昏厥等胸膜过敏反应，或出现连续性咳嗽、气短、咳泡沫痰等现象，应立即中止抽液、拔出穿刺针，并皮下注射 1∶1000 肾上腺素 0.01 ~ 0.02 ml/kg，或根据临床表现进行相应对症处理。

【并发症及处理】

1．胸膜过敏反应　表现为胸腔穿刺过程中，患儿出现头晕、面色苍白、出汗、心悸、胸部压迫感或剧痛、血压下降、脉细、四肢发凉、昏厥等表现。发现胸膜反应，应立即中止抽液、拔出穿刺针，并皮下注射 1∶1000 肾上腺素 0.01 ~ 0.02 ml/kg 或静脉注射葡萄糖液，观察血压、脉搏等生命征，必要时应用激素、升压药等处理。

2．气胸　少量气胸多由于胶管未夹紧、漏入空气所致，可密切观察，不必处理。量较多时可将气体抽出。明显气胸多由于刺破脏胸膜所致，需严密观察，并按气胸处理，行胸膜腔闭式引流术。

3．血胸 多由于进针位置靠近肋骨下缘，刺破肋间动、静脉所致。发现抽出血液，应立即停止抽液，观察血压、呼吸、脉搏变化，必要时用止血药。

4．穿刺点出血 多由于刺破皮下血管所致，可用消毒棉球按压止血。

5．胸壁感染及脓胸 均为消毒不严、无菌观念不强所致。需局部或全身用抗生素。大量脓胸可行胸膜腔闭式引流术。

（蒋小云　李晓瑜）

第五节　腹腔穿刺术

腹腔穿刺术（abdominocentesis）是指为诊断和治疗对有腹水的患儿进行腹腔穿刺，抽取积液的操作过程。

【目的】

1．诊断性穿刺

（1）明确腹水的性质，找出病原以明确病因。

（2）诊断性（如腹部创伤时）腹腔灌洗。

2．治疗性穿刺

（1）适量抽出腹水，以减轻患儿腹腔内压力，缓解腹胀、胸闷、气急、呼吸困难等症状，减少静脉回流阻力，改善血液循环。

（2）腹膜腔内注入药物进行治疗。

（3）治疗性（如重症急性胰腺炎）腹腔灌洗。

（4）人工气腹治疗。

（5）腹水浓缩回输术。

【适应证】

1．诊断未明的腹水、腹部损伤可行诊断性穿刺，以明确腹水的性质或可确定有无腹腔内出血。

2．大量腹水致腹部胀痛或呼吸困难时，可穿刺放液以缓解症状。

3．腹腔内注射药物以治疗有关疾病如腹腔内感染、腹膜转移癌、腹腔结核等。

【禁忌证】

1．有明显出血倾向者。

2．广泛腹膜粘连者。

3．结核性腹膜炎有粘连性包块者。

4．肝性脑病先兆者。

5．巨大卵巢囊肿者。

6．包虫病性囊性包块。

7．患儿若腹胀明显，X线检查显示肠腔大量积气，肠鸣音亢进时腹腔穿刺应慎重。

【操作准备】

1．物品准备 腹腔穿刺包、换药碗、无菌手套、安尔碘、棉签、弯盘、注射器、2%利多卡因、多头腹带、小抢救包。需进行积液培养者，备培养瓶。

2．患儿准备

（1）向家长及患儿解释腹腔穿刺术的目的、意义、方法和安全性，消除紧张情绪。

（2）向家长解释腹腔穿刺是一种有创性检查和治疗方法。穿刺中及穿刺后可能出现的并发症，如麻醉意外、出血、感染等。由患儿监护人签署知情同意书。

（3）检查患儿的生命体征和腹部体征，对烦躁不安或不能合作的患儿，于穿刺前 30 min 给予镇静剂。

（4）必要时穿刺前行 B 超定位，如少量腹水或包裹性腹水的患儿。

（5）嘱患儿穿刺前排空尿液，以防穿刺时损伤膀胱。

3．操作者和助手洗手、戴帽子和口罩。

【操作步骤】

1．体位 一般取仰卧位，也可取半卧位。腹水量少时可采用侧卧位，并尽量使患儿舒适。

2．定位和标记

（1）仰卧位者取脐与髂前上棘连线的中外 1/3 处为穿刺点，此处不易损伤腹壁动脉。

（2）侧卧者取脐水平线与腋前线延长线的交点为穿刺点。

（3）如腹水量大，可选取脐与耻骨联合中点连线上 1 cm，偏左或偏右 1 ~ 1.5 cm 处为穿刺点。此处无重要器官，且穿刺点位于腹直肌内，易于愈合。

（4）少量腹水或包裹性积液，可 B 超定位。

（5）穿刺点确定后用甲紫在皮肤上做标记。

3．消毒和铺巾 以穿刺点为中心，用安尔碘沿穿刺点呈同心圆样消毒皮肤 2 ~ 3 遍，消毒范围直径约 15 cm，且第二遍消毒范围应小于第一遍的消毒范围。操作者和助手戴无菌手套，盖无菌孔巾。

4．局部麻醉 以 2% 利多卡因行穿刺点局部麻醉。将注射器先斜行刺入皮内注射一小皮丘，然后自皮肤至壁腹膜进行缓慢逐层麻醉，每进针 2 ~ 3 mm 时均应轻轻回抽，无回血时再注入麻醉药。一旦有腹水抽出，则表明已到达腹膜腔，应随即拔针，并测量进针深度，作为预定穿刺深度。

5．穿刺 操作者左手绷紧穿刺点周围皮肤，右手持穿刺针经穿刺点垂直刺入腹壁，然后倾斜 45° ~ 60° 进 1 ~ 2 cm 后再垂直刺入腹膜层，当针尖抵抗感突然消失时，提示针尖进入腹腔，回抽针芯，有腹水抽出即可。抽出腹水分别送常规、生化及其他特殊检查如培养等。做细胞学检查至少需液 100 ml，并应立即送检，以免细胞自溶。成人第一次抽取腹水量在 1000 ml 内，以后每次不超 3000 ml。儿童视年龄、病情和患儿的耐受度而定。

6．拔针及操作后处理

（1）拔出穿刺针，按压穿刺点 3 ~ 5 s，用安尔碘消毒后，以无菌纱块覆盖，胶带固定，必要时用多头腹带包扎腹部。

（2）送患儿回病房，交代注意事项。嘱患儿卧床休息 1 ~ 2 h。注意观察患儿有无穿刺点渗血、渗液和疼痛，注意监测血压、脉搏、呼吸情况并及时处理。

（3）物品归原位，医疗垃圾分类处置，标本送检。

【操作要点】

1．穿刺针不必太粗，一般用 6 ~ 7 号穿刺针即可。

2．穿刺点不可太靠中线，否则易损伤肠管。

3．为防渗漏，穿刺针进入皮下后倾斜 45° ~ 60° 进 1 ~ 2 cm 后再垂直刺入腹膜层。

4．一次放液不可过多、过快，以防腹压骤然降低，腹腔内脏血管扩张而发生血压下降甚至休克。如放液量较多，可用多头腹带进行腹部包扎。

5．在放腹水时如流出不畅，可将穿刺针稍作移动或变换体位。

6．如穿刺孔渗漏，患儿平卧使穿刺点位置最高，用蝶形胶布或涂上火棉胶封闭。

7．整个操作过程中应密切观察患儿的反应，如有头晕、面色苍白、出汗、剧痛、昏厥等应立即停止操作，并进行适当处理。术后监测患儿的生命体征，注意有无腹痛、穿刺部位渗液等。

【并发症及处理】

1．穿刺过程中如患儿出现头晕、面色苍白、出汗等症状，应停止操作，并密切观察患儿的呼吸、脉搏和血压，必要时进行适当处理。

2．穿刺孔渗漏，患儿平卧使穿刺点位置最高，用蝶形胶布或涂上火棉胶封闭。

3．腹壁和腹腔感染均为穿刺消毒不严、无菌观念不强所致。需局部或全身用抗生素。

（蒋小云　李晓瑜）

第六节　骨髓穿刺术

骨髓穿刺术（bone marrow aspiration）是采集骨髓液的一种常用诊断技术。临床上骨髓穿刺液常用于血细胞形态学检查、造血干细胞培养、细胞遗传学分析及病原生物学检查等，以协助临床诊断、观察疗效和判断预后等。

【目的】

1．诊断性穿刺

（1）血细胞形态学检查。

（2）细胞遗传学分析。

（3）骨髓微生物培养。

2．疗效判断。

3．骨髓干细胞移植。

【适应证】

1．除血友病外，各种血液病的诊断、细胞遗传学分析、疗效观察、预后评估。

2．诊断某些原虫性传染病，如疟疾、黑热病等。

3．诊断某些代谢性疾病，如戈谢病、尼曼 - 皮克病。

4．骨髓液的病原菌培养。

5．诊断骨髓转移癌。

【禁忌证】

1．血友病患者。

2．凝血功能异常者。

3．血小板计数$< 20\times 10^9/L$，有出血倾向或患儿烦躁不安，难以镇静时。

【操作准备】

1．物品准备　安尔碘、棉签、弯盘、一次性注射器（5 ml）、头皮针（7、8、9 号）或骨穿包、2% 利多卡因、无菌手套、无菌敷贴、玻片、培养瓶。

2．患儿准备

（1）向家长及患儿解释骨髓穿刺的目的、方法和安全性，消除紧张情绪。

（2）向家长解释骨髓穿刺是一种有创性检查方法。操作中和操作后可能对人体带来一定的损伤，如麻醉意外、感染、局部损伤、出血或血肿、干抽、稀释及操作不成功。由患儿监护人签署知情同意书。

（3）对烦躁不安或不能合作的患儿，穿刺前 30 min 可予镇静剂。

3．操作者和助手洗手、戴帽子和口罩。

【操作步骤】

1．定位和穿刺　可依据患儿的年龄、病情等选择胸骨、髂前上棘、髂后上棘、胫骨四个部位进行穿刺。

（1）胸骨穿刺：为目前儿科最常用的骨髓穿刺方法。

1）体位：患儿取仰卧位，颈部及肩下垫薄枕头，使患儿头部后仰，使胸部略凸起。

2）定位：定胸骨体和胸骨柄相连接处（相当于第 2 肋间隙水平）为穿刺点。

3）消毒和铺巾：以穿刺点为中心，用安尔碘沿穿刺点呈同心圆样消毒皮肤 2 ～ 3 遍，消毒范围直径约 15 cm，且第二遍消毒范围应小于第一遍的消毒范围。操作者戴无菌手套，盖无菌孔巾。

4）套针：将注射器接上头皮针，吸入 0.3 ml 空气。

5）穿刺：操作者左手拇指和示指固定于胸骨两侧缘。右手执头皮针稍倾斜，在穿刺点与骨平面呈 45° ～ 60°，向头端缓慢刺入骨膜，有落空感后抽吸，骨髓液进入头皮针管 6 ～ 8 cm 后，消除注射器内负压，捏闭头皮针管。

6）抽取骨髓液和涂片：拔出穿刺针，迅速将骨髓液滴于载玻片上（玻片必须干净、干燥），并立即涂片，涂片时推片与载玻片呈 30°。髓膜约占玻片的 2/4，上下留边，两端留空白各占 1/4，髓膜分头、体、尾三部分，厚薄适宜。骨髓片涂片至少 5 张。穿刺局部用无菌纱布按压 3 ～ 5 s，用安尔碘消毒穿刺部位，以无菌敷贴覆盖固定。

7）取外周血涂片 3 张。

（2）髂前上棘穿刺：适用于 2 岁以上小儿。

1）体位：患儿取仰卧位。

2）定位和标记：定髂前上棘后 1 ～ 2 cm 处髂缘最宽处或在其旁侧为穿刺点。用甲紫在穿刺点皮肤上做标记。

3）消毒和铺巾：同胸骨骨髓穿刺法。

4）局部麻醉：用 2% 利多卡因自皮肤局部浸润麻醉至骨膜处，推注麻醉药前注意回抽，无血才能推注麻醉药。针头达骨膜处时行上、下、左、右多点麻醉，纱布覆盖穿刺点，右手拇指稍用力按压充分浸润。

5）穿刺：骨髓穿刺针固定器固定在距针尖 1 ～ 1.5 cm 处，左手拇指和示指固定在髂前上棘两侧，绷紧皮肤，右手持骨穿针与骨面垂直方向刺入，适度用力、缓慢左右旋转进针，当阻力感突降低且穿刺针固定，提示穿刺针已达骨髓腔。如穿刺针尚未固定，则应继续刺入 0.1 cm 左右以达到固定为止。

6）抽取骨髓液和涂片：拔出骨穿针针芯，接上注射器，迅速抽出骨髓液 0.1 ～ 0.2 ml 进行涂片检查。涂片方法同前。如做培养需再抽取 2 ml 骨髓液。

7）拔针：骨髓液抽取完毕，重新插入针芯。左手取无菌纱布置于穿刺处，右手将穿刺针拔出，用无菌纱布压迫局部 3 ～ 5 s，用安尔碘消毒穿刺部位，以无菌敷贴覆盖固定。

8）取外周血涂片 3 张。

（3）髂后上棘穿刺：适用于 2 岁以上的患儿。

患儿取侧卧位或俯卧位。穿刺点定位为第 1 ～ 2 骶椎旁 2 cm 髂后上棘隆起处。消毒、局部麻醉、穿刺方法和涂片同髂前上棘穿刺，仅进针时针尖稍向外侧倾斜。

（4）胫骨前穿刺：一般适用于 2 岁以下小儿。

患儿取仰卧位，穿刺侧膝关节稍屈曲，小腿轻度外旋，于腘窝处垫一沙袋，助手固定患儿下肢。取胫骨粗隆下 1 cm 的前内侧为穿刺点。消毒、局部麻醉、穿刺方法和涂片同髂前上棘穿刺，垂直进针。

2．操作后处理

（1）将涂好的骨髓片和血涂片标记，放在阴凉处风干。

（2）对有出血倾向者，术后应局部按压止血，防止骨膜下血肿形成或流血不止。

（3）送患儿回病房，交代注意事项，嘱术后 3 日内，穿刺部位勿用水洗，防止感染。

（4）物品归原位，医疗垃圾分类处置，标本送检。

【操作要点】

1．穿刺前一定要证实穿刺针坚固完好，严防穿刺针断入骨骼内。注射器与穿刺针必须干燥，以免发生溶血。

2．准确选好穿刺部位，穿刺时固定好皮肤以免滑脱。掌握正确的进针方向，用固定器固定好预计穿刺深度，尤其是在胸骨穿刺时更应仔细定准，一般进针深度不超过 1 cm，切不可进针过深，以免损伤胸骨下方的大血管。

3．胸骨穿刺时不可垂直进针，不可用力过猛，以防穿透内侧骨板。

4．用骨穿针穿刺时注射器针嘴与穿刺针接合要严密，不能漏气，否则不易抽出骨髓液。还应特别强调注射器针嘴与穿刺针柄必须始终保持平行并在一条垂直线上，若用力不当或方向稍有倾斜，针嘴极易折断而留入针柄内，导致穿刺失败。穿刺针进入骨质后避免摆动过大，以防折断。

5．穿刺抽液时牢记用力缓慢、平稳适中，骨髓液量应少于 0.2 ml。否则，用力过猛、过大或抽取过多，易造成骨髓液混血而被稀释，无法提供诊断标本。

6．若穿刺同时拟行涂片和细菌培养，最好分两步进行，抽少许骨髓液（少于 0.2 ml）做涂片，然后再抽 2 ml 送培养。若一次抽出多量骨髓液同时进行两种检查，这样的涂片效果常不理想。

7．骨髓液滴到载玻片上后，为防止凝固应迅速涂片，涂片时推片与载玻片呈 30°。要求厚薄均匀适度，分出头、体、尾三部分，以便确切诊断。

8．如未能抽取骨髓液，则可能是针腔被组织堵塞或“干抽”，此时应重新插上针芯，稍加旋转穿刺针或再刺入少许。拔出针芯，如针芯带有血迹，再次抽取可取得骨髓液。多次干抽时，应考虑进行骨髓活检。

9．穿刺过程中，如感到骨质坚硬，难以进入骨髓腔时，不可强行进针，以免断针。如考虑为大理石骨病可能，应及时行骨髓 X 线检查，以明确诊断。

【并发症及处理】

1．局部血肿 延长局部压迫时间，避免局部揉搓，必要时用止血药。

2．局部感染 局部用抗生素。

（蒋小云 李晓瑜）

第七节 腰椎穿刺术

腰椎穿刺术（lumbar puncture）是指为诊断和治疗对患儿进行腰椎穿刺，留取脑脊液的操作过程。临床上常用于检查脑脊液的性质，对诊断脑膜炎、脑炎、脑血管病变、脑肿瘤等神经系统疾病有重要意义。也可用于测定颅内压力，了解蛛网膜下隙是否堵塞；或可用于鞘内注射药物。

【目的】

1．诊断性穿刺 检测脑脊液生化指标的变化和病原体，确定脑脊液性质以明确诊断。

2．疗效和预后判断

3．治疗性穿刺 鞘内注射药物治疗相关性疾病，如甲氨蝶呤、地塞米松等。

【适应证】

1．中枢神经系统感染性疾病，需明确病因者。

2．区别阻塞性和非阻塞性脊髓病变。

3．脑血管造影和脊髓腔碘油造影。

4．鞘内注射药物或动态观察病情。

5．蛛网膜下隙出血放出少量血性脑脊液以缓解症状。

【禁忌证】

1．颅内高压、颅内占位性病变、脑脓肿及开放性颅脑损伤者。

2．脑疝或有脑疝先兆者。

3．穿刺局部有感染或脊柱结核者。

4．惊厥患儿正在发作期间不宜腰椎穿刺，应于惊厥控制后再穿刺。

5．休克、衰竭或濒危状态的患儿。

6．疑有颅内出血时，必要时虽可行腰椎穿刺以辅助诊断，但应在出血的次日进行。因为出血后若出血点尚未凝结牢固，可因腰椎穿刺后颅内压降低而引发出血加重或再出血。

7．血液病有出血倾向者。

8．应用抗凝剂有出血倾向者。

【操作准备】

1．物品准备 安尔碘、棉签、弯盘、2% 利多卡因 5 ml、生理盐水 10 ml、一次性腰穿包、鞘内注射用药物、无菌手套、培养瓶、小抢救包。

2．患儿准备

（1）向家长及患儿解释腰椎穿刺术的目的、意义、方法和安全性，消除其紧张情绪。

（2）向患儿家长解释腰椎穿刺是一种有创性检查方法。操作中和操作后可能对人体带来一定的损伤，可能发生并发症，如麻醉意外、感染、出血、血肿或出血加重、头痛、神经刺激症状、尿潴留、一过性下肢感觉异常或截瘫、神经损伤症状（不可恢复的下肢感觉异常或截瘫等）、脑疝等。由患儿监护人签署知情同意书。

（3）因感染性脑水肿引起的颅内压增高，术前先静脉滴注甘露醇脱水，减轻水肿，降低颅内压。

（4）监测患儿的生命体征，对躁动不安或不能合作的患儿，于穿刺前 30 min 给予镇静剂。

3．操作者和助手洗手、戴帽子和口罩。

【操作步骤】

1．体位 患儿取胸膝侧卧位，即患儿侧卧，背部近床缘，背平面与床面垂直，头贴近胸部，下肢向腹部屈曲，双手抱膝，使椎间隙增宽；或由助手在对面用一手挽患儿头部，另一手挽患儿双下肢腘窝处并用力抱紧，使脊柱尽量后凸以增宽椎间隙。注意勿弯患儿颈部，以免影响呼吸。

2．定位和标记 以髂后上棘连线与后正中线的交点处为穿刺点，以甲紫做标记，此处相当于第 3 ~ 4 椎间隙。小婴儿脊髓相对较长，选择下一腰椎间隙即第 4 ~ 5 椎间隙为穿刺点。

3．消毒和铺巾 用安尔碘以穿刺点为中心由内向外消毒皮肤 2 ~ 3 遍，范围不小于穿刺点周围 10 cm，且第二遍范围小于第一遍。操作者戴无菌手套，铺无菌孔巾。

4．局部麻醉 以 2% 利多卡因自皮肤至椎间韧带边进针、边推药进行局部麻醉，每次推药前均要回抽看有无血液。用消毒纱布压迫，拔针后稍等片刻。

5．穿刺 再次确认标记穿刺部位。操作者左手固定住第 3 腰椎棘突，右手持穿刺针体，垂直于穿刺点，沿与脊椎垂直、针尖斜面稍斜向头侧方向缓慢刺入，一边进针一边体会突破感，穿刺针透过皮肤、皮下组织及韧带后经过硬膜、蛛网膜进入蛛网膜下隙，突破硬膜时常有较明显的突破感，此时慢慢抽出针芯，见脑脊液流出即为穿刺成功。

6．测压 需要测压时，立即接上测压管，测试并记录脑脊液的静水压。侧卧位的正常压力为 70 ~ 180 mmH_2O（0.69 ~ 1.76 kPa），超过 200 mmH_2O（1.96 kPa）提示颅内高压。如继续进行 Queckenstedt 试验，可了解蛛网膜下隙有无堵塞。颅内压增高者，禁行此试验。

7．收集脑脊液 根据检查需要，留取 2 ~ 3 管脑脊液，每管 1 ~ 2 ml 送检脑脊液常规、生化等实验室检查，通常第一管不用于脑脊液常规检查。如需培养，再留取 2 ~ 3 ml 脑脊液注入培养瓶。注意留取测压管内的脑脊液。颅内压增高时不宜放液过多，2 ~ 3 ml 即可。

8．鞘注 需鞘内注射药物时，应先放出一定量脑脊液，然后将准备好的含药物的注射器排空空气，连接穿刺针，缓慢注入蛛网膜下隙。

9．拔针 放入针芯，拔出穿刺针，穿刺点用安尔碘消毒，以无菌敷贴固定。

10．操作后处理

（1）用车床或平板送患儿回病房，交代注意事项，嘱去枕平卧 6 h，以免引起术后低颅压头痛。

（2）注意观察患儿有无穿刺点渗血和疼痛、头痛、双下肢感觉和运动障碍等情况并及时给予处理。

（3）有严重颅内压增高者需卧床 1 ~ 2 日，并定时观察呼吸、脉搏、瞳孔及血压等。

（4）物品归原位，医疗垃圾分类处置，标本送检。

【操作要点】

1．选择适合的穿刺针，不宜太粗，每次放脑脊液不宜过多，术后 6 h 要去枕平卧，否则易引起低颅压性头痛。如发生可嘱患儿多饮水或静脉滴注 0.5% 氯化钠低渗溶液。

2．摆好体位，选好穿刺点是穿刺成功的关键。穿刺点应力求定位准确，如穿刺点偏离太远或在偶然的情况下误伤脊神经根可致马尾神经根损伤，临床上表现为受累神经所支配区域的麻木、疼痛、异感及一过性排尿困难、尿潴留等。

3．进针要垂直于穿刺点，与脊椎呈垂直、针尖斜面稍斜向头侧方向。进针过快或过深，可损伤椎管内脉络丛而出现血性脑脊液，所以进针时要注意控制力量和掌握深度。

4．在椎管内注药时要注意药物的剂量、浓度、纯度、比重等因素，避免药物的化学刺激引起粘连性蛛网膜炎等不良反应。给药时应先放出等量脑脊液，然后再将等量药液缓慢注入。

5．若术中发现颅内压较高，应立即停止放脑脊液，只用测压管中的脑脊液送检即可。拔针前应注入等量生理盐水，以防脑疝形成。

6．整个操作过程中应密切观察患儿的反应，如出现呼吸、脉搏、面色异常等症状，应立即停止操作，并进行相应对症处理。

【并发症及处理】

1．头痛 大多在穿刺后 24 h 出现。平卧可使头痛减轻，嘱患儿多饮水或静脉滴注 0.5% 氯化钠低渗溶液。

2．腰痛 可给予热敷和局部按摩，鼓励患儿适当活动。

3．出血 大多数为损伤蛛网膜或硬膜的静脉所致。出血量通常较少，一般不引起明显的临床症状。如出血较多时应注意与原发性蛛网膜下腔出血鉴别。密切观察患儿的生命体征，注意神经系统的症状和体征，必要时用止血药。

4．脑疝 是腰椎穿刺最危险的并发症，易发生在颅内压增高的患儿。一旦发生应立即停止操作，静脉快速应用甘露醇，并进行相应的对症处理。

5．感染 较少见，如消毒不彻底、无菌操作不当，或穿刺局部有感染灶，可导致腰椎穿刺后感染。需静脉用抗感染治疗，必要时鞘内注射药物。

（蒋小云　李晓瑜）

第八节　结核菌素试验（PPD 皮试）

小儿受结核杆菌感染 4 ~ 8 周后，即对结核杆菌及其代谢产物（结核菌素）产生迟发型变态反应。此时做结核菌素纯化蛋白衍化物（purified protein derivative，PPD）试验，可呈阳性反应。其机制主要是由于致敏淋巴细胞和巨噬细胞积聚在真皮的血管周围，分泌 Th1 类细胞因子 IFN-γ，诱发炎症反应，血管通透性增高，在注射局部形成硬结所致。

【目的】

协助诊断小儿是否受过结核菌感染。

【适应证】

1．疑有结核菌感染的患儿。

2．除新生儿外，小儿接种卡介苗之前。

3．接种卡介苗之后，了解接种是否成功。

【禁忌证】

1．已知结核病的患儿。

2．急性传染病（如麻疹、百日咳、流行性脑脊髓膜炎等）感染期及病愈后不满 1 个月者。

3．严重肝、肾、心脏病的患儿，为相对禁忌证，可呈假阴性反应。

4．有过敏性疾病，如哮喘、荨麻疹等病史者或以往预防接种有过敏史者。

5．有全身性皮肤病如湿疹、脓疱病等。

6．其他预防接种不满 2 周者。

【操作准备】

1．物品准备　75% 乙醇、无菌治疗托盘、TB-PPD 试剂（未用前应冷藏保管，使用前检查有效期）、1 ml 注射器、4 ~ 5 号针头、棉签、砂轮、弯盘。

2．患儿准备　告知患儿及家长操作的目的、意义和注意事项，征得监护人的同意。

3．操作者洗手、戴帽子和口罩。

【操作步骤】

1．配药　用 1 ml 注射器吸取 PPD 原液 0.1 ml（含 5U 结核菌素）。如需做 2U PPD 皮试，取原液 0.2 ml 加生理盐水 0.3 ml 稀释后取 0.1 ml 皮试。

2．定位　左前臂掌面中下 1/3 交界处为穿刺点。

3．注射　用 75% 乙醇消毒受试者前臂掌侧中 1/3 交界处皮肤 2 次，消毒范围直径约 10 cm，且第二遍消毒范围要小于第一遍的消毒范围。排尽注射器内空气，进行皮内注射：操作者消毒自己左手的拇指和示指，左手握持患儿前臂下段，拇指和示指绷紧消毒范围外皮肤，右手持注射器，将针头斜面向上与皮肤呈 5° 插入皮内，至斜面完全进入皮内后放平注射器。固定针栓，推入药液 0.1 ml 使之形成直径为 6 ~ 10 mm 的皮丘后，迅速拔出针头，不可按压局部。

4．操作后处理

（1）交代患儿家长注意事项及判断结果时间。

（2）记录注射时间、部位。

（3）物品归原位，医疗垃圾分类处置。

5．结果判断 注射后 48 ~ 72 h 观察反应结果，测定局部硬结的直径，记录纵、横两者的平均直径来判断其反应强度（表 10-2）。结果的标注应当精确到毫米，没有反应要记录为 0 mm。

表10-2 结核菌素试验结果及判断

硬结直径（mm）	结果判断
＜ 5	阴性
5 ~ 9	阳性（+）
10 ~ 19	中度阳性（++）
≥ 20	强阳性（+++）
≥ 20，伴局部可见水疱、破溃、淋巴管炎及双圈反应等	极强阳性（++++）

【操作要点】

1．检查药液有效期及质量，TB-PPD 试剂应放在冰箱 2 ~ 8℃冷藏，避光保存，不能直接放在冰上，不与其他药物混放。安瓿打开后应在 1 h 内用完。

2．操作应在室内进行，避免阳光照射。注射部位忌用碘酊（碘剂）消毒。

3．皮内注射，进针时针头斜面向上，与皮面呈 5°。

4．注射时勿漏液，注射剂量要足够，皮丘直径要达到 6 ~ 10 mm，注射后不可按压局部。

5．结果判断要记录硬结的直径，取横径和纵径的平均值，而不是记录红晕的直径。

6．若患儿结核变态反应强烈，如患疱疹性结膜炎、结节性红斑或一过性多发性结核过敏性关节炎等，宜用 1U 的结核菌素实验，以防局部的过度反应及可能的病灶反应。

7．掌握 PPD 皮试阳性和阴性的临床意义

（1）PPD 皮试阳性的临床意义

1）接种卡介苗后。

2）年长儿无明显临床症状仅呈一般阳性反应，表示曾感染过结核杆菌。

3）婴幼儿尤其是未接种卡介苗者，中度阳性反应多表示体内有新的结核病灶。年龄愈小，活动性结核的可能性愈大。

4）强阳性和极强阳性者，表示体内有活动性结核病。

5）由阴性反应转为阳性反应，或反应强度由原来＜ 10 mm 增至＞ 10 mm，且增幅超过 6 mm，表示新近有感染。

（2）PPD 皮试阴性的临床意义

1）未感染过结核。

2）结核迟发性变态反应前期（初次感染后 4 ~ 8 周内）。

3）假阴性反应：由于机体免疫功能低下或受抑制所致，如部分危重结核病、急性传染病（如麻疹、水痘、风疹、百日咳等）、体质极度衰弱者（如重度营养不良、重度脱水、重度水肿等）、应用糖皮质激素或其他免疫抑制剂治疗时、原发或继发性免疫缺陷病。

4）技术误差或结核菌素失效。

（3）接种卡介苗后与自然感染阳性反应的主要区别见表 10-3。

表10-3　接种卡介苗后与自然感染阳性反应的主要区别

	接种卡介苗后	自然感染
硬结直径	多为 5 ~ 9 mm	多为 10 ~ 15 mm
硬结颜色	浅红	深红
硬结质地	较软，边缘不整	较硬，边缘清楚
阳性反应持续时间	较短，2 ~ 3 天即消失	较长，可达 7 ~ 10 天以上
阳性反应的变化	有较明显的逐年减弱倾向，一般于 3 ~ 5 年内逐渐消失	短时间内反应无减弱倾向，可持续若干年，甚至终身

【并发症及处理】

1．局部反应

（1）病灶反应：注射后数小时局部病灶周围毛细血管扩张，通透性增加，浸润渗出，形成变态反应性病灶周围炎，一般不必特殊处理，2 ~ 5 天可自行消退。

（2）水疱、溃疡或坏死：保持局部清洁、干燥，避免搔抓。小水疱：选用不含乙醇的聚维酮碘局部消毒；大水疱：可用无菌注射器将水疱内液抽除，再次局部消毒。

（3）淋巴管炎：患者限制活动，早期可采取热敷，缓解症状。

2．全身反应

（1）发热：多属热原反应，一般于数小时内可恢复，嘱多喝水。要与其他引起发热的疾病相鉴别。

（2）惊厥与休克：多与精神紧张、恐惧有关，可嘱其平卧、保温，必要时皮下注射 0.1% 肾上腺素 0.01 ~ 0.02 ml/kg。

（韦秋文　李晓瑜）

第11章 急诊麻醉科基本技能操作

第一节 简易呼吸器的使用

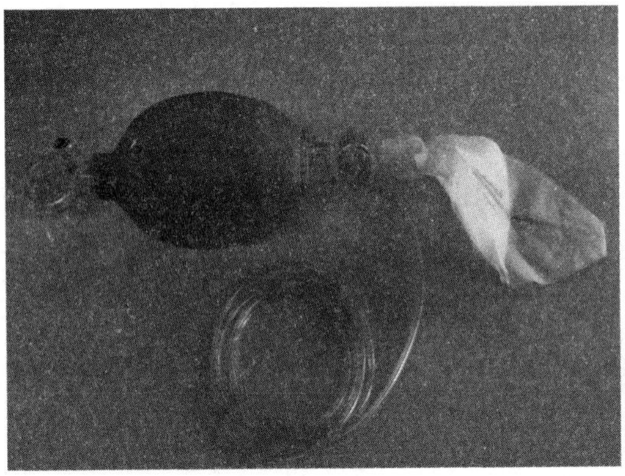

图11-1 气囊-阀门面罩(简易呼吸器)

球囊-阀门面罩(bag valve mask，BVM)简称简易呼吸器，是一种可通过面罩、喉罩或气管内插管以手动方式提供正压通气的装置。该装置由面罩、单向阀组（包括安全阀和鸭嘴阀，送气口和出气口）、球体（后面的阀为进气阀）和储氧阀（包括储气阀和储气安全阀）四部分组成，储氧阀后可连接储氧袋、有氧气管连接口（图11-1)。出气口有一个外径22 mm的通用连接器，可以与标准面罩相连，还有一个内径15 mm的连接器，可以与标准的气管插管、喉罩及环甲膜切开或气管切开套管相连。氧气的进气口位于气囊的单向阀门端，接受氧气源输送的氧气。

成人简易呼吸器充气气囊的容积为1600 ml，儿童的为500 ml，婴儿的为240 ml。如果接上氧源，成人患者每次所需要的平均通气容量为500 ml，送气时间为1 ~ 2 s。安全阀可使送气压力自动调整在安全范围（40 ~ 60 cmH_2O，箭头位置对着面罩），某些新型简易呼吸气囊的安全阀为压力释放调节阀，可调节释放气道压力以防止气压伤。BVM是所有患者监护场所的标准配置，临床应用广泛。

【适应证和禁忌证】

1．适应证 缺氧、心搏呼吸骤停、窒息、高碳酸血症、气管插管失败后等。

2．相对禁忌证 胃部饱满者。该类患者有胃充气和误吸的高风险，但在急诊情况下，对通气和氧的需求总是优先于可能的误吸。

3．禁忌证 上呼吸道有异物或分泌物、完全性上气道梗阻及无法使用面罩患者。患者通常由于严重的面部创伤变形和浓密胡须而达不到有效的面罩密封，此时中间型通气装置如喉罩是该类患者较好的初始通气选择。

【简易呼吸器通气技术】

1．器械（物品）准备

(1) 身体物质隔离物品：包括手套、口罩和护目镜，用来防止感染性疾病的传播。

(2) 口咽通气道或鼻咽通气道。

(3) 吸引器及吸痰管。

(4) 附加储氧袋的BVM。

(5) 氧气瓶（或中心供氧接口）和调节器。

2．患者评估 患者一般取仰卧位，观察患者呼吸频率、幅度及皮肤病征等确定是否需要辅助通气；检查患者面部以便选择适当大小的面罩；开放气道，检查患者气道内是否有异物或任何液体。

3．操作步骤

（1）戴手套、口罩，必要时戴上护目镜。有血液、痰液或异物存在时，应首先清理气道，应穿隔离衣以防止暴露于感染性疾病。

（2）选择适当大小的面罩。

（3）检查气囊的完整性及是否漏气。

（4）置患者于仰卧位（视患者病情）。

（5）操作者站在患者头部，助手站在患者旁边。

（6）开放气道：使用仰头举颏法，怀疑颈椎损伤者采用托下颌手法。

（7）若气道内有异物或液体，在放置面罩前应进行清除、吸引。

（8）必要时插入口咽通气道或鼻咽通气道。

（9）放置面罩：面罩呈三角形，顶端放置于鼻根部，底部放置于下唇以下，使鼻孔、口腔位于面罩内，保证加压给氧时不漏气及通气时有效。操作者以拇指和示指给予面罩适当的压力以实现良好的密封性。

（10）挤压气囊：成人每 5 ～ 6 s 一次，儿童和婴儿每 3 s 一次，成人每次通气持续超过 1 ～ 1.5 s。挤压气囊不能太快和太用力。挤压太用力引起上气道压力过高，面罩密封时过高的压力将使气体进入食管和胃，可能导致呕吐和误吸。

（11）连接氧气。

（12）每次通气观察胸廓起伏：了解通气操作是否正确、通气量是否适当、是否漏气。

（13）每次通气感觉气囊的顺应性：即感觉通气的难易程度。如果通气困难，需要很用力地挤压气囊，要考虑存在舌后坠或气道梗阻。

4．持续评估 BMV 通气是一个动态过程，通气时应该持续监测患者胸廓起伏、通气顺应性、血氧饱和度及患者面色变化等情况。如果患者有自主呼吸，应重新评估呼吸状态。持续监测呕吐和口腔分泌物，必要时吸引。

【并发症】

主要包括：通气不足、通气过度、胃充气和误吸。

【常见问题与解决方法】

困难 BMV 通气，即在操作恰当的情况下无法将血氧饱和度维持在 90% 以上，其发生率约为 5%。

导致困难气囊 - 阀门面罩通气的因素包括：胡须的存在；肥胖：体重指数＞ 26 kg/m^2；年龄＞ 55 岁；牙齿缺失；打鼾病史等。

虽然对于困难 BMV 通气解决方法之一是气管插管，但困难 BMV 通气本身就意味着喉镜显露和（或）插管困难。在尝试喉镜显露之前或操作过程中，要考虑清除气道内异物，采取最恰当的 BMV，以尽量维持患者氧合。实施 BMV 通气或气管插管过程中遇到困难时应考虑使用“抢救”通气设备，如喉罩或食管 - 气管双腔导管插管。对于经验不足者建议使用口咽通气道。

【附：简易呼吸器单人及双人操作手法】

根据患者脸型选择合适的面罩并连接到简易呼吸器。面罩下缘应放置于下唇与下颌之间的浅沟上，再将面罩架在鼻梁上。操作者以拇指和示指给予面罩适当的压力以实现良好的密封性。注意不可对下颌过度施压，应抬高下颌来迎合面罩，根据需要可适当调整面罩的位置。合适完整的义齿应当留在原位，有助于保证面罩的密封性。

单人操作时，操作者一只手采取“E-C”夹紧技术，即如上述以拇指和示指形成一个“C”形，并越过中线在面罩前面给予适当的压力；以中指和环指抓住患者下颌骨，小指可以勾住下

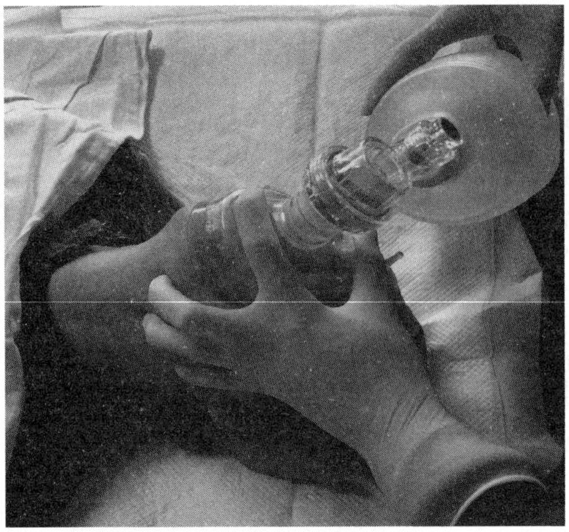

图 11-2 单手球囊面罩通气

颌角支，形成“E”形，抬起下颌，使其呈下齿包上齿状，这样与按压在面罩上的拇指和示指提供一种反向压力，从而使气道打开。注意抓住下颌的三指不应放在下颌的正下方，因为下颌中线施压（软组织）会加重气道阻塞，尤其对于年龄较小的儿童和婴儿。同时，整个手应使患者头部后仰（如果没有颈椎损伤）。操作者的另一只手要按压自动充气的气囊（图 11-2）。

双人操作时，一人用双手的拇指和示指在面罩周围形成两个相对的半环，将面罩扣压在患者面部，用其余手指上举下颌骨（图 11-3A）；也可采用双手拇指放在面罩上，使用大鱼际肌将面罩扣压在患者面部，用其余手指上举下颌骨，另一人按压气囊（图 11-3B）。

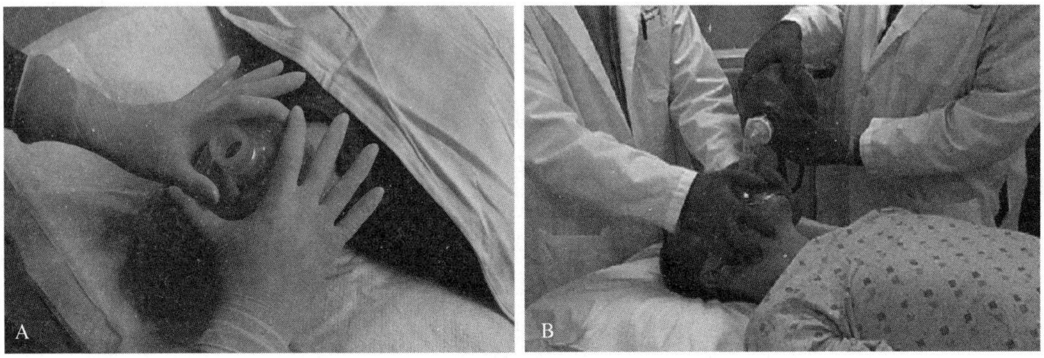

图 11-3 双手球囊面罩通气

通气量由患者（成人）的一般情况决定。若患者呼吸暂停，按压频率应为 10 ～ 12 次 / 分，潮气量 6 ～ 7 ml/kg，潮气量一般为 500 ml。若为心肺复苏，通气与呼吸比为 30 : 2（频率 8 ～ 10 次 / 分），每次持续 1 s 以上。若患者有自主呼吸，则应在患者吸气的同时，使用辅助性 BMV 正压通气，与患者呼吸同步。若患者呼吸急促，则按每 3 ～ 4 次自主呼吸给予患者一次同步辅助正压通气。

对于怀疑颈椎损伤的患者，采用托下颌手法或下颌前推法开放气道，或使用口咽或鼻咽通气道。对于无反应患者，一般可使用口咽通气道；对于清醒患者，可放置鼻咽通气道，但对明显头面部创伤患者，则应避免使用鼻咽通气道。

增加潮气量和较高峰气道压与增加胃充气有关，而胃充气有增加误吸的风险。因此，应避免突然用力挤压气囊和减少吸气时间，以免产生或增加峰气道压，保持低气道峰压，吸气时间应超过 1 ～ 1.5 s。

所有气囊面罩装置（有条件时）都应该与氧源连接。

（钟　强　蒋龙元　贾建国）

第二节　心肺复苏术

【目的】

心搏骤停（cardiac arrest，CA）是指各种原因导致心脏突然失去有效收缩和泵血功能突然停止的病理生理状态。心搏骤停导致循环中断，引起全身严重缺血缺氧。心肺复苏（cardiopulmonary resuscitation，CPR）的目的是通过胸外按压、人工呼吸等一系列抢救措施，以期尽早恢复患者的自主循环与呼吸，最终达到恢复患者社会功能的目的。

【适应证】

心搏呼吸骤停包括心脏停搏（asystole）、室颤（VF）/ 无脉性室速（VT）、无脉性电活动（PEA）。专业人员需识别心搏呼吸骤停的不同类别，探寻病因，争取实施个体化的心肺复苏措施。

【禁忌证】

无绝对禁忌证。

相对禁忌证包括：

1．严重的胸廓畸形

2．张力性气胸 / 胸部开放性损伤

3．多发性肋骨骨折

4．心脏压塞

5．胸主动脉瘤破裂

【根据伦理学原则，以下情况可不实施心肺复苏】

1．实施 CPR 会对抢救者本人产生严重的操作或致命性风险时。

2．明显不可逆的死亡征象（如尸僵等）。

3．事先具备有效签名和日期的不希望复苏声明。

【场景设定】

本部分主要讲述心肺复苏的早期操作步骤，着重于胸外按压、人工通气、电除颤的操作。关于高级气道管理、药物应用及复苏后的处理可参考美国心脏协会（AHA）2010 版心肺复苏指南及 2015 版心肺复苏指南更新版。

根据临床上心肺复苏发生的频率，本部分设定了以下三个场景：

场景一：单人徒手院外心肺复苏术。

场景二：双人（球囊 - 面罩）院内心肺复苏术。

场景三：三人（球囊 - 面罩 - 除颤器）院内心肺复苏术。

场景一

【病例情况】

患者男性，69 岁，突然在马路的人行道上倒地。现场只有 1 名医护人员，请立即对其进行现场急救。

【患者评估与启动急救系统】

1．环境评估　确定现场环境安全，记录抢救起始时间，开始急救。

2．判断患者意识　双手拍患者双肩，靠近左右两耳各呼喊一次：“先生，你怎么啦？”观察患者反应。若无反应可判断为无意识。

3．启动急救系统　对无意识患者马上启动急救反应系统（“120”系统）。如果身旁有其他人，可请其协助进行呼救并拨打“120”。

4．同时检查呼吸和脉搏　拉开患者上衣（如有可能），观察患者呼吸情况，可以 45° 斜角观察患者胸廓起伏情况。若无明显胸廓起伏或仅有喘息样呼吸，可判断为无呼吸。以示、中两指检查同侧的颈动脉，若无法明确感觉到脉搏，可判断为动脉搏动消失（图 11-4）。检查时间为 5 ~ 10 s。

【早期 CPR】

1．体位

（1）患者平卧位，置于平整坚硬的平面上，暴露胸部（如有可能），头部勿垫物品。

（2）施救者位于患者右侧，左腿与患者肩齐，双腿打开宽度与施救者肩部同宽。

2．胸外按压（图 11-5）

（1）部位：胸骨中下部。

（2）手法：施救者一只手的手掌放在患者胸骨中下部，另一手的掌根放在第一只手上面，两手平行重叠，手指互扣，指尖抬起，不接触胸壁皮肤。

（3）姿势：施救者双肩在患者胸骨正上方，双手垂直。按压时以上半身重量及肩臂肌力量垂直向下按压。

（4）速度：100 ~ 120 次 / 分。

（5）深度：5 ~ 6 cm。

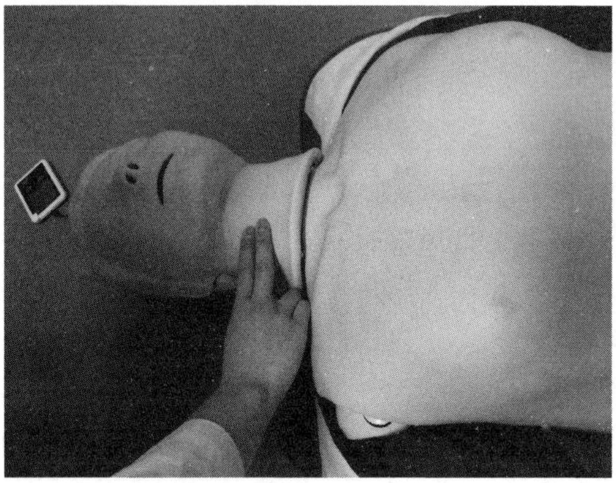

图 11-4　判断颈动脉搏动

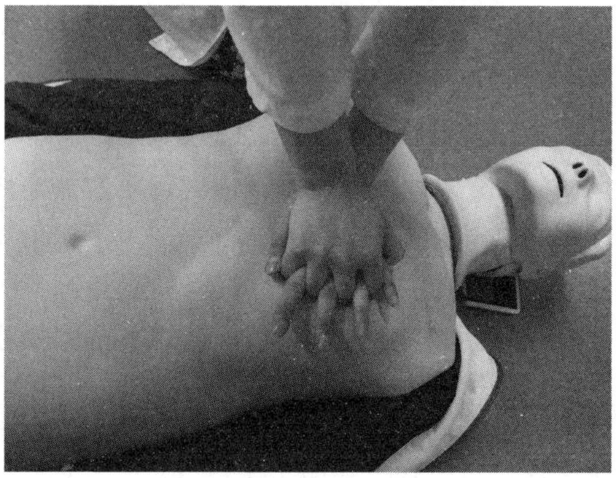

图 11-5　胸外按压

3．人工呼吸（口对口）

（1）第一次人工呼吸前先进行气道检查，若气道有异物或呕吐物等需要及时清理，若有义齿也应取出。

（2）使用仰头抬颏法开放气道，即以右手示、中指并拢托起下颌，左手手掌置于前额，向后方施压，拇、示指捏紧鼻孔。

（3）施救者自然吸气，张开口完全包住患者口部，将气吹进患者肺内。吹气时间在 1 s 以上。吹气时施救者用眼的余光斜视患者胸廓，以可见到患者的胸廓抬起为有足够的潮气量。操作者无须深吸气进行人工呼吸，才可以避免过度通气。

（4）一次吹气完毕，松开患者口鼻，使患者胸廓自然回弹，继续第二次吹气。

4．按压 - 通气比 30 : 2　即每进行 30 次胸外按压，给予 2 次人工呼吸。一般将一组的 30 : 2 施救过程称为一个“循环”，每五个循环称为一个“周期”。

5．重新评估

（1）通常建议每 2 min 进行一次评估。考虑到复苏过程中，时间较难以准确估算，而且每一周期间 CPR 的时间大约为 2 min，因此可于完成一个周期 CPR 后进行一次重新评估。

（2）评估内容：患者反应、呼吸、颈动脉搏动情况。评估时间为 5 ~ 10 s。

（3）若呼吸脉搏未恢复，应马上进行下一周期的 CPR，直到自主呼吸脉搏恢复，或出现其他导致停止复苏的情况为止。

【操作要点】

1．操作的基本流程可归结为胸外按压—开放气道—人工呼吸（C-A-B），更突出了胸外按压的重要性。

（1）患者为目击倒地，发生心搏骤停的最可能原因是心室颤动（VF）或无脉性室性心动过速（无脉性室速），这些患者早期抢救的最重要措施是胸外按压及早期除颤。

（2）C-A-B 顺序可以更早地开始胸外按压，而通气仅轻微延迟（30 次按压为 15 ~ 18 s）。但此流程适用于心源性心搏呼吸骤停或原因未明的心搏呼吸骤停。若为气道梗阻、窒息或溺水等气道原因导致的心搏呼吸骤停，则抢救流程为 A-B-C。

2．强调高质量的 CPR

（1）按压速度 100 ~ 120 次 / 分。对于初学者，可考虑用节拍器辅助训练。

（2）按压深度 5 ~ 6 cm。若施救者为女性或体力较弱者，一般需要尽力按压，以达到足够深度；若施救者体力好，则需要在按压过程中观察深度情况，及时调整按压力度。

（3）每次按压后允许胸廓完全回弹。在实践中，胸廓回弹不完全非常普遍，特别是在施救者疲劳时更容易发生。建议在每次按压后手掌跟可稍微（非完全）抬高，离开胸壁，可改善胸部回弹。

（4）尽可能减少中断胸外按压。CPR 期间中断胸外按压的因素很多（包括评估、人工呼吸、除颤、气管插管等），导致实际的每分钟有效按压速率不高。尽量减少胸外按压中断能提高有效的按压次数，有助于改善预后。因此，在按压过程中，无论进行任何操作尽量使按压中断的时间＜ 10 s。

（5）避免过度通气。过度通气（包括过多的呼吸或过大的潮气量）可能导致胃扩张、反流、误吸，亦可能会增加胸膜腔内压，减少静脉回流至心脏，降低心排血量。

3．生存链的概念

（1）心搏骤停后的成功复苏需要一系列协调的动作，2015 年心肺复苏指南更新版将原有的生存链改为院内和院外两种情况（图 11-6）。

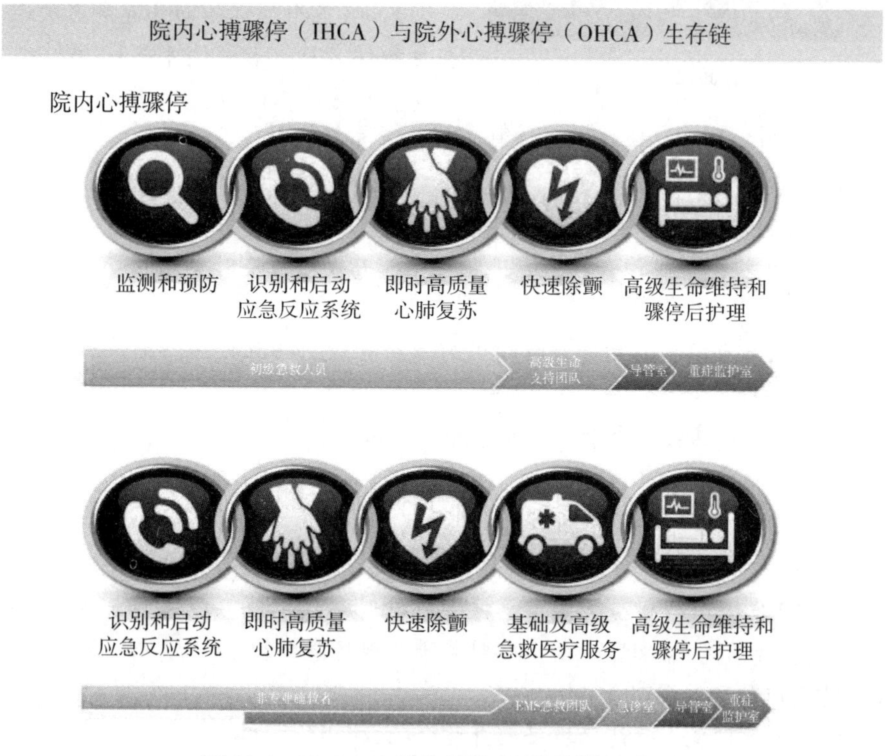

图 11-6　2015 年心肺复苏指南更新版的生存链

(2) 有效完成这些环节的应急系统能使被目击发生的室颤性心搏骤停者的存活率达 50%。

(3) 各个环节是相互独立的，每个环节的成功依赖于前面环节的效果。

场景二

【病例情况】

患者男性，63 岁，在医院门诊部就诊时突然倒地。现场有 2 名医护人员，并有简易呼吸器（气囊面罩）。请立即对其进行现场急救。

【环境和患者的评估与启动急救系统】

1．迅速评估现场环境，确认环境安全并适合抢救。记录抢救开始时间。

2．评估患者意识　拍患者双肩并呼唤双耳，观察患者有无反应。若无反应，判断为无意识。

3．呼救并启动急救系统　指派助手呼喊其他医护人员协助抢救，并迅速取得简易呼吸器。

同时评估患者呼吸和脉搏：打开患者衣物，观察胸廓运动，同时用示指和中指检查同侧颈动脉搏动，时间为 5 ~ 10 s。若未见胸廓运动或仅为喘息，未触及颈动脉搏动，可判断为无呼吸和脉搏，立即开始心肺复苏。对于医务人员，建议进行开放气道的操作，而且评估呼吸脉搏往往在呼救之前进行，如此呼救的内容可以更有针对性。

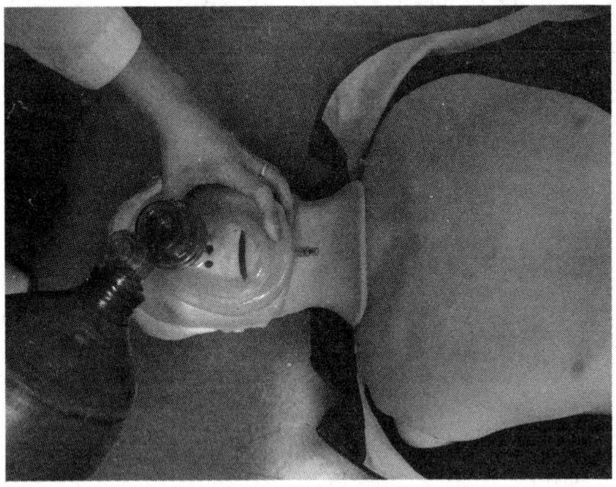

图 11-7　球囊面罩通气

【早期 CPR】

1．胸外按压　主操作者位于患者右侧，将患者置于坚硬的平面上，立即开始胸外按压。

2．人工呼吸　若助手已取回简易呼吸器，则位于患者头端，迅速检查并处理气道情况，待按压完毕，以仰头抬颏法开放气道，以简易呼吸器进行 2 次人工呼吸（图 11-7）。若助手未到达，则由主操作者进行 2 次口对口人工呼吸。

3．按压通气比 30∶2。

4．第五个循环，助手完成 2 次人工呼吸后，在主操作者对患者评估呼吸和脉搏时，迅速站立至其背后方。若呼吸、脉搏未恢复，则由助手马上接着开始新一个周期的胸外按压。轮换时间不超过 5 s。

【团队操作要点】

团队成员有效的合作能提高患者的生存率。

1．在实施 CPR 前，主操作者对患者进行评估，而助手应及时启动急救系统并取回必要的抢救物品。

2．在胸外按压结束前，通气者应提前做好气道开放，一旦按压结束，可以马上进行人工呼吸，减少胸外按压的中断。

3．通气者应提前到达按压者身后，减少轮换的时间。

场景三

【病例情况】

患者男性，62 岁，因胸闷、胸痛于急诊室就诊时突然倒地。现场有 3 名医护人员，并有简易呼吸器（气囊面罩）、除颤器。请立即对其进行现场急救。

【患者评估与启动急救系统】

1．迅速评估现场环境，确认环境安全并适合抢救。记录抢救开始时间。

2．评估患者意识　拍患者双肩并呼唤双耳，观察患者有无反应。若无反应，判断为无意识。

3．呼救并启动急救系统　指派助手呼喊其他医护人员协助抢救，并迅速取得简易呼吸器。

4．同时评估患者呼吸和脉搏　打开患者衣物，观察胸廓运动，同时用示指和中指检查同侧颈动脉搏动，时间为 5 ~ 10 s。若未见胸廓运动或仅为喘息，未触及颈动脉搏动，可判断为无呼吸和脉搏，立即开始心肺复苏。对于医务人员，建议进行开放气道的操作，而且评估呼吸脉搏往往在呼救之前进行，如此呼救的内容可以更有针对性。

【早期 CPR 与电除颤】

1．胸外按压　主操作者跪立在患者右侧，摆好患者体位后开始 30 次的胸外按压。

2．人工呼吸　若助手 1 已取回简易呼吸器，则跪立于患者头端，迅速检查并处理气道情况，待按压完毕，以仰头抬颏法开放气道，以简易呼吸器进行 2 次人工呼吸。若助手未到达，则由主操作者进行 2 次口对口人工呼吸。

3．按压通气比 30 : 2。

4．除颤　助手 2 准备好除颤器，立于患者左侧，打开除颤器电源，选择“paddle”导联，快速查看患者心律。若监护显示患者为可除颤心律（如室颤或无脉性室速），则按标准流程进行电击除颤 1 次。若是不可除颤心律（如心室停搏），则继续 CPR。

5．除颤结束，不要进行评估，马上接着开始一个周期的 CPR。

6．第五个循环，助手 1 完成 2 次人工呼吸后，在主操作者对患者进行呼吸、脉搏评估时，迅速站立至其背后方，助手 2 准备除颤器。若心跳未恢复，助手 2 给予一次电击除颤（可除颤心律时），助手 1 马上接着开始新一个周期的胸外按压。

【团队操作要点】

团队成员有效的合作能提高患者的生存率。

1．在实施 CPR 前，主操作者对患者进行评估；助手 1 启动急救系统，准备简易呼吸器；助手 2 准备除颤器。

2．在胸外按压结束前，通气者应提前做好气道开放，一旦按压结束，可马上进行人工呼吸，以减少胸外按压的中断。

3．除颤器一旦准备完毕，应马上准备进行除颤，此时应暂停按压与通气。

4．除颤完毕，不要进行评估，而应马上开始一个周期的 CPR。

【院前心肺复苏的中止】

心肺复苏的过程一旦开始，应持续至发生以下情况：

1．恢复有效的自主循环。

2．治疗已转交给高级抢救队伍。

3．施救者由于自身力量耗竭而不能继续复苏，或使自身处于危险的环境中，或继续复苏置施救者于危险境地时。

4．发现提示不可逆死亡的可靠和有效标准，或确认为明显死亡的标准，如出现尸斑或尸僵，头颈分离，肢体离断后无法控制的出血等。

【院内心肺复苏的终止】

院内复苏终止由抢救医生决定，应考虑以下因素：心搏骤停是否有目击者、实施 CPR 的时间、心搏骤停前的状态、复苏过程中是否出现自主循环恢复等。有多种因素影响心搏骤停时继续或终止复苏的决策，以及对心搏骤停后恢复的可能性的估计。因此，是否终止心肺复苏需考虑个体因素而定。

（詹　红　刘江辉　贾建国）

第三节 气管插管术

气管插管的方法有多种，根据不同途径可分为经口、经鼻、经气管造口或经环甲膜逆行插管；根据是否显露声门可分为明视或盲探插管；根据使用的暴露声门工具分为普通喉镜、可视喉镜、可视喉罩或纤维支气管镜引导下插管；根据插管前的麻醉方法分为麻醉诱导、清醒或半清醒插管等。本章着重讲述经口明视下气管插管技术。

【目的】

1．麻醉期间保持患者气道通畅，保护气道。

2．便于吸入全身麻醉药的应用，或清洗肺部。

3．进行有效的人工或机械通气，防止患者缺氧和二氧化碳潴留。

【适应证】

1．在全身麻醉时，需要保证气道通畅以保证患者生命安全者，如颅内手术、开胸手术、俯卧位或坐位手术、湿肺手术等；或术中难以保持气道通畅的患者，如肿瘤压迫气管、头面五官手术等；或全麻药对呼吸有明显抑制，以及应用肌肉松弛药者。其他手术时间较长的任何全身麻醉手术亦可进行气管插管。

2．呼吸衰竭、低氧血症、急性肺水肿等需要进行机械通气者。

3．心肺复苏、药物中毒及新生儿严重窒息等抢救。

【经口或鼻气管插管绝对禁忌证】

非急救情况下，喉水肿、急性喉炎、喉头黏膜下血肿者，可以经气管造口途径通气。

【相对禁忌证】

1．呼吸道不全梗阻者有插管适应证，但禁忌快速诱导下插管。

2．并存出血性疾病（如血友病、血小板减少性紫癜等）。

3．主动脉瘤压迫气管者。

4．对插管基本知识未掌握、插管技术不熟练者或插管设备不完善。

根据临床上气管插管发生的频率，本部分设定了以下三个场景：

场景一：清醒患者进行全身麻醉诱导气管插管。

场景二：呼吸困难患者气管插管辅助呼吸。

场景三：呼吸心搏骤停患者心肺复苏气管插管。

场景一

【病例情况】

患者女性，16 岁，因盆腔肿块拟进行择期腹腔镜下盆腔肿块切除术。既往史无特殊。请为该患者进行麻醉诱导及气管插管操作。患者身高 145 cm，体重 40 kg，入手术室时的基本生命体征如下：血压 86/56 mmHg，心率 75 次 / 分，SpO_2 97%。

操作地点：手术室。

【操作前体检】

1．目的　明确插管途径（经口或经鼻），麻醉诱导方法（全身麻醉，半清醒或清醒），是否存在插管困难问题，需采取何种插管方法解决（普通喉镜、可视喉镜、可视喉罩或纤维支气管镜引导）。

2．术前检查　鼻腔、牙齿、张口度、颈部活动度、咽喉部情况等，进行 Mallampati 评分。

3．签署知情同意书。

4．确定麻醉诱导、气管插管方案　本病例选择快速静脉诱导全身麻醉，经口明视气管插管。

【操作准备】

1．气管导管　成人男性选择导管内径（ID）7.5 ~ 8.5 mm，成年女性为 7.0 ~ 7.5 mm。本病例选择 7.0mm 导管。

2．喉镜　本病例选择弯型中号喉镜。

3．药物　镇静药如咪达唑仑、丙泊酚等，镇痛药如吗啡、芬太尼等，肌肉松弛药如琥珀胆碱、维库溴铵等，急救药物如麻黄碱、肾上腺素、多巴胺等。本病例麻醉诱导方案：咪达唑仑 4 mg（0.1 mg/kg）、丙泊酚 60 mg（1.5 mg/kg）、芬太尼 0.16 mg（4 μg/kg）、维库溴铵 4 mg（0.1 mg/kg）。

4．准备麻醉机、氧源、吸引器、管芯、牙垫、胶布、听诊器等抢救设备及器具。

5．开放静脉通路。

6．麻醉前用药　用阿托品 0.4 mg 肌内注射，苯巴比妥钠 0.1 g 肌内注射。

【操作步骤】

1．操作者戴口罩、帽子，洗手，戴手套，核对患者。

2．物品准备及检查

（1）铺治疗巾。

（2）检查气管导管：注射器打气检查气囊是否漏气；液体石蜡（棉签）润滑管尖；液体石蜡润滑管芯；置入管芯并塑形。

（3）检查麻醉喉镜：接上喉镜柄与喉镜片，观察光度是否充足，若不亮，应马上更换喉镜片，或更换喉镜柄（电池）。

（4）其他：撕两条胶布；带好听诊器；准备牙垫、面罩、呼吸囊、吸痰管及吸引机、1%丁卡因、喉头喷雾器、氧气、麻醉机或呼吸机等。

3．摆好体位　仰卧、头垫高 10 cm。

4．麻醉诱导　静脉注射镇静药、镇痛药、肌肉松弛药，待患者入睡（呼唤无反应，睫毛反射消失）后，进行气囊面罩加压给氧 2 ~ 3 min。

5．喉镜进入口腔　右手拇、示、中指张开上下唇，左手持喉镜沿右口角进入口腔，将舌体向左推开，使喉镜片移至中位。

6．暴露声门　先见悬雍垂，镜片垂直提起前进可见会厌，将镜片置于会厌与舌根交界处（会厌谷），用力向前上方提起即显露声门。如若声门暴露困难，可用压迫甲状软骨法辅助。

7．气管插管　右手持气管导管由右口角插入口腔，双目注视导管前进方向，准确轻巧地将导管尖端插入声门少许，助手退部分管芯，操作者再将导管置入，然后再取出管芯，置入牙垫，退出喉镜片，气管导管套囊注入适量空气。本病例气管导管插入深度以 20 cm 左右为宜（图 11-8）。

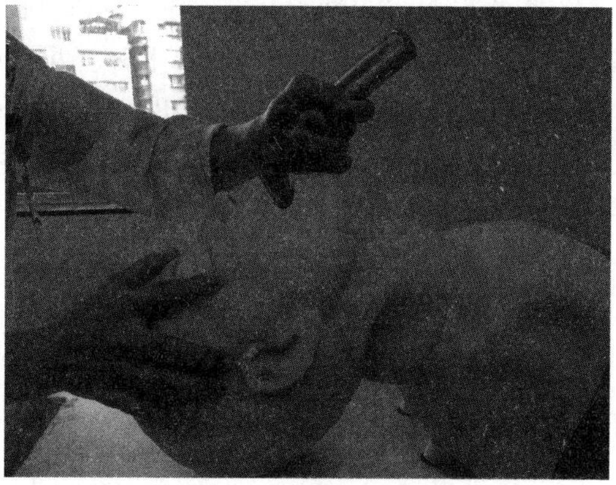

图 11-8　气管插管动作

8．确认导管位置　固定导管，并连接呼吸囊进行通气，手持听诊器进行双肺听诊。

9．以两条胶布固定气管导管，并用听诊法再次确定导管位置正确，恢复头位，进行机械通气。

【操作要点】

1．病例特点

（1）成年女性患者一般选择 ID 7.5 mm 气管导管，插入深度一般为 20 ~ 22 cm。本病例为 16 岁女性，身高 145 cm，体重 40 kg，因此，气管导管内径应选择偏小一号（ID 7.0 mm），导管置入深度应稍浅（20 cm）。

（2）本患者体重较轻，基础血压偏低，麻醉诱导药物剂量应适当减小。

（3）本患者为年轻女性，应注意麻醉前用适当的镇静药（苯巴比妥钠）。

2．气管导管准备

（1）操作前对患者进行评估，确定气管导管型号，同时准备小一号的气管导管。

（2）检查气管导管套囊时注意无菌操作，若发现气管导管套囊漏气，须马上更换新管。

（3）放置管芯入气管导管时注意管芯要适当润滑，以利于插管后拔出，放置深度不可超出气管导管尖端，插入管芯后应于导管近端沿接头处弯成直角。

3．在气管插管前开放气道人工呼吸时，注意检查口腔内是否存在异物，若发现异物，须先行清理，再进行人工呼吸。

4．插管前需要预先给氧，可提高患者对较长时间通气停止的耐受。潮气量为成人每次 500 ~ 600 ml，频率 12 ~ 16 次 / 分，吸呼比 1 :（1.5 ~ 1）。

5．暴露声门时，喉镜片应放于正中位。挑起会厌时，切忌以门齿作为支点，以避免门齿损伤脱落。

6．气管插管时，右手以持“毛笔”式手势持管，位置为中后 1/3 处，持管时以三指轻捏住即可；气管导管的斜口端对准声门；导管插入气管内的深度成人为 4 ~ 5 cm，一般以套囊完成，过声门后前进 1 ~ 2 cm 即可。

7．插管完毕，须先置入牙垫，再退出喉镜片，充气套囊证实导管确在气管内后，将导管与牙垫一起妥善固定。

8．注空气入气囊后，要用手轻捏检查气囊压力是否合适，一般套囊压力应小于 25 cmH_2O，以避免气管局部受压损伤。

9．确定导管位置的方法

（1）人工通气时，双侧胸廓起伏对称。

（2）听诊双上肺呼吸音对称、清晰，剑突下无气过水声。

（3）呼气末二氧化碳监测。

10．整个插管动作轻柔，尽量减少对牙齿、软组织的损伤，避免牙齿脱落、误吸。

场景二

【病例情况】

患者女性，32 岁，心悸、呼吸困难 2 h 入院。既往有风湿性心脏病 8 年，活动后心悸、气促 4 年。1 周前出现不能平卧、水肿、尿少等，2 h 前出现明显心悸、呼吸困难。查体：体温 37℃，心率 120 次 / 分，呼吸 28 次 / 分，血压 110/70 mmHg，SpO_2 88%，神志模糊，发绀，颈静脉怒张，两肺底可闻及湿啰音，并随体位改变，心界向两侧扩大，肝肋下 3 cm。入院后经吸氧、强心、利尿、扩血管等常规处理，效果不佳，拟行气管插管辅助呼吸。

操作地点：冠心病监护治疗病房（CCU）。

【操作要点】

1．病例特点

（1）根据病史及体征，考虑患者为全心衰竭，心功能Ⅳ级。

（2）存在明显低氧血症，吸氧效果不佳，不能耐受长时间的呼吸暂停。

（3）不能平卧，气管插管时的体位摆放存在困难。

（4）神志模糊，不能配合清醒气管插管，需要适度镇静与镇痛。

2．气管插管前特殊准备

（1）知情同意，尤其要强调整个气管插管过程可能会出现严重心律失常、心搏骤停。

（2）高流量或纯氧吸入，增加氧储备。

（3）心搏骤停的紧急抢救设备及药物。

（4）吸引装置。

3．麻醉诱导方法　咪达唑仑 0.1 ～ 0.2 mg/kg，吗啡 0.1 ～ 0.2 mg/kg，维库溴铵 0.1 mg/kg，半卧位下吸氧及辅助呼吸，待麻醉药起效，准备进行气管插管时再平卧。

场景三

【病例情况】

患者男性，44 岁，因持续胸痛、胸闷 1 h 到急诊就诊。既往史无特殊。急诊医师为患者体检期间，患者突发意识不清，口唇发绀，呼吸停止。立即进行胸外按压与气囊面罩通气。请为其进行气管插管辅助通气。

操作地点：急诊观察室。

【操作要点】

1．病例特点　心搏骤停患者，紧急抢救。

2．气管插管前特殊准备

（1）无需知情同意。

（2）无需麻醉药物诱导。

（3）准备吸引装置。

3．气管插管过程特点

（1）在准备气管插管阶段，要持续进行标准的心肺复苏程序，即胸外按压、人工通气、电除颤、药物治疗（肾上腺素等）。

（2）气管插管时尽量不要中断胸外按压，仅在置入喉镜、准备暴露声门时停止胸外按压，一旦气管导管越过声门后，立即恢复胸外按压。

4．气管插管完成后，胸外按压按 100 ～ 120 次 / 分进行，人工呼吸按 10 次 / 分进行，无需同步。

【并发症及处理】

1．喉镜损伤　喉镜使用不当，尤其是声门暴露特别困难时，可能引起牙齿损伤或脱落，口腔、咽喉部和鼻腔的黏膜损伤可引起出血，或出现颌下关节、杓状关节脱位的可能。动作应规范轻柔，不应用喉镜冲撞上门齿，并以此为杠杆，导致牙齿缺损。

2．心血管反应　浅麻醉下暴露声门或行气管内插管可引起剧烈呛咳、喉头及支气管痉挛，心率增快及血压剧烈波动而导致心肌缺血。严重的迷走神经反射可导致心律失常、心动过缓，甚至心搏骤停。对于非心搏骤停的患者进行气管插管，应于气管插管前使用适当的镇静剂、镇痛剂及肌肉松弛剂。

3．缺氧　一般情况下每次操作时间不超过 30 ～ 40 s，监测血氧饱和度，一旦低于 90%，应立即停止插管，保证氧供。

4．导管位置不当　导管误入食管是比较常见的并发症，常发生于无经验的医师操作时；亦可能存在导管插入太深误入一侧支气管内，从而引起通气不足、缺氧或术后肺不张，或导管插入太浅，可因患者体位变动而意外脱出，导致严重意外发生。因此，插管后及改变体位时应仔细检查导管插入深度，观察胸廓起伏情况，并常规听诊两肺的呼吸音。

5．误吸　插管时可引起呕吐和胃内容物误吸，导致严重的肺部感染和呼吸衰竭。非急救气管插管者，麻醉前应禁食 6 ～ 8 h，禁水 3 ～ 4 h。饱胃患者需要进行气管插管时，插管前应先放置胃管，尽可能吸尽胃内容物，以避免误吸。

（詹　红　刘江辉　贾建国）

第四节　心脏除颤 / 心脏复律

一、心脏除颤

心脏除颤（defibrillation）又称非同步电复律，是用较强的脉冲电流在极短的时间内通过胸壁、穿过心肌，使大量心肌一致地除极，终止异位心律，恢复窦性节律的方法。

心脏除颤是一项有效终止威胁生命的心室颤动（VF）和无脉性室性心动过速（VT）的急诊治疗技术。自动体外除颤（AED）已逐步作为基本生命支持的一部分，手动除颤和同步电复律在复苏中主要用于高级生命支持。

【适应证】

1．心室颤动。

2．无脉性室性心动过速。

3．不稳定型多形性室性心动过速。

【禁忌证】

1．患者稳定，有脉搏，室速时有灌注心律。

2．无脉性电活动（PEA）。

3．心电静止。

【心脏除颤设备】

心脏除颤设备主要包括：除颤器 / 心电图（ECG）监测仪，手持除颤“快速查看”电极板，多功能除颤电极垫 / 心电图电极和自动体外除颤器（AED）。除颤的核心是除颤器，除颤器提供心脏除颤 / 心脏复律的能源。AED 是便携式设备，有识别无脉性 VT 及 VF 功能，并通过视觉和声音提示操作者，经过有限正式训练即能掌握。

【除颤器的类型】

根据电击波形分两大类：单相波除颤器和双相波除颤器。

1．单相波传递单极电流，又可分为单向阻尼正弦波（逐渐回复到零）和单相指数截断波（突然回复到零）。目前已很少生产单相波除颤器了，但既往生产的仍有使用。

2．双相波指除颤器先后释放两个方向相反的电流脉冲，又可分为双相方波和双相指数截断波（BTE）。与单相波相比，双相波更安全，具有相等或更高的终止 VF 的效率。

【除颤能量的选择】

双相波除颤器能量选择：如果制造商在双相除颤器上标明了推荐的能量剂量（120 ~ 200 J），则使用推荐能量；如果不知道制造商推荐的能量剂量，则考虑使用最大能量（200 J）进行除颤。

单相波除颤器能量选择：首次电击能量为 360 J。

【操作技术】

1．将患者平卧于硬板床（地）上，确认心室颤动或无脉性室性心动过速。

2．打开除颤器电源开关，选择“非同步”或“除颤”按钮。

3．两电极板涂上导电胶或垫一生理盐水纱布。

4．放置电极板　电极板的放置位置共有 4 种，其中以如下 2 种最常用：

（1）前 - 侧位：将心底部电极置于心底部（右侧锁骨下），将心尖部电极置于心尖部（左侧第 5 肋间平腋中线），两电极板相距 10 cm 以上（图 11-9）。

（2）前 - 后位：一个电极置于前胸部胸骨左缘第 4 肋间，另一电极置于背部左肩胛下区（图 11-10）。

5．选择心脏除颤能量　如果是单相波除颤器，首选 360 J 除颤；若为双相波除颤器，选择该除颤器制造商推荐的有效除颤能量（一般选择 120 ～ 200 J）。

6．旋转“充电”按钮，将除颤器充电至所选择的能量。

7．将电极板贴紧患者胸壁（适当加压），确认操作者及周围人员与患者身体无接触，按压“放电”按钮，此时可见患者躯干和四肢抽动。

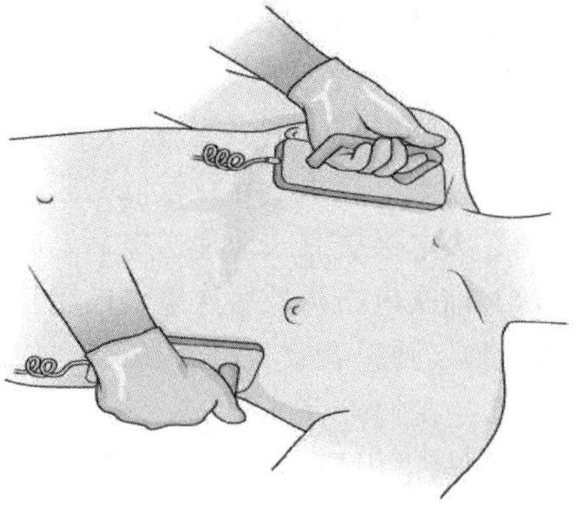

图 11-9　快速查看功能电极板的使用（前 - 侧位）

【并发症及预防】

心脏除颤的并发症包括皮肤软组织损伤、心肌损伤和心律失常。使用多功能电极垫（能获取 ECG 信号和心脏除颤）和较好的导电胶涂抹器可减少可能的皮肤软组织损伤，如胸壁烧伤等。开发新的节能双相除颤波，如双相方波和 BTE 可增加首次除颤的成功率，减少除颤后心律失常。

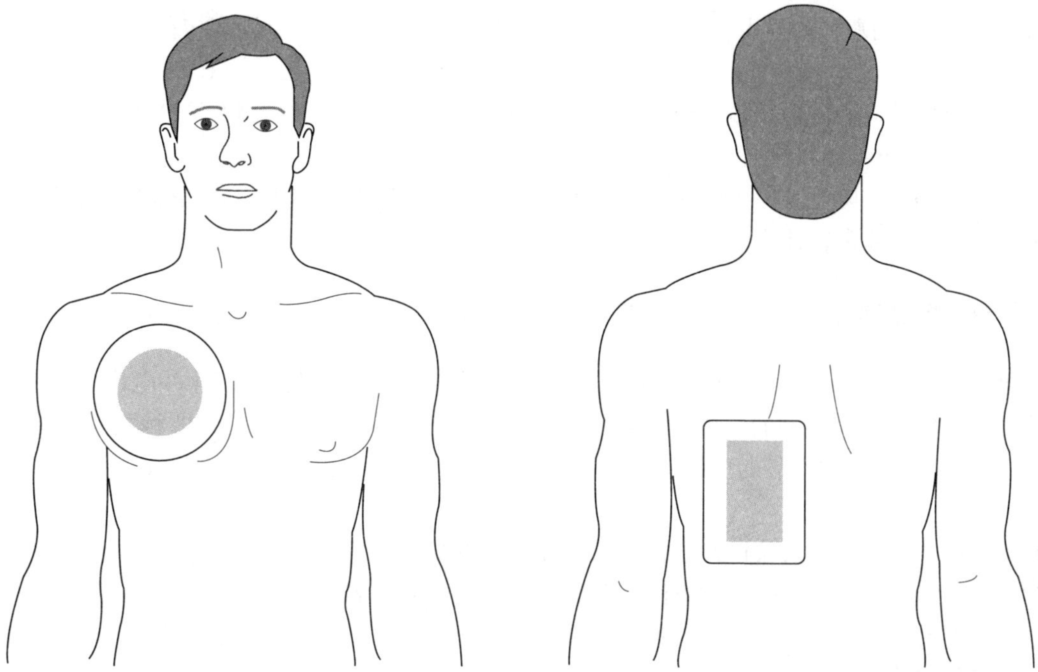

图 11-10　快速查看功能电极板的使用（前 - 后位）

【注意的问题】

1．心脏自发除颤可能性极小，由于心室颤动不能产生明显的心输出量，如不迅速处理将导致患者死亡。

2．细颤或低振幅波，一开始可能是心电静止，不适合除颤。因此，可疑的节律应该在Ⅱ导联再次检查或导联增益后仔细检查。对心电静止患者尝试除颤，预后不是改善而是恶化。

3．老式除颤器仅有电极板，新式除颤器有电极垫或二者均有。电极垫的使用更简单，可重复使用，应优先选择。

4．除颤之前确保除颤器在“非同步”或“除颤”模式。同步模式设计为在检测到 R 波之后放电（如在 SVT 情况下）不能用来除颤。

5．最大限度地提供电能量受胸壁阻抗及能量波释放的有效性的影响，影响经胸壁阻抗的因素包括：

（1）大胸围吸收更多能量，产生更多阻抗。

（2）较高电能水平导致较低的阻抗。

（3）大电极更有效地递送电荷，减少阻抗。

（4）前次电击降低后次电击的阻抗。

6．肺气肿患者或身材又高又瘦的患者，前电极垫可以放在胸骨右侧，因为这类患者心脏往往更多是在胸骨后。

7．保持电极垫或电极板离开植入起搏器或药贴至少 2.54 cm，以免干扰心电解释及放电。硝酸甘油药贴有着火风险，尤其有氧存在时。

8．至关重要的是确定没有人与患者有任何接触（可能产生电传导）。如果在电极垫或电极板放电时接触患者，操作者可能受伤或发生心室颤动。

9．因为橡胶和塑料不导电，不需要拿着面罩操作，但操作者不允许直接接触患者或任何其他导电体。

10．不要尝试对心电静止或无脉性电活动（PEA）患者进行除颤，因为这些患者对除颤无反应，除颤反使患者预后恶化。

11．真皮烧伤在除颤 24 ～ 48 h 之后变得明显，除颤之后立即出现皮肤红疹可能是由于局部组织血流淤积，通常在几小时内消散。

二、心脏复律

心脏复律（cardioversion）又称同步电复律，是应用直流电“电击”，脉冲电流经过胸部或直接经过心室使快速跳动的心脏的传导模式正常化。该技术采用心电图 R 波触发同步装置，在心电图 QRS 波的绝对不应期（R 波降支或 R 波起始后 30 ms 处）释放电流，以避免诱发心室颤动。

心脏复律主要针对显著快速性心律失常。在伴有低血压或急性心、肺衰竭时，心脏复律可以挽救生命。终止快速心律失常的方法有药物治疗、快速心脏起搏和心脏复律。许多抗心律失常药物治疗剂量与中毒剂量接近，药物治疗常常抑制正常窦房结活动或可能产生更严重的心律失常。心脏复律简单、快速，大多数立即起效，很少有副作用，在终止快速心律失常方面比药物治疗成功率更高，有超过药物治疗的特殊优势。

【适应证】

1．急诊复律 室上性心动过速伴心绞痛、肺水肿或血流动力学异常、心房颤动伴预激前传、药物治疗无效的无脉性室性心动过速。

2．即刻复律 任何引起意识丧失或重度低血压的情况。

3．老年人持续性快速心律 非紧急情况下，老年人持续性快速心律可能引起并发症（血栓、栓塞）或相关的心脏缺血或心功能障碍。

【禁忌证】

1．地高辛中毒时心脏复律不仅无效，而且与电击后无脉性室性心动过速和心室颤动高发生率相关。

2．治疗剂量地高辛水平的患者，现认为心脏复律风险与其他心脏复律患者没有不同。一般心脏复律前仍需停药 24 h，以防由于疏忽造成的地高辛水平增高。

3．多源性房性心动过速和已知伴有窦房结功能不良的室上性心动过速（包括心房颤动）。

4．任何阶段的妊娠都不是心脏复律的禁忌证。

【心脏复律技术】

1．一般处理　如果时间允许，代谢异常如低钾和低镁应在心脏复律前纠正；低氧血症应该通过吸氧纠正；如果患者有代谢性酸中毒、气管插管后代偿性过度通气、呼吸性酸中毒，应该在使用镇静药物之前处理。

2．心脏复律之前必须适度镇静，一般成人应用咪达唑仑 5 mg 静脉注射，亦可使用丙泊酚、依托咪酯等药物。

【能量选择】

血流动力学稳定的无脉性室性心动过速患者，胺碘酮 150 mg 静脉注射，根据需要重复，总剂量可达 2.2 g/24 h。如果不成功，使用同步电复律。

心脏复律应该以 50 J 能量水平开始。如果不成功，能量水平翻倍，如果需要可再一次翻倍直至灌注心律恢复，无脉性室性心动过速复律后应给予抗心律失常药物预防复发。

成人心房扑动或其他室上性心动过速一般需要较小能量，初始能量为 50 ~ 100 J，如果失败则逐步增加能量。成人心房颤动心脏复律单相波以 200 J 开始，如果不成功则逐步增加。成人心房颤动双相波初始能量 120 ~ 200 J。心房颤动对心脏复律反应依赖于心房颤动的时间和可能的原因，继发于甲状腺功能亢进（甲亢）的房颤 90% 转复成功，继发于严重二尖瓣反流仅 25% 病例转复成功。有 50% 病例在 6 个月内复发，特别是那些长期心房颤动患者。

稳定性无脉性室性心动过速对单相波或双相波电复律（同步）反应良好，初始能量为 100 J，如果无反应则逐步增加剂量。

【操作技术】

一个关键步骤是选择同步模式。在同步模式，除颤器寻找最大的正向或负向偏移，即 R 波或 S 波，然后自动地持续＜ 4 ms 的放电，避免复极的易损期（容易诱发心室颤动）。除颤器设为同步时，按压按钮后放电将发生短暂延迟，该延迟可能会令不知道的操作者产生不安。具体操作：

（1）患者置于硬板床，不得与周围金属接触。

（2）选择 R 波较高的导联观察，测试同步性能，将电钮放在“同步”位置，放电同步信号应在 R 波降支上 1/3 处。

（3）电极板的放置位置和方法同心脏除颤。

（4）缓慢静脉注射咪达唑仑 5 mg 镇静。

（5）选择所需的心脏复律能量：一般心房颤动 200 J，心房扑动 50 ~ 100 J，室上性心动过速 50 ~ 100 J，室性心动过速 100 J。

（6）旋转充电按钮进行充电。

（7）确认操作者及周围人员与患者身体无接触，将电极板贴紧胸壁，按压放电按钮放电。

（8）观察心电图变化，判断复律是否成功，决定是否需要再次心脏复律。

（9）复律成功后，仍需观察患者血压、心律、心率、呼吸，直至清醒。清醒后观察患者有无栓塞现象。

【并发症】

心脏复律并发症可以影响患者，特别是安装有心脏起搏器者。患者并发症与电击能量相关，涉及气道、心脏或胸壁及心理。

1．与镇静相关的并发症　如镇静过度或气道受累可能导致缺氧。适当的准备或预防措施可使气道并发症降至最低。任何麻醉剂均可能抑制呼吸，足够的潮气量必须通过直接观察或呼气末二氧化碳（$ETCO_2$）来不断进行评估。建议常规吸氧，如果有其他医生则应负责监测所有镇静患者的气道。

2．胸壁烧伤　通过电弧引起。为表皮烧伤，真皮层烧伤也可以发生。通过导电胶的适当应用和稳固按压电极可防止其发生。

3．心脏并发症 转复后的心脏并发症与转复的能量剂量成正比。最常见于中等能量水平时，对血流动力学影响较小。在高能量水平，并发症包括心律失常、低血压，罕见的有肺水肿，可能发生在复律后数小时。可能为直接作用于细胞线粒体，致心肌氧摄取暂时失效所致。

4．高能量（200 J）直流电复律之后的心律失常，除短暂和持续性心电静止之外，包括无脉性室性心动过速和心室颤动、心动过缓和房室传导阻滞。心肌缺血或已知冠心病患者似乎复律后心动过缓的风险显著增高。

【注意的问题】

1．心脏复律在治疗自律性增加（如洋地黄导致的心动过速，儿茶酚胺诱导的心律失常，多源性无脉性室性心动过速）性心律失常很少有效。

2．心房颤动（AF）或心房扑动（房扑）持续 36 ～ 48 h，有源于左房血栓栓塞风险。因此，对稳定的 AF 患者心脏复律前应进行 3 ～ 4 周抗凝治疗或经食管超声心动描记术（TEE），以排除左房凝血块（转复之前）。对无禁忌证的 AF，急性心脏复律应抗凝治疗。

3．年轻患者、短期 AF 患者、甲亢并发 AF 患者更可能用心脏复律转复，老年患者及长时间 AF（＞ 1 年）患者和患有结构性心脏疾病患者，用心脏复律转复可能性很小。

4．放置的电极板相互之间及与任何内部起搏 / 除颤器之间至少相距 10 cm，与监测电极至少相距 5 cm。电极不能放在药物贴或药膏上（干扰导电），特别是含有硝酸甘油药贴，可能引起着火，导致胸壁烧伤。

5．除颤器 / 复律器默认每次放电后为非同步模式，再次心脏复律时应按同步键。

（钟　强　蒋龙元　贯建国）

第五节　中心静脉穿刺

【目的】

1．监测中心静脉压，了解右心功能。

2．监测血容量，以指导输液、输血。

3．经此输注高渗或对血管有刺激的液体或药物。

4．行全胃肠外营养。

【适应证】

1．严重创伤、休克及急性循环功能衰竭等危重患者。

2．需长期输液或静脉抗生素治疗。

3．全胃肠外营养治疗。

4．需接受大量、快速、输血、补液的患者，利用中心静脉压的测定可随时调节输入量和速度。

5．心血管代偿功能不全的患者，进行危险性较大的手术或手术本身会引起血流动力学显著变化，如嗜铬细胞瘤、大动脉瘤和心内直视手术等。

6．经导管安置心脏临时起搏器。

【绝对禁忌证】

1．穿刺点局部感染。

2．所选静脉存在血栓，或堵塞，或损伤。

【相对禁忌证】

全身凝血功能障碍。

【场景设定】

通过不同部位的周围静脉均可置入导管至中心静脉，最常用的静脉包括颈内静脉、锁骨下静脉，其他包括股静脉、颈外静脉等。

根据临床上中心静脉穿刺发生的频率，本部分设定了以下两个场景：

场景一：经右锁骨下静脉穿刺置管。

场景二：经右颈内静脉穿刺置管。

近年来，超声引导下深静脉穿刺的应用越来越广，使穿刺的成功率提高，并发症减少。本文的操作方法，仅限于传统的"盲穿"，未包含超声引导下的操作方法。

场景一

【病例情况】

患者男性，45 岁，因"左半结肠癌"行左半结肠切除术。为保证术后顺利进行静脉营养治疗，拟于术前为患者放置深静脉导管。

操作地点：病房治疗室。

【操作前体检】

1．目的　了解患者精神状态，能否配合操作，确定穿刺置管部位。

2．签署知情同意书。

3．确定穿刺方案　本病例选择右锁骨下静脉穿刺置管。

【操作准备】

1．中心静脉导管穿刺包，内含深静脉导管、穿刺针、引导钢丝、皮肤扩张器、注射器、消毒物品、孔巾、纱布、缝针、无菌手套等。

2．消毒液，可选用碘酒与乙醇，亦可选用其他消毒液（如聚维酮碘、氯己定等）。

3．其他　局部麻醉药、生理盐水等。

4．体位　患者仰卧位，头低脚高 15° ～ 30°，右肩部略垫高，头转向对侧，右手置于身旁，使肩胛骨尽量下移。

5．穿刺点定位　锁骨中外 1/3 的交界处（此处靠近锁骨上切迹），锁骨下缘 1 ～ 1.5 cm 处。确定穿刺点后做好标识。

【操作步骤】

1．操作者戴口罩、帽子，清洁洗手，核对患者。

2．打开无菌穿刺包外层，戴无菌手套，再打开无菌穿刺包内层。

3．准备物品

（1）摆好包内物品：消毒杯、消毒钳（或一次性消毒刷）、纱布、孔巾、剪刀、持针器、丝线、镊子、弯盘等。

（2）取深静脉穿刺套管：穿刺针、导管、导丝、扩张器等。

（3）倒入消毒液、生理盐水及肝素冲洗水。

（4）与助手共同进行核对后抽取局部麻醉药（2% 利多卡因）。

4．消毒，铺无菌孔巾。消毒范围：以穿刺点为中心消毒，上至下颌角，下至乳头水平，内侧至正中线，外侧至腋前线水平。

5．局部浸润麻醉。

6．穿刺针尖指向胸骨上窝，针体与胸壁皮肤的夹角小于 10°，紧靠胸锁内下缘徐徐推进，保持负压回抽，抽得暗红色静脉血即表示刺中锁骨下静脉。左手固定穿刺针。

7．置入引导钢丝。嘱患者屏气，取下注射器，置入钢丝，拔除穿刺针，此时嘱患者恢复正常呼吸。

8．扩张器扩皮，必要时尖刀破皮。

9．置入导管，深度为 12 ～ 14 cm。

10．再次回抽见暗红色静脉血，以生理盐水（或肝素盐水）冲洗导管。

11．缝针固定导管。

12．局部消毒。无菌敷料固定导管。

【操作要点】

1．病例特点　患者手术后需要进行静脉营养，深静脉导管需要留置较长时间。选择锁骨下静脉置管，患者舒适度较颈内静脉置管高。

2．人文关怀　整个操作过程需要患者进行配合，如体位摆放、局部麻醉、置入钢丝前需要屏气等。充分合适的人文关怀既可提高患者的满意度，又有助于操作的进行。

3．若穿刺到锁骨下动脉，应立即拔针，并于锁骨上压迫止血 3 ～ 5 min。改行右颈内静脉入路。

4．清醒患者，在置入钢丝前嘱患者屏气，可防止部分患者上腔静脉压在吸气时为负压，从而产生空气栓塞。

5．掌握多种入路，不要片面强调某一入路的成功率而进行反复多次的穿刺，以降低并发症的发生率。

场景二

【病例情况】

患者男性，45 岁，拟于静脉复合全身麻醉下行右半肝切除术。已完成全身麻醉诱导，请为其进行深静脉置管操作。

操作地点：手术室。

【操作前体检】

确定穿刺方案：本病例选择右颈内静脉穿刺置管。

【操作前准备】

1．中心静脉导管穿刺包、消毒液、生理盐水等。

2．体位　患者仰卧位，头低脚高 15° ～ 30°，去枕头后仰，上肢与躯干平行，头转向对侧，保持胸锁乳突肌紧张。

3．穿刺点　一般选择经典的穿刺点（即中路法），定位于同侧胸锁乳突肌胸骨头、锁骨头及锁骨为底边的三角顶点，在此处触及颈总动脉搏动，在搏动的外侧旁开 0.5 ～ 1.0 cm 处。临床也常用前路法，定位于胸锁乳突肌中点，颈动脉外侧旁开 0.5 ～ 1.0 cm。确定穿刺点后做好标识。

【操作步骤】

1．打开无菌穿刺包外层，戴无菌手套，打开无菌穿刺包内层，准备物品。

2．消毒，铺无菌孔巾。

3．试穿　以 5 ml 注射器进行试穿。左手指扪及颈总动脉并将其推向内侧，针头 30° ～ 45°，方向为胸锁乳突肌锁骨头内侧朝向乳头方向，保持负压回抽，抽得静脉血即表示刺中颈内静脉。

4．穿刺　按试穿的方向、角度以穿刺针进行针刺，回抽见暗红色静脉血，左手固定穿刺。

5．置入引导钢丝，扩张器扩皮。

6．置入导管，深度为 12 ～ 15 cm，放入上腔静脉即可。

7．再次回抽见暗红色静脉血，以生理盐水（或肝素盐水）冲洗导管。

8．缝针固定导管。局部消毒。无菌敷料固定导管。

【操作要点】

1．患者已进行全身麻醉，无需局部麻醉，置入钢丝时无需屏气。

2．部分患者颈内静脉在受压下会完全闭合或部分闭合，保持负压穿刺的方法很难回抽到血液，尤其是低血容量时更明显。故临床常用穿透法，在回退过程中，颈内静脉不再受压，此时容易见静脉血。

3．穿刺过程中，左手指要持续将颈总动脉推向内侧，避免针尖穿中颈总动脉。

4．导管置入为 12 ～ 15 cm，较锁骨下入路略深。

【并发症及处理】

1．心脏压塞　多数由心脏穿孔引起，可能与导管置入过深有关，一旦发生则后果严重。中心静脉置管的患者，在置管后数小时至数天内，突然出现以下情况，应考虑心脏压塞的可能：突然出现的血压下降、心率增快、呼吸困难、发绀、面色苍白、出汗、颈静脉怒张、心音低远。

处理原则：立即停止从中心静脉导管输液，并将输液器高度降低到患者心脏水平，然后慢慢拔出导管，马上进行床边 B 超检查以明确诊断。若病情未能改善，应进行心包穿刺引流术进行减压。

2．气胸、血胸或胸腔积液　较多见，多由穿刺操作损伤所致。一旦发生穿刺后患者出现呼吸困难、同侧呼吸音减低等情况，需要考虑此并发症的可能。胸片可协助诊断。处理方法是立即拔退导管并进行胸腔穿刺引流。

3．空气栓塞　清醒患者若经穿刺针置入钢丝时深吸气，1 ～ 2 s 内有大量的空气经针孔进入血管即可引致空气栓塞，其临床表现与吸入气量多少相关，快速误入 100 ～ 150 ml 空气，就足以致命。

4．局部出血及形成血肿　常由于穿刺操作损伤动脉所致。若患者凝血功能不佳，血肿形成的机会比较多。

5．感染　多与中心静脉导管在体内留置时间过长有关。当临床上出现不能解释的寒战、发热、白细胞数升高、局部压痛和炎症等，应考虑拔除导管并进行细菌培养。

【附：中心静脉压相关知识】

中心静脉压（CVP）是测定位于胸腔内的上、下腔静脉或右心房内的压力，是衡量右心对排出回心血量能力的指标。

1．影响中心静脉压测定值的因素

（1）导管位置：测定中心静脉压导管尖端必须位于右心房或近右心房的上、下腔静脉内。遇有导管扭曲或进入了异位血管，管端就无法达到上述位置而使测压不准。临床上依据液柱界面随呼吸上下波动判断导管位置并不完全可靠。插管后行 X 线摄片可判断导管的位置，但要成为常规仍有许多不便。

（2）标准零点：中心静脉压测值仅数厘米水柱，零点发生偏差将显著影响测定值。理想的标准零点应不受体位的影响，在临床实际中常难完全达到。现一般以右心房中部水平线作为理想的标准零点。心脏外科的发展已能比较准确地在胸壁上找到右心房中部在体表的投射位置，仰卧位时，基本上相当于第 4 肋间前、后胸径中点（腋中线）的水平线，侧卧位时则相当于胸骨右缘第 4 肋间水平。一旦零点确定，就应该固定好。若患者体位发生改变应随即调整零点。一般标准零点的偏差不要超过 ±1 cm，以免由此变异而影响中心静脉压真实的变化。

（3）胸膜腔内压：患者咳嗽、屏气、伤口疼痛、呼吸受限及麻醉和手术等因素均可通过影响胸膜腔内压而改变中心静脉压的测量数值。机械通气时常会使胸腔内平均压升高，因此测压时如患者情况许可，最好暂停机械通气。

（4）测压系统的通畅度：只有测压系统通畅，才能提供正确的测压数值。所以插入的中心静脉导管要够粗。在测压时水柱升降快速，液面波动明显常提示导管通畅。较长时间测压，由于血液反流、血凝块堵管或管端存在活瓣状的血凝块而造成通道不畅，常影响测压值的准确性。

2．中心静脉压变化的意义

（1）中心静脉压的高低取决于心功能、血容量、静脉血管张力、胸膜腔内压、静脉血回流量和肺循环阻力等因素，其中尤以静脉回流与右心室排血量之间的平衡关系最为重要。

（2）中心静脉压监测的临床主要应用：

1）鉴别低血容量性休克或非低血容量性休克，尤其与心源性休克相鉴别。

2）鉴别少尿、无尿原因是肾前性还是肾性因素。

3）鉴别心力衰竭原因是循环负荷过重还是心肌正性肌力下降。

4）危重患者及体外循环手术时，对血容量、心功能状态及周围血管阻力的监测。

5）紧急状态下可用于静脉通道进行输液。

3．根据 CVP 的值判断临床状态 中心静脉压（CVP）正常值为 5 ~ 12 cmH_2O。若休克患者 CVP ＜ 5 cmH_2O 时，表示血容量不足，应立即补充血容量；若经补充血容量后，CVP ＞ 10 cmH_2O，患者仍处于休克状态，则应考虑有无容量血管过度收缩或心功能不全的可能，应控制输液速度及输液量，在严密观察病情的情况下分析原因，并及时做出相应处理；若 CVP ＞ 15 ~ 20 cmH_2O，则提示有容量负荷过重的趋势或心力衰竭、急性肺水肿可能，应严格控制入量或停止补液，并根据具体情况静脉注射快速作用洋地黄制剂、利尿剂或静脉滴注血管扩张剂。

如有明显腹胀、肠梗阻、腹内巨大肿瘤或腹部大手术时，利用股静脉插管测量的 CVP 可高达 25 cmH_2O 以上，不能代表真正的 CVP。少数重症感染患者，虽 CVP ＜ 10 cmH_2O 也有发生肺水肿的可能，应予以注意。

用于低血压原因判断时，应与血压值相结合。

（黎尚荣　贾建国）

第六节　急性中毒

进入人体内的任何物质达到一定剂量引起全身组织和器官损害时称之为中毒（poisoning）。引起中毒的物质被称为毒物（poison）。接触小剂量物质之后即引起组织器官损害，该物质称之为高毒性物质。根据毒物的来源和用途分为工业性毒物、药物过量、农药、有毒动植物；根据暴露毒物的性质、剂量和时间分为急性中毒和慢性中毒。急性中毒是指机体一次性大量暴露或 24 h 内多次暴露于某种或某些有毒物质引起急性病理变化而出现的临床表现。急性中毒发病急、病情重，变化快，如不积极治疗，常危及生命。

据 2005 年美国中毒控制中心协会中毒监测系统报告，中毒暴露 2 424 180 例，有 1261 例死亡，其中 22.8% 在医疗机构救治。常见的药物中毒包括三环类抗抑郁药、β 受体阻滞药、钙通道阻滞药、抗组胺药、化疗药物、秋水仙碱、可卡因、氯喹、铁、氰化物、毒蕈、百草枯等，尽管给予及时和富有经验的临床干预，仍很可能导致严重发病或死亡。随着全身性支持治疗进展和一些特异性拮抗剂的使用，如果患者及时送达医院进行抢救，非选择性药物过量患者的死亡率小于 2%。

我国 2005 ～ 2009 年间中毒调查显示，全国乙醇及药物中毒占全部中毒的 75.65%，农药中毒占 14.56%，其中群体中毒占 23.12%。急性中毒为我国全部疾病死亡的第 5 位死因。因此，急性中毒的救治十分重要。

【几种中毒综合征的临床特征】

1．抗胆碱能综合征　表现为心动过速、高血压、周围血管扩张伴高热，瞳孔扩大、黏膜干燥、尿潴留、肠蠕动减少，意识模糊、昏迷或癫痫发作常见。见于三环类抗抑郁药、抗精神病药。

2．阿片类中毒综合征　表现为心动过缓、低血压和低体温，瞳孔缩小、呼吸抑制和昏迷是常见特征，肠蠕动减少和反射减弱。外部体征可有注射针眼或瘢痕。见于二醋吗啡（海洛因）、吗啡中毒。

3．镇静剂中毒综合征　主要表现为呼吸抑制和意识水平下降，早期瞳孔可缩小。口齿不清（发音含糊）、共济失调和视力障碍可能发生。见于苯二氮䓬类中毒。

4．拟交感综合征　类似于抗胆碱能综合征，其特征包括：心动过速、高血压和高热，瞳孔扩大，但黏膜是湿的，伴出汗增加。意识模糊和癫痫发作可能与肌肉活动增加和高热一同发生。见于可卡因、苯丙胺中毒。

5．胆碱能综合征　表现为腹泻、尿频、瞳孔缩小、心动过缓和支气管痉挛，呕吐、流泪、流涎也是其常见特征。见于有机磷杀虫剂中毒等。

【中毒诊断应注意的问题】

1．患者有强烈的气味、化学烧伤的证据，或出现大量不能解释的症状时，医生应该警惕中毒的可能，应详询病史。在继续救治之前可能需要采取特殊防范措施，包括患者除去污染和避免急诊室污染。

2．中毒患者提供的病史常常有限，应根据毒物暴露史、暴露的时间以及中毒综合征的存在与否，进行特殊实验室检查。对怀疑暴露的特殊物质进行定量实验分析。

3．注重初始病史采集　常见问题有：发现遗书了吗？有任何空药瓶或铝塑包装吗？有酒精消耗的证据吗？最晚什么时候知道患者是安好的？在家里可以得到什么药物？小孩可以接触到的毒物有什么？意识清楚的患者常常能够给出确切的信息。对意识障碍的患者，其朋友和家人可能提供重要消息。

4．初始重点体检　包括提示常见中毒综合征的特殊体征，如意识水平下降、呼吸抑制、反射减退和瞳孔缩小提示阿片中毒，纳洛酮的使用有戏剧性效果；脱掉衣服彻底检查患者有无针痕标志等；格拉斯哥昏迷量表（GCS）评分评估和进行迷走神经病学检查，包括瞳孔大小 / 反应性，侧向运动的体征；评估和治疗癫痫发作和低血糖。

【急性中毒的治疗原则】

1．立即终止毒物接触。

2．紧急复苏和对症支持治疗。

3．清除体内尚未吸收的毒物。

4．应用解毒药。

5．预防并发症。

【急性中毒的治疗】

1．立即终止毒物接触　脱离中毒环境。

2．紧急复苏和对症支持治疗　保持呼吸道通畅，维持呼吸和循环功能。有循环衰竭的患者需要静脉内液体复苏，血管活性药物的应用等；心搏骤停患者，立即进行心肺复苏。

3．使用特异性拮抗剂　仅少数毒物有特效解毒剂。常见毒物及其解毒剂见表 11-1。

表11-1 常见毒物及其解毒剂

毒物	解毒剂
阿片类	纳洛酮
三环类抗抑郁药	碳酸氢钠
苯二氮䓬类 / 苯巴比妥类药物	氟马西尼
钙通道阻滞剂（维拉帕米、地尔硫䓬）	葡萄糖酸钙
对乙酰氨基酚	*N*- 乙酰半胱氨酸，蛋氨酸
维生素 K 拮抗剂（华法林）	维生素 K
异烟肼	吡多醇（维生素 B_6）
氰化物	亚硝酸戊酯 / 亚硝酸钠 / 硫代硫酸钠
氢氟酸	葡萄糖酸钙
铁	去铁胺
镁	葡萄糖酸钙
铊	普鲁士蓝
地高辛	地高辛特异性抗体片段
氟乙酰胺	乙酰胺
亚硝酸盐	亚甲蓝
磺酰脲类	奥曲肽
乙二醇	乙醇或甲吡唑和维生素 B_1（硫胺素）
甲醇	乙醇或甲吡唑和亚叶酸

4．阻止毒物进一步吸收 通过各种去污染技术，理论上改善发病率和降低死亡率。这些技术包括皮肤去污染、催吐、鼻胃管吸引术、洗胃、导泻、口服药用炭（活性炭）、全胃肠道冲洗。

（1）催吐：不再推荐通过吐根植物诱导呕吐的方法清除胃内毒物，因为呕吐对于移去毒物无效。

（2）导泻：被假定通过增加毒物从胃肠道的排泄而减少毒物的吸收。有两种类型的泻药：盐类泻药如硫酸钠（芒硝）、柠檬酸镁和硫酸镁；糖类泻药如山梨醇。但其似乎不改善患者预后，已不再推荐。

（3）鼻胃管吸引术：插入鼻胃管，通过吸引移去胃内容物。主要用于摄入液体（对活性炭无效，如乙醇中毒）。

（4）洗胃

1）适应证：用于口服 1 h 内者；对服用吸收缓慢的毒物、胃蠕动功能减弱或消失者，服毒 4 ~ 6 h 后仍应洗胃。

2）禁忌证：吞服强腐蚀性毒物、食管静脉曲张、惊厥或昏迷患者，不宜进行。

3）并发症：机械损伤如鼻甲、咽、食管、胃（胃穿孔或出血）损伤，误入气管；洗胃所致，如吸入性肺炎（发生率为 10%）或窒息，水、电解质紊乱，喉痉挛，心肺功能改变，如房性或室性异位节律、短暂 ST 段抬高、氧分压下降等。

4）操作：洗胃术可分为胃管法、洗胃器法和电动洗胃机法。

物品准备：①洗胃液（见表 11-2），最常用清水或生理盐水、1∶5000 高锰酸钾液（对硫磷等硫代类有机磷农药中毒禁用）、2% 碳酸氢钠液（美曲膦酯或强酸中毒禁用）等；②洗胃盘 1 套，包括粗号胃管或漏斗式洗胃器、50 ml 注射器、开口器、舌钳、液体石蜡、纱布、治疗巾、橡皮布；③量杯、水桶、检验标本瓶。有条件者准备电动洗胃机。

患者准备：取下活动义齿，清理口腔，清醒患者应向其说明洗胃的目的和简要程序，以取得其合作。

表11-2　毒物与洗胃液

洗胃液	毒物
清水或生理盐水	砷、硝酸银、溴化物及不明原因中毒
1∶5000 高锰酸钾	镇静催眠药、阿片类、烟碱、生物碱、氰或砷化物、无机磷或士的宁；对硫磷等硫代类有机磷农药中毒
2% 碳酸氢钠	氨基甲酸酯类、拟菊酯类、苯、铊、汞、硫、铬、硫酸亚铁或磷；美曲膦酯或强酸（硫酸、硝酸或盐酸）中毒
10% 面糊	碘或碘化物
液体石蜡	硫磺，口服液体石蜡后再用清水洗胃
鸡蛋清	腐蚀性毒物、硫酸铜或铬酸盐
10% 活性炭悬浮液	河豚或生物碱
石灰水上清液	氟化钠、氟硅酸钠或氟乙酰胺
5% ~ 10% 硫代硫酸钠	氯化物、丙烯腈、碘、汞、铬或砷
5% 硫酸钠	氯化钡或碳酸钡
0.3% 氧化镁	阿司匹林或草酸
0.3%H_2O_2	阿片类、士的宁、氰化物或高锰酸钾
1% ~ 3% 鞣酸	吗啡类、洋地黄、阿托品、颠茄、发芽马铃薯或毒蕈

操作方法：患者取左侧卧位，头稍低并偏向一侧，将橡皮布治疗巾分别铺于颈肩后和颌下胸部。置入口腔开口器，成人应用大型号胃管，涂液体石蜡后由口腔将胃管向下送进 45 ~ 55 cm。如能抽出胃液，证明胃管在胃内，如果不能确定，可向胃管注入适量空气，如在胃区听到“咕噜”声，证明胃管在胃内。首先吸出胃内容物，留送毒物分析。然后，每次向胃内注入 300 ~ 500 ml 洗胃液。一次注入量过多则易促使毒物进入肠腔内。洗胃时需要反复灌洗，直至洗出液清亮、无味为止。一般洗胃液总量 5 ~ 10 L。拔胃管时，要先将胃管尾端夹住，以免拔管过程中管内液体反流入气管内。

附：电动洗胃机洗胃法（以 SC- Ⅲ型自动洗胃机为例）

洗胃方法与步骤：

1．管路连接

步骤 1：用随机附带液管适长，一端连接“进液口”，另一端连接进液沉头后，置于足量净水或洗胃液容器中；

步骤 2：取液管 300 ~ 600 mm，一端连接“接胃口”，另一端以过渡接头接洗胃专用胃管（调试及临床抢救准备时胃管暂时不接）；

步骤 3：取液管适长，一端连接“排液管”，另一端连接排液沉头后，置于污水桶或直接放入下水道。

2．调试　将连接“洗胃口”的液管另一端放入 100 ml 量杯或以过渡接头接试液袋（可选配附件），接通电源，打开电源开关，按下工作开关观察自动循环情况，检查管路连接是否正确、牢靠，检查各项指标是否满足各项要求。

3．工作过程

1）洗胃前应将连接“进液口”和“接胃口”的两根液管同时浸入净水容器内，工作两次循环以上以排出管内空气。

2）停机将“接胃口”液管过渡接头与洗胃管相连接，检查管路。

3）按计算复位键，使计数显示呈零位。

4）按下工作开关，机器即进入自动洗胃过程中，如无特殊情况，无需人工操作便可完成洗胃工作。

5）观察进胃液量大于出胃时，可点动“液量平衡键”进行控制。

6）确认洗胃工作完成后，停机将胃管取出。

4．注意事项 洗胃过程中请注意观察患者情况和注入水量、温度、排出液量等情况，发现不正常应及时停机处理。

【常见药物过量中毒举例】

1．对乙酰氨基酚（扑热息痛） 非处方药，为单一成分或与其他药物组方，包括可待因、布洛芬、咖啡因和伪麻黄碱。对乙酰氨基酚过量毒性是通过细胞色素 P450 作用形成的毒性代谢产物 *N*- 乙酰基对苯醌亚胺（NAPQI）的结果。正常情况下，NAPQI 随谷胱甘肽代谢为无活性复合物。一旦 NAPQI 异常大量积累，非毒性优先的代谢路径被饱和，可利用的谷胱甘肽很快被消耗时，产生肝毒性。临床特征：对乙酰氨基酚的中毒剂量是 150 mg/kg，高危患者（酗酒、营养不良、服用酶诱导药物）引起肝毒性所需要的量较低。在大剂量对乙酰氨基酚摄入的最早数小时，主要特征是腹痛、恶心和呕吐。如果不治疗，产生肝毒性，引起右上腹疼痛，但腹柔软。超过 48 h 产生急性肝衰竭的症状，如黄疸、低血糖、肝性脑病和出血。也可看到相关肾衰竭的症状。

治疗：在发生肝毒性的高危人群中给予 *N*- 乙酰半胱氨酸（NAC）。摄入对乙酰氨基酚后 4 h 采血检测药物水平。治疗应该在摄入后 8 h 内开始，使肝毒性风险减至最低。口服谷胱甘肽可作为替代治疗，但疗效不及静脉应用 NAC。当患者有呕吐，给予适当剂量。谷草转氨酶（AST）、谷丙转氨酶（ALT）可大于 10 000U/L（24 h 后），凝血酶原时间（PT）/ 国际标准化比值（INR）改变。

2．水杨酸盐（阿司匹林，乙酰水杨酸） 仍然是广泛使用的药物。血阿司匹林水平通常在治疗剂量内 2 h 达峰，但肠溶衣配方可延迟至 6 h。水杨酸盐通过使氧化磷酸化脱耦联损害细胞呼吸。水杨酸盐刺激延髓呼吸中枢产生原发性呼吸性碱中毒，同时独立地产生原发性代谢性酸中毒，最终演变成原发性酸碱异常。水杨酸进入细胞造成线粒体中毒。

（钟 强 蒋龙元 贾建国）

第七节 各种基本麻醉技术

麻醉（anesthesia）的本义是用药物或其他方法使患者整体或局部暂时失去感觉，以达到无痛进行手术治疗的目的。现代麻醉学的含义，不仅包括麻醉镇痛，而且涉及麻醉前后整个围术期的准备与治疗，危重患者复苏急救、疼痛治疗等，因此，麻醉领域应用的技术非常多。本部分仅介绍最基本的麻醉技术。

一、静吸复合麻醉技术（气管插管）

【适应证】

只要满足实施静吸复合麻醉的相应条件，这种麻醉方式几乎适用于所有的手术，包括：

1．具备以下基本设备　气管插管设备、全能麻醉机，监护仪包括脉搏氧饱和度仪、心电图监测仪、无创或有创血压监测仪、呼气末 CO_2 监测仪、处理困难气道的设备及除颤器等。

2．具有实施全身麻醉诱导、维持的基本药品以及处理意外或并发症的应急药品。

3．具备全身麻醉技术临床应用能力的麻醉科执业医师。

【绝对禁忌证】

无绝对禁忌证。

【相对禁忌证】

1．缺乏相应的仪器、设备、物品，或缺乏专业的麻醉医师。

2．存在气管插管的禁忌证。

【麻醉前评估及准备】

1．全面了解患者病情，评价麻醉风险，完善麻醉前患者处理。

2．患者知情同意，并签署知情同意书。

3．确定麻醉方案。

4．实施麻醉前半小时给予麻醉前用药，常用阿托品与苯巴比妥钠。

【操作准备】

1．检查麻醉机，并调节至工作状态。

2．连接多功能监护仪，记录患者的生命体征，包括血压、心律、心率、呼吸、脉搏血氧饱和度等。

3．准备喉镜、气管插管用品、吸引装置。

4．全身麻醉药物，包括镇静催眠药、镇痛药、肌肉松弛药，常用急救药品如阿托品、麻黄碱等。

5．开放静脉通路。

【操作步骤】

1．麻醉诱导

（1）面罩吸纯氧 3 ~ 5 min，以增加氧储备。

（2）依次注入静脉麻醉药进行诱导，常用药物包括催眠药（咪达唑仑或丙泊酚）、麻醉性镇痛药（如芬太尼等）、肌肉松弛药（如维库溴铵等）。

（3）确定患者入睡后，进行纯氧辅助通气 2 ~ 4 min。

（4）严密观察患者的呼吸循环状况，必要时给予药物支持。

（5）肌松完全后行气管插管。

（6）听诊双肺呼吸音，确认导管位置，给气管导管套囊充气，妥善固定气管导管。

（7）接麻醉机控制呼吸，并正确调节相应的呼吸参数。

2．麻醉维持

（1）根据手术刺激调节适当的麻醉深度，以吸入全身麻醉药、静脉麻醉药、肌肉松弛药维持麻醉，直到手术完毕。

（2）吸入麻醉：常用异氟醚，吸入浓度为 0.8% ~ 1.2% 之间，亦可选用七氟烷（吸入浓度为 1.8% ~ 2.4%）等。由于单用吸入麻醉药肌肉松弛不足，常需以静脉注射肌肉松弛药辅助。

（3）静脉麻醉：需以多种药物复合使用，包括镇静催眠药、麻醉性镇痛药、肌肉松弛药。

3．麻醉苏醒

（1）术毕停止麻醉药的应用。

（2）拔管：达到以下基本条件可拔除气管导管，包括意识恢复、能维持良好的自主呼吸、呼吸道防御反射恢复、能够排出分泌物。

（3）继续观察患者生命体征 10 min 以上无异常，可送病房观察。

【操作要点】

1．由于静脉麻醉起效快，诱导平稳，而吸入麻醉易于管理，麻醉深浅易于控制，因此静吸复合麻醉在临床麻醉工作中占主要地位。

2．没有一种麻醉药在单独应用时就能满足手术需要，同时或先后应用两种以上的全身麻醉药物或麻醉技术，达到镇痛、遗忘、肌肉松弛、自主反射抑制并维持生命体征稳定的麻醉方法，称之为平衡麻醉。静吸复合麻醉是平衡麻醉的典型代表。

3．整个全身麻醉诱导过程应力求平稳迅速，对循环功能影响小，并尽可能降低气管插管时的应激反应。

二、臂神经丛阻滞（肌间沟入路）

【适应证】

1．上肢手术麻醉。

2．肩关节闭合性复位。

3．手、臂恶性肿瘤，上肢动脉内膜炎、烧伤、冻伤等引起的剧烈疼痛。

4．上肢自主神经功能失调症，如雷诺病。

5．臂丛神经性痛。

【禁忌证】

1．无绝对禁忌证。

2．相对禁忌证包括局部或全身感染性疾病者、对麻醉剂特别敏感的患者。

【操作前评估及准备】

1．目的　全面了解患者病情，评价操作风险，完善操作前患者处理。

2．患者知情同意，并签署知情同意书。

3．确定穿刺点。

4．实施操作前半小时给予操作前用药，常用阿托品与苯巴比妥。

【操作准备】

1．检查麻醉机，并调节至工作状态。

2．连接多功能监护仪，记录患者的生命体征，包括血压、心律、心率、呼吸、脉搏血氧饱和度等。

3．准备喉镜、气管插管用品、吸引装置等抢救设备。

4．药物准备，包括局部麻醉药如利多卡因、罗哌卡因等，常用急救药品如阿托品、麻黄碱等。

5．开放静脉通路。

【操作步骤】

近年来，超声引导下臂丛神经阻滞，或神经刺激仪引导下神经阻滞的应用越来越广，它使穿刺的成功率提高，并发症减少。本文所述操作方法仅限于传统的“盲穿”，未包含超声引导或神经刺激仪引导下的操作方法。

具体的操作步骤：

1．体位　仰卧去枕，头偏向对侧，手贴体旁。

2．穿刺点定位　令患者抬头，暴露胸锁乳突肌，在胸锁乳突肌锁骨头的后缘摸到前斜角肌，再向外缘触摸中斜角肌，两肌间的凹陷即肌间沟。从环状软骨向后做一水平线与肌间沟的交点即为阻滞穿刺点。

3．常规消毒皮肤。

4．穿刺点以利多卡因做皮丘。

5．用 22G 长约 3 cm 穿刺针，于定点处垂直刺入。

6．仔细调整针尖方向与深度，直至患者同侧手出现异感（包括触电感、麻木感等），说明针尖已碰触到臂丛神经干。

7．注药　左手固定穿刺针，右手缓慢注入配制好的局部麻醉药 20 ~ 25 ml。注药前一定先回抽，确实无血液或脑脊液时，才可缓慢注射。注射局部麻醉药的过程中，一定要防止穿刺针随着药液的推入而前移，要反复回抽，避免药物误入血管或蛛网膜下隙。

8．注药完毕，退针，敷料覆盖穿刺点。

9．观察患者反应、生命体征。

10．观察镇痛效果。

【操作要点】

1．臂神经丛由颈 5 ~ 8 及胸 1 脊神经前支组成，主要支配整个手、臂运动和绝大部分手、臂感觉。组成臂丛的脊神经出椎间孔后在锁骨上部，前、中斜角肌的肌间沟分为上、中、下干。三支神经干从前中斜角肌间隙下缘穿出，伴锁骨下动脉向前、向外、向下方延伸，至锁骨后第 1 肋骨中外缘每个神经干分为前、后两股，通过第一肋和锁骨中点，经腋窝顶进入腋窝。在腋窝各股神经重新组合成束，三个后股在腋动脉后方合成后束，延续为腋神经及桡神经；上干和中干的前股在腋动脉的外侧合成外侧束，延续为肌皮神经和正中神经外侧根；下干的前股延伸为内侧束，延续为尺神经、前臂内侧皮神经、臂内侧皮神经和正中神经内侧根。

2．臂神经丛阻滞穿刺点包括：颈路、肌间沟入路、锁骨上入路、锁骨下入路、喙突入路、腋路，可根据情况选用。

3．肌间沟入路臂神经丛阻滞技术，其优点在于易掌握，对肥胖或不合作小儿也适用，上臂、肩部及桡侧阻滞好，高位阻滞不会引起气胸；其缺点在于尺神经阻滞起效迟，有误入蛛网膜下隙或硬膜外间隙的危险，有损伤椎动脉及膈神经阻滞的可能。

三、硬膜外腔穿刺置管

【适应证】

1．适用于腹部、下肢及会阴部手术的麻醉。

2．手术后连续镇痛。

3．产科分娩镇痛。

4．急慢性疼痛治疗，如外伤后疼痛治疗、中晚期癌性疼痛的治疗、带状疱疹或带状疱疹后神经痛的治疗、根性神经痛的治疗、下肢血管性疾病引起的各种疼痛、泌尿系绞痛等痛症的治疗，以及脊椎性腰背痛、下肢痛的治疗。

【禁忌证】

1．凝血功能障碍。

2．穿刺部位感染。

3．菌血症或脓毒血症。

4．颅内高压。

5．低血容量

【操作前评估及准备】

1．目的　全面了解患者病情，评价穿刺风险，完善穿刺前患者处理。

2．患者知情同意，并签署知情同意书。

3．确定穿刺点。

【操作准备】

1．硬膜外穿刺置管包，内含硬膜外穿刺针、硬膜外导管、15G 粗注射针头 1 枚（供穿刺皮肤用）、5 ml 玻璃注射器、5 ml 和 20 ml 注射器、消毒用品、纱布、棉球、孔巾、无菌手套等。

2．消毒液、局部麻醉药等。

3．摆放体位　多用侧卧位，患者两手抱膝，大腿贴近腹壁。头尽量向胸部屈曲，使腰背部向后弓成弧形，使棘突间隙张开，以便于穿刺。背部与床面垂直，平齐手术台边缘。

4．确定穿刺点　以解剖标志确定椎间隙位置并做好标识，如两侧髂嵴的最高点做连线，与脊柱相交处，即为第 4 腰椎或腰 3 ～ 4 棘突间隙。

【操作步骤】

1．常规消毒皮肤。消毒范围应上至肩胛下角，下至尾椎，两侧至腋后线。

2．消毒后穿刺点处需铺孔巾或无菌单。

3．穿刺点以利多卡因进行皮内、皮下和棘间韧带逐层浸润。

4．用左手拇、示两指固定穿刺点皮肤，以粗针头破皮。

5．将硬膜外穿刺针在棘突间隙中点、与患者背部垂直、针尖稍向头侧缓慢刺入，并仔细体会针尖处的阻力变化。

6．当针穿过黄韧带时，有阻力突然消失的“落空”感时停止推进。

7．以玻璃注射器推注生理盐水，无阻力或阻力很低，表示针尖已进入硬膜外腔。

8．测量皮肤至硬膜外腔的距离。

9．左手固定穿刺针，右手经穿刺针内孔置入硬膜外管。

10．导管进入硬膜外腔 3 ～ 5 cm。

11．边拔针边固定导管，直至将针退出皮肤。

12．调整导管在硬膜外腔的长度。

13．在导管尾端接上注射器，注入少许生理盐水，如无阻力，并回吸无血或脑脊液，即可固定导管。

14．妥善固定导管。

【操作要点】

1．若需要通过硬膜外导管进行硬膜外麻醉，应按麻醉常规进行麻醉前评估与准备，局部麻醉药应分次注入。

2．胸椎的中下段棘突呈叠瓦状，间隙狭窄，穿刺困难时可用旁入法。老年人棘上韧带钙化、脊柱弯曲受限制者，一般宜用旁入法。

3．穿刺阻力的突然消失、负压的出现以及无脑脊液流出等现象，标志着穿刺针已进入硬膜外腔。

4．硬膜外导管置入后退穿刺针时，在拔针过程中不要随意改变针尖的斜口方向，以防斜口割断导管。

5．置管过程中如患者出现肢体异感或弹跳，提示导管已偏于一侧而刺激脊神经根，为避免脊神经损害，应拔出，重新穿刺置管。如需将导管退出重插时，须将导管与穿刺针一并拔出。

6．如导管内有全血流出，经冲洗无效后，应考虑另换间隙穿刺。

（黎尚荣　贾建国）

第12章 耳鼻咽喉科基本技能操作

第一节　鼻腔鼻窦检查

【目的】

1．了解和掌握前鼻镜检查内容、方法及顺序。

2．熟悉鼻腔的正常构造，了解鼻腔及鼻窦疾病的异常表现。

【教学方法】

1．首先观看多媒体视频教学，复习鼻腔鼻窦解剖知识。

2．指导教师在模拟的标准化患者或者学生扮演的患者身上讲解示范前鼻镜检查的方法。

3．学生在教师指导下分组进行前鼻镜检查练习。

【检查方法与步骤】

前鼻镜检查

1．检查者佩戴额镜或头灯与被检查者相对而坐，两者双腿各偏向一侧。

2．检查者以左手或右手的拇指和示指末节捏住前鼻镜的关节，一柄置于掌内，一柄由其余三指扶持；另一只手扶持被检查者的额部、面颊部或颏部，以利于调整头位。

3．首先将前鼻镜两叶合拢，与鼻底平行，缓缓置入鼻前庭。

4．将前鼻镜两叶上下张开进行以下位置检查：①第一位置：使被检查者头稍低，观察鼻腔底部、下鼻甲、中鼻道和嗅裂中后部；②第二位置：使被检查者头后仰 30°，观察鼻中隔中段、中鼻甲、中鼻道和嗅裂中后部；③第三位置：使被检查者头进一步后仰至 60°，观察鼻中隔上部、中鼻甲前端、鼻丘及嗅裂、中鼻道的前部。

5．检查完毕后，检查者将鼻镜的两叶呈半张开状态退出（见图 12-1）。

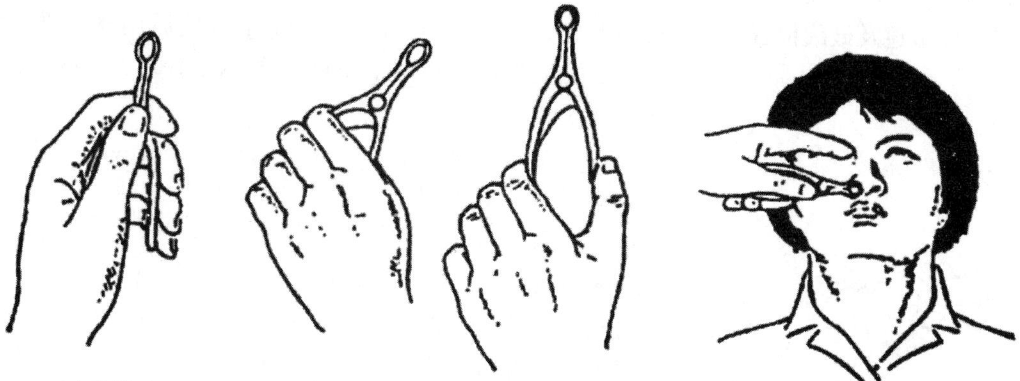

A．正确的持法　　B．错误的持法　　C．鼻腔的检查

图 12-1　前鼻镜检查法

【注意事项】

1．前鼻镜检查是鼻腔检查的重点，应全面掌握。

2．鼻镜的两叶进入鼻腔不能超过鼻阈，以免引起疼痛或碰伤鼻腔黏膜。

3．若鼻腔黏膜肿胀或下鼻甲肿大妨碍检查，可用1% 麻黄碱生理盐水收缩后检查。

4．检查过程应注意：①黏膜颜色，有无肿胀；②有无鼻腔分泌物及其性状和量；③鼻中隔有无偏曲、穿孔；④鼻腔有无新生物及其大小和性状、是否易出血。

5．取出前鼻镜时勿使两叶完全合拢，以免夹住鼻毛引起被检查者疼痛。

（龙孝斌　陈穗俊）

第二节　耳郭及外耳道检查

【目的】

1．了解和掌握耳郭及外耳道常规检查方法。

2．熟悉和掌握耳郭及外耳道的正常解剖结构及常见病变特征。

3．掌握耳科常规器械的使用。

【教学方法】

1．先了解正常耳郭及外耳道的解剖学特征。

2．采用模型或学生扮演的患者，由教师讲解及示范外耳道及鼓膜的检查方法。

3．学生利用解剖模型或相互进行耳郭、外耳道及鼓膜检查，教师指导。

【检查方法与步骤】

1．耳郭、外耳道口及耳周检查法

（1）视诊：观察耳郭的形状、大小及位置，注意两侧是否对称，有无畸形、局限性隆起、增厚及皮肤红肿、触痛等。如耳郭向前外方推移，应注意耳后有无脓肿。此外，尚应注意耳周有无红、肿、瘘口、瘢痕、赘生物及皮肤损害等。

（2）触诊：检查者两手以相等压力触诊两侧乳突尖及鼓窦区，注意有无压痛，耳周淋巴结是否肿大。指压耳屏或牵拉耳郭时出现疼痛或疼痛加重者，示外耳道炎或疖肿。如耳后肿胀，应注意有无波动感。遇有瘘口，应以探针探查其深度及瘘管走向。

（3）嗅诊：某些疾病的分泌物有特殊臭味，有助于鉴别诊断。如中耳胆脂瘤的脓液有特殊的腐臭，中耳癌等恶性肿瘤的分泌物常有恶臭。

2．外耳道及鼓膜检查法　受检者侧坐，受检耳朝检查者。检查者坐定后调整光源及额镜，使额镜的反光焦点投照于受检耳之外耳道口，并按下述方法进行检查：

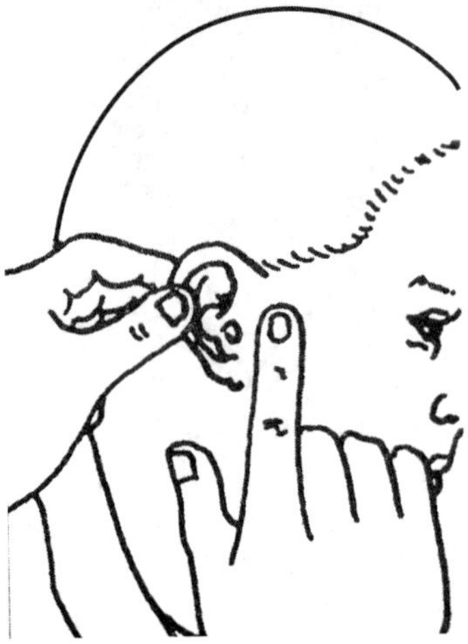

图 12-2　双手徒手检查法

（1）徒手检查法：徒手检查法（manoeuvre method）又分双手及单手检查法。双手检查法（图 12-2）：检查者一手将耳郭向后、上、外方轻轻牵拉，使外耳道变直；另手示指将耳屏向前推压，使外耳道口扩大，以便观察外耳道及鼓膜。婴幼儿外耳道呈裂隙状，检查时应向下牵拉耳郭，并将耳屏向前推移，方可使外耳道变直，外耳道口扩大。单手检查法（图 12-3）：如检查者右手需进行操作（如拭洗脓液，钳取耵聍、异物等），则用单手（左手）牵拉耳郭进行检查。查左耳时，左手从耳郭下方以拇指和中指挟持并牵拉耳郭，示指向前推压耳屏；查右耳时，左手则从耳郭上方以同法牵拉耳郭、推压耳屏。

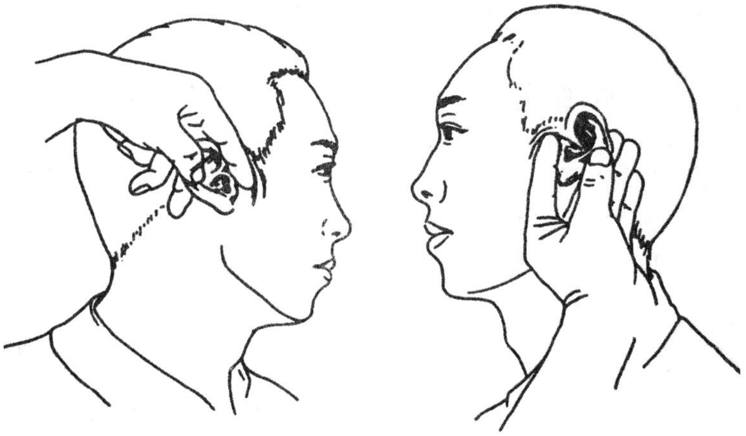

图 12-3　单手徒手检查法

（2）普通耳镜检查及电耳镜检查法：当耳道狭窄或毛发遮挡导致检查困难时，可以漏斗状的耳窥撑开狭窄弯曲的耳道，避开耳毛遮挡，保证光源照入，耳镜管轴方向与外耳道长轴一致，以便窥及鼓膜，称为普通耳镜检查（图 12-4）。由于骨性耳道缺乏皮下脂肪，无伸缩性，故耳镜前端勿超过软骨部，以免引起疼痛。电耳镜（electro-otoscope）是自带光源和放大镜的窥耳器，藉此可仔细地观察鼓膜，发现肉眼不能察觉的较细微的病变，有的电耳镜之放大镜的焦距可在一定程度内随意调节，放大倍数较高，利于观察鼓膜的细微病变。由于电耳镜便于携带，无需其他光源，尤其适用于卧床患者及婴幼儿。

（3）鼓气耳镜检查法（图 12-5）：鼓气耳镜（siegle speculum）是在耳镜的一侧开一小孔，通过一细橡皮管使小孔与一橡皮球连接；耳镜底部安装一放大镜，藉此将底部密封。检查时，将适当大小的鼓气耳镜口置于外耳道内，注意使耳镜与外耳道皮肤贴紧，然后通过反复挤压 - 放松橡皮球，在外耳道内交替产生正、负压，同时观察鼓膜向内、向外的活动度。鼓室积液或鼓膜穿孔时鼓膜活动度降低或消失，咽鼓管异常开放时鼓膜活动明显增强。鼓气耳镜检查有助于发现细小的、一般耳镜下不能发现的穿孔，通过负压吸引作用还可使一般检查时不能见及的脓液经小的穿孔向外流出。鼓气耳镜亦可自带光源。此外，用鼓气耳镜还能行瘘管试验检查。

（4）耳内镜检查法：耳内镜（oto-endoscope）为冷光源硬管内镜，直径有 2.7 mm、3 mm、4 mm 等不同规格，角度分 0°、30° 和 70°，镜身长 6 cm 或 11 cm。可配备电视监视系统和照

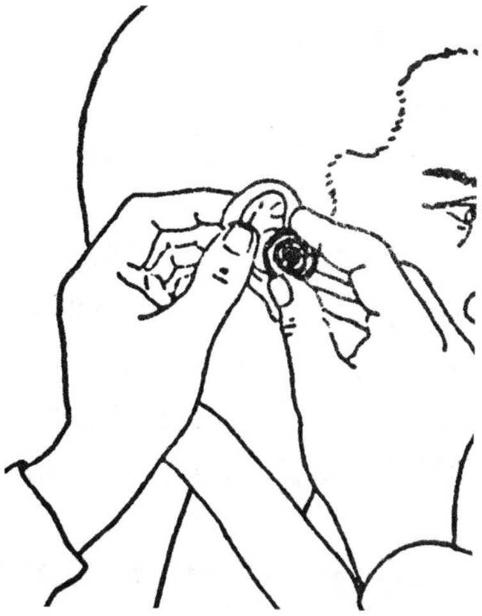

图 12-4　普通耳镜检查

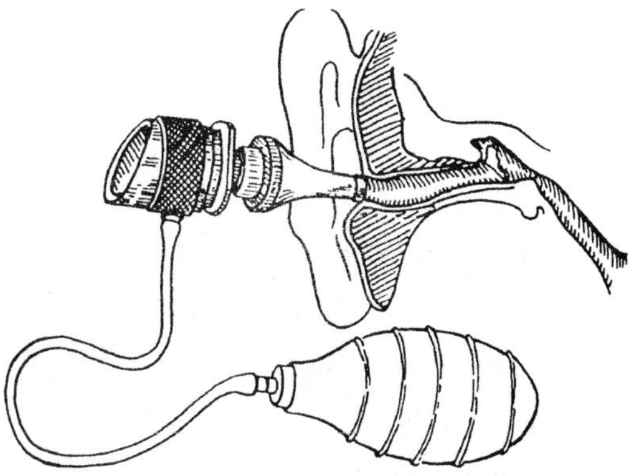

图 12-5　鼓气耳镜检查法

像设备，不仅可观察细微病变，而且可同时进行治疗操作。

【操作要点】

1. 外耳道为“S”形的弯曲管道，临床检查时，需要将耳郭向后上方牵拉（儿童向下），使外耳道“变直”，才能看清外耳道全貌。

2. 插入耳镜时动作应轻柔，以免损伤外耳道皮肤。耳镜前端不要超过外耳道的软骨部（外耳道外 1/3），以免引起被检查者疼痛或反射性咳嗽。

3. 遇有耵聍、分泌物妨碍视线，应予清除，以利观察。

（陈穗俊）

第三节 听力检查（音叉试验）

【目的】

1. 了解、掌握音叉检查法的内容、方法及顺序。

2. 了解、掌握音叉检查结果初步判定的方法及音叉检查在听力检查中的意义。

【教学方法】

1. 首先集中学生观看多媒体视频资料。

2. 在采用标准化患者或学生扮演的患者基础上，教师讲解及示范音叉检查方法。

3. 学生分组相互进行音叉检查法的练习，教师指导。

【检查方法与步骤】

1. Rinne 试验（Rinne test，RT） 旨在比较受试耳气导和骨导的长短。方法：先测试骨导听力，一旦受试耳听不到音叉声时，立即测同侧气导听力（图 12-6），受试耳此时若又能听及，说明气导＞骨导（AC ＞ BC），为 RT 阳性（+）；若不能听及，应再敲击音叉，先测气导听力，当不再听及时，立即测同耳骨导听力，若此时又能听及，可证实为骨导＞气导（BC ＞ AC），为 RT 阴性（–）；若气导与骨导相等（AC = BC），以“(±)”表示之。

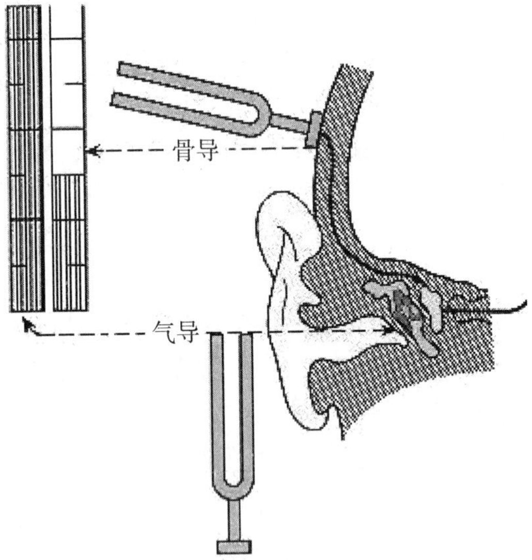

图 12-6 Rinne 试验

2. Weber 试验（Weber test，WT） Weber 试验用于比较受试者两耳的骨导听力（图 12-7）。方法：取 C_{256} 或 C_{512} 音叉，敲击后将叉柄底部紧压于颅面中线上任何一点（多为前额或额部，亦可置于第一上切牙之间），同时请受试者仔细辨别音叉声偏向何侧，并以手指示之。记录时以“→”示所偏向的侧别，“=”示两侧相等。

3. Schwabach 试验（Schwabach test，ST） Schwabach 试验旨在比较受试者与正常人的骨导听力。方法：先试正常人骨导听力，当其不再听及音叉声时，迅速将音叉移至受试耳鼓窦区测试之。然后按同法先测受试耳，后移至正常人。如受试耳骨导延长，以“(+)”示之，缩短则以“(–)”表示，“(±)”示两者相似。

4. Gelle 试验 鼓膜完整者，可用 Gelle 试验（Gelle test，GT）检查其镫骨是否活动。方法：将鼓气耳镜口置于外耳道内，密闭之。用橡皮球向外耳道内交替加、减压力，同时将振

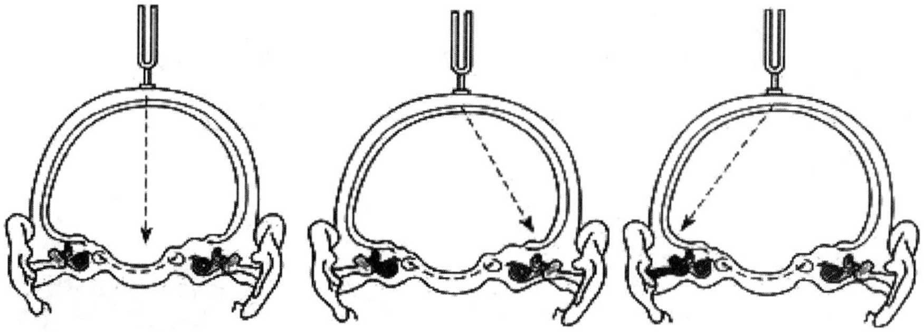

图 12-7　Weber 试验

动音叉的叉柄底部置于鼓窦区。若镫骨活动正常，患者所听之音叉声在由强变弱的过程中尚有忽强忽弱的不断波动变化，为阳性（+）；无强弱波动感者为阴性（–）。耳硬化、听骨链中断或固定时，本试验为阴性。

【操作要点】

1．检查时，检查者手持叉柄，将叉臂向另手的第一掌骨外缘或肘关节处轻轻敲击，使其振动，然后将振动的叉臂置于距受试耳外耳道口 1 cm 处，两叉臂末端应与外耳道口在同一平面，检查气导听力。

2．注意敲击音叉时用力要适当，如用力过猛，可产生泛音而影响检查结果。

3．检查骨导时，应将叉柄末端的底部压置于颅面中线上或鼓窦区。

4．采用音叉试验可初步鉴别耳聋为传导性或感音神经性（表 12-1），但不能准确判断听力损失的程度，无法进行前后比较。

表12-1　音叉试验结果比较

试验方法	传导性聋	感音神经性聋
林纳试验（RT）	（–）（±）	（+）
韦伯试验（WT）	→患耳	→健耳
施瓦巴赫试验（ST）	（+）	（–）

（陈穗俊）

第四节　间接喉镜检查

【目的】

1．掌握间接喉镜的检查内容、方法及顺序。

2．熟悉喉部正常结构，了解喉咽及喉部疾病的异常表现。

【教学方法】

1．观看多媒体视频教学，复习喉部正常的解剖结构。

2．教师在模拟标准化患者或学生扮演的患者身上进行讲解示范。

3．学生在教师指导下分组相互进行间接喉镜检查法的练习。

【检查方法与步骤】

1．被检查者面向检查者正坐，双膝盖并拢摆向一侧。

2．嘱被检查者张口、伸舌，先将额镜反射光的焦点调节到患者悬雍垂处，用纱布裹住舌前 1/3，左手拇指和中指捏住舌前部并拉向前下方，右手持加温而不烫的间接喉镜、镜面向下（图 12-8，图 12-9）。

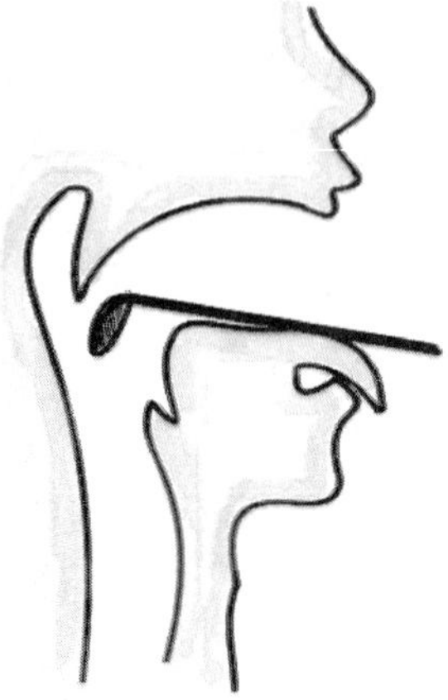

图 12-8　间接喉镜检查

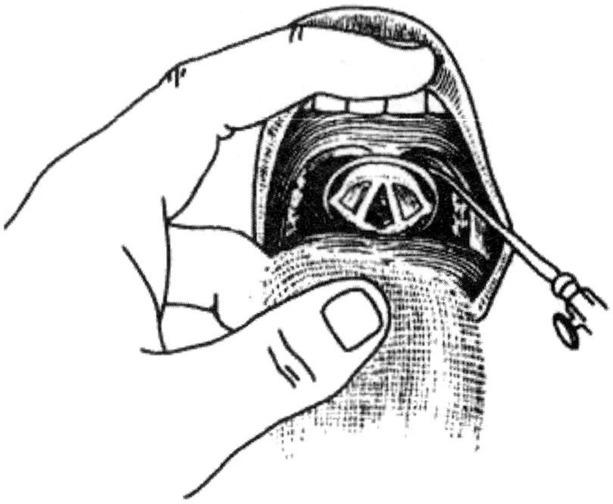

图 12-9　间接喉镜检查方法

3．先检查舌根、会厌谷、会厌舌面、喉咽后壁及侧壁。嘱被检查者发“衣”音，使会厌抬起、暴露声门，此时检查会厌喉面、杓区、杓间区、杓状会厌襞、室带、声带、声门下（图 12-10）。

4．发声时观察两侧声带运动情况。

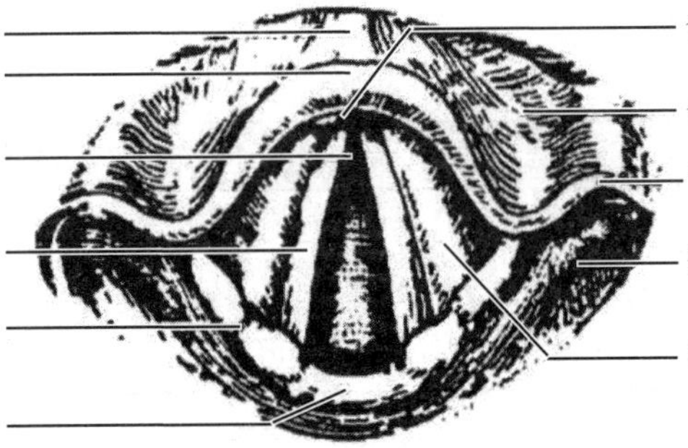

图 12-10　间接喉镜检查所见的正常喉像

【注意事项】

1．间接喉镜检查法是检查喉咽及喉部的基本检查方法，应多操作并熟练掌握。

2．应将间接喉镜放酒精灯上略为加热，以免被检查者呼出的水气凝于镜面妨碍观察，加热的镜面伸入口腔前应先用手背试一下镜的温度，防止镜背过热烫伤咽部。

3．放入间接喉镜时，需将镜面向下，迅速而稳妥地与水平面成 45° 贴放于软腭部，将其向后轻推，而不接触舌根、扁桃体或咽后壁，以免引起咽反射而妨碍检查。

4．检查时被检查者咽部反射过敏时，可用 1% 丁卡因或 4% 可卡因溶液喷雾表面麻醉咽部。

5．喉镜中反射的镜像呈椭圆形，其反映长度为实际长度的 2/3；镜内所见的喉部影像与真实的喉部位置前后倒置，而左右不变。

（龙孝斌　陈穗俊）

第五节　鼻孔填塞（含前、后鼻孔填塞术）

【目的】

1．掌握前、后鼻孔填塞术的适应证及禁忌证。

2．掌握前、后鼻孔填塞术的操作方法。

【适应证】

1．前鼻孔填塞术　①较为剧烈的鼻腔前部出血或者出血部位不明；②鼻腔鼻窦手术后止血。

2．后鼻孔填塞术　①鼻腔后部或鼻咽部出血经前鼻孔填塞术无效者；②鼻咽部手术后止血。

【禁忌证】

外伤性鼻出血伴有颅底骨折者。

【教学方法】

1．观看多媒体视频。

2．临床实践观摩，由教师现场讲解及示范。

【器材准备】

鼻镜、枪状镊、止血钳、小号导尿管、纱布块、凡士林（或碘仿）纱条、锥形纱布球（锥形栓子）、0.1% 肾上腺素棉片、1% ~ 2% 麻黄碱棉片、1% ~ 2% 丁卡因棉片。

【术前准备】

1．简单了解出血病史及既往其他疾病史，快速检查鼻腔确定大概出血部位以帮助填塞止血。

2．嘱患者保持精神放松，如有血下流，不要咽下，应从口吐出，以免刺激胃黏膜引起呕吐加重鼻出血。

3．核查器材准备是否齐全，确保填塞正常进行。

4．术前戴好帽子、口罩和手套。

【操作方法与步骤】

1．体位　患者一般采取坐位，出血严重、有休克前期表现者卧位。

2．收缩黏膜　操作者先用 0.1% 肾上腺素棉片或 1% ~ 2% 麻黄碱棉片收缩鼻腔黏膜 3 ~ 5 min，再放入 1% 丁卡因棉片行鼻腔黏膜表面麻醉 1 ~ 2 次，如出血较迅猛，此步骤可缩短或省略。

3．前鼻孔填塞术

（1）嘱患者手持弯盘抵于下颌处，操作者用鼻镜撑开前鼻孔。

（2）以枪状镊夹住凡士林（或碘仿）纱条。

（3）按以下两种方法操作：

操作一：先将纱条一段双叠 8 ~ 10 cm，放入鼻腔后上方嵌紧，再将折叠部分上下分开，使短的那段平贴鼻腔上部，长的部分贴于鼻底，形成一向外开口的“口袋”。然后自长的那段纱条的末端开始，以上下折叠的形式将其填入“口袋”内。

操作二：操作者夹住纱条的一端，将其送入鼻腔的前上方，固定于中鼻甲前端。然后，由前上向后下、由后下向前上逐层填满整个鼻腔。

填妥后，剪去鼻外多余纱布，用干棉球塞入前鼻孔内，外用胶布固定（图 12-11）。

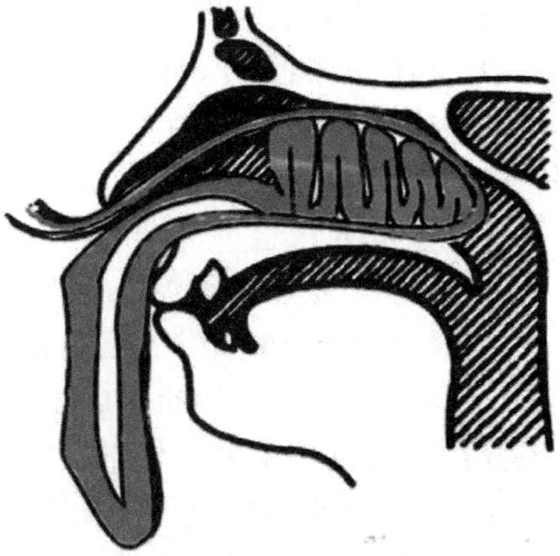

图 12-11　前鼻孔填塞术

4．后鼻孔填塞术

（1）前鼻孔填塞后血仍未止，且向后流入咽部或由对侧鼻腔涌出，说明出血部位位于鼻腔后部或鼻咽部，应改为后鼻孔填塞。

（2）首先取小号导尿管沿患侧鼻底伸入鼻腔至口咽部。

（3）以止血钳将其头端拉出口外，口外端导尿管与锥形栓子的粗线相连接，再沿鼻腔向外回抽导尿管尾端，使栓子经口腔借器械（或手指）通过软腭被拉到后鼻孔处。

（4）接着用凡士林纱条填塞紧鼻腔。

（5）最后将抽出鼻外的两根引线打一活结缚于一小块纱布块上，固定在前鼻孔处。

5． 填塞后复查口咽部，要求填塞满意、无血液下流为止（图 12-12）。

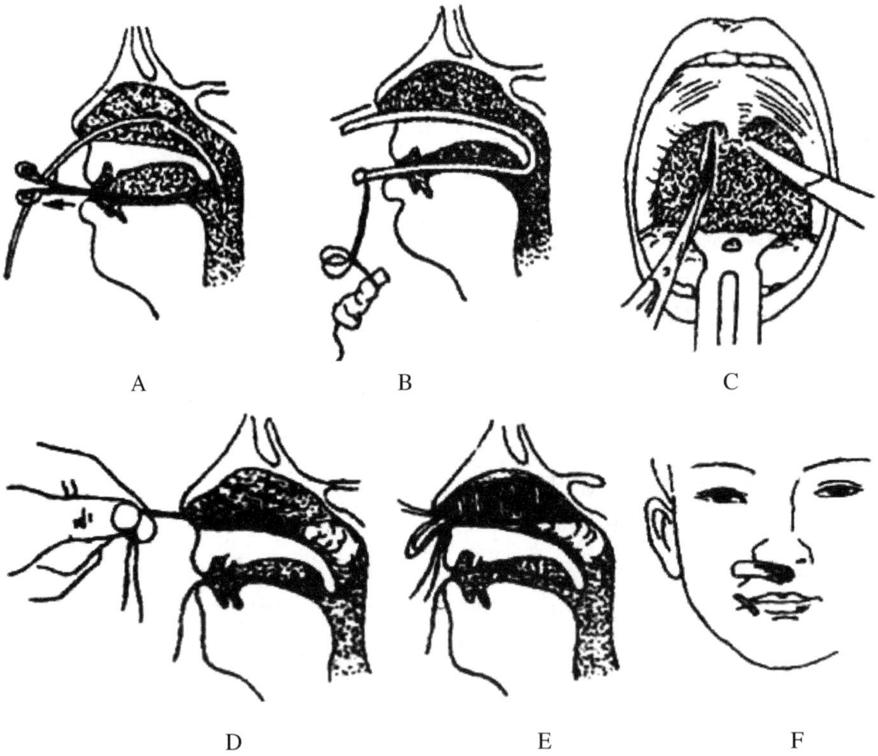

图 12-12　后鼻孔填塞术

【术后处理】

1．检查患者血压及一般情况，嘱患者少活动，尽可能卧床休息，避免再次出血。

2．精神紧张者予以安定剂镇静，必要时予止血药物帮助止血。

3．整理用品，按医疗垃圾分类处置，记录出血量及填塞纱条数，必要时建议就诊相关学科查找病因。

【注意事项】

1．操作前做好解释说明工作，取得患者配合。

2．操作应细致有效，忌盲目粗暴而损伤黏膜。

3．将导尿管与锥形栓子的粗线相连接时务必绑紧，钳夹并将锥形栓子推送至鼻咽过程中切忌滑脱，以防填塞物坠入喉咽造成呼吸道梗阻。

4．填塞物须尽可能在 48 ~ 72 h 内一次或多次取出，最多不超过 5 ~ 6 天，以免发生鼻窦或中耳感染、颅底骨髓炎。

案例分析

5．填塞期间可用消炎药物，防止发生感染。

（龙孝斌　陈穗俊）

第六节　鼓膜穿刺抽液

【目的】

1．掌握鼓膜穿刺抽液的适应证与禁忌证。

2．掌握鼓膜穿刺抽液的操作方法及注意事项。

【适应证】

1．分泌性中耳炎，鼓室内有积液。

2．鼓室内注射治疗梅尼埃病或突发性聋。

【禁忌证】

1．伴有上呼吸道感染者。

2．颈静脉球体瘤或高位颈静脉球的患者。

3．一般情况较差，有严重的心脏病和血液病的患者。

【教学方法】

1．首先观看多媒体视频。

2．指导教师现场讲解及示范（模型或真人），学生实践观摩。

【器材准备】

75% 乙醇，1% ~ 2% 丁卡因或氯乙烷，消毒棉球，鼓膜穿刺针（7 号针或 22 号长针头、针头斜面磨短），2 ml 注射器，需向鼓室内注入的药液（如糜蛋白酶、激素等）。

【术前准备】

1．详细了解病史，进行必要的相关检查，如纯音测听、声阻抗等。

2．向患者详细说明穿刺的目的、意义、安全性和可能发生的并发症。简要说明操作过程，消除患者顾虑，取得配合，并签署知情同意书。

3．剪除耳毛，清理外耳道。

【操作步骤】

1．患者侧坐，患耳朝向术者。

2．耳郭及耳周用聚维酮碘消毒，外耳道用 75% 乙醇消毒。

3．清除外耳道内的耵聍。

4．鼓膜表面以 1% 地卡因或 Bonain 液（Bonain' s sol 中文译名为“布楠液”，含等量的可卡因、石炭酸和薄荷脑）麻醉。

5．在明视下（额镜、头灯或耳内镜），持鼓膜穿刺针（图 12-13），以针尖斜面较小的 7 号针头，从鼓膜的前下方或后下方刺入鼓室（图 12-14）。固定针头。用 2 ml 或 5 ml 注射器抽吸液体，吸尽为止。

6．如液体黏稠，注射器不易吸出时，可用电动负压吸引器从穿刺针眼吸引，或以地塞米松及糜蛋白酶反复冲洗鼓室，待积液稀释后抽出。

7．以消毒棉球塞于外耳道口。术毕。

【注意事项】

1．鼓膜穿刺术既可作为分泌性中耳炎的诊断方法之一，又可取得治疗效果，方法简单易行，必要时可重复进行。

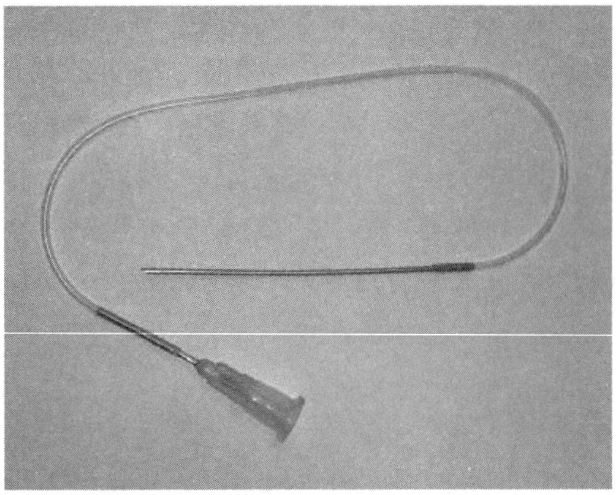

图 12-13　鼓膜穿刺针

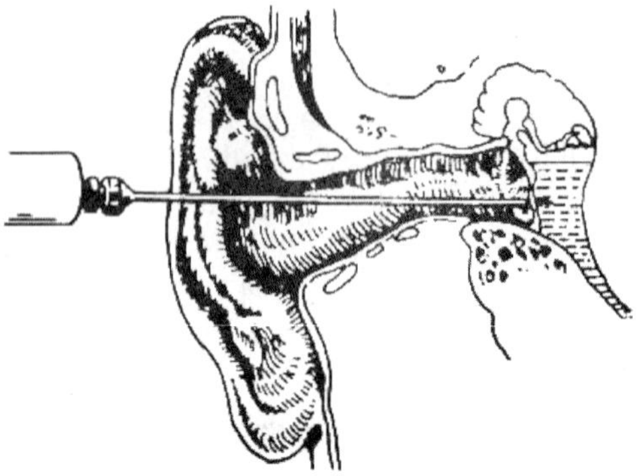

图 12-14　鼓膜穿刺位置

2．记录抽出液体的总量，并注意观察其性状，必要时送实验室检查。

3．术中须遵循无菌操作原则。

4．穿刺时，针头的方向应与鼓膜垂直，不得向后上方倾斜，以免损伤听骨，或刺入蜗窗、前庭窗。

5．穿刺切忌过深，穿透鼓膜即可，以免损伤内耳。

6．穿刺针刺入鼓室后，一定要固定好针头位置。否则，于抽吸液体时针头可能顺势脱出鼓室，而误判为鼓室无积液。

7．穿刺时，应缓缓加压抽吸，避免鼓室压力剧烈变化导致鼓室内血管破裂。故此，穿刺时一旦液体转为新鲜血性分泌物，应即刻停止操作。

8．注药后可能发生眩晕，休息片刻即可恢复正常。

（陈穗俊）

第七节　环甲膜穿刺

【目的】

1．掌握环甲膜穿刺的适应证及禁忌证。

2．掌握环甲膜穿刺的操作步骤。

3．熟悉环甲膜穿刺的术前准备。

4．了解环甲膜穿刺的注意事项。

【适应证】

1．紧急缓解喉梗阻。

2．注射表面麻醉药，为喉、气管内其他操作做准备。

3．注射治疗药物，湿化痰液。

4．导引支气管留置给药管。

【禁忌证】

有出血倾向者。

【教学方法】

1．观看多媒体教学视频。

2．模拟的环甲膜穿刺场景，在标准化患者或者环甲膜穿刺模型上进行讲解与示范相结合，突出重点，对重点、难点内容进行讲解示范。

3．分组在环甲膜穿刺模型上进行模拟穿刺术的训练，教师从旁指导。

4．临床观摩实践。

【器械准备】

环甲膜穿刺模型 1 个，环甲膜穿刺针，无菌注射器，2% 利多卡因或所需的治疗药物，必要时准备支气管留置给药管（可用导尿管代替），消毒液（聚维酮碘）1 瓶。

【术前准备】

1．详细了解病史，进行体格检查和必要的实验室检查，如血常规、血小板计数、出凝血时间、活化部分凝血活酶时间及凝血酶原时间等。

2．向患者或家属详细说明环甲膜穿刺的目的、意义、安全性和可能发生的并发症（皮下气肿、气胸、纵隔气肿、气管食管瘘、伤口出血等）。简要说明操作过程，消除患者顾虑，取得配合，并签署知情同意书。

3．穿刺前，检查插管用具是否齐全合用。

4．术者及助手穿白大褂，戴好帽子及口罩，常规洗手。

【操作步骤】

1．患者平卧或斜坡卧位，肩下垫高使头后仰，定位环甲膜。

2．环甲膜前的皮肤按常规用聚维酮碘消毒。

3．戴无菌手套后，局部 2% 利多卡因浸润麻醉（紧急情况下可无需麻醉）。

4．左手示指和拇指向两侧固定环甲膜处的皮肤，右手持穿刺针垂直刺入环甲膜，到达喉腔时有落空感，回抽注射器有空气抽出。

5．固定注射器于垂直位置，再按照穿刺目的进行其他操作。

6．迅速拔出穿刺针，穿刺点用消毒干棉球压迫片刻。

7．若经针头导入支气管留置给药管，则在针头退出后，用纱布包裹并固定（图 12-15）。

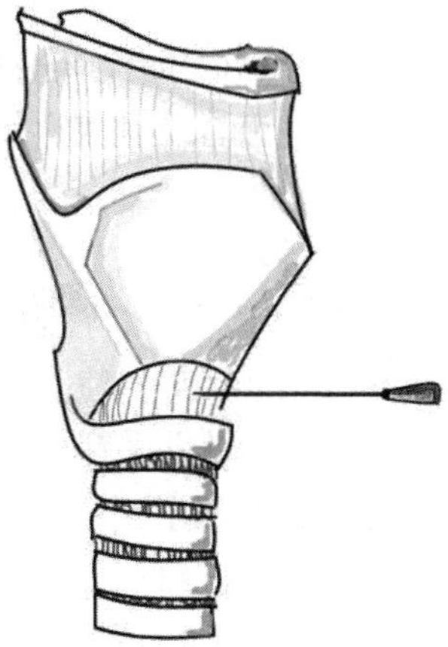

图 12-15　环甲膜穿刺

【术后处理】

整理用物，医疗垃圾分类处置，并行详细穿刺记录。

【注意事项】

1．穿刺时进针不要过深，避免损伤喉后壁黏膜。

2．必须回抽有空气，确定针尖在喉腔内才能注射药物。

3．注射药物时嘱患者勿吞咽及咳嗽，注射速度要快，注射完迅速拔出注射器及针头，以消毒干棉球压迫穿刺点片刻。针头拔出以前应防止喉部上下运动，否则容易损伤咽部黏膜。

4．注入药物应以等渗盐水配制，pH 要适宜，以减少对气管黏膜的刺激。

5．如穿刺点皮肤出血，干棉球压迫的时间可适当延长。

6．术后如患者咳出带血的分泌物，嘱患者勿紧张，一般在 1 ～ 2 天内即可消失。

（龙孝斌　陈穗俊）

第八节　气管切开术

气管切开术（tracheotomy）是一种抢救危重患者的急救手术，目的是切开颈段气管前壁并插入气管套管，使患者直接经套管呼吸的急救手术。

【应用解剖】

颈段气管位于颈部正中，上接环状软骨下缘，下至胸骨上窝，前覆有皮肤和筋膜、胸骨舌骨肌及胸骨甲状肌等组织。颈段气管有 7 ~ 8 个气管环，甲状腺峡部一般位于第 2 ~ 4 气管环，气管切口宜于峡部下缘处，以避免损伤甲状腺引起出血。无名动、静脉位于第 7 ～ 8 气管环前壁，故切口也不宜过低。气管后壁无软骨，与食管前壁相接，切开气管时，切勿切入过深，以免损伤气管后壁及食管。颈总动脉、颈内静脉位于两侧胸锁乳突肌的深部，若以胸骨上窝为顶，则两侧胸锁乳突肌前缘为边的三角形区域称为安全三角区。气管切开术应在该区内沿中线进行，可避免损伤颈部大血管。

【适应证】

1．喉阻塞，任何原因引起的Ⅲ ~ Ⅳ度喉阻塞，尤其病因不能很快解除时。

2．下呼吸道的分泌物潴留，如昏迷、颅脑病变、神经麻痹、呼吸道烧伤、胸部外伤等。

3．作为前置手术，如颌面部、口腔、咽、喉部手术时，为防止血液流入下呼吸道或术后局部肿胀阻碍呼吸。

4．为长期人工辅助呼吸提供方便。

5．特殊情况下经气管切开途径取出气管异物。

【禁忌证】

1．严重出、凝血功能障碍者。

2．不能耐受手术者。

【术前准备】

1．了解患者病情，明确是否有气管切开术适应证，明确患者凝血功能是否异常，排除禁忌证（紧急情况时没有绝对禁忌证）。

2．与患者及其家属沟通，说明手术目的、必要性及可能出现的并发症，并签署手术知情同意书。

3．备好手术器械，包括手术刀、剪刀、气管切口拉钩、甲状腺拉钩、止血钳、针线、镊子、敷料、吸引器、注射器等。

4．根据年龄、性别及需要选用合适的气管套管、麻醉喉镜及抢救药品。

5．术者及助手穿白大褂，戴好帽子及口罩，常规洗手。

【操作步骤】

1．体位　取仰卧位，垫肩、头后仰，下颏、喉结及胸骨上切迹三点成一直线，并保持正中位。如垫肩后出现呼吸困难加重，则切开皮肤，分离颈前组织后再垫肩。若呼吸困难严重不能仰卧时，可取半卧位或坐位进行手术。常规消毒后铺巾。

2．麻醉　一般采用局部浸润麻醉。用 1% 普鲁卡因或利多卡因行颈前皮下及筋膜下浸润麻醉，麻醉范围上起自甲状软骨下缘，下达胸骨上切迹。情况紧急或患者已昏迷时，可不麻醉。

3．切口　分为直切口、横切口两种，前者暴露气管较好，但术后瘢痕较明显，影响美观；后者沿颈前皮纹切开，术后美观，但暴露较差。多采用直切口，自环状软骨下缘至接近胸骨上窝上一横指处，纵行切开皮肤及皮下组织并进行分离，暴露颈前正中的白线。或于环状软骨下约 3 cm 处取横切口 4 ～ 5 cm。

4．分离颈前肌层　以止血钳沿正中线纵行钝分离，用拉钩将胸骨舌骨肌、胸骨甲状肌以相等力量向两侧牵拉，并保持气管正中位。

5．暴露气管　甲状腺峡部位于第 2 ～ 4 气管环前，应沿其下缘稍行分离，向上牵拉暴露气管。若峡部较宽，可将其切断、缝扎。

6．切开气管　辨认气管前壁后，先用空针刺入气管回抽空气证实，在第 3 ～ 4 环处刀锋向上切开气管，注意避免切开第 1 环、损伤环状软骨导致喉狭窄。切口亦不应低于第 5 环，以免损伤大血管和胸膜顶。

7．插入气管套管　止血钳或气管扩张器撑开气管切口，插入带有套芯的套管，立即抽出管芯，用吸引器吸除气管内分泌物，并置入套管内管，带气囊的气管套管需将球囊打起（金属套管无此步）。如无分泌物咳出，可用少许棉絮置于管口，观察是否随呼吸飘动，如无则套管不在气管内，应拔出重插（图 12-16）。

知识拓展：经皮扩张气管切开术

8．缝合切口　若颈前切口过长，可于切口上方缝合 1 ～ 2 针，套管下方切口不予缝合，以免发生气肿，取一块无菌开口纱布垫于切口与套管之间。

9．固定套管　以布带将两侧系带缚于颈部，松紧要适度，以能插入 2 指为宜。再将管芯固定于系带上，以便套管脱出后重新插入时使用。

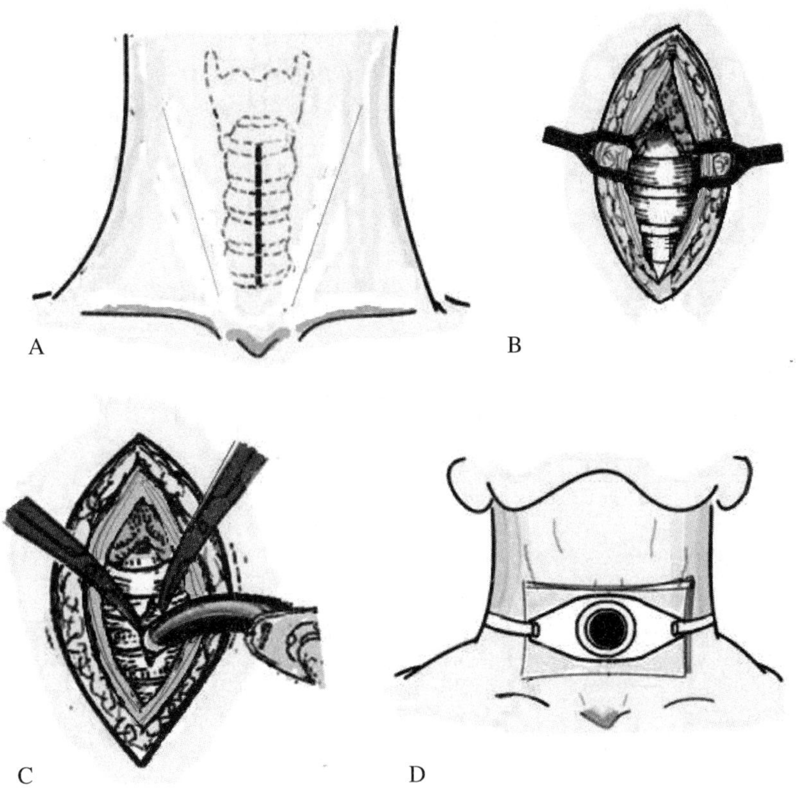

图 12-16　气管切开步骤

A．切口；B．暴露气管；C．置入套管；D．固定套管

【术后护理】

1．保持套管通畅　一般每 4 ～ 6 h 清洗套管内管 1 次。如分泌物过多，则需增加清洗次数，保持套管通畅是术后护理的关键。

2．保持室内适宜的温度和湿度　室内温度宜在 22℃左右，湿度在 80% 以上，以避免产生气管干燥、痰痂形成，阻塞气道。

3．维持下呼吸道通畅　及时吸除套管内分泌物，气管内分泌物黏稠者可用雾化吸入或蒸汽吸入，定时通过气管套管滴入少许生理盐水、抗生素、化痰及黏液促排剂等药物。

4．颈部切口处理 每日清洁消毒切口，定期清洗内套管并更换套管垫布。

5．防止套管脱出 套管缚带太松或套管太短可导致外管脱出，故应经常检查切口出血情况、颈部皮下气肿情况和缚带松紧情况，以便及时发现问题，及时处理。

6．拔管 若呼吸道阻塞症状解除，呼吸恢复正常，可考虑拔管。拔管前先堵管 24 ~ 48 h，观察活动及睡眠时呼吸平稳，方可拔管。对于套管较大、充气囊套管或长期戴管者可先更换小号套管或逐步堵管，待堵管满 48 h 以上且期间未出现呼吸困难者，方可拔管。

7．切口处理 拔管后用蝶形纱布对位黏合，对于瘘口皮肤内翻致切口不易愈合者，可切除瘘口旁少许皮肤后对位缝合。

【术后并发症】

1．皮下气肿 较为多见，发生原因有：①术中分离气管前软组织过多；②气管切口过长及皮肤切口缝合过紧；③患者发生剧烈咳嗽，易促使气肿形成。

案例分析

2．气胸 因术中分离气管前筋膜过多，气体沿气管前筋膜向下发展进入纵隔所致。

3．伤口出血 术后大出血时，应立即换上带气囊的套管或麻醉插管，气囊充气，以保持呼吸道通畅，同时采取积极的抢救措施。

4．拔管困难 若气管切开位置过高、气管切开处肉芽增生、原疾病未治愈以及气管套管型号过大，均可出现拔管困难。故应根据不同原因，酌情处理。

（龙孝斌　陈穗俊）

第13章 眼科基本技能操作

第一节 远视力检查

【目的】

了解患者远视力，是视功能评价的最基本依据。

【适应证】

理解和掌握视力检查方法者，一般为3岁以上。

【操作准备】

1．向患者解释操作目的、注意事项，教会患者配合测量的方法，清洁眼部。

2．备物 视力表，挡板，针孔镜，指示棒，手电筒，座椅。

3．调整室内光线、固定检查距离。

【操作步骤】

1．患者距视力表5 m，如场地限制，可在2.5 m处利用平面反射镜进行检查。遮盖一眼，一般先查右眼再查左眼，未检查的眼睛应严密遮盖。检查者由上而下指点视力表上的视标，患者能指出其视标的缺口方向，逐行检查，若裸眼最佳视力≥1.0则记录检查结果，若视力＜1.0时，进行针孔/戴镜检查并记录裸眼及针孔/戴镜结果。

2．如患者在5 m处最大的视标也不能识别，嘱其逐步向视力表走近，直到识别最大的视标为止。记录公式：视力＝患者所在的距离（m）/5×0.1。如在3 m处才看清0.1行的视标，其实际视力应为3/5×0.1=0.06。

3．如走到视力表1 m处，仍不能识别最大的视标，则检查指数。患者背光，检查者伸出不同数目的手指，距离从1 m开始，逐渐移近，直到能正确辨认为止，并记录该距离，如“指数/30厘米”或“FC/30 cm”。

4．如指数在5 cm处仍不能识别，则检查手动视力，检查者的手在患者眼前轻轻摆动，并问其能否看到手动，如能看到记下能正确判断手动的距离，如“手动/20厘米”或“HM/20 cm”。

5．对只能辨认指数及以下视力的患者进一步检查光感。在暗室中用烛光或手电照射受检眼，另眼遮盖不透光，测试者能感觉光亮，记录“光感/距离”。如测试者感觉不到光亮，则记录“无光感”。

6．对低于或等于指数视力者同时检查光源定位，嘱患者向前方注视不动，检查者在患者1 m处，上、中、下、左、右、左上、左下、右上、右下变换光源位置，用“+”“–”表示光源定位的阳性或阴性。

【注意事项】

1．检查室内光线应明亮，检查视力时光线不能直射被检者的眼睛。

2．眼部有眼膏、泪水或分泌物，先用消毒棉签拭去。

3．初诊戴镜者先测裸眼视力，再检查戴镜视力，复诊只测戴镜视力。

4．应用遮眼板严格遮挡对侧眼，避免偷看，对检查结果有怀疑时，需复查。

5．每个视标的识别时间不超过 5 s。

6．被检者不能眯眼看视标。

7．检查完一眼立即记录。

8．欠合作者可在视力记录栏写上“欠合作”。

第二节　直接检眼镜眼底检查

【目的】

1．检查玻璃体和视网膜情况。

2．某些全身性疾病眼部病变的发现和监测。

3．评价眼屈光介质。

【适应证】

属于常规眼部检查，尤其是玻璃体、视网膜和视神经病变及某些伴有眼底改变的全身性疾病（如糖尿病、高血压、动脉硬化等）的常规检查手段。

【禁忌证】

感染性眼表疾病，如急性结膜炎、感染性角膜炎。

【操作准备】

1．将室内光线调暗。

2．告知检查方法及目的。

3．检查者清洁双手，戴口罩。

4．调节座椅，使被检者略低于检查者检眼镜水平。

5．根据检查部位调整检眼镜光阑。

6．棱镜透镜上方窥孔下方有一可转动的镜盘，嵌有从 +20 ～ –25 屈光度的镜片，根据被检者和检查者屈光度数选择检眼镜所需的屈光度数。

7．如需检查周边部眼底则提前散瞳，但周边前房深度小于 1/4 角膜厚度者禁忌散瞳。

【操作步骤】

1．站在患者右侧，右手持检眼镜，头向右肩倾斜，将检眼镜的观察孔置于右眼前方，检查患者右眼。

2．指引被检者去除眼镜并注视远处视标，检查者用示指转动镜片转盘。将检眼镜置于患者眼前 10 cm 偏颞侧，与患者视线成 15° 夹角，用点状光配合 +8 ～ +10 屈光度的镜片，聚焦于被检眼虹膜。嘱患者上、下、左、右各方向转动眼球，检查屈光介质的透明性。如果眼底的红光发射存在暗区，说明屈光介质混浊，此时需观察黑影移动的方向，顺动则混浊位于晶状体前方，逆动则混浊位于晶状体后方，不动则混浊位于晶状体。

3．慢慢减少正镜度数并向患者移近，直到聚焦眼底。

4．确定视神经盘位置。观察视神经盘边界、颜色、轮廓、视杯的大小及深度，确定杯盘比（C/D），有无隆起、水肿或出血、渗出等。注意视网膜血管有无自主性搏动，检查视神经盘附近区域有无色素弧和巩膜环。

5．分别向上方、下方、鼻侧、颞侧四个方向，沿从视神经盘出发的血管观察眼底中周部（检查过程中，可根据所检查的象限，引导患者向上、下、左、右看）。评价血管系统，评估动静脉比值，观察有无动静脉交叉，血管壁有无白线伴随。同时评价视网膜情况，观察视网膜颜色，是否为豹纹状眼底，有无出血、渗出、色素沉着、新生血管、突起、囊肿、裂孔、变性区等。

6．检查眼底的其他部位时应使患者转动眼球配合检查，检查者围绕患者的头移动位置，手持的物镜及检查者的头也随之移动。如检查 6 点钟方位，检查者应位于患者的头顶处，令被检眼向下看自己的脚；检查 3 点钟方位，检查者应站在被检眼的 9 点钟处头侧，令被检眼向 3 点钟方向注视。眼睛向周边看才能看见眼底的周边部。

7．最后观察黄斑部，黄斑由视网膜颞上和颞下血管弓包绕成一个无血管区，可自视神经盘颞侧缘沿水平线移动 1.5 个视神经盘直径远，在稍低处，即可看到黄斑中心凹。或者使患者注视检查灯也便于查见黄斑部。检查黄斑部应观察黄斑中心凹反光是否锐利，颜色是否均匀，观察黄斑区中心凹反光是否存在，有无出血、渗出、囊肿、前膜或裂孔。

8．站在患者左侧，左手持镜，头向左肩倾斜，重复 2 ～ 7 步骤用左眼观察患者左眼。

9．记录每只眼分开记录。记录项目包括玻璃体、视神经盘边界、视神经盘颜色，C/D 比、血管系统、动静脉比（A/V）、黄斑、有无中心凹发光、视网膜背景、异常及相关阴性体征。如有必要可画图说明。

【注意事项】

1．一般先检查右眼再检查左眼，或者先检查患眼再检查对侧眼。

2．检查眼底要逐个象限依次检查，才不致遗漏重要病变。

3．即使单眼发病也要进行双眼眼底检查。对于患眼眼底难以看清的病例，其对侧眼的眼底改变能提示患眼的病变性质。

4．如果要了解全面情况必需散瞳检查。用睫状体麻痹剂前必须先排除周边前房深度 ≤ 1/4 角膜厚度者，在这种情况下禁忌散瞳。

5．操作时应使检查者的视线与检眼镜的照明光线、物镜的焦点、被检的眼位在一条直线上，并且要保持稳定。被检眼注视绝对必要，对不能很好配合者可令其注视自己的手指。

6．检眼镜还备有滤光片盘，嵌有各种滤光片。无赤滤光片可用于检查眼底神经纤维，鉴别眼底血管与出血；钴蓝滤光片可用于荧光眼底检查；黄色滤光片可供检查视网膜混浊；偏振滤光片便于消除从眼屈光间质各反射面来的反光的干扰。

7．检查过程中，应随时嘱患者闭合眼睑以湿润角膜。

第三节　对照法视野检查

【目的】

此法以检查者的正常视野与患者的视野作比较，以确定患者的视野是否正常。此检查可初步了解患者视野改变，是青光眼、视神经病变、视网膜病变或其他会影响视野的全身系统性疾病的常用检查法。

【适应证】

能理解检查方法及配合检查者。

【禁忌证】

不能理解或配合检查者。视力指数以下者难以看到检查者手指。

【操作准备】

1．向患者解释操作目的、注意事项，教会患者配合测量的方法。

2．备物　座椅。

【操作步骤】

1．检查者与患者面对面而坐，距离约一臂。

2．检查右眼时，患者遮盖左眼，右眼注视医生的左眼。而医生遮盖右眼，左眼注视患者的右眼。

3．医生将手指置于自己与患者的中间等距离处，分别从上、下、左、右各方位向中央移动，嘱患者发现手指出现时即告之。

【注意事项】

1．检查者和患者眼位应基本等高。

2．屈光不正者可戴镜检查，但要考虑镜框的遮挡作用。

3．此法不够精确，不能供以后对比。

第四节　瞳孔对光反射检查

【目的】

评价对光反射通路功能尤其是视神经功能，对于视路及相关全身疾病的诊断有重要意义。

【操作准备】

1．询问用药史（眼部滴用阿托品、毛果芸香碱等或全身应用吗啡、氯丙嗪等药物）。

2．用裂隙灯显微镜检查瞳孔有无异常，如虹膜缺损、后粘连等，若被检者瞳孔缘后粘连则检查瞳孔反射没有实际意义。

3．向患者解释操作目的、注意事项，教会患者配合测量的方法。

4．调整室内光线至略暗，准备聚光手电筒一个。

【操作步骤】

1．直接对光反射　在暗室内用手电筒照射受检眼，该眼瞳孔迅速缩小的反应。

2．间接对光反射　在暗室内用手电筒照射另侧眼，受检眼瞳孔迅速缩小的反应。

3．相对性瞳孔传入障碍（RAPD）　左眼传入性瞳孔障碍时，用手电筒照在健眼时，双眼瞳孔缩小，患眼瞳孔由于间接反射而缩小；随后移动手电筒照在患眼上，双眼瞳孔不缩小，因患眼传入性瞳孔障碍以 1 s 间隔交替照射双眼，健眼瞳孔缩小，患眼瞳孔扩大。这种体征特别有助于诊断单眼的球后视神经炎等眼病。

【注意事项】

1．注意两侧瞳孔是否等大、形圆，位置是否居中，边缘是否整齐。

2．正常成人瞳孔在弥散自然光线下直径为 2.5 ～ 4 mm，幼儿及老年人稍小。

3．RAPD 检查时手电筒移动应尽量迅速；灯光照射每只眼的时间应相等，一般建议为 3 s；环境光亮度及光源亮度应适度，否则瞳孔不能迅速放大。

第五节　眼球运动检查

【目的】

了解眼肌及支配眼球运动的神经功能。

【适应证】

能理解和配合检查，视力光感以上。

【禁忌证】

无光感患者或不能配合检查者。

【操作准备】

1．向患者解释操作目的、注意事项，教会患者配合测量的方法。

2．备物　手电筒。

【操作步骤】

1．以检查者所持手电筒光或手指为移动视标。

2．嘱患者双眼追踪向各注视方向移动的视标，如发现任何眼球运动的减弱，则提示向该方向运动的肌肉力量不足，或存在限制因素。

【注意事项】

1．检查向下运动时检查者应拉起患者上睑。

2．单眼运动正常的标志　内转时瞳孔内缘到达上、下泪点连线，外转时颞侧角膜缘到达外眦角，上转时角膜下缘到达内外眦连线，下转时角膜上缘到达内、外眦连线。眼球运动超过以上位置为亢进，达不到为不足。

第六节　压陷式眼压测量

【目的】

了解眼内压的情况以协助诊断。

【适应证】

需要了解眼内压者且能理解和配合检查。

【禁忌证】

1．急性结膜炎、睑缘炎、急慢性泪囊炎、角膜溃疡。

2．角膜上皮病变，如严重角膜上皮水肿。

3．眼球开放性伤口。

4．无法配合体位及因眼位情况无法接受检查者。

【操作准备】

1．向患者解释操作目的、注意事项，教会患者配合测量的方法。询问麻醉药物过敏史。

2．操作人员洗手，患者取仰卧位，松解患者过紧衣领。

3．查对姓名，核对眼别。询问有无麻醉药过敏史。

4．备物　Schiφtz 眼压计、小棉签、消毒液、表面麻醉药、换算表、抗生素滴眼液。

5．眼压计常规消毒。

6．检测眼压计准确性，校正眼压计至读数为“0”。

【操作步骤】

1．表面麻醉。

2．以患者单一手指作为固视点，嘱患者两眼向上方固视，使角膜位于水平中正位。

3．检查者用一手拇指和示指分开被检眼上、下睑，着力于上下眶缘，充分暴露但不压迫角膜；另一手持眼压计，将眼压足板垂直放在角膜正中面上并使眼压计其他部件悬空，不得向角膜加压，观察眼压计所指的刻度。如读数＜3，改用 7.5 g 砝码，读数仍＜3，则改用 10 g 砝码。

4．测量后被检眼点抗生素滴眼液，嘱患者 2 h 内勿揉眼。

5．查换算表，正确记录。

6．眼压计清洁、消毒备用。

【注意事项】

1．检查前嘱患者下颌稍抬高，避免面部倾斜。

2．眼压计足板必须干燥后使用。

3．操作时，不得遮挡视线，以免影响固视。

4．操作时手指勿压迫眼球。

5．一般先右后左，测量 2 次取平均值。

6．同一眼测量不超过 2 次，且不可对角膜施压，避免造成角膜上皮损伤。

第七节 泪道冲洗

【目的】

1．检查泪道是否通畅，为泪道疾病的诊断提供依据。

2．眼手术前常规冲洗，了解泪道有无炎症及堵塞，清洁泪道，防止术后感染。

3．泪道手术前后常规冲洗。

【适应证】

怀疑泪道疾病者及眼科手术前常规冲洗。

【禁忌证】

1．急性泪囊炎。

2．急性结膜炎。

3．泪道假道未愈合。

【操作准备】

1．向患者解释操作目的、过程及配合方法，询问麻醉药物过敏史。

2．患者（家属）能复述泪道冲洗的目的，并能配合。

3．检查者洗手，戴口罩。

4．备物 5 ml 注射器、泪道冲洗针头、泪点扩张器、棉签、受水器、表面麻醉药、抗生素滴眼液、眼膏、生理盐水、弯盘。

【操作步骤】

1．取仰卧位或仰坐位。

2．用小棉签蘸上表面麻醉药，放在上、下泪点之间，嘱患者闭眼夹住 3 ~ 5 min，做泪点局部麻醉，或结膜囊滴用盐酸丙美卡因表面麻醉。

3．患者手持受水器紧贴冲洗侧颊部。

4．用眼膏润滑针头，操作者一手持冲洗注射器，另一手持棉签拉开下睑，把针头垂直插入下泪小点，深 1.5 ~ 2 mm，再使针头转向水平方向，沿泪小管慢慢进针 5 ~ 6 mm，碰到鼻骨壁后将针尖退出 1 ~ 2 mm，将冲洗液慢慢注入泪道。

5．询问患者有无水流入鼻咽部，同时观察泪点处有无冲洗液或分泌物反流。

6．冲洗完毕，点上抗生素滴眼液，抹拭眼部反流出的液体及分泌物。

7．记录冲洗情况：从右（左）下（上）泪小点进针，针尖是否可碰骨壁，冲洗液的流向情况，是否有分泌物及其量和性质。

8．嘱患者 2 h 内勿揉眼。

【注意事项】

1．如下泪点阻塞，改从上泪点冲洗并记录结果。

2．泪点狭小者先用泪点扩张器扩大泪点，再行冲洗。

3．操作轻巧，避免损伤角膜、结膜。进针遇到阻力时不可暴力推进，以防损伤泪道及形成假道。

4．推注冲洗液时如出现皮下肿胀，应停止冲洗，并按医嘱给予抗生素治疗。

5．注意观察冲洗时有无分泌物及分泌物的量和性质，冲洗后局部有无反应等。

6．术前常规冲洗泪道，患者无溢泪病史，冲洗通畅，可不必探到骨壁，以免引起患者疼痛及损伤泪道黏膜。

7．患者有溢泪或者泪道疾病史，需注意明确触骨壁感，必要时需要分别从上、下泪小点进行冲洗，以明确病情。

第八节　眼部冲洗

【目的】

清洁眼部及结膜囊。

【适应证】

1．急性结膜炎。

2．急性眼部化学伤。

3．多发细小的结膜囊异物。

4．角膜异物剔除前。

5．角膜丝状物抹除前。

6．眼科手术前。

【操作准备】

1．告知患者治疗的目的、操作方法，教会患者配合的方法。

2．核对医嘱，查对姓名、眼别，确认患者。

3．备物　洗眼壶、受水器、垫巾、棉签、软皂液、眼部冲洗液、弯盘。

【操作步骤】

1．查看眼部，如眼部涂有眼膏或分泌物，用棉签擦干净。

2．把受水器紧贴待冲洗眼侧的颊部，由患者自持，以接受流下的液体。

3．术前眼部冲洗，用棉签蘸软皂液洗净睫毛、眼睑、眉毛及周围皮肤。清洁范围上至眉弓上 3 cm，下至鼻唇沟，内至鼻中线，外至太阳穴。用眼部冲洗液冲净眼睑及周围皮肤。先冲洗眼睑及睫毛上软皂液，然后从眉弓上 3 cm 处开始往下方冲洗，冲洗液量根据皮肤清洁程度而定，但最少要有一受水器的量（约 100 ml）。冲洗时冲力不宜过大，距离 3 ～ 4 cm 为宜。皮肤冲干净后，嘱患者睁开眼睛，用眼部冲洗液冲洗结膜囊。

4．结膜囊冲洗，用拇、示指轻轻拨开上、下睑，暴露结膜囊。用眼部冲洗液冲洗，嘱患者向左、右、上、下各方向转动眼球，充分冲洗结膜囊，然后轻轻翻转上、下睑，冲洗干净，轻轻将上睑回复，将结膜囊冲洗干净。

5．嘱患者轻闭眼睛，冲洗眼睑及周围皮肤，洗毕用棉签擦干眼睑及周围皮肤，告知患者注意事项。

6．认真记录冲洗情况：如化学伤冲洗应记录冲洗前后结膜囊 pH 值、使用冲洗液总量。

【注意事项】

1．若眼球有开放性伤口，如角膜溃疡、角膜穿孔、眼球穿通伤时，动作尤其需要轻柔，勿翻动眼睑，不可对眼球施压，眼球穿通伤患者若有眼内组织嵌顿时，做眼部冲洗应注意区分异物和眼内组织。

2．极不合作者可先点表面麻醉剂后再冲洗，眼部暴露不满意者，可用开睑钩拉开上、下眼睑后冲洗。

3．冲洗温度要适宜，在 32 ～ 37℃，冬季冲洗液应保温。

4．冲洗液勿直射角膜，洗眼壶勿接触眼部，以防污染洗眼壶或碰伤眼球。

5．化学伤冲洗前、后应测量结膜囊 pH 值，冲洗液量在 2000 ml 以上，冲洗时冲力要大，距离角膜 5 ～ 6 cm 为宜。如结膜囊内有固体物质，应先取出后再冲洗，冲洗后再次检查有无异物残留在角膜和结膜上。

6．小儿假膜性结膜炎，先用消毒湿棉签将假膜抹去，然后再冲洗。

（梁凌毅）

第14章 皮肤性病科基本技能操作

第一节　皮损检查

一、皮损的类型

皮肤性病的临床检查中，首先是皮肤损害（简称皮损）的检查。检查前非常重要的一项是检查者一定要认识各种皮损的类型、特征及相互的区别。

皮肤损害分原发性损害和继发性损害两种：

1．原发性损害　是由皮肤性病的组织病理变化直接产生，对皮肤性病的诊断和鉴别诊断有重要的参考价值。

（1）斑疹：是皮肤黏膜局限性颜色的改变，损害不隆起，也不凹陷。斑疹分为红斑、色素增加或减退（或脱失）斑及出血斑等。直径一般小于 1 cm，而直径大于 1 cm 者称为斑片。

（2）丘疹：是局限性、实性、隆起性损害，直径小于 1 cm，表面可呈扁平状，如扁平疣；可呈半球形，如传染性软疣；可呈乳头状，如寻常疣。斑丘疹是介于斑疹与丘疹之间稍隆起的损害。丘疹顶部有小水疱或小脓疱时称为丘疱疹或丘脓疱疹。

（3）斑块：为较大的或多数丘疹融合而成的直径大于 1 cm 的扁平、隆起性损害。

（4）风团：为真皮浅层急性水肿引起的略隆起的损害，可呈淡红色或苍白色，周围常有红晕，形态不规则。通常急性发作，发展快，一般 24 h 内消退，不留痕迹，常伴有剧痒。

（5）结节：为圆形或类圆形、局限性、实性损害，质地较硬，位置可深达真皮或皮下。直径大于 2 ～ 3 cm 的结节称为肿块。

（6）水疱和大疱：是含有液体、隆起性的损害。直径小于 1 cm 的称为水疱，直径大于 1 cm 的称为大疱。水疱及大疱内的液体可为浆液性，呈淡黄色；含有血液时呈红或深红色，称为血疱。

（7）脓疱：是隆起性、内含脓液的损害，脓液混浊、黏稠或稀薄。可由细菌感染形成（如脓疱疮），或者由非感染性炎症形成（无菌性脓疱）。水疱继发感染后形成的脓疱为继发性皮损。

（8）囊肿：是含有液体或黏稠物及细胞成分的囊性损害，常位于真皮内或更深位置。

2．继发性损害　由原发性损害转变而来，或者由于机械性损伤（如搔抓）或治疗不当而引起。

（1）鳞屑：表皮细胞在病理状态下形成加快或正常角化过程受干扰，堆积增厚即成鳞屑。可以是干燥性鳞屑、糠秕状鳞屑或油腻性鳞屑等。

（2）浸渍：皮肤褶皱部位长期处于潮湿状态或浸水，角质层吸收较多水分后变白、变软，称为浸渍。浸渍处受摩擦后易发生表皮脱落及糜烂，容易继发感染。

（3）糜烂：局限性表皮或黏膜在其与真皮交界处脱落，露出红色湿润面，称为糜烂。糜烂因损害较浅，部分基底层细胞仍存在，故愈合较快，愈后一般不留瘢痕。

（4）溃疡：局限性皮肤或黏膜缺损深达真皮或更深位置，即为溃疡。因溃疡常破坏基底层细胞，愈合后可留有瘢痕。

（5）裂隙：也称皲裂，是深达真皮的线条状皮肤裂口或组织缺损。角质层增厚或皮肤脱水干燥导致皮肤弹性降低，脆性增加，活动牵拉后易引起皲裂。

（6）抓痕：也称表皮剥脱，由搔抓或外伤使表皮或真皮浅层受损，形成线状或断续的剥脱性缺损，表面可有渗出、血痂或脱屑。

（7）痂：是渗出性皮肤损害表面的浆液、脓液、血液与脱落组织及药物混合后干涸而结成的附着物。痂厚薄不等，软硬各异，颜色不同。

（8）瘢痕：为真皮或深层组织缺损或破坏后，新生结缔组织修复损害所形成。其表面光滑无毛，形状不规则，失去正常皮肤纹理。瘢痕分为增生性及萎缩性两种。

（9）苔藓样变：系由经常搔抓或不断摩擦使角质层及棘细胞层增厚，真皮有慢性炎症而形成的皮肤肥厚性损害。表现为皮嵴隆起，皮沟加深，界限清楚，呈皮革样外观的皮损。

（10）萎缩：分为表皮萎缩、真皮萎缩及皮下组织萎缩。表皮萎缩常见皮肤变薄，半透明，表面呈羊皮纸样，正常皮沟变浅或消失。真皮萎缩表现为局部皮肤凹陷，表皮纹理可正常。皮下组织萎缩则表现为明显凹陷。

二、检查皮损时注意事项

皮损的检查包括视诊、触诊和其他特殊手段。在检查时注意光线要充足，最好是自然光。室内温度应适宜。应充分暴露皮损，特别是皮损分布广泛时，并应注意对皮肤黏膜及其附属器进行全面检查。怀疑某些累及外阴或肛周等特殊部位的皮肤病或性病时，应仔细检查外生殖器和肛周。

1．视诊　应描述和记录下列特征：

（1）皮损部位：一些皮肤病常有一定的好发部位，如有的病好发于四肢伸侧或屈侧，有的病好发于面部曝光区域，性病则多发于外阴和肛周。

（2）皮损数目：单个、少许或多发，散在或群集分布。

（3）皮损大小：可用实物比喻，如针尖、针头、绿豆、花生、蚕豆、鸽蛋、鸡蛋等大小，或可实际测量，用直径约几毫米、几厘米来表示。

（4）皮损颜色：如淡红、暗红、紫红、皮色等。

（5）边缘及界限：皮损边缘可清楚，或者与正常皮肤界限模糊不清，边缘可整齐或不整齐等。

（6）皮损形状：如圆形、椭圆形、多角形、不规则形等。

（7）皮损表面情况：干燥或湿润，光滑或粗糙，有无糜烂、溃疡、出血、渗出、鳞屑或痂皮，中央有无脐窝，呈乳头状、菜花状或半球形等。

（8）皮损或溃疡（也包括皮损周边）基底情况：宽阔、狭窄或基底不平，或皮损呈蒂状等。

（9）分布及排列：对称或不对称，局限性或全身性，散在或密集，带状、环状、半环状、花瓣状、地图状或不规则等。

2．触诊　主要用于了解皮肤的温度（冷、热）、湿度（潮湿、干燥）、质地（坚实、柔软）、位置（表浅、深在），有无浸润、凹陷，有无压痛、感觉过敏或感觉减低或异常，是否与皮下组织粘连等。

对于一些水疱性皮肤病，应做尼氏征（又称棘细胞松解征）的触诊检查，如出现下述四种表现之一，为尼氏征阳性：①轻推水疱一侧，水疱沿推压方向移动；②轻压水疱，疱液向四周移动；③在外观正常皮肤上稍用力推擦，出现表皮剥离；④牵拉已破损的水疱壁，可见水疱周边的外观正常皮肤一同剥离。

3．其他特殊手段

（1）玻片压诊：用玻片压迫皮损处，充血性红斑颜色消失，出血性斑和色素斑颜色不会消失，寻常狼疮皮损可出现特有的苹果酱颜色。

(2) 鳞屑刮除法：寻常型银屑病刮除鳞屑时可出现特征性的蜡滴现象、薄膜现象和点状出血现象。

(3) 皮肤划痕试验：用钝器以适当压力划过荨麻疹患者皮肤，出现以下三联反应，称为皮肤划痕试验阳性：①划后 3 ～ 15 s，划过处出现红色线条，可能由真皮肥大细胞释放组胺引起毛细血管扩张所致；②划后 15 ～ 45 s，红色线条两侧出现红晕，为神经轴索反应引起小动脉扩张所致；③划后 1 ～ 3 min，划过处出现苍白色隆起性线条，可能是组胺或激肽引起水肿所致。

第二节 真菌镜检

一、适应证

适用于检查各种浅部真菌病和深部真菌病。真菌直接镜检方法简单易行，特别是对浅部真菌病，结合患者的临床表现，如能在镜下发现菌丝和（或）孢子，对真菌病的诊断有重要意义；某些深部真菌病镜检的阳性发现对下一步培养和确诊也很有意义。

真菌镜检阳性一般只能确定少数病原菌的种，如黄癣菌、花斑癣菌等，有时可确定属如念珠菌属。通常不能确定致病菌的种类，而且由于多种原因，镜检阴性结果不能完全否定真菌病的诊断，必要时应重复检测。

二、检查方法

一般采用涂片检查。标本可用皮屑、甲屑、断发、脓液或渗出液、痰、尿、脑脊液、耵聍、粪便等。将标本置于玻片上，加一滴 10%KOH 溶液（怀疑隐球菌感染者加墨汁），盖上盖玻片后，压紧，在酒精灯上微微加热，轻压盖玻片使标本透明，然后在显微镜下观察。注意驱逐气泡，将标本压薄且均匀（毛发标本不可过度挤压，以免破坏毛发结构）。用吸纸吸去周围溢液，避免其溢上盖玻片。取标本前皮损部位应尽量避免使用抗真菌的外用药。

显微镜检查时应调节遮去强光，先在低倍镜下观察有无真菌菌丝和孢子，然后用高倍镜观察菌丝和孢子的多少、形态、特征、位置、大小和排列情况等。注意避免载液接触高倍镜头，以免腐蚀和损害显微镜。

三、典型真菌病检查所见

1. 花斑癣或马拉色菌毛囊炎 在皮屑或脓疱内可见到成群分布的短粗、两头钝圆的棒状菌丝和成堆的圆形或卵圆形厚壁孢子。

2. 头癣

(1) 黄癣：黄癣感染可见发内菌丝，黄癣痂皮内有鹿角状菌丝和孢子。

(2) 白癣：铁锈色小孢子菌感染可见发外密集成堆或镶嵌排列的卵圆形孢子，有时在发根部可见少数细短菌丝。

(3) 黑点癣：紫色毛癣菌感染可见发内成串排列的链状孢子。

3. 体股癣、手足癣 分枝分隔的细长菌丝。

4. 甲癣 分枝分隔的细长菌丝，常断裂为关节孢子样。

5. 放线菌病 分泌的硫黄颗粒呈小叶状，是由纤细的分枝菌丝交织而成，菌丝的末端围绕以鞘膜，形成棒状，排列在叶状小体的边缘形成放射状而得名放线菌。革兰氏染色阳性。

6．隐球菌病　墨汁染色后可见圆形或椭圆形双层厚壁孢子，孢子内有一个较大的反光颗粒及许多类似小颗粒，外围有一层透光荚膜（非致病性隐球菌无此荚膜）。隐球菌无菌丝和子囊。

7．念珠菌病　分泌物和皮屑镜下可见假菌丝和芽孢。

8．着色芽生菌病　脓液涂片可见棕色成簇不出芽的厚壁分隔孢子，有时可见到菌丝。

9．链状芽生菌病　链状出芽孢子。

10．毛霉病　宽大菌丝不分隔。

第三节　变应原检测

皮肤变应原的检测是通过皮肤反应来确定变态反应性疾病的变应原（过敏原），有助于变态反应性疾病的诊断、治疗和预防，其中斑贴试验在皮肤科学中已应用了 100 多年，对接触性皮炎变应原的诊断价值已得到充分证明。常用的变应原检测方法有斑贴试验、划痕试验、皮内试验和变应原检测体外试验等。

一、斑贴试验

【适应证】

接触性皮炎、职业性皮肤病、化妆品皮炎、湿疹等一些变态反应性皮肤病。目前斑贴试验技术是皮肤科医师常用且必须掌握的基本技能之一。

【禁忌证】

皮炎急性期、孕妇等。

【操作方法和程序】

1．试验物的制备　根据受试物的性质配制适当浓度的浸液、溶液、软膏或原物作为试剂。

（1）液体物质：用适当稀释液稀释至一定浓度，以不具刺激性为原则。斑贴试验时应有稀释液对照。

（2）粉状物质：将其撒在被蒸馏水浸湿的纱布上，再敷于皮肤上。

（3）固体物质：先溶解于适当溶剂中，浸湿纱布，待纱布干燥后敷于皮肤上，必要时应进行溶剂对照。

（4）油类或软膏：与液体物质制备方法相同。

（5）工业溶媒：先将其与等量的液体石蜡或植物油混合，以缓冲该溶剂的脂肪溶解作用，之后再用比较恰当。同时设对照。

（6）纺织品、毛皮或皮革等：先剪成 1 ～ 2 cm^2 大小，浸湿后敷贴。

2．操作步骤　受试部位取上背部脊柱两侧或前臂屈面正常皮肤。若皮肤上皮脂过多或有污物，可用 75% 乙醇轻擦，之后用生理盐水洗净，待干。去除斑试器的保护纸，将变应原按序置于斑试器内（一般为塑料或铝制），做好标记，并用手轻压以排除空气。在没有斑试器的部位，可用 1 cm^2 大小的四层纱布，浸入已制备的试验物，盖上 1.5 cm 玻璃纸或蜡纸，然后用较大些胶布条固定。

3．结果判定　于 48 h 去除斑试器，待 30 min 后观察结果。如感到敷贴处剧痒或刺痛等可提前随时将试验物去掉，清洗皮肤。敷贴后 72 h 再次观察结果，必要时于敷贴 1 周后第 3 次观察结果。判定标准见表 14-1。

表14-1 斑贴试验结果判定标准

皮肤反应强度	结果	表现
(–)	阴性	无反应
(±)	可疑阳性	仅有轻度红斑
(+)	弱阳性	红斑、浸润、可有少量丘疹
(++)	中阳性	红斑、浸润、丘疹、水疱
(+++)	强阳性	红斑、浸润、丘疹、大疱

4．注意事项

（1）须嘱患者，如发生强烈刺激反应或过敏反应，应及时去除斑试器，洗净皮肤。

（2）受试前 2 周和受试期间不要内服糖皮质激素，受试前 3 天和受试期间应停用抗组胺类药物。

（3）受试期间不要洗澡、喝酒，避免搔抓局部，尽量减少出汗，减少日光照射。

（4）应保持斑试器在皮肤上 48 h，尽量不要过早去掉，受试部位要有标记。贴敷牢固、紧密，避免出现假阴性。

（5）如果在斑试后 72 h 至 1 周内，受试部位出现红斑、瘙痒等情况，应及时到医院检查。

（6）注意区分皮肤的变态反应与刺激反应。

5．斑贴试验可能出现的并发症

（1）斑贴试验造成接触性致敏：斑贴试验阴性结果后 10 ~ 20 天，在斑贴试验部位出现阳性反应，此时重复斑贴试验往往阳性。

（2）既往皮炎复发或现有皮肤病加重。

（3）斑贴试验部位色素沉着或色素减退。

（4）斑贴试验部位出现瘢痕、肉芽肿或继发感染。

（5）全身反应：系统性接触性皮炎、多形红斑、过敏性休克等。

（6）爆发反应：在斑贴试验过程中，有时会发生爆发反应，或称“怒背现象”。

二、划痕试验

用于检测速发型变态反应。操作简单方便，是比较安全的皮肤试验之一，但毕竟是体内试验，有可能引起全身性反应，也应注意。

【适应证】

各型荨麻疹、特应性皮炎、药疹、过敏性鼻炎、哮喘等。

【禁忌证】

高敏体质者、有过敏性休克者。

【操作方法和程序】

受试部位一般选择前臂屈侧，局部清洁消毒。用消毒的种痘刀或针尖，轻轻划数条长 0.3 ~ 0.5 cm 的划痕，两个受试部位间要有 4 ~ 5 cm 距离，深度以无明显出血为宜。之后在划痕上滴一滴生理盐水，然后将受试物涂于划痕上，混合均匀，留一划痕仅滴生理盐水作为阴性对照。15 ~ 20 min 后，用消毒蒸馏水洗净划痕上受试物，观察结果。

【结果判定】

高度敏感者，反应可能发生很快，一旦出现，应立即将试验物擦去，洗净，以免发生可能的全身性反应。判定标准见表 14-2。

表14-2　划痕试验结果判定标准

皮肤反应强度	结果	表现
(-)	阴性	无变化，与阴性对照一致
(±)	可疑阳性	红斑或风团直径< 5 mm，与阴性对照稍有差别
(+)	弱阳性	红斑或风团直径 =5 mm，与阴性对照有明显差别
(++)	阳性	红斑或风团直径 5 ～ 10 mm，并有明显红晕
(+++)	强阳性	红斑或风团直径> 10 mm，有明显红晕及伪足

【注意事项】

1．必须先测定患者皮肤有无皮肤划痕症。

2．有毒或有刺激性的物质、血管扩张剂如烟酸、可待因、乙酰胆碱等不能进行此试验。

3．结果为阴性时，应继续观察 3 ～ 4 天，必要时 3 ～ 4 周后重复试验。

4．应排除由原发性刺激引起的假阳性反应。

5．应准备肾上腺素注射液，抢救可能发生的过敏性休克。

6．受试前 2 天应停用抗组胺类药物。

三、皮内试验

主要用于检测速发型变态反应，原理与划痕试验相同，反应结果较划痕试验阳性率高，较准确，但偶尔可发生过敏性休克。皮内试验在我国目前应用较多，涉及标准化变应原，如食物变应原、花粉变应原、尘螨变应原、真菌变应原等。非标准化变应原的检测更应慎重。

【适应证】

各型荨麻疹、特应性皮炎、药疹、过敏性鼻炎、哮喘等。

【禁忌证】

高敏体质者、有过敏性休克史者、5 岁以下儿童。

【操作方法】

一般选择前臂屈侧为受试部位，局部清洁消毒。将欲试抗原以无菌生理盐水适当稀释，以皮试注射器分别吸取 0.1 ml，注射于受试部位皮内。同时注射多种抗原时，应在注射部位标记。另取一注射器吸取 0.1 ml 无菌生理盐水，注射于对侧前臂屈侧对应部位，或同侧原注射部位下方 4 ～ 5 cm 处，作为阴性对照。

【结果判定】

1．速发型反应　注射后 20 ～ 30 min 观察，局部出现直径 1 ～ 1.5 cm 的红斑或风团为阳性。

2．迟发型反应　注射后 6 h 开始出现红斑或风团，至 24 h 达最高峰，或 24 ～ 48 h 或更长时间开始出现此种反应。麻风菌素的迟发反应可达 21 天。

3．阴性反应　局部无变化，与阴性对照一致。

【注意事项】

1．5 岁以内儿童或显示对某种物质有高度过敏并曾有过严重反应者，均应避免进行本试验。

2．若出现强烈反应（局部或全身）时应立即皮下注射 0.1% 肾上腺素 0.5 ml，立即吸氧，静脉滴注糖皮质激素，酌情采取其他急救措施。

3．阴性对照处应无变化，否则应重做。

4．观察结果时，应注意区别假阳性或假阴性反应。

5．皮内试验检测的反应是皮肤最终的炎症反应，其机制可以是免疫机制引起的反应，也可以是非免疫机制引起的反应，不一定绝对是变态反应。

四、变应原（空气播散）试验

变应原试验用于检测挥发性变应原，实际是应用试验的一种。

【适应证】

可用于检测免疫性和非免疫性速发型接触性反应，如变应性皮炎等。

【操作方法】

一般受试部位为背部或前臂屈侧，将受试物质的原液或稀释于不同浓度挥发性溶媒中的稀释液，盛于小瓶或试管中。试验时用管口或瓶口接触患者皮肤，以胶布固定，经过 15 ~ 20 min 去除小瓶或试管，观察结果。免疫性反应通常在 15 ~ 20 min 内出现反应，可持续数小时；而非免疫性反应多在 45 ~ 60 min 内出现。

【结果判定】

1．阳性反应 受试处皮肤有红斑、风团、水疱及红肿现象。

2．阴性反应 受试处皮肤无明显变化。

【注意事项】

1．避免受试液沾染皮肤。

2．观察结果时，应注意假阳性及假阴性反应。

五、血清变应原特异性 IgE 的检测

血清变应原特异性的检测是通过血清变应原特异性 IgE 抗体的定性测定，了解患者过敏的变应原，提示患者可能对某种物质过敏。该检测操作较简单，体外进行，安全性高，有一定的特异性，目前被不少医疗单位采用。方法有放射变应原吸附试验、Phamacia CAP 公司系统（免疫荧光 f 酶技术）、体外变应原 IgE 检测等。

【适应证】

各型荨麻疹、特应性皮炎、药疹、过敏性鼻炎、哮喘等。目前应用该方法检测已远远扩大到食物、花粉等多方面。

【操作方法】

取静脉血分离血清或血浆，按不同方法的操作规程进行。注意不能使用大量溶血和严重高血脂的血液标本进行检测。患者摄入胆固醇后可影响血清抗体的测定水平。

【结果解释】

血清变应原特异性 IgE 阳性，表示患者对该物质有Ⅰ型变态反应发生，但不代表一定产生临床症状。是否产生临床症状，还与患者机体免疫功能状态、合并疾病以及是否服用抗过敏药物等因素有关。因此，血清变应原特异性 IgE 阳性，仅表示有发生临床变态反应的可能性，并不一定出现临床症状。血清变应原特异性 IgE 阴性，说明患者对其未发生Ⅰ型变态反应，但并不表示患者对其不产生反应。

总之，在临床应用中，体外变应原的阳性结果或阴性结果一定要根据患者的病史、临床表现、机体状态等多因素综合进行判定。

六、血清变应原特异性 IgG 的检测

血清变应原特异性 IgG 检测也称为食物不耐受，是主要针对Ⅲ型超敏反应的一种检测方法。食物特异性 IgG 抗体在变态反应性疾病发病中发挥重要的作用，而 IgG 抗体检测是唯一针对食物过敏的迟发反应的检查方法。该方法优点是能检测无特异性 IgE 参与的超敏反应性疾

病，特异性和敏感性高。但缺点是需要定期对仪器和设备进行校正，试剂价格昂贵，检测种类偏少。

【检测原理】

血清中的特异性抗体与特异性食物发生变应原反应，加入抗体结合液形成变应原 - 抗体复合物，再放入偶联酶的生色底物，测量反应产物的吸光度，算出检测者血清 IgG 抗体浓度。

【适应证】

食物源性过敏反应。

【操作方法】

取静脉血分离血清或血浆，按不同方法的操作规程进行。患者摄入胆固醇后不影响血清抗体的测定水平。

【结果解释】

分级标准：0 级（阴性）：＜ 50 IU/mL；+1（轻度敏感）：50 ～ 100 IU/mL；+2（中度敏感）：100 ～ 200 IU/mL；+3（高度敏感）：＞ 200 IU/mL。0 级代表所检测食品对受试者是安全的，可以正常食用。如检查出阳性食物种类较少，则直接忌食；如检测阳性种类较多，可将 +2、+3 级别食物为忌食，+1 食物列为轮替。

第四节　性病检查

一、梅毒螺旋体检查

（一）梅毒螺旋体病原体检查

1．适应证　确诊早期梅毒的重要依据。对怀疑硬下疳、黏膜斑、扁平湿疣、肿大的淋巴结均可进行梅毒螺旋体病原体检查。

2．操作方法及程序

（1）暗视野显微镜检查

1）取材标本：硬下疳溃疡面、扁平湿疣及黏膜斑表面渗出液、淋巴结抽出液。先用无菌生理盐水清洗皮损处，用钝刀刮除皮损表面组织，擦净，挤压周围组织，使血清及组织液渗出，吸取液体涂片，在暗视野显微镜下检查。

2）结果：查见梅毒螺旋体为阳性。

（2）直接免疫荧光检查：上述取材标本加入已知抗梅毒螺旋体血清，再用异硫氰酸荧光素（FITC）进行标记，在荧光显微镜下观察，见到亮绿色螺旋体为阳性结果。

（3）组织切片染色：用改良的莱瓦迪蒂（Levaditi）镀银染色，可显示皮肤及内脏器官中梅毒螺旋体，呈黑褐色。

（4）聚合酶链反应检查（PCR）：近年来，随着 TP 全基因组的解析，PCR 技术在梅毒实验室诊断过程中得到应用，尤其在一期梅毒、先天性梅毒和神经梅毒的诊断中体现出较好的应用价值。特别是在低病原体水平以至不足以诱导产生特异性 IgM 和（或）IgG 的情况下。

（二）梅毒血清学检查

1．非梅毒螺旋体抗原血清学试验

（1）适应证

1）大批量人群筛查。

2）可疑人群常规检查。

3）观察疗效和判断复发或再感染的定量指标。

（2）试验方法

1）快速血浆反应素环状卡片试验（rapid plasma reagin circle card test，RPR）：用心磷脂、卵磷脂及胆固醇作为抗原，并加入活性炭颗粒，与机体产生的反应素发生黑色颗粒凝集和絮状沉淀。可稀释进行定量反应。

2）甲苯胺红不加热血清反应素试验（toluidine red unheated serum test，TRUST）：原理与RPR相同，只是在抗原中加入甲苯胺红颗粒代替碳颗粒作为指示物，使阳性结果出现红色絮状沉淀。

3）不加热血清反应素试验（unheated serum reagin test，USR）：用改良的心磷脂、卵磷脂及胆固醇作为抗原，血清不必加热灭活，抗原不必每天配制。

4）性病研究实验室试验（venereal diseases research laboratory test，VDRL）：用心磷脂、卵磷脂及胆固醇作为抗原，与机体产生的反应素发生颗粒凝集和沉淀反应。可稀释进行定量反应。

（3）注意事项

1）对某一患者而言，该试验应在同一实验室、采用同一种试验方法进行随访检测，通常两次检测的滴度相差4倍或以上，说明滴度有显著变化，临床上才有意义。

2）两种不同试验的定量结果不能直接比较（通常TRUST滴度稍高于RPR）。

3）非梅毒螺旋体抗原试验敏感性高而特异性低。

4）假阴性常见于极早期梅毒、治愈的早期梅毒、晚期梅毒或二期梅毒的“前带现象”；假阳性常见于自身免疫性疾病、麻风、海洛因成瘾者、少数孕妇及老年人。

5）HIV阳性时非梅毒螺旋体抗原血清试验会出现假阳性或假阴性。

6）非梅毒螺旋体抗原血清学试验在临床上不能单独应用，必须结合梅毒螺旋体抗原血清学试验结果综合分析判定。

2．梅毒螺旋体抗原血清学试验

（1）适应证：诊断梅毒有较高的敏感性和特异性，用于梅毒的确证试验。

（2）试验方法

1）荧光密螺旋体抗体吸收试验（fluorescent treponemal antibody-absorption test，FTA-ABS）：用间接免疫荧光技术检测血清中抗梅毒螺旋体抗体。具有高度特异性和敏感性，但操作复杂，目前较少采用。

2）梅毒螺旋体颗粒凝集试验（treponema pallidum particle agglutination test，TPPA）：利用超声波粉碎的Nichol株螺旋体悬液为抗原，用纯化的明胶颗粒作抗原载体，与人体感染梅毒螺旋体后产生的特异性抗体结合产生肉眼可见的凝集反应，敏感性和特异性较高。与FTA-ABS相比，该试验操作简单，成本较低，特别适于潜伏梅毒、早期梅毒以及非梅毒螺旋体抗原血清学试验阴性但又高度怀疑为梅毒患者的确认试验。

3）梅毒螺旋体血球凝集试验（treponema pallidum hemagglutination assay，TPHA）：原理与TPPA相似，只是用甲醛处理的羊红细胞作为抗原载体。

4）梅毒螺旋体酶联免疫吸附试验（treponema pallidum enzyme-linked immunosorbent assay，TP-ELISA）：利用重组梅毒螺旋体TP47、TmPA抗原包被微孔板和辣根过氧化物酶标记的TP47、TmPA抗原夹心法检测血清中的梅毒特异性抗体。该方法操作简便，敏感性、特异性高，稳定性好，可自动化进行，适合大样本筛查，是目前梅毒血清学诊断试验的常用方法。

（3）注意事项

1）梅毒螺旋体抗原血清学试验对于大多数梅毒患者而言，不论治疗与否，通常终身阳性，仅在15%～25%接受正规治疗的一期梅毒患者，2～3年后可以转阴。因此，不能作为评价疗效或判定复发与再感染的指标。

2）临床上无需测定滴度。

3）梅毒螺旋体抗原血清学试验也存在技术性假阳性和生物学假阳性反应，因此确诊梅毒必须结合患者的接触史、临床症状和实验室检查综合判定。

二、淋球菌检查

【适应证】

临床上可疑或不排除淋球菌感染的患者。

【操作方法】

1．分泌物的涂片检查

（1）用灭菌等渗盐水洗净尿道口。

（2）戴消毒手套后，用手指由阴茎后方向前方挤出脓液，用接种环或棉拭子蘸取脓液，轻轻涂于载玻片上，待其自然干燥后加热固定，革兰氏染色，然后镜检。

（3）在中性粒细胞内找到革兰氏阴性的肾形双球菌时，可明确诊断。

2．淋球菌的分离培养

（1）取材：男性患者从尿道取材时，可用细小棉拭子伸入尿道 2 ～ 4 cm，轻轻转动后取出分泌物；女性患者取材时，先用阴道窥器暴露宫颈口，用无菌棉拭子除去宫颈口表面的分泌物，另取一棉拭子插入宫颈口内 1 ～ 2 cm，转动并停留 10 ～ 20 s；直肠取材时，应将棉拭子插入肛门 2 ～ 3 cm；检查淋球菌性咽炎时，应从扁桃体及扁桃体窝取材；对青春期前女童可采集阴道标本。

（2）标本取出后立即接种于培养基中，目前常用加入多粘菌素的血液琼脂或巧克力琼脂培养基。

（3）初代分离应使用 5% ～ 10% CO_2 烛缸，培养温度以 36℃为宜，相对湿度 80% 以上，培养 24 ～ 48 h 观察结果。

（4）淋球菌在多粘菌素 B 血液琼脂上经 24 ～ 48 h 培养后，可形成圆形、凸起、湿润、光滑、半透明或灰白色的菌落，边缘呈花瓣状，直径 0.5 ～ 1.0 cm，用接种环触之有黏性，如继续培养，菌落体积增大，表面粗糙，边缘皱缩。

3．淋球菌的鉴定——氧化酶试验

（1）配制氧化酶试剂（0.5% ～ 1% 盐酸四甲基对苯二胺水溶液）。

（2）将溶液滴加于可疑菌落上，观察颜色变化。也可先将试剂滴在一小张滤纸片上，然后挑取可疑菌落与之接触，观察颜色变化。

（3）菌落在接触氧化酶试剂 15 ～ 20 s 内出现红色，保持 30 s 以上，然后逐步变成紫色，最后呈黑色，为氧化酶试验阳性。

4．聚合酶链反应（PCR）检查　是通过检测淋球菌 CppB 基因而明确是否感染淋球菌。PCR 敏感性和特异性高，但部分患者治愈后，体内尚存在已被杀死的含 CppB 基因的菌体或碎片。尽管此时涂片和培养检测阴性，但 PCR 仍可扩增出 CppB 基因，因此不能作为淋病治愈的指标。

【注意事项】

1．分泌物涂片时不要用力涂擦，以免细胞破裂和变形，涂片厚薄要合适。

2．女性宫颈分泌物、咽和直肠标本在涂片中由于杂菌较多，故推荐用培养法。

3．分离培养取材时拭子伸入尿道或宫颈的深度一定要够。

4．培养淋球菌时，取材后应立即接种，标本离体的时间越短越好。

5．分离培养应采用加抗生素的选择性培养基。

6．氧化酶试剂应为新鲜配制，在棕色瓶中避光保存。

7．氧化酶试剂遇铁也会变红，故接种环应非铁丝所制。

8．对症状不典型的男性患者的取材，最好嘱其在晨起排尿前或排尿 4 h 以后。

三、沙眼衣原体检查

【适应证】

1．有不洁性接触史或配偶感染史。

2．已排除淋球菌感染的尿道炎患者。

【操作方法】

1．直接涂片染色法

（1）采集标本同淋球菌。

（2）标本涂片，自然干燥后甲醛固定 10 ～ 15 min。

（3）用当日配制的吉姆萨溶液染色 1 h。

（4）用 95% 乙醇淋洗涂片，干燥。

（5）油镜下观察，若在上皮细胞内找到 1 ～ 3 个或更多个呈蓝色、深蓝色或暗紫色的包涵体，为沙眼衣原体阳性。

2．衣原体抗原检测法

（1）采集标本同淋球菌。

（2）用商品试剂盒检测，检测前先将试剂盒和测试卡在室温下复温 30 min。

（3）加试剂至塑料管刻度处（约 0.6 ml），将拭子标本浸入管内摇匀，置 80℃水浴，10 ～ 20 min 取出，转动试纸并沿管壁挤压，弃去拭子，提取液置室温冷却后盖上管盖。

（4）将测试卡放在台面，加入 5 滴提取液于检体窗，静置 30 min 后观察结果。质控窗和结果窗均显示一条蓝带为阳性，结果窗无变化为阴性。

3．免疫荧光法

（1）采集标本同淋球菌。

（2）将标本涂于玻片凹孔中或圆圈中，自然干燥，用丙酮或无水甲醛固定 5 min，漂洗，再干燥。

（3）加 30 μl 荧光素标记的抗沙眼衣原体单克隆抗体试剂覆盖凹孔，玻片置湿盒中或 37℃下作用 15 min，去掉多余试剂，用蒸馏水淋洗涂片，自然干燥，加一滴封固液，盖上盖玻片，置显微镜下检查。阳性标本在高倍镜下可见上皮细胞内的原体颗粒，为单一、针尖大小、明亮的绿色荧光，在油镜下为荧光均匀、边缘光滑的圆盘样结构，也可见网状体等其他形态的衣原体颗粒。

4．聚合酶链反应（PCR）检查　基于沙眼衣原体 MOMP 基因序列而明确是否感染沙眼衣原体。PCR 敏感性和特异性高，但部分患者治愈后，体内尚存在有已被杀死的含 MOMP 基因的菌体或碎片。尽管此时培养检测阴性，但 PCR 仍可扩增出 MOMP 基因，因此不能作为沙眼衣原体治愈的指标。

四、解脲脲原体检查

【适应证】

同沙眼衣原体检查。

【操作方法】

1．采集标本同淋球菌检查，也可用 10 ml 中段尿离心（2000 r/min，10 min），取沉渣作为接种物。

2．将标本接种到液体培养基中置灼缸内，在 37℃恒温箱内培养 24 ～ 72 h，每日观察颜色变化，如培养基由黄色变为粉红色，可能有解脲脲原体生长。

3．取 0.2 ml 培养物接种到固体培养基上，培养 48 h 后于低倍镜下观察，有典型“油煎蛋”状菌落者为阳性。

五、人类乳头瘤病毒检查

1．醋酸白试验

【适应证】

尖锐湿疣不典型皮损的辅助诊断。

【操作方法】

用蘸有 5% 醋酸的棉拭子涂擦可疑皮损及周边皮肤黏膜，观察 3 ～ 5 min（肛门皮损观察 10 min 左右），作用部位呈均匀一致的变白区，边缘清楚，为醋酸白试验阳性。

【注意事项】

（1）该试验敏感性较高，但特异性不高，有假阳性和假阴性，仅作为临床参考。

（2）当患者有尿道炎或包皮龟头炎时，上皮增厚，该试验会出现假阳性，表现为变白区界限不清，不规则。

2．免疫组化　采用抗 HPV 抗体，对组织切片或细胞涂片进行免疫组化染色，若组织或细胞中含有 HPV 抗原则染色阳性，判断局部有 HPV 感染。该方法特异性高，但敏感性不高，仅为 50% ～ 60%，对不典型损害或早期损害检出率较低。

3．分子杂交　包括斑点杂交、Southern 印迹杂交及原位分子杂交，是诊断 HPV 感染敏感而且可靠的方法，可对多种 HPV 亚型进行分型，其中原位分子杂交还能进行感染的组织定位观察。

4．PCR 检测　将标本中的目的 DNA 进行扩增，然后再检测，是目前检测 HPV 感染最为敏感的方法，特异性也很高，也可以同时进行基因分型，在临床上广泛使用。但试验过程中的轻微污染即可造成假阳性，值得临床注意。将 PCR 方法与原位杂交的方法结合起来，建立原位 PCR 方法，不仅有较高的检测敏感性和特异性，还可同时进行感染的定位研究。但操作复杂，需要一定的实验室条件。

六、阴虱检查

【适应证】

用于为临床上怀疑阴虱病的患者提供诊断依据。

【操作方法及程序】

1．用细密的篦子将阴毛上的阴虱梳下，或用小镊子直接取下阴虱，或用眼科小剪子剪下黏附有阴虱或阴虱卵的阴毛。

2．将上述标本置于载玻片上，加一滴 10% KOH，在酒精灯上微加热后，于显微镜下检查，寻找阴虱或阴虱卵。阴虱呈蟹形，有 3 对足，前足较小，中后组足巨大，有粗大爪抓住阴毛。虫卵为铁锈色或淡红色椭圆形小粒，常斜向附贴在阴毛上，在显微镜下可见到卵体。

【注意事项】

由于阴虱和阴虱卵常贴伏于阴毛的近根部，因此在采集阴毛标本时应在毛干根部处采集。

第五节　皮肤组织病理学检查

【适应证】

1．具有高度诊断价值的疾病　皮肤肿瘤、癌前期病变、病毒性皮肤病、角化性皮肤病、萎缩性皮肤病和某些红斑鳞屑性皮肤病等。

2．具有诊断价值的疾病　大疱性皮肤病、肉芽肿性皮肤病、代谢性皮肤病、结缔组织病、血管性皮肤病、某些遗传性皮肤病、某些色素障碍性皮肤病及一些黏膜病等。

3．对某些感染性皮肤病，虽不一定有明显病理特征，但可能找到病原体，如某些深部真菌病、皮肤黑热病、猪囊尾蚴病、皮肤结核病、麻风、皮肤不典型分枝杆菌感染等，非常有助于诊断。

4．一些临床及病理均不具有特异性的皮肤病，通过病理可找到一些有意义的诊断线索或排除某些相似疾病，或在诊断不能明确的情况下依据病理改变制订治疗方案。

【禁忌证】

严重的瘢痕体质者、患严重的出血性疾病或凝血功能障碍者（如血小板过低）等。

【操作方法】

1．术前准备　选择恰当的部位，常规消毒，局部麻醉。

2．手术切取法　刀切法适用于各种皮肤病变，手术范围及深浅可由术者决定，临床最常选用。

3．环钻法　方便，损伤小，患者更容易接受，但所取病变组织小，深度受限，适用于浅表损害或手术切取有困难者。

4．削切法　用刀削切病变组织，可用于脂溢性角化病等表浅皮损，作为病理学检查很少应用。

【标本处理】

标本应立即放入10%甲醛中固定，特殊情况下可采用95%乙醇固定。固定液体积应达到标本体积的10倍以上，大的肿瘤组织应切分成多块，以保证固定液能充分渗入。

【注意事项】

皮肤组织病理学检查虽然适应证广泛，但一定要有的放矢，确定检查目的，以及对诊断的意义；切不可作为常规，且病理检查并非对每一位皮肤病患者都有必要性，相反可能造成患者不必要的痛苦。

第六节　皮肤免疫荧光检查

皮肤免疫荧光检查常用的有直接免疫荧光检查（direct immunofluorescence，DIF）和间接免疫荧光检查（indirect immunofluorescence，IIF）。免疫荧光是根据抗原和抗体结合反应具有高度的特异性，采用荧光染料标记已知抗原或抗体，通过荧光显微镜，发现未知的抗体或抗原。

一、皮肤直接免疫荧光检查

1．原理　直接免疫荧光方法比较简单，用患者自身的皮肤或黏膜，在冰冻切片下标记，荧光显微镜下显示抗原抗体复合物即荧光的出现。

2．适应证　对三大类皮肤疾病的诊断及分类具有重要的参考价值：

（1）慢性非感染性大疱性皮肤病：如各型天疱疮、类天疱疮、疱疹样皮炎、线状IgA大疱性皮肤病、获得性大疱性表皮松解症等。

（2）结缔组织病：特别是各型红斑狼疮。

（3）各型血管炎：特别是白细胞碎裂性血管炎。

（4）对某些感染性皮肤病和某些皮肤肿瘤的诊断也有参考价值。

3．基本特征

（1）基底膜荧光：系统性红斑狼疮、盘状红斑狼疮、亚急性皮肤型红斑狼疮基底膜带呈线状、颗粒状或团块状荧光，以 IgG 及 C3 为主；疱疹样皮炎真皮乳头内颗粒状 IgA 沉积；类天疱疮、获得性大疱性表皮松解症呈基底膜带线状 IgG 及 C3 沉积；线状 IgA 大疱性皮肤病基底膜带线状 IgA 沉积；扁平苔藓真皮乳头层内弥漫性或灶性球状 IgM 和 C3 沉积。

（2）表皮细胞间荧光：寻常型、红斑型、落叶型、增殖型天疱疮及疱疹样天疱疮等可见表皮细胞间 IgG 沉积。

（3）血管壁荧光：多种血管性皮肤病如白细胞碎裂性血管炎、结节性多动脉炎等可见管壁及管周荧光。

4．注意事项 应设有阳性及阴性对照。标本及时检查，阳性结果应照相保存，不应时间过长。

二、皮肤间接免疫荧光检查

1．原理 间接免疫荧光检查较直接免疫荧光检查复杂，用患者血清中的某种特异性抗体或自身抗体，反应中有两对抗原抗体（“一抗”和“二抗”）发生反应，“一抗”与抗原是相对应的特异结合，“二抗”是荧光素标记抗体，是针对“一抗”的抗体。

2．适应证

（1）血清中各种自身抗体的检测：如结缔组织疾病中系统性红斑狼疮、皮肌炎、硬皮病、类风湿关节炎、混合结缔组织病、干燥综合征等有不同类型自身抗体。

（2）大疱性皮肤病：如抗天疱疮抗体。

（3）有时用于各种微生物抗体检测：如梅毒螺旋体、疱疹病毒等。

3．补体结合法 在间接免疫荧光检查法的基础上，在抗原抗体反应时加入补体，再用荧光素标记的抗补体抗体进行示踪。用于检测妊娠性疱疹自身抗体。

第七节 皮肤镜检测

皮肤镜又称皮表透光显微镜，是一种具有偏振光光源的皮肤放大镜。皮肤镜作为一种新的非侵袭性皮肤科检查手段，具有操作简便、适应证广、结果报告及时快速、图像采集及保存方便、可长期随访观察病变变化等优点。通过多维、立体化掌握病变性状，在皮肤病特别是色素性皮肤病的临床诊断、鉴别诊断、评价疗效、判断预后等方面具有非常重要的价值。此外，也在肿瘤性、感染性、炎症性、毛发和甲等疾病的诊断中凸显重要地位。

1．原理 诊断原理是通过一定液体（如矿物油、乙醇、水等）使得皮肤表面光线反射消失，从而角质层变得半透明，减少皮肤角质层对光线的折射。再借助皮肤镜的放大作用，将皮肤损害放大 20 ～ 150 倍或更大倍数，清楚地看到皮表、表皮、表皮与真皮交界处及真皮乳头层的结构，为不同皮肤病做出准确诊断及鉴别诊断。

2．适应证 普通痣、Spitz 痣、恶性黑色素瘤、基底细胞癌、血管瘤、皮肤纤维瘤、玫瑰糠疹、银屑病、白癜风、扁平苔藓、脂溢性角化症、疥疮、小棘状毛壅症、斑秃、黄瘤病、鲍温病、角化棘皮瘤、汗孔角化症、传染性软疣、尖锐湿疣、寻常疣、跖疣等。

第八节 皮肤三维计算机断层成像技术

皮肤三维计算机断层成像技术（简称皮肤 CT），是近年来新兴的基于光学共聚焦原理的无创性皮肤影像学技术。皮肤 CT 将光学显微镜技术、激光扫描技术和计算机图像处理技术结合在一起，从而在细胞生理状态下进行皮肤诊断，还可实时动态地对同一组织多次成像，并减少传统切片制作过程中人为因素的影响。皮肤 CT 具有原位、实时、动态等特点，主要应用于皮肤肿瘤、血管性皮肤病及银屑病等常见皮肤病的诊断及鉴别诊断。

1．原理 以激光作为点光源，通过物镜聚焦于组织内。组织内焦点处反射及反向散射回来的光由同一物镜接收，然后通过探测光路系统的针孔传输至探测器而成像，从而构成一薄层组织光学切片，焦点以外的反射光则被针孔滤除。应用于皮肤病学的显微镜的探测器连接在专门的计算机上，并在其辅助下成像。

2．适应证

（1）协助诊断良恶性肿瘤或者癌前期病变。

（2）常见皮肤病（接触性皮炎、银屑病等）的应用。

（3）指导手术治疗：提供活体组织原位、实时、无创、快速成像。而常规病理不仅耗时长，且无法进行动态检测，增加了手术时间及患者负担。

（车雅敏 柯吴坚 马 寒）

第15章 护理基本技能操作

一、插胃管、胃管洗胃（含小儿）

洗胃是将胃管插入患者胃内，反复注入和吸出一定量的溶液，以冲洗并排除胃内容物，减轻或避免吸收中毒的胃灌洗方法。

【目的】

1．解毒 清除胃内毒物或刺激物，减少毒物吸收，还可利用不同灌洗液进行中和解毒，用于急性食物或药物中毒，服毒后 4 ～ 6 h 内洗胃最有效。

2．减轻胃黏膜水肿 幽门梗阻患者饭后常有滞留现象，引起上腹胀满、不适、恶心呕吐等症状，通过洗胃，减轻潴留物对胃黏膜的刺激，减轻胃黏膜水肿、炎症。

3．为某些手术或检查做准备 如胃肠道手术前。

【适应证】

非腐蚀性毒物中毒，如有机磷、安眠药、重金属类、生物碱及食物中毒等；治疗完全性或不完全性幽门梗阻；治疗急慢性胃扩张。

【禁忌证】

1．绝对禁忌证

（1）强腐蚀性毒物（如强酸、强碱）中毒。

（2）肝硬化伴食管胃底静脉曲张，近期有上消化道出血及胃穿孔、胃癌等。

（3）正在抽搐，大量呕吐者。

2．相对禁忌证

（1）上消化道溃疡、食管静脉曲张、胃癌、食管狭窄、胸主动脉瘤、冠状动脉粥样硬化性心脏病、重度高血压、心力衰竭等患者一般不洗胃。

（2）昏迷、休克患者。

（3）乙醇中毒，因呕吐反射亢进，插胃管时容易发生误吸，所以慎用胃管洗胃术。

本部分设定一个场景：成人药物中毒的洗胃治疗。

场　景

【病例情况】

患者男性，40 岁，在家中误服美曲膦酯（敌百虫）农药，家属发现急送至某医院急诊室。心率 50 次 / 分，血压 100/60 mmHg，神志清，多汗，恶心，腹痛，瞳孔缩小。请为其进行胃管洗胃。

操作地点：急诊室。

【操作前准备】

1．评估患者并解释

（1）解释：向患者及家属告知洗胃的目的、方法、注意事项及配合要点。

（2）评估

1）患者的年龄、病情、意识状态、生命体征等。

2）口鼻黏膜有无损伤，有无活动义齿。

3）心理状态以及对洗胃的耐受能力、合作程度、既往经验等。

2．患者准备

（1）了解洗胃的目的、方法、注意事项及配合要点。

（2）体位舒适。

3．环境准备　室温适宜、光线充足、环境安静。

4．护士准备　衣帽整洁，修剪指甲，洗手，戴口罩。

5．用物准备　根据不同的洗胃方法进行用物准备（以全自动洗胃机洗胃法为例）。

1）治疗盘内：无菌洗胃包（内有胃管、镊子、纱布或使用一次性胃管）、塑料围裙或橡胶单、治疗巾、检验标本容器或试管、量杯、水温计、压舌板、弯盘、棉签、50 ml 注射器、听诊器、手电筒、液体石蜡、胶布，必要时备张口器、牙垫，舌钳放于治疗碗内。

2）储物桶 2 只，分别盛洗胃液和污水。

3）1∶(15 000 ~ 20 000）高锰酸钾 10 000 ~ 20 000 ml，洗胃溶液温度 25 ~ 38℃。

【操作步骤】

1．操作者按规定着装，洗手，戴口罩。

2．携用物至床旁，再次核对患者床号、姓名、腕带。

3．使用全自动洗胃机洗胃

（1）接通电源，检查机器功能完好，并连接各种管道。

（2）插胃管：用液体石蜡润滑胃管前端，润滑插入长度的 1/3，插入长度为前额发际至剑突的距离，由口腔插入 55 ~ 60 cm，检测胃管的位置，通过三种检测方法确定胃管确实在胃内。用胶布固定胃管。

（3）连接洗胃管，将已配好的洗胃液倒入水桶内，药管的另一端放入洗胃液桶内，污水管的另一端放入空水桶内，胃管的另一端与已插好的患者胃管相连，调节药量流速。

（4）吸出胃内容物：按“手吸”键，吸出物送检；再按“自动”键，机器即开始对胃进行自动冲洗，直至洗出液澄清无味为止。

4．随时观察洗出液的性质、颜色、气味、量及患者面色、脉搏、呼吸和血压的变化。

5．拔管　洗毕，反折胃管、拔出。协助患者漱口、洗脸、取舒适卧位。

6．清理洗胃机　洗胃机三管（药管、胃管、污水管）同时放入清水中，按“清洗”键，清洗各管同时取出，待机器内水完全排尽后，按“停机”键关机。以免各管道被污物堵塞或腐蚀。

7．整理用物，洗手，脱口罩。

8．再次核对，记录灌洗液名称、量，洗出液的颜色、气味、性质、量，患者的全身反应。

【操作要点】

1．洗胃前应了解患者中毒情况，如中毒时间、途径、毒物种类、性质、量等。掌握洗胃禁忌证和适应证。正确选用洗胃液（见表 15-1）。

2．急性中毒患者，应紧急采用“口服催吐法”，必要时进行洗胃。插管时，动作要轻、快，切勿损伤食管黏膜或者误入气管。

3．当中毒物质不明时，洗胃溶液可选择温开水或者生理盐水。待毒物性质明确后，再采用对抗剂洗胃。

4．洗胃过程中，避免压力过高引起胃黏膜损伤，一次灌洗量不得超过 500 ml。如患者有腹痛、休克、吸出液呈血性，应立即停止洗胃，采取相应的急救措施。

5．幽门梗阻患者洗胃可在饭后 4 ～ 6 h 或空腹进行。记录胃内潴留量，便于了解梗阻程度；胃内潴留量 = 洗出量 – 灌入量。

6．注意患者的心理状态、合作程度，讲述操作中可能出现的不适，以取得配合。对自服毒物者，保护患者隐私。

7．洗胃后注意患者胃内毒物清除情况，中毒症状有无缓解。

表15-1 常用洗胃溶液

毒物种类	常用溶液	禁忌药物
酸性物	镁乳、蛋清水、牛奶	
碱性物	5% 醋酸、白醋、蛋清水、牛奶	
氰化物	3% 过氧化氢溶液引吐，1 : (15 000 ～ 20 000) 高锰酸钾洗胃	
敌敌畏	2% ～ 4% 碳酸氢钠溶液、1% 盐水、1 : (15 000 ～ 20 000) 高锰酸钾溶液	
1605、1059、4049（乐果）	2% ～ 4% 碳酸氢钠溶液	高锰酸钾
敌百虫	1% 盐水或清水，1 : (15 000 ～ 20 000) 高锰酸钾	碱性药物
DDT、666	温开水或生理盐水洗胃，50% 硫酸镁导泻	油性药物
酚类	50% 硫酸镁导泻，温开水或植物油洗胃至无酚味为止，洗胃后多次服用牛奶、蛋清保护胃黏膜	液体石蜡
河豚、生物碱、毒蕈	1% ～ 3% 鞣酸	
苯酚（石炭酸）	1 : (15 000 ～ 20 000) 高锰酸钾	
巴比妥类（安眠药）	1 : (15 000 ～ 20 000) 高锰酸钾，硫酸钠导泻	硫酸镁
异烟肼（雷米封）	1 : (15 000 ～ 20 000) 高锰酸钾，硫酸钠导泻	
灭鼠药		
磷化锌	1 : (15 000 ～ 20 000) 高锰酸钾，0.5% 硫酸铜洗胃、0.5% ～ 1% 硫酸铜溶液每次 10 ml，每 5 ～ 10 min 口服 1 次，配合用压舌板等刺激舌根引吐	鸡蛋、牛奶、脂肪及其他油类食物
抗凝血类（敌鼠钠等）	催吐、温水洗胃、硫酸钠导泻	碳酸氢钠溶液
有机氟类（氟乙酰胺等）	0.2% ～ 0.5% 氯化钙或淡石灰水洗胃，硫酸钠导泻，饮用豆浆、蛋白水、牛奶等	
发芽马铃薯	1% 活性炭悬浮液	

【并发症及处理】

本操作有可能导致急性胃扩张，咽喉、食管黏膜损伤、水肿，甚至上消化道出血、窒息等不良并发症，应予注意。

（夏书月 毕爱萍 陈利芬）

二、吸氧

氧气疗法（oxygenic therapy）指供给患者氧气以提高动脉血氧分压（PaO_2）和动脉血氧饱和度（SaO_2）、增加动脉血氧含量（CaO_2），纠正各种原因造成的缺氧状态，促进组织的新陈代谢、维持机体生命活动的一种治疗方法。

【目的】

通过供给机体氧气，提高动脉血氧分压及动脉血氧饱和度，用于各种缺氧患者；促进全身组织新陈代谢，维持机体的生命活动。

【适应证】

1．吸入氧分压过低、外呼吸功能障碍、静脉血分流入动脉血所致的低张性缺氧，如慢性阻塞性肺部疾病、先天性心脏病、高山病等。

知识拓展：非呼吸道给氧方法的探索

2．血红蛋白减少或性质改变所致的血液性缺氧，如贫血、高血红蛋白血症、一氧化碳中毒等。

3．组织血流量减少使组织供氧减少所致的循环性缺氧，如栓塞、心力衰竭、休克等。

4．组织细胞利用氧异常所致的组织性缺氧，如大量放射线照射、氰化物中毒等。

5．不明原因导致 PaO_2 低于 50 mmHg 的患者。

【禁忌证】

以下情况属于相对禁忌证：

1．肺大疱患者。

2．面部充血者。

3．刚进行剧烈活动后。

根据不同医院的临床实际环境（有或无中心供氧装置），本部分设定了以下两个场景：

场景一：使用氧气筒吸氧治疗。

场景二：使用中心供氧装置吸氧治疗。

场景一

【病例情况】

患者女性，因 COPD、Ⅱ型呼吸衰竭住院，呼吸困难、口唇发绀。患者血气分析显示：pH 7.35、$PaCO_2$ 65 mmHg、PaO_2 45 mmHg、SaO_2 85%。请为其进行鼻氧管吸氧。

操作地点：呼吸科病房（病房内未设中心供氧装置）。

【操作前准备】

1．评估

（1）评估患者年龄、意识、病情、缺氧原因、缺氧程度（SaO_2、SpO_2、血气分析等）、呼吸状态（呼吸频率、节律、幅度）。

（2）评估患者鼻腔情况，包括有无鼻中隔偏曲、分泌物阻塞或黏膜损伤等。

（3）评估患者的氧疗经历及氧疗知识、对氧疗计划的了解程度。

（4）评估患者的心理状态、合作程度及表达能力。

（5）评估环境是否适合操作：四防（防火、油、震、热）。

2．患者准备

（1）根据医嘱核对患者，紧急情况下可先给患者吸氧。

（2）向患者解释吸氧的目的、操作方法、配合要点及其注意事项。

【操作物品准备】

治疗车上层：

（1）治疗盘内备：胶布、棉签、氧管、清水一杯、别针、弯盘、纸巾、电筒、防火标志、快速手消毒液。

（2）治疗盘外备：氧气筒、氧气压力表装置、扳手、笔、用氧记录单。

治疗车下层：生活垃圾桶、医用垃圾桶。

【操作步骤】

1．核对 操作者按要求着装，洗手。携用物至床旁，核对患者，如病情允许，协助患者取半坐卧位。

2．装表 开总开关冲尘，安装氧气流量表旋紧。

3．连接 接湿化瓶，关流量表开关，开总开关，开流量表开关，关流量表。

4．检查清洁 检查鼻腔，用湿棉签清洁双侧鼻腔。

5．调节流量 湿化瓶的出口连接一次性吸氧管，根据医嘱或患者病情调节氧流量 1 ～ 2 L/min，鼻氧管前端放入冷开水中湿润并检查氧气管是否通畅及有无漏气。

6．插管 将导管插入患者鼻腔，环绕患者耳部向下固定，并调节松紧度，必要时用胶布、扣针固定。

7．观察记录 记录给氧日期、时间、氧流量，观察患者吸氧的效果，定期评估患者有无缺氧情况，如意识模糊、面色苍白、呼吸困难、心动过速及烦躁不安等。评估用氧环境安全性、用氧装置运作是否正常等。

8．交代注意事项 挂上防火标志，告知用氧过程中的注意事项，如提醒患者及家人不要自行调节氧流量、严格遵守四防（防火、防油、防震、防热）、保持氧气管通畅等。

9．整理用物、洗手。

【停止吸氧】

1．核对、评估 核对医嘱，评估患者缺氧改善情况，做停氧解释。

2．停止吸氧 分离氧管，关流量表开关，取出吸氧管、用纸巾擦净面部。

3．放余氧 关总开关→开流量表开关→关流量表开关。

4．记录 停氧时间、吸氧后效果并做好交接班。

5．整理 卸氧气表，整理用物、归位，用物按控感要求处理。

【操作要点】

1．用氧前，检查氧气装置有无漏气，是否通畅。

2．根据病情、缺氧程度调节氧流量。轻度予 1 ～ 2 L/min，中度予 2 ～ 4 L/min，重度予 4 ～ 6 L/min，小儿 1 ～ 2 L/min 吸氧。Ⅱ型呼吸衰竭者应给予低浓度、低流量（1 ～ 2 L/min）持续吸氧，以防发生呼吸抑制甚至呼吸停止。

3．插入氧管时动作轻柔，以免引起黏膜损伤。固定松紧适宜，防止因导管太紧引起皮肤受损，耳后、鼻翼受压处可给予减压贴保护。

4．使用氧气时，应先调节好流量后应用。停氧时先取下鼻氧管，中途改变流量先分离鼻氧管与湿化瓶连接处，调节好流量再接上。

5．常用湿化液是灭菌蒸馏水。急性肺水肿用 20% ～ 30% 乙醇，降低肺泡内泡沫的表面张力，使肺泡泡沫破裂、消散，改善肺部气体交换，减轻缺氧症状。

6．氧气筒内氧气勿用尽，压力表至少要保留 5 kg/cm^2（0.5 mPa）。未用完或已用尽的氧气筒悬挂满或空的标志。

7．严格遵守操作规程，注意用氧安全，做好四防（防震、防火、防热、防油）。氧气瓶搬运时要避免侧倒撞击，氧气筒应放阴凉处，严禁接触易燃品，距暖气至少 1 m，距明火至少 5 m，氧气表及螺旋口勿上油，也不用带油的手装卸。

场景二

【病例情况】

患者女性，39 岁，因“咳嗽、咳痰伴胸闷气短 1 周”之主诉入院。口唇发绀，肺部听诊呼吸音减低，叩诊呈轻度浊音。血气分析显示：PaO_2 40 mmHg，SaO_2 75%。请为其进行鼻氧管吸氧。

操作地点：呼吸科病房（病房内设有中心供氧装置）。

【操作前准备】

同场景一。

【操作物品准备】

治疗车上层：

（1）治疗盘内备：胶布、棉签、氧管、清水一杯、别针、弯盘、纸巾、电筒、防火标志、快速手消毒液。

（2）治疗盘外备：管道氧气装置、氧气压力表装置、笔、用氧记录单。

治疗车下层：生活垃圾桶、医用垃圾桶。

【操作步骤】

1．核对　同场景一。

2．检查清洁　检查鼻腔，用湿棉签清洁双侧鼻腔。

3．连接　用氧气表接上病房的用氧设备带上的中心供氧管道，氧气出口处装上湿化瓶（推荐使用一次性除菌吸氧管和湿化液）。

4．调节流量　根据医嘱或患者病情调节氧流量，鼻氧管前端放入冷开水中湿润并检查氧气管是否通畅及有无漏气。

5．其余　其余步骤同场景一。

【停止吸氧】

1．核对医嘱、解释。

2．停止吸氧：分离氧管，关流量表开关，取出吸氧管，用纸巾擦净面部。

3．记录：停氧时间、吸氧后效果并做好交接班。

4．整理：整理用物、归位，用物按控感要求处理。

【吸氧并发症及其处理】

吸氧操作非常常用，应注意规范操作，掌握操作要点，重在做好预防，避免过度或不合理的用氧导致并发症的发生。

1．呼吸道分泌物干燥　氧气湿化后再吸氧，减轻对呼吸道刺激。必要时给予雾化吸入。

2．氧中毒　避免长时间、高浓度吸氧，定期做血气分析，动态观察氧疗的效果。

3．肺不张　鼓励患者常做深呼吸，多咳嗽、经常改变体位，防止分泌物堵塞支气管。

4．呼吸抑制　Ⅱ型呼吸衰竭的患者给予低浓度、低流量持续吸氧，维持 PaO_2 60 mmHg。

5．晶状体后纤维组织增生　新生儿、早产儿必须控制吸氧浓度和吸氧时间。

（陈玉英　陈利芬　陈芸梅）

三、吸痰法

吸痰法指经口、鼻腔、人工气道将呼吸道的分泌物吸出，以保持呼吸道通畅，预防吸入性肺炎、肺不张、窒息等并发症的一种方法。

【目的】

清除呼吸道分泌物，保持呼吸道通畅；促进呼吸功能，改善肺通气；预防并发症发生。

【适应证】

无力咳嗽、排痰而出现呼吸困难的患者，如年老体弱、昏迷、新生儿、危重、麻醉术后的患者；患者窒息时的急救，如溺水、吸出羊水等患者的急救；呼吸道被呕吐物、分泌物阻塞而出现各种呼吸困难症状以及各种原因不能有效咳嗽的患者。

【禁忌证】

以下情况属于吸痰相对禁忌者：①声门、气管痉挛者；②缺氧而未给氧者，除非确定缺氧是由于气道痰堵所致；③心血管急症者。

本部分设定一个场景：经口鼻吸痰。

场　景

【病例情况】

患者女性，72 岁。因脑梗死、吸入性肺炎入院。患者神志清醒，无自主咳嗽能力，喉部可闻及痰鸣音。血气分析：pH 7.36，PaO_2 60 mmHg，$PaCO_2$ 53 mmHg，SaO_2 85%。请为其进行经口、鼻吸痰操作。

操作地点：呼吸科病房。

【操作前准备】

1．评估患者并解释

（1）解释：向患者及家属解释吸痰的目的、方法、注意事项及配合要点。

（2）评估：患者的年龄、病情、意识、治疗情况、吸氧流量，有无自主排痰的能力，心理状态及合作程度，目前患者的血氧饱和度等。

2．患者准备

（1）了解吸痰的目的、方法、注意事项及配合要点。

（2）体位舒适，情绪稳定。

3．环境准备　室温适宜、光线充足、环境安静。

4．护士准备　衣帽整洁，修剪指甲，洗手，戴口罩。

5．用物准备

治疗车上层：

（1）治疗盘内备：无菌盐水缸 2 个［试吸缸（吸痰前用）及冲洗缸（吸痰后用）］、一次性无菌吸痰管数根、无菌纱布、无菌镊子、无菌手套（现部分一次性吸痰管包装内包括手套）、弯盘。

（2）治疗盘外备：洗手液、听诊器、治疗卡、手电，必要时备压舌板、开口器、舌钳、口咽通气道。

治疗车下层：生活垃圾桶、医用垃圾桶。

病室床旁备：电动吸引器或中心吸引器、连接导管、负压引流装置。

【操作步骤】

1．查对　查看操作所需物品，确保在有效期内。

2．核对　携用物至床旁，核对患者的床号、姓名、腕带，确认患者。

3．听诊　听诊器听诊痰鸣音，部位在胸骨第 3 肋间左右旁开 0.5 cm。

4．调节　接通电源，打开开关，检查吸引器性能，调节负压（中心吸引装置：打开开关，检查负压表性能，各管连接情况，调节压力：成人 40.0 ~ 53.3 kPa，儿童 < 40.0 kPa）。

5．检查　用手电检查患者口、鼻腔，若有活动义齿应取下。若口腔吸痰困难，可由鼻腔吸引，昏迷患者可以使用压舌板、张口器、口咽通气道辅助吸痰。

6．体位　使患者头部转向一侧面向操作者。

7．试吸　连接吸痰管，在吸痰缸中试吸少量生理盐水，检查吸痰管是否通畅，同时润滑导管前端。

8．吸痰　一手反折吸痰导管末端，另一手用无菌镊子或者戴手套持吸痰管前端，插入口咽部（10 ~ 15 cm），然后放松导管末端，分别吸出气道内分泌物及口咽部分泌物。

9．抽吸　吸痰管退出时，在冲洗缸中用生理盐水抽吸，以免分泌物堵塞吸痰导管，一根吸痰管只使用一次。

10．观察　气道是否通畅，患者的反应（面色、呼吸、心率、血压等），吸出痰液的性状、量、颜色等。

11．安置患者　拭净脸部分泌物，体位舒适，再次听诊，整理床单位，使患者舒适。

12．整理用物　吸痰管按一次性用物处理，无菌纱布包吸痰连接管的末端确保备用。

13．记录　洗手后记录，记录痰液的量、颜色、黏稠度、气味及患者的反应。

【操作要点】

1．吸痰前检查电动吸引器的性能是否良好，连接是否正确。

2．严格执行无菌操作，先吸气道再吸口鼻腔，每次吸痰应更换吸痰管。

3．插管时不可有负压，吸痰时动作轻柔，以免引起呼吸道黏膜损伤。

4．吸痰动作轻、稳，防止黏膜损伤。采取左右旋转并向上提管的手法，以利于分泌物充分吸尽，每次吸痰时间＜ 15 s，以免造成缺氧，两次吸痰间隔 3 min 以上。

5．吸痰管选择直径不得超过人工气道气管插管直径的 50%，婴儿要小于 70%。

6．痰液黏稠可配合叩击、雾化吸入、蒸汽吸入，提高吸痰效果。

7．电动吸引器连续使用时间不宜过久；储液瓶内液体达 2/3 时应及时倾倒，储液瓶内应放少量消毒液，便于清洗消毒。临床上建议使用一次性储液装置，便于工作。

【并发症及其处理】

吸痰过程中若供氧中断、过程反复、负压过高、时间过长等，可引起缺氧造成低氧血症。吸痰过程中患者若有咳嗽，可暂停操作，让患者将深部痰液咳出后再继续吸痰。使用呼吸机的患者，在吸痰过程中不宜使患者脱离呼吸机的时间超过 15 s，吸痰前后可给予 100% 纯氧 5 min。另外，吸痰管质地僵硬、粗糙、管径过大或吸引时间过长、负压过大等，均可致使呼吸道黏膜损伤。应选择优质、前端钝圆有多个侧孔、后端有负压调节孔的吸痰管，吸引前先蘸生理盐水使其润滑。选择型号适当的吸痰管：成人一般选择 12 ~ 14 号、婴幼儿 10 号；新生儿 6 ~ 8 号，如从鼻腔吸引选用 6 号。有气管插管者，可选择外径小于 1/2 气管插管内径的吸痰管。插入长度为患者有恶心反应即可，有气管插管者，则超过气管插管 1 ~ 2 cm。调节合适的吸引负压，一般成人 40.0 ~ 53.3 kPa，儿童＜ 40.0 kPa。吸痰时严格遵守无菌技术操作原则，采用无菌吸痰管，防止继发感染。

（夏书月　毕爱萍　陈利芬）

四、皮内注射（各种皮试方法，药物皮内注射使用）

皮内注射法是将少量药液或生物制剂注射于表皮与真皮之间的方法。

【目的】

进行药物过敏试验（最常用）；预防接种；作为局部麻醉的起始步骤。

本部分设定一个场景：药物过敏试验。

场　景

【病例情况】

患者女性，因细菌性肺炎入院，需静脉输注抗生素。患者既往无青霉素过敏史。现遵医嘱请为该患者做青霉素过敏试验。

操作地点：呼吸科病房。

【操作前准备】

1．评估患者并解释

（1）解释：向患者解释皮内注射的目的、方法、注意事项，取得患者的配合。

（2）评估：患者的病情、治疗情况、用药史、过敏史、家族史，意识及其合作程度，局部注射部位情况。

2．患者准备

（1）了解皮内注射的目的、方法、注意事项及配合要点、药物作用及副作用。

（2）体位舒适，暴露注射部位。

3．环境准备　光线适宜、环境安静。

4．护士准备　衣帽整洁，修剪指甲，洗手，戴口罩。

5．用物准备

治疗车上层：治疗盘、75% 乙醇、无菌棉签、砂轮、弯盘、启瓶器、青霉素皮试剂（一支含青霉素钠 250 单位）、0.9% 氯化钠注射液、1 ml 注射器 2 个、5 ml 注射器 2 个、0.1% 盐酸肾上腺素、无菌盘、洗手液、医嘱卡。

治疗车下层：生活垃圾桶、医用垃圾桶、锐器盒。

【操作步骤】

1．床旁核对　核对患者床号、姓名、腕带，查看穿刺处皮肤情况。

2．查对　查看操作所需物品及药品，确保在有效期内。

3．按医嘱要求备药

（1）核对药品：除去铝盖中央部分常规消毒瓶口。

（2）将安瓿尖端药液弹至体部，75% 乙醇棉签环形消毒安瓿颈部，在安瓿颈部划一锯痕，再次 75% 乙醇消毒后折断安瓿（安瓿颈部若有蓝色标记，则无需划痕）。

（3）取注射器连接针头，将针头斜面向下置入安瓿内的液面下，持活塞柄，抽动活塞，抽吸药液；一手示、中指夹青霉素药瓶，瓶口朝自己，另一手持注射器将针梗刺入药瓶内摇匀，在青霉素皮试剂中注入 0.9% 氯化钠注射液 5 ml 稀释。

（4）检查配置后的青霉素试敏液。

（5）取 1 ml 注射器吸取药液至所需用量，再次核对后套上安瓿、密闭瓶或护针帽，放入无菌盘内备用。

4．核对　携用物到患者床旁，再次核对患者床号、姓名、腕带。

5．定位消毒　选择前臂掌侧下段，用 75% 乙醇消毒皮肤，待干（如患者对乙醇过敏，可选用生理盐水代替，清洁皮肤）。

6．核对排气　将药液从无菌盘内取出，二次核对，排尽空气。

7．进针推药　一手绷紧局部皮肤，一手持注射器针头斜面向上与皮肤呈 5° 刺入皮内后放平注射器，用绷紧皮肤的手的拇指固定针栓，注入药液 0.1 ml，使局部隆起形成一皮丘（若需做盐水对照试验，则用另一注射器及针头在另一前臂相应部位注入 0.1 ml 生理盐水，皮丘呈半球状，皮肤变白并显露毛孔）。

8．拔针观察　注射完毕迅速拔针，勿按压局部。

9．再次核对　协助患者取舒适体位，清理用物，洗手，记录时间。

10．结果判定　20 min 后两名护士至床旁观察结果并记录。

【操作要点】

1．严格执行查对制度和无菌操作原则。勿用聚维酮碘消毒，操作前必须询问过敏史，如对注射的药物有过敏史，则不可进行皮试。

2．注入剂量要准确，进针角度不能过大，否则会刺入皮下。操作过程中不断与患者沟通，以了解患者的反应。

3．为患者做药物过敏试验前备好急救药品以免发生意外。

4．药物过敏试验结果如为阳性反应，告知患者或家属，不能再用该种药物，将过敏试验结果记录在病历上，阳性用红笔标注“+”，阴性用蓝笔标注“–”。

【并发症及其处理】

若患者注射前高度紧张、进针与皮纹垂直、推注药物时使皮纹发生机械断裂、配置的药物浓度过高、药物推注速度过快或推药速度不均匀、注射针头过粗或操作手法欠熟练等，可引起疼痛、局部组织反应、注射失败或由于操作者在注射前未询问患者的药物过敏史，患者对注射的药物可发生过敏性休克，一旦发生过敏性休克，立即组织抢救。

（夏书月　毕爱萍　陈利芬）

五、皮下注射

皮下注射（hypodermic injection，HD）是将少量的药液或生物制剂注入皮下组织的方法。

【目的】

需迅速达到药效和不能或不宜经口服给药时采用；局部供药，如局部麻醉用药；预防接种，如各种菌苗、疫苗的预防接种。

本部分设定一个场景：皮下注射胰岛素治疗。

场　景

【病例情况】

患者男性，64 岁，患 2 型糖尿病住院。该患者需餐前上臂皮下注射诺和锐 30 特充针 10 IU，请按医嘱执行此操作。

操作地点：内分泌科病房。

【操作前准备】

1．评估

（1）患者的病情、治疗情况、过敏史、用药史、出凝血功能。

（2）意识状态、肢体活动能力、对用药计划的了解及合作程度，食物准备及进餐情况。

（3）营养状态、注射部位的皮肤及皮下组织状况。

2．患者准备　根据医嘱核对患者，向患者解释本操作的目的及其配合方法。

3．环境准备　安静舒适，光线适宜，符合无菌操作要求，按需使用屏风遮挡。

【操作物品准备】

治疗车上层：

(1) 治疗盘外备：无菌棉签、75% 乙醇、弯盘、注射本、注射卡片、快速手消毒液。

(2) 无菌盘内备：诺和锐 30 特充针及 4 ～ 6 mm 针头。

治疗车下层：医用垃圾桶、生活垃圾桶、锐器盒。

【操作步骤】

1．操作者按规范着装，洗手，戴口罩。

2．携用物到床旁，再次核对患者。

3．协助患者取坐位或卧位，暴露腹部，选择适宜的注射部位（脐周 5 cm）。

4．用 75% 乙醇消毒皮肤 2 次，待干。

5．从治疗盘内取出诺和锐 30 特充针，核对药物，按医嘱调至所需剂量，充分摇匀后按规范安装针头，捏起腹部皮肤，右手持诺和锐 30 特充针，垂直进针，缓慢均匀推注药液，注射完毕后，针头置留 10 s 后再拔出（具体可参考“规范胰岛素注射标准 9 步骤”进行操作）。

6．注射完毕后拔出针头，立即旋上外针帽后拧下针头弃于锐器盒。再次核对患者、诺和锐 30 特充针、注射本，划本签名。

7．整理用物，洗手，脱口罩，观察用药后反应及记录。

【操作要点】

1．严格执行查对制度和无菌操作原则。

2．根据患者的营养状态，把握进针深度；消瘦者注射时可捏起局部组织。

3．长期注射者，应有计划、轮流更换注射部位。

4．刺激性强的药物不适宜皮下注射。

5．进针时避免刺入肌层。

6．注射胰岛素者要密切观察有无低血糖发生，注射后及时进食，避免剧烈运动、按摩、日光浴等。

【并发症及其处理】

若操作不当，可导致局部疼痛、神经损伤、针口渗液、针头堵塞、出血、感染、局部硬结形成等并发症，应予注意。如出现并发症，做相应处理。

（陈芸梅　陈利芬　陈玉英）

六、肌内注射

肌内注射（intramuscular injection，IM）是将一定量的药液注入肌肉组织的一种方法。适宜选择肌肉丰富且远离大血管及神经的部位，首选臀大肌，其次为臀中肌、臀小肌、股前外侧肌、上臂三角肌。

【目的】

将一定量的药液通过无菌注射器注入肌肉组织从而达到治疗的目的。由于肌肉组织内所含血管较皮下组织、皮内组织多，故药物吸收较皮下、皮内注射方法迅速，可使药物在较短时间内发挥作用。故肌内注射是临床常用的药物注射治疗方法之一。

【适应证】

用于要求药物在较短时间内发生疗效且不宜口服、皮下注射或静脉注射者，注射药量较大或刺激性较强的药物。

【禁忌证】

注射局部皮肤有炎症、溃疡、硬结、瘢痕等；患者有严重出、凝血功能障碍，痉挛、抽搐发作或不能合作。

根据临床患者年龄的不同，本部分设置以下两个场景：
场景一：成年人肌内注射。
场景二：婴幼儿肌内注射。

场景一

【病例情况】

患者男性，64 岁。因结肠癌术后合并肺部感染，医嘱为胸腺五肽 10 mg 加 NS 2 ml 肌内注射。请为患者执行该操作。

【操作前准备】

按皮下注射操作前准备。

【操作物品准备】

治疗车上层：

（1）治疗盘外备：无菌棉签、安尔碘、75% 乙醇、砂轮、弯盘、注射本、注射卡片、快速手消毒液。

（2）治疗盘内备：2 ～ 5 ml 注射器、药液、铺无菌盘。

治疗车下层：医用垃圾桶、生活垃圾桶、锐器盒。

【操作步骤】

1．操作者按规范着装，洗手，戴口罩。

2．按医嘱抽吸药物放无菌盘内，携用物到床旁，再次核对患者。

3．协助患者取坐位或侧卧位，选择适宜的注射部位。

4．常规消毒皮肤，待干（直径超过 5 cm）。

5．从治疗盘内取出注射器，再次核对药物、排净空气，以左手拇、示指绷紧局部皮肤，右手中指或环指固定针栓，90° 进针，深度为针梗的 1/2 ～ 2/3（消瘦者、儿童酌减），右手固定针栓，左手回抽无回血后以均匀速度缓慢推药。推注药时，注意观察患者的反应。

6．松开绷紧皮肤的手，抽动活塞，如无回血缓慢均匀推注药液。

7．注射毕，用干棉签轻压进针处，快速拔针，并继续按压片刻。询问患者的感受，观察患者的反应。对有不适反应的患者进行相应处理，密切观察，必要时通知医生，并配合处理。

8．再次核对患者、安瓿，划本签名。

9．整理用物，洗手，脱口罩，观察用药后反应及记录。

【操作要点】

1．严格执行查对制度和无菌操作原则。

2．根据评估结果选择合适的注射器和针头、注射部位等。如注射用药为油剂或混悬液需选择较粗针头，如注射刺激性药物需选择长型针头。

3．两种以上（含两种）药物同时注射时应注意配伍禁忌，要先注入无刺激性或刺激性小的药物。

4．进针时避免针梗全部刺入（婴幼儿应注意固定好，不让其挣扎乱动），以防针梗折断。如针梗折断，应即制动患者肢体，用止血钳夹住断端取出，必要时可请外科医师诊治。

5．进针后若抽出回血，可拔出少许，无回血后方可推药；如仍有回血，则需拔针后另行选位注射。

6．患者注射后观察 20 min 左右方可离开，并告知患者离开后如有不适反应，应立即就诊（患者如为小儿，应向其家长或陪护者解释）。

7．长期注射者，应有计划、轮流更换注射部位。注射部位要远离神经、血管，不可在炎症、瘢痕、硬结处注射。

8．使用后注意观察有无伴随发热，少数患者偶有嗜睡感，幼儿及青少年慎用。

【附：临床常用肌内注射部位及其定位方法】

1．臀大肌注射定位　①十字法：从臀裂顶点向左或右划一水平线，从髂嵴最高点向下划一垂直平分线，将臀部分为 4 个象限，其中外上象限避开内角为注射区；②连线法：从髂前上棘到尾骨连线的外三分之一为注射部位（图 15-1）。

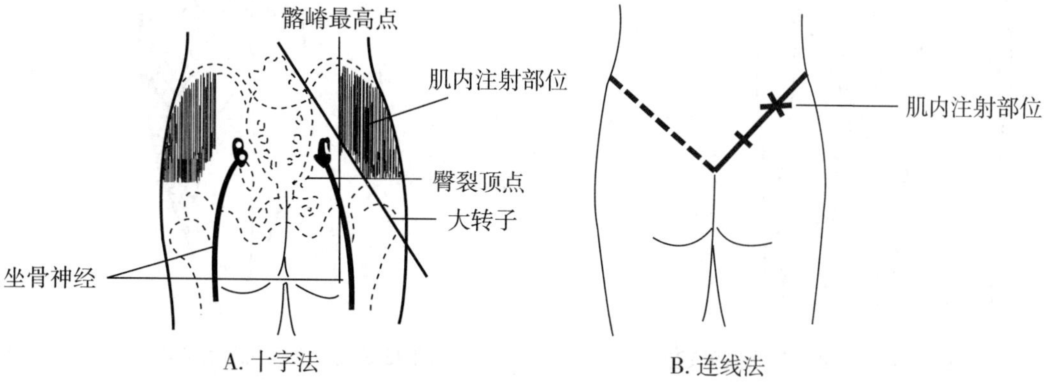

图 15-1　臀大肌注射定位

2．臀中肌、臀小肌注射定位　该处血管、神经分布较少，且脂肪组织较薄。定位方法有两种：①髂前上棘外侧三横指处，患儿应以其手指的宽度为标准；②以示指尖和中指尖分别置于髂前上棘和髂嵴下缘处，在髂嵴、示指、中指之间构成一个三角形区域，注射部位在示指和中指构成的角内（图 15-2）。

3．股外侧肌注射定位　为大腿中段外侧：一般成人可取髋关节下 10 cm 至膝上 10 cm 的一段范围，该处大血管、神经干很少通过，且部位较广，可供多次注射（图 15-3）。

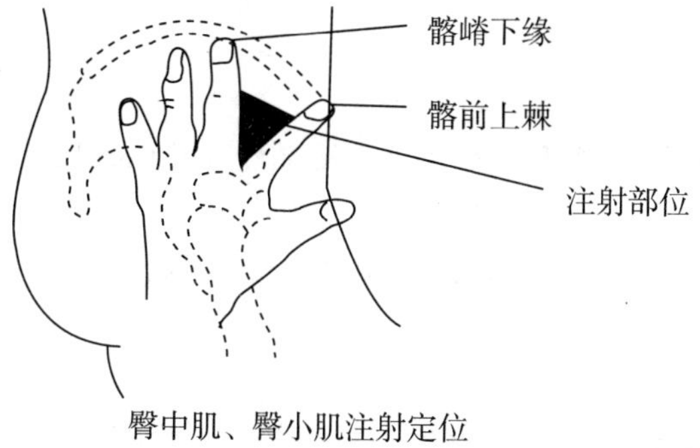

图 15-2　臀中肌、臀小肌注射定位

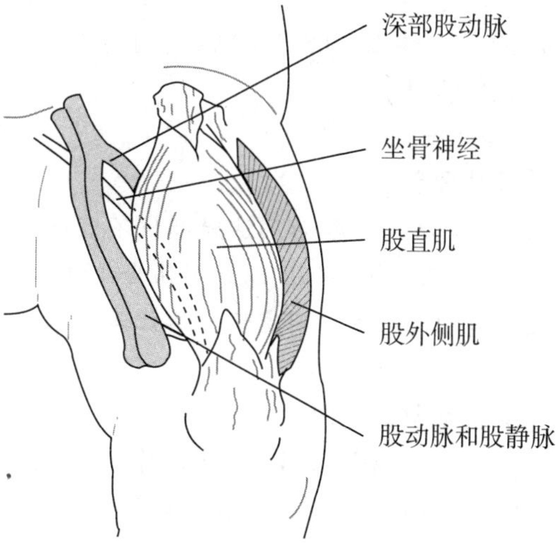

图 15-3　股外侧肌注射定位

4．上臂三角肌注射定位　上臂外侧自肩峰下 2 ~ 3 横指处。此处肌肉较臀部肌肉薄，只能行小剂量注射（图 15-4）。

5．三角肌九区划分法 把三角肌的长度和宽度中线都均分为三等分，使三角肌成为九个区，分别为三角肌上、中、下 1/3 部的前、中、后区（图 15-5）。

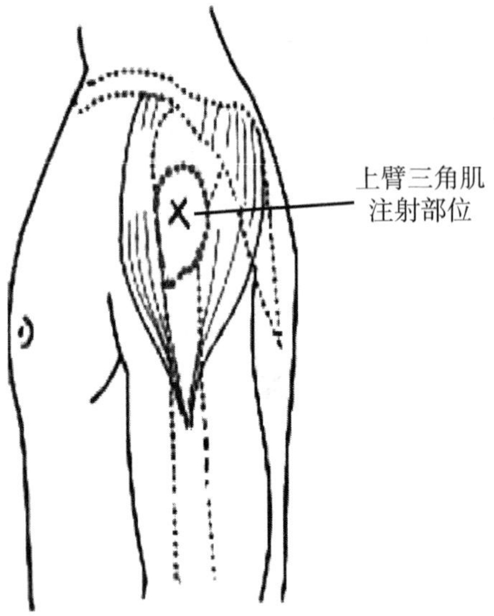

图 15-4 上臂三角肌注射定位

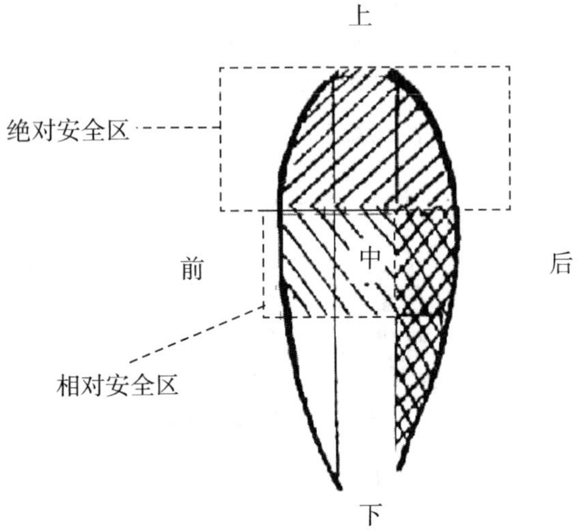

图 15-5 三角肌九区划分法

（1）三角肌上 1/3 部的前、中、后区为三角肌肌内注射的绝对安全区。
（2）三角肌中 1/3 部的前、中区为相对安全区。
（3）三角肌中、下 1/3 部的后区深面，因有桡神经通过，为三角肌注射的危险区。
（4）三角肌下 1/3 部的前、中区因肌肉太薄不能行肌内注射。

场景二

【病例情况】

患儿男，16 个月。诊断为“先天性心脏病：法洛四联症”，拟行手术治疗。术前合并化脓性扁桃体炎，体温 39.8℃。现要求予柴胡注射液 2 ml 肌内注射。请为患儿执行该操作。

【操作步骤】

同场景一。

【操作要点】

1．2 岁以下的婴幼儿注射部位不宜选用臀大肌，因其臀大肌尚未发育好。宜选择股前外侧肌、臀中肌、臀小肌，以免损伤坐骨神经。

2．婴幼儿应注意固定好，不让其挣扎乱动，以免进针时针梗全部刺入或针梗折断。

【并发症及其处理】

与皮下注射相似。若操作不当，可导致局部疼痛、神经损伤、针口渗液、针头堵塞、出血、感染、局部硬结形成等并发症，应予注意。如出现并发症，做相应处理。

（陈芸梅　陈利芬　陈玉英）

七、动脉穿刺

【目的】

1．严重休克患者经静脉快速输液后情况未见改善，须经动脉输液或输血，以提高冠状动脉灌注量及增加有效血容量。

2．对危重、麻醉或手术期的患者经动脉穿刺进行持续动脉血压监测。

3．进行特殊检查或治疗，如血气分析、选择性血管造影和治疗、心导管置入、血液透析等。

【适应证】

严重休克患者经静脉快速输液后情况未见改善者；各种情况导致的严重呼吸功能障碍者；动脉内介入治疗或检查；需行有创动脉血压监测。

【禁忌证】

穿刺局部有感染、损伤、硬结；穿刺部位动脉痉挛或血栓形成；凝血机制障碍者。

本部分设置以下两个场景：

场景一：桡动脉穿刺采血标本进行动脉血气分析。

场景二：大出血休克患者行股动脉穿刺，以持续监测动脉血压。

场景一

【病例情况】

患者男性，73 岁。因慢性支气管炎、阻塞性肺气肿入院。近 2 天出现痰堵难咳、喘鸣、头痛、白天嗜睡、夜间失眠、烦躁。考虑“肺性脑病”，拟行动脉血气分析。请为患者执行该项操作。

操作地点：呼吸内科病房。

【操作前准备】

1．评估

（1）患者的病情、心理状态、合作程度、出凝血功能等化验结果。

（2）穿刺部位的皮肤、血管情况、是否适宜进行动脉穿刺。

（3）患者对动脉穿刺的认知程度等。

2．患者准备

（1）根据医嘱核对患者，向患者解释拟行动脉血气分析的目的、配合方法。

（2）选择合适穿刺部位：临床常用于穿刺的动脉及其定位方法如下。

1）桡动脉穿刺：在桡侧腕关节上 2 cm 动脉搏动明显处。

2）股动脉穿刺：在腹股沟韧带中点稍内侧搏动处。

3）颈动脉穿刺：在胸锁乳突肌前缘平甲状软骨颈动脉搏动处。

4）肱动脉穿刺：在肱二头肌内侧沟搏动处。

本例选择桡动脉穿刺。

【操作物品准备】

治疗车上层：无菌棉签、安尔碘、弯盘、检验单，验单标签、一次性动脉采血器（3 ml）、无菌手套、治疗本、快速手消毒液；治疗盘内备：1 ml 注射器、药液、铺无菌盘。

治疗车下层：医用垃圾桶、生活垃圾桶、锐器盒。

【操作步骤】

1．操作者按规定着装，洗手，戴口罩。

2．携用物至患者床旁，再次核对患者。

3．协助患者取舒适体位。手心向上，手腕自然伸直，触摸桡动脉搏动，确定穿刺点。常规消毒皮肤（直径＞5 cm），待干。

4．操作者消毒左手示、中指或戴无菌手套，以两指固定穿刺的动脉。动脉采血器推到底部，再拉到预设的位置（所需血量刻度）。右手持动脉采血器，在两指间与动脉垂直或呈 45° 沿动脉走向进针，见有鲜红色回血，右手固定穿刺针，动脉血自动涌出到达预设位置。迅速拔出注射器，用无菌纱布或棉签按压止血 5 ～ 10 min（可让患者或另一人帮助），凝血功能异常者适当延长按压时间，确认无出血方可松开。

5．立即将针头斜面刺入软木塞（或胶塞）内，或快速去除针头，立即拧上安全针座帽，以隔绝空气。贴上验单标签，颠倒混匀 5 次，手搓样本管 5 s，保证抗凝剂与血液充分混合。

6．验单注明患者的体温、吸氧浓度，标本连同检验单立即送检，再次核对，划本签名并记录。

7．向患者解释采血后注意事项，协助患者取舒适卧位，整理床单位。

8．整理用物，按控感要求处理用物。

【操作要点】

1．严格执行查对制度和无菌操作原则。

2．采血时，动脉采血器推到底部，再拉到预设的位置（所需血量刻度）；采血后，应立即将针头斜面刺入软木塞或胶塞内，或去除针头，拧上安全针座帽，以隔绝空气，以免影响检查结果。

3．标本应立即送检。如不能立即送检，超过 15 min 可放于 0 ～ 4℃冰箱内，但最长不超过 2 h。

4．若患者进行运动、饮热水、吸氧等，需在上述活动停止 30 min 后再进行抽血。如不能停止吸氧，应在送检单上注明吸氧浓度；使用机械通气者应注明通气模式、通气量、氧浓度及患者生命体征等。

5．采血后的采血器中假如有气泡，应翻转采血器，用纱布或棉签遮挡采血器上端，缓慢排出气泡。

6．动脉穿刺后应充分按压穿刺口，以免局部产生血肿。

场景二

【病例情况】

患者男性，54 岁。因车祸导致脾、肝破裂出血，休克、昏迷急诊入院。请为患者行股动脉穿刺操作，以持续监测动脉血压。

操作地点：急诊室。

【操作前准备】

同场景一。

【操作物品准备】

治疗车上层：注射盘、肝素注射液。动脉穿刺包，内含弯盘 1 个，洞巾 1 块，无菌方纱 4 ～ 6 块，5 ml 注射器 1 支，动脉穿刺套管针 1 根，另加三通开关及相关导管、无菌手套、利多卡因或 1% 普鲁卡因、动脉压监测仪。

治疗车下层：医用垃圾桶、生活垃圾桶、锐器盒。

【操作步骤】

1．洗手、戴口罩。

2．备齐用物携至床旁，查对床号、姓名、治疗项目等，向患者或者家属解释股动脉穿刺的目的及方法。

3．协助患者取仰卧位，下肢伸直略外展、外旋。

4．选择动脉　选择穿刺动脉，触摸动脉搏动最明显处。本病例选择股动脉。

5．皮肤消毒　常规消毒穿刺部位皮肤，术者戴无菌手套，铺洞巾。

6．局部麻醉　用 1% 普鲁卡因 1 ~ 2 ml 于进针处皮肤行局部麻醉。

7．穿刺动脉　穿刺者手持动脉插管套针，将穿刺针与皮肤呈 15° ~ 30° 向心穿刺，如针尖部传来搏动感，表示已触及动脉，再快速推入少许，即可刺入动脉。取出针芯，如见动脉血喷出，应立即将外套管继续推进少许，使之深入动脉内以免脱出，而后根据需要，接上动脉压监测仪或动脉加压输血装置等。如拔出针芯后无回血，可将外套管缓慢后退，直至有动脉血喷出；若无，则将套管退至皮下插入针芯，重新穿刺。穿刺成功后将压力管与导管相连接，固定导管。

8．协助患者取舒适卧位，整理用物。

【操作要点】

1．严格无菌操作，局部严格消毒，以防感染。

2．严格掌握适应证，动脉穿刺及注射术仅用于必要时使用。

3．准确判断穿刺点。穿刺点应选择动脉搏动最明显处。

4．置管时间原则上不超过 4 天，以防导管源性感染。

5．留置导管用肝素液持续冲洗，保证导管通畅，避免局部血栓形成和远端栓塞。

【并发症及其处理】

穿刺后患者患肢过早活动、按压力度和时间不足、患者凝血机制障碍等，均可导致穿刺口出血，严重者可引起出血性休克；无菌操作不严、穿刺后置管时间过长或导管留置期间未行有效消毒等，可引起局部或全身性感染；反复多次在同一部位穿刺、对血管解剖位置及走行不熟悉而盲目进针等，均可造成血管损伤；抽血完毕后穿刺部位按压时间及压力不够（尤其凝血功能差或使用抗凝药物的患者），或穿刺针头太大、针头穿过血管壁等均可造成皮下血肿，以上并发症一旦出现，应及时处理。

（陈利芬　陈玉英　陈芸梅）

八、静脉穿刺

【目的】

1．经静脉穿刺，获取静脉血液标本进行血液常规、生化、血培养等检查，以协助病情观察、诊断。

2．经静脉穿刺用药、输液、输血以达到协助诊断、治疗等目的。

3．经颈外静脉、股静脉、锁骨下静脉等静脉穿刺，用于需长期输液而周围静脉不易穿刺、长期静脉内滴注高浓度或有刺激性药物、静脉内高营养疗法、中心静脉压测量，或进行经静脉系统的血流动力学检查、介入治疗等。

【适应证】

1．采集血标本。

2．补液、输血、注射药物（包括静脉内高营养疗法）。

3．测量中心静脉压。

4．心导管检查、射频消融、经皮穿刺球囊肺动脉瓣（二尖瓣）成形术等。

【禁忌证】

皮肤局部有红肿、破损，局部静脉变硬，静脉曲张，手术侧肢体等部位不宜穿刺；有严重出、凝血功能障碍者不宜穿刺。

本部分设置以下三个场景：

场景一：成年人静脉注射。

场景二：婴幼儿头皮静脉输液。

场景三：成年人静脉输血。

场景一

【病例情况】

患者男性，28 岁。因上腹剑突下疼痛 1 天，诊断为“十二指肠溃疡”，拟用奥美拉唑 40 mg 静脉注射。请为患者执行该操作。

操作地点：消化内科病房。

【操作前准备】

1．评估以下内容

（1）患者的病情、意识状态、心理状态、合作程度，患者对拟行静脉注射的药物的认识。

（2）注射可能产生的作用与不良反应。

（3）评估拟行穿刺的静脉是否显露、局部皮肤及血液循环等，选择合适的穿刺静脉。

常用于穿刺的静脉有：

1）上肢浅静脉：包括头静脉、贵要静脉和肘正中静脉及其属支。

2）下肢浅静脉：包括大隐静脉、小隐静脉及其属支等。

3）头皮静脉：包括滑车上静脉、眶上静脉和颞浅静脉。头皮静脉没有瓣膜，正逆方向都能穿刺，只要操作方便即可，特别适用于小儿静脉穿刺。

4）颈外静脉：用于需长期输液而周围静脉不易穿刺、长期静脉内滴注高浓度或有刺激性药物、静脉内高营养疗法、中心静脉压测量等。由于颈静脉位置表浅，管径较大，在小儿常被选作穿刺抽血，在小儿哭闹或压迫该静脉近心端时，静脉怒张明显，更易穿刺。

5）股静脉：股静脉位于股三角区的股鞘内，在腹股沟韧带下方，紧靠股动脉内侧。穿刺时，在腹股沟韧带下方内侧，触及股动脉搏动最明显部位，其内 0.3 ~ 0.5 cm 处即为穿刺点。

本例选择右上肢头静脉穿刺。

2．患者准备

（1）根据医嘱核对患者。

（2）向患者解释静脉注射的目的及配合方法。

【操作物品准备】

注射盘用物 1 套（包括棉签、皮肤消毒液、弯盘等）、奥美拉唑（洛赛克）20 mg、10 ml 注射器、针头或头皮针、胶布、止血带、小垫枕。

【操作步骤】

1．操作者按规定着装，洗手，戴口罩。

2．携用物至患者床旁，再次核对患者。

3．协助患者取坐位或卧位。选择合适的静脉，在穿刺部位的肢体下垫小枕。

4．在穿刺上方约 6 cm 处扎止血带，用 5% 聚维酮碘消毒局部皮肤，待干。

5．接上头皮针并排气，用一手拇指绷紧静脉下方皮肤，并使静脉固定；另一手持头皮针小柄（注射器与针栓），使针尖斜面朝上，针头与皮肤成 15° ~ 30°，在静脉上方或侧方刺入皮下，再沿静脉走向潜行刺入，见回血（说明针头已进入静脉），再顺静脉推进 0.5 ~ 1 cm。

6．松止血带，嘱患者放松拳头，固定针头，缓缓推注药液。

7．注射毕，拔出针头，局部以干棉签按压至不再出血（一般 5 ~ 10 min）。

8．向患者解释采血后注意事项，协助患者取舒适卧位。整理床单元。

9．整理用物，分类放置、统一处理。洗手，脱口罩。再次核对，记录。

【操作要点】

1．严格执行查对制度和无菌操作原则。

2．选择合适静脉。本例为年轻男性患者，静脉多显露，一般选择上肢或下肢静脉。若为婴幼儿，常选头皮静脉和颈外静脉，其次再选手背静脉和足背静脉。

3．穿刺时进针宜慢，不可用力过猛，以免穿透静脉。在四肢穿刺后要注意固定好静脉，尤其是儿童、老年患者。对患儿进行颈外静脉穿刺时应让其取仰卧位，两臂贴附身旁，枕头垫于肩下，头偏向穿刺部位的对侧，尽量后仰，充分显露穿刺部位，以利于穿刺。

4．如需长期静脉给药者，应遵循由远端到近端选择血管，以增加血管的使用次数。也可应用静脉留置针。

5．注射对血管、组织有强烈刺激性的药物时，可选较大的静脉注射，注射前另备一生理盐水注射器先行穿刺，证实针头在血管后注入少量生理盐水，取下生理盐水注射器，接上需注射药液的注射器，以免药液外溢至组织内导致组织坏死。

场景二

【病例情况】

患儿女，7 个月。因发热、腹泻 3 天入院。拟 5% 葡萄糖盐水 250 ml 静脉输注（请选择头皮静脉），请对患儿执行该操作。

操作地点：儿科病房。

场景三

【病例情况】

患者男性，76 岁。因心脏瓣膜置换术、术中出血 1000 ml，拟输 A 型红细胞 400 ml，请对患者执行此操作。患者有可能出现哪些并发症？应如何预防和处理？

操作地点：手术室。

【并发症及其处理】

常见并发症有药液外渗、血肿形成、静脉炎等。静脉输液过多、过快，可引起急性肺水肿、发热反应、败血症、空气栓塞等；静脉输血可有溶血反应、非溶血性发热反应、出血、枸橼酸钠中毒；静脉穿刺抽血者可有晕针、晕血等。

（梅碧琪　陈利芬）

九、穿脱个人防护用品、隔离衣

（一）穿脱个人防护用品

【目的】

个人防护是在处理突发性公共卫生事件和重大传染病疫情时的个人穿戴。通过加强个人防护，以便有效阻断物理性、化学性、生物性因素对机体的损伤，属于单向防护。

【适应证】

常用于接触或有可能接触重大传染病疫情或突发性公共卫生事件。

【操作前准备】

1．评估 患者病情、意识状态、心理状态、对所患疾病有关消毒隔离知识的掌握情况及其合作程度。

2．环境准备 清洁、明亮、宽敞，便于穿脱防护用品。

【操作物品准备】

防护服（隔离衣）、防护眼镜、医用口罩（十六层口罩、N95/N99/N100 口罩）、医用防护帽、胶鞋或鞋套、橡胶手套（或一次性手套）、洗手及手消毒用物、污物袋、黄色塑料袋、消毒液。

【操作步骤】

1．穿戴防护用品

（1）操作者备齐用物，按顺序放好。着装整齐，洗手。

（2）戴医用防护帽：将长发挽成发髻、刘海向上梳理，将帽子由额前向脑后罩于头部，戴医用防护帽。

（3）戴医用口罩：一只手托口罩，扣于面部适当的部位，另一只手将口罩戴在合适的部位，压紧鼻夹，紧贴于鼻梁处。

（4）穿防护服：打开防护服，检查防护服是否破损。拉链拉至合适位置，将防护服连体帽、衣袖抓在手中，避免与地面接触，先穿下衣，再穿上衣，再将连体帽戴好，将拉链完全拉上后，密封拉链口。

（5）戴防护眼镜：一手持镜体，将护目镜置于眼部，另一只手将弹性系带拉到头部后方固定。调节防护眼镜的舒适度，并确保无皮肤外露。

（6）穿上鞋套或胶鞋，将防护服裤脚罩于胶鞋内。

（7）戴上手套，将手套套在防护服袖口外面。

2．脱防护用品顺序

（1）摘下防护镜放入消毒液中。

（2）解开防护服的拉链。

（3）脱手套，一次性手套应将里面朝外，放入黄色塑料袋中，橡胶手套放入消毒液中。

（4）脱掉防护服，将里面朝外，放入污衣袋中，一次性防护服放于黄色塑料袋中。

（5）脱下鞋套或胶鞋，将鞋套里面朝外，放入黄色塑料袋中，将胶鞋放入消毒液中。

（6）摘口罩，一手按住口罩，另一只手将口罩带摘下，放入黄色塑料袋中，注意双手不接触面部。

（7）手指反掏进帽子，将帽子内面朝外取下，放入黄色塑料袋中或污衣袋中。

（8）洗手、消毒。

（9）整理用物，分类处理。

【操作要点】

1．穿防护用品时，帽子应罩住全部头发，无头发外露；口罩的鼻夹应贴合鼻梁；眼罩松紧要适宜；防护服裤脚罩于胶鞋里面；手套紧套于防护服袖口外面。

2．脱防护用品时，脱掉的一次性手套、防护服、口罩、鞋套等的里面应朝外；操作过程中应防止出现二次污染，如脱防护服过程中双手不能触及防护服外面、摘口罩时双手不能接触面部等。

3．脱掉的防护用品要放入指定容器，统一处理。

（二）穿脱隔离衣

【目的】

1．保护工作人员和患者免受病原体的侵袭，属于双向防护。

2．防止病原微生物播散，避免交叉感染。

【适应证】

1．接触经接触传播的感染性疾病患者，如传染病患者、多重耐药菌感染患者等。

2．对患者实行保护性隔离，如大面积烧伤患者、骨髓移植患者的诊疗和护理等。

3．可能受到患者血液、体液、分泌物、排泄物污染和喷溅时。

4．进入重点部门如 ICU、NICU、保护性病房等。

【操作前准备】

1．评估　患者的病情、意识状态、心理状态；患者对相关疾病知识的认知情况；目前患者采取的隔离种类、隔离措施。

2．环境准备　清洁、明亮、宽敞，便于穿、脱隔离衣。

【操作物品准备】

隔离衣（规格合适，完好无破损），挂衣架，刷手及泡手设备，清洁刷子，毛巾，污衣袋，弯盘 2 个。

【操作步骤】

1．穿隔离衣

（1）操作者备齐用物，着装整齐，取下手表，洗手，戴口罩。卷袖过肘。

（2）取隔离衣：操作者手持衣领取下隔离衣，清洁面（隔离衣内面）朝自己，衣领两端向外折齐，对齐肩缝，露出肩袖内口。

（3）穿衣袖：一手持衣领，另一手伸入袖内，举起手臂，将衣袖穿上，换手持衣领，依上法穿另一袖，双臂高举将衣袖穿好。

（4）系衣领、扣袖口：两手持衣领，由衣领中央顺着边缘向后将领扣扣上，再扣好袖口或系上袖带。

（5）系腰带：在腰际将一侧衣边拉至前面，依法再拉另一边，两手在背后对齐两侧衣边，向一侧反折，按住反折处，将腰带在背后交叉，回到前面打一活结（结头向上），系好。

2．脱隔离衣

（1）解腰带在前面打的活结。

（2）解开袖口，顺肘部将部分衣袖塞入工作衣袖内。

（3）解领扣、脱衣袖：解开领扣，一手伸入另一侧袖口内，拉下衣袖过手（用清洁手拉袖口内的清洁面），再用衣袖遮住的手在外面拉下另一衣袖，两手在袖内使袖子对齐，双臂逐渐退出。

（4）双手持领，将隔离衣两边对齐，挂在衣钩上（挂在半污染区，清洁面向外；挂在污染区则污染面向外）。

（5）整理用物，洗手，脱口罩。

【操作要点】

1．严格执行无菌技术及隔离原则。

2．尽量使用一次性隔离衣或隔离衣每天更换一次，如有潮湿或污染应立即更换。

3．隔离衣长短应合适，能全部遮盖工作服，有破损不可使用。

4．系、解领扣时污染的袖口不可触及面部、衣领、帽子，保持隔离衣内面及衣领清洁。穿好隔离衣后双臂保持腰部以上。穿隔离衣后不得进入清洁区，避免接触清洁物。

5．挂隔离衣时，不使衣袖露出或衣边污染面盖过清洁面。

6．不再穿的隔离衣，脱下后清洁面向外，卷好投入污衣袋内。

（梅碧琪　陈利芬）

十、导尿术

导尿术是在严格无菌条件下，用无菌导尿管自尿道插入膀胱引出尿液的方法，亦可通过保留导尿管连接引流袋持续引出尿液。

【目的】

1．为尿潴留患者放出尿液，减轻患者痛苦。

2．为昏迷、尿失禁或会阴部有损伤的患者导尿后留置导尿管，以便观察尿量、尿比重，为了解病情提供依据，同时保持局部干燥、清洁。

3．收集无菌尿标本，进行病原体培养。

4．腹部、盆腔内器官手术前，为患者导尿，以排空膀胱，避免术中误伤。

5．进行膀胱功能检查、尿道或膀胱造影、膀胱内药物灌注或膀胱冲洗，以协助诊断和治疗。

6．某些泌尿系统疾病手术后，留置导尿管以便于引流和冲洗，可促使膀胱功能恢复及切口愈合。

【适应证】

1．尿潴留、尿失禁，膀胱、尿道手术或会阴部有损伤的患者。

2．昏迷、危重患者。

3．尿培养。

4．膀胱功能检查、尿道或膀胱造影、膀胱内药物灌注或膀胱冲洗。

5．腹部、盆腔内器官术前准备。

【禁忌证】

女性月经期；急性尿路感染；尿道狭窄或有先天性尿道畸形而不能行尿道插管者；严重出、凝血功能障碍者。

本部分设定以下两个场景：

场景一：女性患者因尿潴留行导尿术。

场景二：男性患者因尿失禁需导尿后留置导尿管。

场景一

【病例情况】

患者女性，54 岁。行胃大部分切除术后 9 h 未排尿，诉下腹剧烈胀痛，有尿意但不能排尿。查体见耻骨联合上明显膨隆，可触及一包块，叩诊呈浊音，考虑患者术后尿潴留，经诱导排尿、腹部热敷等处理仍未排出尿液，请为患者行导尿术。

操作地点：外科病房。

【操作前准备】

1．评估患者的病情、心理状态、合作程度，会阴部皮肤黏膜情况、膀胱充盈情况等。

2．患者准备　根据医嘱核对患者信息。向患者解释导尿的目的和配合方法。若患者能够自理，可嘱其先自行外阴清洁，否则，应予协助。

3．环境准备　安静整洁、室温适宜、光线充足。适当遮挡患者。

【操作物品准备】

无菌导尿包［内有：弯盘 1 个、治疗碗 1 个、一次性 16Fr 导尿管 1 根、小药杯盛消毒棉球数个、液体石蜡 1 瓶（或利多卡因凝胶 1 包）、标本瓶 1 个、血管钳 2 把、洞巾 1 块］、弯盘、无菌治疗碗、手套、血管钳、0.1% 苯扎溴铵酊（或络合碘）、无菌手套 1 双、橡胶单、无菌持物钳、治疗巾、绒毯、便盆及便盆布。

【操作步骤】

1. 操作者按规定着装，洗手，戴口罩。

2. 携用物至患者床旁，再次核对患者。

3. 协助患者脱去对侧裤腿，盖在近侧腿部，再盖大毛巾或绒毯，上身及另一侧用棉被遮盖，注意保暖，取仰卧屈膝位，两腿略向外展，露出外阴。

4. 初步消毒　铺橡胶单和治疗巾于臀下，将弯盘置于近外阴处，治疗碗放于弯盘后（治疗碗内有 6 个棉球、左手手套 1 只、血管钳 1 把），拿起手套，倒入 0.1% 苯扎溴铵酊（或络合碘），戴手套，右手持血管钳夹棉球进行消毒：至肛门前、右侧大阴唇、左侧大阴唇、右侧小阴唇、左侧小阴唇、阴蒂至肛门（原则：由外向内，自上而下，每个棉球限用一次）。脱手套，污棉球及手套置于弯盘内移至治疗车下层。

5. 开包倒出消毒液　取无菌导尿包，检查灭菌时间（确保导尿包在使用期内）。在患者两腿间打开导尿包，用无菌持物钳取小药杯，放于包布的外角，倒入 0.1% 苯扎溴铵酊（或络合碘）溶液。

6. 铺无菌巾　准备导尿管，戴上无菌手套，铺洞巾，使洞巾和导尿包包布内层连成一无菌区，嘱患者勿移动肢体，以免污染无菌区。按操作顺序放好无菌用物。用液体石蜡棉球润滑导尿管前端，与血管钳一并置于治疗碗内。

7. 再次消毒　将弯盘移至近外阴处，左手分开并固定小阴唇，右手持血管钳夹 0.1% 苯扎溴铵酊（或络合碘）棉球自上而下、由内向外进行消毒：阴蒂至肛门前、右侧小阴唇、左侧小阴唇、尿道外口（尿道外口须消毒 2 次），每个棉球只用 1 次。用过的物品移至床尾。

8. 插导尿管　左手固定小阴唇，右手用血管钳持导尿管对准尿道口轻轻插入 4 ~ 6 cm，见尿液后再进 1 cm 左右（气囊导尿管再插入 3 ~ 4 cm），引流尿液。

9. 导尿毕，拔出导尿管，脱去手套，放于弯盘内。撤下孔巾，擦干外阴，协助患者穿裤。向患者解释导尿后的注意事项。协助患者取舒适卧位。整理床单元。

10. 整理用物，分类放置，统一处理。洗手，脱口罩。再次核对，记录。

【操作要点】

1. 本例为成年女性患者，操作时应注意保护患者隐私，适当遮挡。

2. 严格执行无菌操作，防止尿路感染。

3. 选择适宜的导尿管：单腔导尿管（不带球囊）用于一次性导尿，双腔导尿管用于留置导尿，三腔导尿管用于膀胱冲洗。一般成人选择 16 ~ 18Fr 导尿管，小儿或疑有尿道狭窄者，可选 6 ~ 8Fr 导尿管。插管时动作应轻柔。若插入时有阻挡感可更换方向再插，见有尿液流出时再插入 2 cm，勿过深或过浅，尤忌反复抽动尿管，以防损伤尿道黏膜。尿液引流不畅者可用手轻轻按压患者膀胱区以助膀胱排空。

4. 插管如误入阴道，应立即更换导尿管重新插入。

5. 患者第一次放尿不应超过 1000 ml，导尿时速度也不能过快，因为过快、过多放尿，可使腹内压突然降低，血液大量滞留在腹腔内，导致血压下降；同时，膀胱内突然减压，可引起膀胱黏膜急剧充血而出现血尿。

6. 若患者需留置导尿管，应妥善固定，防止脱出。长期留置导尿管者应遵医嘱每日冲洗膀胱；每隔 5 ~ 7 日更换尿管一次，再次插入前应使尿道松弛数小时，再重新插入。

场景二

【病例情况】

患者男性,62 岁。诊断为“蛛网膜下腔出血”急诊入院。查体：患者神志模糊，烦躁不安。T 38.5℃，P 100 次 / 分，R 24 次 / 分，BP 150/98 mmHg，左侧肢体感觉、运动丧失，二便失禁。请问如何解决患者尿失禁问题？如何为患者留置导尿管？长期留置导尿管有可能发生哪些并发症？如何预防？

【并发症及其处理】

以下原因可导致尿道黏膜损伤，甚至出血：

（1）使用过粗或质地僵硬的导尿管，反复或强行插管、拔管。

（2）使用气囊导尿管时，导尿管末端未进入膀胱或刚进入膀胱，即向气囊内注水，此时，导尿管虽有尿液流出，但气囊部分仍位于后尿道部，胀大的气囊压迫后尿道。

（3）男性尿道长、有多个生理弯曲和狭窄部位，加之操作者未能及时掌握病理情况下尿道局部的变化，如前列腺增生症，由于前列腺各腺叶有不同程度的增生，使前列腺部尿道狭窄、扭曲变形，此时插入导尿管易致尿道损伤、出血。

（4）患者有凝血机制障碍、插尿管时精神过度紧张，则更易导致尿道黏膜损伤，甚至出血。一旦出现，应根据具体原因，及时处理。对于膀胱高度膨胀且又极度虚弱的患者，一次放尿量过多（尤其第一次放尿超过 1000 ml），可导致患者虚脱；反复、间歇性插入尿管，可损伤膜部尿道，形成尿道假性通道；女性患者导尿有可能误入阴道、男性患者可有暂时性功能障碍。

（梅碧琪　陈利芬）

十一、灌肠法

灌肠法（enema）是借助灌肠器具将一定量的溶液由肛门经直肠灌入结肠，以达到帮助患者清洁肠道、协助排便、排气和供给药物、营养、水分等治疗目的。根据灌肠的目的可分为不保留灌肠和保留灌肠。

（一）不保留灌肠

【目的】

清洁肠道，为肠道手术、检查或分娩做准备；刺激肠蠕动，解除便秘、肠胀气；稀释并清除肠道内的有害物质，减轻中毒；灌入低温溶液，为高热患者降温。

【适应证】

肠道内镜检查、肠道术前及阴道分娩术前准备者，便秘、肠梗阻、肠胀气者，以及高热、中暑者。

【禁忌证】

急腹症、消化道出血、妊娠、严重心血管疾病患者不宜灌肠。

本部分设以下两个场景：

场景一：中暑患者灌肠降温

场景二：肠道术前清洁灌肠

场景一

【病例情况】

患者男性，38 岁，工人。在高温下持续工作 5 h 后感到全身软弱乏力、面色潮红、无汗、头痛、头晕。查体：神志模糊，T 40.5℃，P 123 次 / 分，R 24 次 / 分，BP 120/88mmHg。诊断为“轻度中暑”。请为该患者灌肠，以降低体温。

操作地点：急诊室。

【操作前准备】

1．评估　了解病情、临床诊断、灌肠的目的。评估患者的意识状态、生命体征、心理状态、合作程度、排便情况、肛周皮肤黏膜等情况，确保患者适宜进行不保留灌肠。

2．患者　根据医嘱核对患者，向患者解释灌肠目的和配合方法。协助清醒患者排二便。

3．环境　安静整洁，室温适宜、光线充足，酌情关闭门窗，遮挡患者，注意保暖。

【操作物品准备】

治疗车上层：橡胶单、治疗巾、4℃等渗盐水 500 ~ 1000 ml、量杯、水温计、一次性灌肠袋、肛管、弯盘、一次性清洁手套、棉签、润滑剂、卫生纸、快速手消毒液，必要时备血管钳。

治疗车下层：便盆、便盆巾、生活垃圾桶、医用垃圾桶。病房备输液架、屏风。

【操作步骤】

1．操作者按规定整齐着装，洗手，戴口罩。

2．备齐用物推至床旁，再次根据医嘱核对患者。

3．输液架移至床头，放置屏风。

4．患者准备　臀下垫橡胶单和治疗巾，松裤带，退裤至膝部，患者取左侧卧位，双膝屈曲，臀部移至近侧床沿，适当盖被。弯盘置于臀边（不能控制排便的患者取仰卧位，臀下垫便盆）。

5．排气　挂灌肠袋，调压力（袋内液面距肛门 40 ~ 60 cm）；戴手套润滑肛管前段，连接肛管，排气，关闭调节阀。

6．插管　操作者站左侧床头端，左手垫卫生纸分开臀部，暴露肛门，右手将肛管轻轻插入直肠 7 ~ 10 cm，固定肛管，松开调节阀，嘱患者放松并深呼吸，使液体缓缓流入。密切观察袋内液面下降情况和患者情况。

7．拔管　灌肠液即将流尽时夹管，用卫生纸包裹肛管轻轻拔出放入弯盘内，擦净肛门，撤弯盘，脱手套。

8．保留、排便　协助患者取舒适卧位，嘱其尽量保留灌肠液在肠道内 30 min，排便后 30 min 再测量体温并记录。将便盆、卫生纸、呼叫器放于易取处。排便后及时取出便器，擦净肛门，协助患者穿裤，整理床单元，开窗通风。

9．整理记录　撤灌肠筒、输液架等，清理用物，洗手，脱口罩并记录灌肠结果。

【操作要点】

1．应根据灌肠目的选择合适的灌肠液，清洁灌肠常用等渗盐水或 0.1% ~ 0.2% 的肥皂液；每次用量成人 500 ~ 1000 ml、小儿 200 ~ 500 ml；溶液温度为 39 ~ 41℃（降温时用 28 ~ 32℃等渗盐水），中暑患者用 4℃等渗盐水。充血性心力衰竭和水钠潴留者禁用等渗盐水，肝性脑病患者禁用肥皂水灌肠，以减少氨的产生和吸收。

2．调节合适的压力，灌注速度不可过快，一般液面高于肛门 40 ~ 60 cm，但伤寒患者灌肠液的量不宜超过 500 ml，灌注时液面距肛门不得超过 30 cm。

3．插管灌液时，一般成人肛管插入直肠 7 ~ 10 cm（小儿 4 ~ 7 cm，婴儿可用尿管代替肛管），灌液时要密切观察患者的面色、脉搏、呼吸，随时询问患者的感受，如有液面下降停止或过慢，可稍移动或挤捏肛管；若患者诉腹胀难忍或有便意时，嘱患者张口呼吸；如患者剧烈腹痛、面色苍白、心慌、出冷汗，应立即停止灌肠，立即通知医生，配合处理。

4．一般清洁灌肠者，灌肠液在肠道内保留 5 ~ 10 min 即可排便；降温作用的患者保留灌肠液在肠道内 30 min，以便降温。排便后 30 min 必须再测体温并记录。

场景二

【病例情况】

患者男性，49 岁。因升结肠癌拟行术前肠道准备。请为患者执行清洁灌肠操作。

操作地点：胃肠外科。

【操作步骤】

同场景一。

【操作要点】

1．清洁灌肠需反复多次进行，直至排出液没有粪便残渣为止。

2．其他同场景一。

（二）保留灌肠

【目的】

自肛门灌入药物，保留在直肠或结肠内，通过肠道黏膜的吸收达到治疗目的。

【适应证】

1．失眠、烦躁不安患者经肠道用药，达到镇静、催眠的目的。

2．肠道感染患者，如直肠炎、结肠炎、细菌性痢疾、阿米巴痢疾患者经保留灌肠用药。

【禁忌证】

排便失禁者及肛门、直肠、结肠术后患者。

本部分设一个场景：使用镇静药行保留灌肠。

场　景

【病例情况】

患者男性，58 岁。因长期失眠，拟用 10% 水合氯醛 20 ml 保留灌肠。请为患者执行此操作。

操作地点：神经科病房。

【操作前准备】

按不保留灌肠要求准备。

【操作物品准备】

治疗车上层：橡胶单、治疗巾、温开水 5 ~ 10 ml、10% 水合氯醛 20ml、量杯、水温计、一次性冲洗器、肛管（20 号以下）、弯盘、一次性清洁手套、棉签、润滑剂、卫生纸、快速手消毒液、血管钳，垫枕。

治疗车下层：便盆、便盆巾、生活垃圾桶、医用垃圾桶。

病房备屏风。

【操作步骤】

1．操作者按规定整齐着装，洗手，戴口罩。

2．备齐用物推至床旁，再次根据医嘱核对患者。放置屏风。

3．患者准备　臀下垫橡胶单和治疗巾，松裤带，退裤至膝部，患者取左侧卧位，双膝屈曲，臀部移至近侧床沿，臀部抬高 10 cm，适当盖被。弯盘置于臀边。

4．排气　准备药液（10% 水合氯醛 20 ml）倒入一次性冲洗器；戴手套润滑肛管前段，连接肛管，排气。

5．插管　操作者站左侧床头端，左手垫卫生纸分开臀部，暴露肛门，右手将肛管轻轻插入直肠 15 ～ 20 cm，固定肛管，嘱患者放松并深呼吸，缓慢注入药液。灌完药液后，再灌入温开水 5 ～ 10 ml，密切观察患者情况。

6．拔管　灌完药液后，抬高肛管尾端，使管内溶液全部进入肠道内，用卫生纸包裹肛管轻轻拔出放入弯盘内，擦净肛门，撤弯盘，脱手套。

7．保留、排便　协助患者取舒适卧位，嘱其尽量保留灌肠液在肠道内 60 min 以上，使药液充分吸收。将便盆、卫生纸、呼叫器放于易取处。排便后及时取出便器，擦净肛门，协助患者穿裤，整理床单元，开窗通风。

8．整理记录　清理用物，洗手，脱口罩并记录灌肠结果。

【操作要点】

1．保留灌肠宜选择晚上睡前进行，先排空二便，有利于药液保留吸收。

2．操作前应对灌肠目的、病变部位了解清楚，以便选择灌肠时的体位。如为慢性细菌性痢疾，宜取左侧卧位，因其病变多在乙状结肠和直肠；阿米巴痢疾患者应取右侧卧位，因病变多在回盲部。

3．按医嘱准备药液，灌肠液量宜控制在 200 ml 以内，溶液温度 38℃为宜。灌注容器根据药液的量选择一次性冲洗器或灌肠袋。

4．臀部抬高 10 cm，使用细肛管，插入直肠 15 ～ 20 cm，压力要低，缓慢灌注，以利于药液保留在肠道。药液保留 1 h 以上，以利于药液吸收，从而达到治疗目的。

5．灌注过程中应密切观察患者，如有腹痛、面色苍白、心慌、出冷汗，应立即停止操作，通知医生，配合处理。

【并发症及其处理】

对年老体弱、全身状况差的患者，灌肠操作不注意时，容易导致肠道黏膜损伤、出血，甚至肠穿孔、肠破裂、便失禁或排便困难；灌肠液温度过低、灌肠次数过多、速度过快者可导致虚脱；反复大量使用清水或盐水等灌肠液进行灌肠、灌肠后排便异常增多，可使大量的水、电解质丢失，出现水、电解质紊乱。肛管反复多次使用、有肠造瘘口的患者，清洁肠道时易并发肠道感染。

灌肠时应注意动作轻柔，细致观察，做好预防工作；如有出现并发症，立即报告医生并配合紧急抢救处理。

（陈玉英　陈芸梅　陈利芬）

第16章 内科急救药物的使用

第一节 降血压药

一、硝普钠

1．剂量 粉针剂 50 mg/ 支。

2．适应证 是强烈的扩张动脉和静脉的制剂。

（1）降低血压，用于高血压危象、围术期控制性降压等。

（2）降低心脏前后负荷，以达到改善左心室功能的目的，用于充血性心力衰竭。

3．用法 以 0.5 μg/（kg · min）开始，一般 3 μg/（kg · min），极量为 10 μg/（kg · min）。

（1）微泵注射：0.9% 生理盐水（NS）50 ml + 硝普钠 50 mg 静脉泵注。以 1.5 ml/h 起步 [0.5 μg/（kg · min）]，通常 9 ml/h［3 μg/（kg · min）]，极量为 30 ml/h［10 μg/（kg · min）]。

（2）静脉滴注：5% 葡萄糖（GS）250 ml + 硝普钠 50 mg 静脉滴注，15 ml/h［相当于 1 μg/（kg · min）]。

4．注意事项

（1）密切监测血压变化。

（2）有严重肝肾功能损害的患者需慎用或减量。

（3）一般不超过 3 天，防止氰化物中毒。

（4）需新鲜配制，4 ~ 6 h 换瓶。

（5）见光分解，需用黑纸遮光或用褐色注射器及连接管道遮光。

5．副作用 恶心，呕吐，氰化物中毒。

二、硝酸甘油

1．剂量 5 mg/ml。

2．适应证

（1）用于急性冠状动脉综合征、严重高血压及高血压危象和充血性心力衰竭。

（2）与心肌梗死相关的充血性心力衰竭，高血压并心绞痛、心肌梗死为首选。

3．用法 以 5 μg/min 起步，最大剂量 200 μg/min。

（1）微泵注射：NS 45 ml + 硝酸甘油（NG）25 mg（5 ml）静脉泵注。以 0.6 ml/h 起步，最大剂量 24 ml/h（6 ml/h=50 μg/min）。

（2）静脉滴注：5% GS 250 ml ＋ NG 25 mg 静脉滴注。以 3 ml/h（相当于 5 μg/min）起步，最大 120 ml/h。

4．注意事项

（1）对于急性下壁心肌梗死，硝酸酯类药物应谨慎应用。

（2）对依赖前负荷的急性右室心肌梗死，禁用硝酸酯类药物。

（3）硝酸甘油有耐药性，一般连续使用不超过 3 天。停用 12 h 能恢复敏感性。

5. 副作用　心跳加快，搏动性头痛，呕吐，皮肤暂时发红，眼压升高（青光眼禁用）。

三、单硝酸异山梨酯

1. 剂量　10 mg/10 ml。

2. 用法

（1）微泵注射：50 mg（50 ml）原液静脉泵注。以 1 ～ 2 mg/h 起步，每 20 ～ 30 min 递增 1 ～ 2 mg/h，通常剂量为 2 ～ 7 mg/h，需要时可达 8 ～ 10 mg/h，个别高达 50 mg/h。

（2）静脉滴注：5% GS（或 NS）200 ml ＋单硝酸异山梨酯 50 mg 静脉滴注，5 ～ 10 ml/h 起步，通常剂量为 10 ～ 70 ml/h。

3. 适应证、注意事项及副作用　见“硝酸甘油”。

四、乌拉地尔（亚宁定）

1. 剂量　25 mg/5 ml。

2. 适应证　肾上腺素 α 受体阻滞剂。有中枢和外周扩血管作用，减轻心脏负荷，降低心肌氧耗；也用于高血压急症。

3. 用法　2 ～ 8 μg/（kg · min）。

（1）微泵注射：NS 40 ml + 乌拉地尔 50 mg 静脉泵注。以体重 60 kg 计，7.2 ml/h=120 μg/min = 2 μg/（kg · min）。需要快速降压时：1000 μg/min（60 ml/h），血压下降后改为前述速度维持并调整。

（2）静脉滴注：快速降压，NS 10 ml + 乌拉地尔 25 mg，先注射 12.5 mg（7.5 ml），观察 15 min 后可重复注射，血压下降后改为 NS 230ml + 乌拉地尔 100 mg 静脉滴注维持（100 μg/min = 15 ml/h）。

4. 注意事项

（1）主动脉峡部狭窄、动 - 静脉分流患者（肾透析时的分流除外）及哺乳期妇女禁用。

（2）静脉注射时患者应取平卧位，疗程一般不超过 7 日。

5. 副作用　直立性低血压、胃肠道平滑肌兴奋、心率增快、心律失常和心绞痛。

第二节　升血压药及非洋地黄类正性肌力药

一、多巴胺

1. 剂量　20 mg/2 ml。

2. 适应证

（1）小剂量：0.5 ～ 2 μg/（kg · min）作用于多巴胺受体。扩张肾动脉，有利尿作用。

（2）中剂量：2 ～ 10 μg/（kg · min），激动 β_1 受体，有正性肌力作用，心排血量增加，收缩压升高，舒张压不变，也有利尿作用。中、高剂量主要用于心源性休克。

（3）大剂量：10 ～ 20 μg/（kg · min），激动 α 受体，有升压和强心作用，但尿量减少。

（4）心肺复苏、抗心律失常药物治疗等相关指南中也推荐用于缓慢型心律失常。

3. 用法

（1）心力衰竭：0.5 ～ 2 μg/（kg · min）以利尿为主，2 ～ 5 μg/（kg · min）具有利尿、强心作用。

（2）休克：以 5 μg/（kg · min）起步，加量至 10 μg/（kg · min），极量为 20 μg/（kg · min）。

(3) 抢救：5 ~ 20 mg 静脉推注。

(4) 微泵注射（协定处方）：多巴胺（3 倍体重）mg + NS 至 50 ml 静脉泵注，1 ml/h 相当于 1 μg/（kg · min）。例如 60 kg 体重患者：多巴胺 180 mg + NS 32 ml 静脉泵注，1 ml/h 相当于 1 μg/（kg · min）。

(5) 静脉滴注：5% GS 250 ml + 多巴胺 120 mg 静脉滴注。10 滴 / 分 ≈ 5 μg/（kg · min）。

4. 注意事项

(1) 不能将碳酸氢钠或其他碱性液与多巴胺液在同一输液器内混合，碱性药物可使多巴胺失活。

(2) 多巴胺的治疗也不能突然停药，需要逐渐减量。

(3) 如果出现药液外渗，应尽快给予甲磺酸酚妥拉明 5 ~ 10 mg（用 10 ~ 15 ml 生理盐水稀释）进行局部浸润注射。

5. 副作用 心跳加快；超过 10 μg/（kg · min）可导致体循环和内脏血管的收缩，更大剂量的多巴胺对某些患者可引起内脏灌注不足。

二、多巴酚丁胺

1. 剂量 20 mg/2 ml。

2. 适应证 选择性心脏 β_1 受体激动剂。增加每搏输出量，纠正急性心功能不全。

3. 用法 按 2.5 ~ 10 μg/（kg · min）给予，也可与多巴胺合用。

微泵注射：多巴酚丁胺（3 倍体重）mg + NS 加至 50 ml 静脉泵注。1 ml/h 相当于 1 μg/（kg · min）。

4. 注意事项

(1) 老年患者对多巴酚丁胺的反应性明显降低。

(2) 大于 20 μg/（kg · min）的给药剂量可使心率增加超过 10%，能导致或加重心肌缺血。当给药剂量达 40 μg/（kg · min）时，可能导致中毒。

三、去甲肾上腺素

1. 剂量 2 mg/1 ml。

2. 适应证 血管收缩药，主要用于感染性休克和对多巴胺疗效差的低血压状态；有弱正性肌力作用。

3. 用法 剂量范围 0.1 ~ 2 μg/（kg · min），少数情况下用至 10 μg/（kg · min）。

微泵注射（协定处方）：去甲肾上腺素（0.3 × 体重）mg + NS 至 50 ml 静脉泵注。1 ml/h 相当于 0.1 μg/（kg · min）

4. 注意事项 给药时不能在同一输液管道内给予碱性液体。

第三节 抗快速型心律失常药

一、利多卡因

1. 剂量 2% 利多卡因 5 ml（100 毫克 / 支），2% 利多卡因 10 ml（200 毫克 / 支）。

2. 适应证 室性心律失常，如室性期前收缩、室性心动过速、心室扑动、心室颤动。

3. 用法 负荷剂量后，有效维持剂量 1 ~ 4 mg/min。

(1) 静脉负荷量：NS 20 ml + 利多卡因 50 ~ 100 mg（1 ~ 2 mg/kg）静脉推注，无效每 5 ~ 10 min 后可重复注射；1 h 内总量 < 300 mg，超过该负荷量仍无效则更换药物。

（2）静脉维持量：静脉负荷量有效后，① NS 500 ml + 利多卡因 1.0 g 静脉滴注，30 ml/h（≈ 1 mg/min）；或② NS 35ml + 利多卡因 300 mg 静脉泵注，10 ml/h ≈ 1 mg/min。

4．副作用　神经系统症状，如兴奋或抑制，剂量大时可导致呼吸抑制、房室传导阻滞、血压下降。

二、普罗帕酮

1．剂量　35 mg/10 ml。

2．适应证

（1）终止室上性心动过速。

（2）心房颤动和心房扑动的转复。

3．禁忌证

（1）禁用于心源性休克、严重房室传导阻滞者。

（2）心力衰竭、低血压、心肌缺血及患有器质性心脏病者慎用或不用。

4．用法

（1）阵发性室上性心动过速：1 ～ 2 mg/kg（常为 70 mg）稀释后静脉推注 10 min，10 ～ 15 min 后可重复 1 次。单次剂量＜ 140 mg，总量≤ 210 mg。静脉推注起效后改为静脉滴注（滴速为 0.5 ～ 1mg/min）或口服维持。

（2）心房颤动和心房扑动：同阵发性室上性心动过速。

三、美托洛尔

1．剂量　5 mg/5 ml。

2．适应证

（1）较紧急的情况：急性前壁心肌梗死伴剧烈胸痛或高血压。

（2）电风暴。

（3）窄 QRS 波心动过速。

（4）心房颤动和心房扑动的室率控制。

（5）多形性室性心动过速、反复发作的单形性室性心动过速。

3．用法　0.2 mg/kg。

（1）电风暴：5% GS 10 ml + 美托洛尔 2 mg 静脉推注，或美托洛尔 15 mg 静脉推注（每次静推 2 mg）。

（2）其他情况：美托洛尔 5mg 静脉推注，5 min 推完，间隔 5 ～ 15 min 后可再给予 1 ～ 2 次，总剂量≤ 15 mg。

4．注意事项　每次静脉推注后观察心率、血压，有无肺部啰音。

四、艾司洛尔

1．剂量　100 mg/10 ml（100 mg/1 ml，200 mg/2 ml，250 mg/10 ml）。

2．适应证

（1）窄 QRS 波心动过速。

（2）心房颤动和心房扑动的室率控制。

（3）多形性室性心动过速、反复发作的单形性室性心动过速。

（4）主动脉夹层。

（5）围术期高血压。

(6) 窦性心动过速。

3．用法

(1) 静脉负荷量：0.5 mg/kg，1 min 静脉推注，继以 50 μg/（kg · min）静脉泵注或静脉滴注维持；若疗效不满意，间隔 4 min，可再给 0.5 mg/kg 静脉推注。

(2) 微泵注射：以 500 mg/50 ml 原液按体重静脉推注负荷量，如静脉推注 3 ml 后，继以 18 ml/h [≈ 50 μg/（kg · min）] 开始静脉泵注。

(3) 静脉滴注：维持剂量以 50 ~ 100 μg/（kg · min）步距逐渐递增，最大静脉维持剂量可达 300 μg/（kg · min）。

五、胺碘酮（可达龙）

1．剂量 150 mg/3 ml。

2．适应证

(1) 器质性心脏病合并室上性心动过速、心房扑动、心房颤动。

(2) 室性心动过速（包括无脉性室性心动过速）、心室扑动及心室颤动。

3．用法

(1) 静脉负荷量：可达龙 150 mg + 5% GS 20 ml 静脉推注 10 min，10 ~ 15 min 后可重复。

(2) 起效后：前 6 h 按 1 mg/min 给予，之后减量为 0.5 mg/min 给予。

1) 微泵注射：5% GS 41 ml + 可达龙 450 mg 静脉泵注，6.6 ml/h ≈ 1 mg/min，6 h 后减量至 3.3 ml/h。

2) 静脉滴注：可达龙 450 mg + 5% GS 250 ml 静脉滴注，34 ml/h ≈ 1 mg/min，6 h 后减量至 17 ml/h（约为 0.5 mg/min）。

4．注意事项

(1) 要求用 5% GS 液稀释。

(2) 易引起静脉炎，浓度高时必须经深静脉或外周大静脉输注。

(3) 静脉开始使用时同时加用口服制剂（口服制剂起效慢）。

(4) 24 h 总量＜ 1200 mg，静脉连续用 4 天后以口服药维持（新指南指引可静脉和口服同时进行，第 1 个 24 h 总量＜ 2200 mg）。

(5) 口服：可达龙 0.2 g 每日 3 次，1 周后可达龙 0.2 g 每日 2 次，再 1 周后可达龙 0.2 g 每日 1 次，维持 1 ~ 3 个月或更长。

5．副作用 低血压，心动过缓，QT 间期延长，肺纤维化，甲状腺功能减退或亢进，肝损害。

六、维拉帕米

1．剂量 5 mg/2 ml。

2．适应证

(1) 室上性心动过速。

(2) 心房颤动和心房扑动的室率控制。

(3) 特发性室性心动过速。

3．禁忌证

(1) 禁用于心源性休克、严重房室传导阻滞者。

(2) 心力衰竭、低血压者慎用或不用。

4．用法　2.5 ~ 5 mg 稀释后缓慢静脉推注 2 min 以上。无效者间隔 15 ~ 30 min 后再缓注 5 ~ 10 mg。累积剂量可达 20 ~ 30 mg。

七、地尔硫䓬（合贝爽）

1．剂量　10 mg/1 支粉针剂，50 mg/1 支粉针剂。
2．适应证
（1）室上性心动过速。
（2）心房颤动和心房扑动的室率控制。
（3）高血压急症（围术期）。
（4）不稳定型心绞痛（变异型心绞痛）。
3．禁忌证　同"维拉帕米"。
4．用法
（1）静脉负荷量：15 ~ 20 mg（0.25 mg/kg）稀释后静脉推注 2 min 以上，无效 10 ~ 15 min 后再给 20 ~ 25 mg（0.35 mg/kg）稀释后缓慢静脉推注。
（2）静脉维持量：根据需要按 1 ~ 5 μg/（kg · min）静脉输注（微泵注射或静脉滴注）。NS 30 ml + 合贝爽 30 mg 或 NS 50 ml + 合贝爽 50 mg 静脉泵注 [6 ml/h=100 μg/min=2 μg/（kg · min）]。

八、腺苷三磷酸（ATP）

1．剂量　20 mg/2 ml。
2．适应证
（1）室上性心动过速。
（2）稳定的单形性宽 QRS 波心动过速的鉴别诊断与治疗。
3．用法　10 ~ 20 mg 原液快速静脉推注；无效时间隔 2 min 可重复 20 ~ 40 mg 原液快速静脉推注。
4．注意事项
（1）年龄大，有冠心病、窦房结功能障碍者不用。
（2）快速静脉推注后立即用 2 ml 以上 NS 静脉推注，以保证药物能进入血管内。

第四节　抗缓慢型心律失常药

一、阿托品

1．剂量　0.5 mg/1 ml，1 mg/1 ml。
2．适应证
（1）窦性心动过缓。
（2）窦性停搏。
（3）房室结水平的二度 I 型房室传导阻滞。
3．用法　初始 0.5 mg 静脉注射，可以重复；近年主张每次 1 mg 静脉注射；总量≤ 3 mg。
4．禁忌证　青光眼、前列腺肥大、高热者。
5．注意事项　不适合于二度 II 型以上的房室传导阻滞。

二、多巴胺

1．剂量 20 mg/2 ml。

2．适应证 除用于升血压及强心外，新近指南中也推荐用于缓慢型心律失常。

3．用法 2 ～ 10 μg/（kg · min）静脉泵注或输注。

三、肾上腺素

1．剂量 1 mg/1 ml。

2．适应证及用法

（1）心肺复苏 [2015 美国心脏病协会（AHA）心肺复苏（CPR）及心血管急救（ECC）指南] 中用于缓慢型心律失常的首选药物。

用法：对于心博骤停的患者，1 mg 快速静脉推注，需要时 3 ～ 5 min 内可重复 1 mg。若 1 mg 无效可每次 3 mg。

（2）用于阿托品无效或不适应的症状性心动过缓患者，也可用于起搏治疗前的过渡。

用法：可以参照“去甲肾上腺素”的用法，剂量范围 0.1 ～ 2 μg/（kg · min）。

（3）用于多巴胺疗效差的低血压状态。

用法：见（2）。

（4）用于过敏性休克的抢救。

用法：①仍有心跳者，0.2 ～ 0.5 mg（原液）肌内注射或皮下注射；或 0.05 ～ 0.1 mg（NS 9 ml + 肾上腺素 1 mg 稀释后，取 0.5 ～ 1 ml）缓慢静脉注射；或稀释后以 0.1 ～ 0.5 μg/（kg × min）剂量持续静脉泵注或滴注，替代静脉推注，但使用过程中应行血流动力学检测；②无心跳者，1 mg（原液）直接静脉推注，见（1）。

四、异丙肾上腺素

1．剂量 1 mg/2 ml。

2．适应证

（1）推荐用于缓慢型心律失常的药物之一 [2013 中国心律失常紧急处理专家共识]。

（2）用于阿托品无效或不适应的症状性心动过缓患者。

（3）也可用于起搏治疗前的过渡。

3．用法 2 ～ 10 μg/min 静脉输注，根据反应调整剂量。

（1）微泵注射：NS 44 ml + 异丙肾上腺素 3 mg 静脉泵注，2 ml/h = 2 μg/min。

（2）静脉滴注：5% GS 500 ml + 异丙肾上腺素 1 mg 静脉滴注，1 ml/min（2 μg/min）≈ 15 ～ 20 滴 / 分，要求 0.5 ～ 2 μg/min。常从 4 ～ 8 gtt/min 开始，即从 0.5 μg/min 起步。

第五节 中枢（呼吸）兴奋剂

一、尼可刹米（可拉明）

1．剂量 0.375 g/1.5 ml。

2．适应证 心肺复苏时抢救用药。也用于各种原因，如肺源性心脏病、毒麻药等所致的中枢抑制。

3．用法 0.375 g 静脉推注，必要时可重复。极量为每次 1.25 g。

二、洛贝林

1. 剂量　3 mg/1 ml。

2. 适应证　心肺复苏时抢救用药。也用于各种原因所致的呼吸衰竭和窒息。

3. 用法　每次 3 mg 静脉推注，必要时间隔 30 min 可重复。成人极量为每次 6 mg，每日 20 mg。

第六节　镇静、镇痛、解痉药

一、吗啡

1. 剂量　吗啡 10 mg/1 ml。

2. 适应证

（1）强镇痛剂。

（2）急性冠状动脉综合征，如急性心肌梗死的镇痛。

（3）强力动、静脉扩张剂。用于急性左心衰竭（急性肺水肿）的抢救。

3. 用法　NS 9 ml + 吗啡 10 mg，每次 2 ~ 3 ml（2 ~ 3 mg）静脉缓慢注射。每 5 min 重复给药，最大剂量为 0.2 mg/kg。

4. 不良反应　恶心、呕吐、低血压和呼吸抑制。

二、咪达唑仑（咪唑安定）

1. 剂量　5 mg/5 ml，5 mg/1 ml。

2. 适应证　镇静（肌松、抗惊厥、抗焦虑）。

3. 用法　静脉注射 2 ~ 3 mg，再以 0.05 ~ 0.075 mg/（kg · h）静脉泵注维持。

（1）50 mg（5 mg/1 ml × 10 支）+ NS 40 ml，以 1 ml（1 mg）/h 静脉泵注，可用到 5 ml/h。

（2）原液 50 mg（5 mg/5 ml × 10 支），先静脉注射 2 ~ 3 mg，之后以 1 ~ 5 ml/h 速度静脉泵入。

三、地西泮（安定）

1. 剂量　10 mg/2 ml。

2. 适应证　镇静（肌松、抗惊厥、抗焦虑），癫痫发作。

3. 用法　原液 50 ml（250 mg）相当于 5 mg/ml，以 5 ~ 10 mg 静脉推注后，以 1 ~ 2 ml/h 静脉泵注。

第七节　用于咯血、消化道出血的药物

一、垂体后叶素

1. 剂量　3 U/0.5 ml，6 U/1 ml，5 U/1 ml，10 U/1 ml。

2. 适应证及用法

（1）消化道出血：0.2 ~ 0.4 U/min。

1）300 U（6 U/1 ml × 50 ml）原液静脉泵注，速度 2 ～ 4 ml/h（相当于 0.2 ～ 0.4 U/min）；

2）120 U（6 U/1 ml × 20 ml）+ NS 30 ml 静脉泵注，速度 5 ml/h（0.2 U/min）；

3）100 U（6 U/1 ml × 17 ml）+ 5% GS 500 ml 静脉滴注，速度 60 ～ 120 ml/h（0.2 ～ 0.4 U/min）；

4）60 U（6 U/1ml × 10 ml）+ NS 40 ml 静脉泵入，速度 1 ml/h（0.02 U/min），0.2 ～ 0.4 U/min（10 ～ 20 ml/h）。

（2）咯血：0.1 U/min。60 U（6 U/1 ml × 10 ml）+ NS 40 ml 静脉泵注，速度 5 ml/h（0.1 U/min），或 50 U（6 U/1 ml × 8 ml）+ 5% GS 500 ml 静脉滴注，速度 60 ml/h（0.1 U/min）。

3．注意事项

（1）妊娠高血压综合征、高血压、冠心病、肺源性心脏病、心力衰竭患者禁用。

（2）该药可引起心绞痛及胃肠平滑肌痉挛，使用时可出现恶心、面色苍白、出汗、心悸、胸闷、腹痛和腹泻等。

二、生长抑素

1．生长抑素　天然生长抑素，十四肽。

（1）剂量：3 mg/2 ml。

（2）适应证：急性食管静脉曲张破裂出血及急性上消化道大出血，急性重症胰腺炎，预防及治疗胰腺术后并发症，胰胆及肠瘘的治疗。

（3）用法

1）消化道出血：3 mg + NS 48 ml 静脉泵注，先静脉推注 250 μg（4 ml），后以 4 ml/h（250 μg/h）速度泵入，可用到 250 ～ 500 μg/h，直至出血停止后再维持 1 ～ 3 天；或者 3 mg + 5% GS 250 ml 静脉滴注，首剂先抽 40 ml 静脉推注，后以 21 ml/h 速度静脉滴注，使用时间同静脉泵注的时间。

2）急性重症胰腺炎，使用时间为 5 ～ 7 天。

3）对于预防及治疗胰腺术后并发症、胰胆及肠瘘的治疗，用至瘘管闭合后再维持 1 ～ 3 天。

2．奥曲肽　人工合成的生长抑素的八肽环状化合物。

（1）剂量：0.1 mg/ml。

（2）适应证：同生长抑素。

（3）用法

1）食管静脉曲张破裂出血：首剂 0.1 mg 静脉推注，之后 0.3 mg + NS 47 ml 静脉泵注，速度 4 ml/h，通常的剂量为 25 μg/h，最大可用至 50 μg/h，最多连续使用 5 天。

2）应激性溃疡及消化道出血：皮下注射 0.1 mg，每日 3 次。

3）急性重症胰腺炎：每 6 h 皮下注射 0.1 mg，用 3 ～ 7 天。

4）胃肠道瘘管、消化道内分泌肿瘤、突眼性甲状腺肿：每 8 h 皮下注射 0.1 mg，用 10 ～ 14 天。

第八节　利尿药

一、呋塞米（速尿）

1．剂量　20 mg/2 ml。

2．适应证　水肿、高血压、急性肺水肿或脑水肿、配合补液加速某些经肾清除的毒物排泄。

3．用法

（1）静脉推注：20 ～ 40 mg 原液或稀释后静脉推注，效果不满意时剂量加倍静脉推注。

（2）静脉泵注：240 mg（24 ml）+ NS 26 ml，以 2 ～ 4 ml/h 静脉泵注。或者 500 mg（50 ml）原液，以 1 ～ 2 ml/h 静脉泵注。

4．注意事项　防止低血钾、低血钠、高尿酸，勤复查血肌酐水平，尿量较多时需注意血容量过低。

二、托拉塞米（特苏尼、丽泉）

1．剂量　10 mg/2 ml。

2．适应证　充血性心力衰竭、肝硬化及肾性水肿和少尿。

3．用法　5 ～ 10 mg 原液或稀释后缓慢静脉推注，每日一次；疗效不满意时可将剂量增至 20 mg，每日一次；每日最大剂量为 40 mg。肾脏疾病所致的水肿，初始剂量 20 mg 静脉注射，每日一次，最大剂量每日 100 mg。静脉使用的疗程不超过 1 周。

4．注意事项　肾功能衰竭无尿者、肝昏迷前期或肝昏迷者、对本品或磺酰脲类过敏者忌用，余注意事项同“呋塞米”。

（肖海鹏　柳　俊　贾建国）

第17章 外科急救药物的使用

一、解痉药：胃肠道、胆道、泌尿道平滑肌痉挛

1．山莨菪碱（654-2） 10 mg 肌内注射，或山莨菪碱（654-2）10 mg + 生理盐水（NS）250 ml 静脉滴注。尤其适用于阵发性肠痉挛导致的腹痛（如胃肠炎、肠梗阻）。禁止静脉推注，会导致患者晕厥。急诊用药一般是肌内注射后再持续静脉维持（抗休克及有机磷中毒可静脉推注）（参考：药品说明书）。

2．屈他维林（诺士帕） 40 mg 肌内注射。或屈他维林（诺士帕）80 mg + 生理盐水（NS）250 ml 静脉滴注。适应证同山莨菪碱，作用温和，副作用较少。禁止静脉推注，会导致患者晕厥（用于急性结石绞痛时，本品 40 ～ 80 mg 静脉缓慢注射）（参考：药品说明书）。

二、抑制胃酸分泌药：胃炎、消化性溃疡、胰腺炎

1．奥美拉唑 40 mg 静脉推注，视病情 qd-q12h。重症患者应激性溃疡预防用药、禁食患者常规护胃用药。

奥美拉唑 80 mg 静脉推注 + 8 mg/h 维持（适用于 0.9% 的生理盐水作为溶媒时，可在 12 h 内完成泵入；用 5% 的葡萄糖作为溶媒，需要在 6 h 内完成泵入），适用于消化道溃疡出血、危重症抢救（参考：药品说明书）。

2．法莫替丁 20 mg 静脉推注，视病情 qd-q12h。重症患者应激性溃疡预防用药、禁食患者常规护胃用药（也可静脉滴注或肌内注射）（参考：说明书和 UpToDate）。

三、镇痛药：外伤疼痛、肾绞痛、癌症疼痛

1．氟比洛芬酯 50 mg+NS 10 ml 静脉推注。NSAIDS 类药物中止痛效果卓越的，独特的脂微球技术使其临床效果可靠，优点是非麻醉类镇痛药，方便取用。副作用为胃肠道反应。

2．哌替啶 50 ～ 100 mg 肌内注射（急性疼痛可肌内注射，根据需要每 3 至 4 h 50 至 150 mg）（参考：UpToDate 临床决策数据库）。麻醉类镇痛药物临床效果可靠，副作用为恶心呕吐、头晕、嗜睡。尤其需警惕其呼吸抑制副作用，严重的导致患者死亡。

3．吗啡 10 mg 肌内注射（初次使用：吗啡静脉推注每 3 到 4 h 2.5 ～ 5 mg）（参考：UpToDate 临床决策数据库）。麻醉类镇痛药物，临床效果可靠，理论止痛效果十倍于哌替啶，副作用为恶心呕吐、头晕、嗜睡。尤其需警惕其呼吸抑制副作用，严重的导致患者死亡。

4．芬太尼透皮贴 4.2 mg 贴皮 q3d。效果绝对强大，理论镇痛效果百倍于吗啡，尤其需警惕其呼吸抑制副作用，严重的导致患者死亡。

5．曲马多片或针剂 属于弱阿片类止痛药物，0.1 g 口服或肌内注射 0.1 g。

6．对乙酰氨基酚 属于 NSAIDs 类药物，适用于轻度疼痛，需要时口服 1 片。

四、镇静抗惊厥药物

儿童或脑外伤患者检查时若无法配合可予镇静药物。

1．10% 水合氯醛　每次 0.25 ~ 0.5 ml/kg 口服。儿童用药务必精确计算千克体重用量（参考：UpToDate 临床决策数据库）。

2．苯巴比妥　每次 5 ~ 8 mg/kg 肌内注射。

镇静：po、IV、IM 均可，3 ~ 5 mg/kg，2 ~ 3 次 / 日；最大值：400 mg/d。

癫痫：IV．单次剂量 15 mg/kg（参考：UpToDate 临床决策数据库）。

3．地西泮　每次 0.3 ~ 0.5 mg/kg 静脉推注。肌内注射效果差，静脉推注要警惕呼吸抑制副作用（静脉推注宜缓慢，每分钟 2 ~ 5 mg）（参考：说明书）。

4．注射用丙戊酸钠　（给药剂量 20 ~ 30 mg/kg/d，持续 24 h 给药）。广谱抗癫痫类药物，脑外伤、脑肿瘤、脑膜脑炎患者常规使用，因一旦发生癫痫发作会加重病情，导致患者家属紧张，甚至出现医患纠纷（参考：UpToDate 临床决策数据库和说明书）。

丙戊酸钠缓释片 500 mg 口服，每日 2 次。病情稳定，静脉药物改为口服用药。

五、抗感染药物：外伤、烧伤、体表的感染，腹腔、肠道、胆道、泌尿道的感染

1．头孢呋辛　1.5 g+NS 100 ml 静脉滴注每 8 h 1 次；或 0.5 g 口服每日 2 次。二代头孢，广谱抗感染药物（参考：UpToDate 临床决策数据库和药品说明书）。

2．左氧氟沙星　0.5 g 静脉滴注每日 1 次，或 0.5 g 口服每日 1 次。三代喹诺酮，广谱抗生素、可覆盖支原体感染。喹诺酮类抗生素禁忌用于 18 岁以下的未成年人。临床儿科发现有耐阿奇霉素的支原体感染，患者生命受到感染威胁，权衡利弊后可适用。

3．甲硝唑　0.5 g 静脉滴注，每 8 h 1 次；或 0.4 g 口服每日 2 次。适用于口腔、腹腔、肠道、阴道等厌氧菌引起的感染。最常见副作用为胃肠道反应（参考：药品说明书）。

4．小檗碱　300 mg 口服每日 3 次。中药抗生素，适用于消化道感染。蚕豆病患者禁忌。

5．莫匹罗星乳膏　外用，适用于各类皮肤慢性伤口，偏重抗球菌感染。

6．聚维酮碘膏　外用，适用于各类皮肤慢性伤口，偏重抗球菌感染。

7．磺胺嘧啶银膏　外用，适用于各类皮肤慢性伤口，偏重抗杆菌感染。

六、止血药物：凝血障碍、血尿

1．血凝酶（巴曲亭）　1 ku + NS 10 ml 静脉推注每日 2 次。为促进纤维蛋白原转化为纤维蛋白的复合酶，适用于纤维蛋白原正常的出血患者。

2．氨甲苯酸　0.4 g + NS 250 ml 静脉滴注。为纤溶酶抑制剂，抗纤溶。

3．Vit K_1　深部皮下注射，由于血肿形成的风险，应避免肌内注射途径。肝功能不全患者的出血，需补充维生素 K；华法林抗凝患者过量的特效拮抗剂（参考：UpToDate 临床决策数据库和药品说明书）。

4．卡络磺钠　60 ~ 80 mg 静脉滴注。减少毛细血管通透性（参考：药品说明书），

5．新鲜冰冻血浆　200 ml 静脉滴注。补充各类凝血因子，改善凝血功能。

七、抗凝血药

1．低分子肝素钠注射液 0.4 ml 皮下注射，qd-q12h。适用于冠心病、DVT。

低分子肝素钙注射液 0.4 ml 皮下注射，qd-q12h。适用于冠心病、DVT。

2．华法林 3 mg qd po，监测 INR，二尖瓣置换抗凝强度为 1.8 ~ 2.5；主动脉瓣置换抗凝

强度为 1.5 ~ 2.0；房颤的抗凝强度为 2.0 ~ 2.5。总体来讲抗凝强度为 2 ~ 3 足矣。

八、脱水药物：脑外伤、颅内压升高（颅高压的头痛、血压高主要是降颅压治疗）。

1. 20% 甘露醇 125 ml 静脉滴注 qd-q4h。

2. 速尿 20 mg 静脉推注 qd-q4h。

3. 地塞米松 10 mg iv qd。

九、破伤风抗毒素（TAT）：任何人群（包括儿童、孕妇、老人）预防量。禁忌证为过敏患者，血清病患者。

1. TAT 1500 U 肌内注射（皮试）。

2. 破伤风人免疫球蛋白 250U 肌内注射（不用皮试）。

十、胃肠道动力药物：运动少、制动导致的便秘，老年人

1. 多潘立酮 10 mg 口服每日 3 次。主要促进胃动力。适用于恶心、呕吐、嗳气等消化道症状者。

2. 莫沙必利 5 mg 口服每日 3 次。全消化道促动力药。适用于胃肠蠕动功能差的患者。副作用为阵发性肠绞痛，停药后可消失。

十一、通便药物：便秘、痔疮、肛裂

1. 开塞露 40 ml 塞肛门。一支量太少，一般两支，挤入直肠，引起直肠排便反射。润滑干燥粪便头端。

2. 杜密克 15 ml 口服每日 3 次。溶积性泻药，口服不吸收，糖尿病患者可用。副作用为阵发性肠绞痛。

3. 液体石蜡 20 ml 口服每日 3 次。润滑性泻药。

十二、消肿药：外伤、手术、痔、静脉曲张

1. 迈之灵 150 mg 口服每日 3 次。为中成药，马粟提取物，改善静脉功能。

2. 草木犀流浸液片（消脱止） 400 mg 口服每日 3 次。主要成分是香豆素酸，不至于造成血液凝血因子以及凝血过程的异常变化（参考：说明书）。

3. 地奥司明片 常规日剂量 1000 mg，平均分为两次于午餐和晚餐时服用（参考：药品说明书）。

十三、化痔药物：内外痔

1. 复方角莱酸酯栓 1 粒塞肛门每日 2 次。中成药，促进痔疮收敛。痔疮的治疗主要是改善生活习惯，禁食酒类、辣椒、坚果等导致粪便坚硬或刺激直肠黏膜的食物。养成定时排便的良好生活习惯，杜绝便秘。出现慢性咳嗽、前列腺肥大、腹压增高或腹泻等疾患要及时干预治疗。便后温水坐浴，清洗肛门尤其有效。便秘痔疮的治疗务必强调综合治疗。

十四、前列腺增生用药

1. 盐酸坦索罗辛 0.2 mg 睡前服。高选择性 α_1 受体拮抗剂，松弛尿道前列腺部平滑肌。

2．非那雄胺　5 mg 睡前服。雄激素拮抗剂，减少激素对前列腺的刺激作用。

十五、抗过敏药物：药物过敏，皮肤过敏，蝎、蜂蜇伤

1．氯苯那敏（扑尔敏）　4 mg 口服每日 3 次。抗组胺药，强 H_1 受体拮抗剂，具镇静作用。

2．氯雷他定片　10 mg 口服每日 1 次。高选择性 H_1 受体拮抗剂。

3．盐酸西替利嗪片　10 mg 口服每日 1 次。强 H_1 受体拮抗剂，具止吐作用。

4．地塞米松　5 ～ 10 mg 静脉推注。糖皮质激素强大的抗过敏、抑制血管渗出作用。

5．苯海拉明　20 mg 肌内注射。抗组胺药。具有抗组胺 H_1 受体的作用，有阿托品样作用，还可用于预防晕船、晕车、晕飞机等晕动病。

6．异丙嗪　25 mg 肌内注射。H_1 受体激动剂，抗过敏，眩晕。

十六、升压药物

升压药物的使用理念应为暂时性，积极纠正原发病理生理，创造条件减停血管活性药物，避免敢用不敢停，越用越多，恶性循环无法收场。比如失血失液性休克，积极止血，补液扩容，慢慢减停血管活性药物，而不是稳定就维持，不稳定就加量。血管活性药物效果不好、用量大的原因多半是严重的心肺功能障碍，循环差，严重酸中毒。

1．去甲肾上腺素　2 mg + NS（生理盐水）至 50 ml 静脉泵注 0.01 ～ 5U/（kg · min）。外周血管床扩张导致感染性休克首选。

2．多巴胺　200 mg + NS（生理盐水）至 50 ml 静脉泵注 5 ～ 10 U/（kg · min）。容量不足导致的低血容量性休克，心功能不全导致的心源性休克首选。

3．肾上腺素　0.5 ～ 1mg 皮下注射或肌内注射，有生命体征患者严禁静脉推注，猝死患者心肺复苏时为 1 mg 静脉推注。外周血管床扩张导致过敏性休克首选。

十七、降压药物：高血压、主动脉夹层

1．硝酸甘油　25 mg + NS（生理盐水）250 ml 静脉滴注 15 ml/h 起。

2．硝普钠　50 mg + NS（生理盐水）250 ml 静脉滴注 15 ml/h 起。避光输注。

十八、抢救药物：心搏呼吸骤停

1．肾上腺素　1 mg 静脉推注 3 ～ 5 分 / 次。

2．阿托品　1 mg 静脉推注 3 ～ 5 分 / 次。

十九、碱性药物：纠正酸中毒、碱化尿液

5% 碳酸氢钠　125 ～ 250 ml 静脉滴注。

二十、静脉补液

晶体扩容，先盐后糖，先晶体后胶体，先快后慢，休克抢救务必留置深静脉管快速补液扩容，院前可开通多条外周静脉。危重症抢救医生需要在患者床边监控快速补液，建立监护措施，精细化管理，确保医疗效率，避免按部就班的教条式临床工作作风。失血性休克，重点为止血及输血治疗。

1．NS　100 ml、250 ml、500 ml 静脉滴注。

2．5% 葡萄糖（GS）　100 ml、250 ml、500 ml 静脉滴注。

3．5% 葡萄糖氯化钠（GNS） 100 ml、250 ml、500 ml 静脉滴注。

4．复方氯化钠 500 ml 静脉滴注。

二十一、静脉补液：胶体扩容

1．低分子右旋糖酐 500 ml 静脉滴注。

2．羟乙基淀粉 500 ml 静脉滴注。

3．琥珀酰明胶 500 ml 静脉滴注。

4．5% 白蛋白 250 ml 扩容效果更佳。

（詹　红　王科科　贾建国）

第18章 妇产科急救药物的使用

妇产科基本急救用药是需要常规在手术室、妇科病房、产房和产科病房备有一定基本数量的药物。急救药物要每班点数，缺少时及时补充，并及时更换过期药品。

一、子宫收缩剂

1．缩宫素

规格：针剂 10 单位 /ml

（1）用法和剂量：控制产后出血可肌内注射 10 单位，或 20 ~ 40 单位；也可用 500 ml 氯化钠或葡萄糖注射液稀释，每分钟静滴 0.02 ~ 0.05 单位，每日总量不超过 100 单位。

（2）注意事项：环丙烷等碳氢化合物吸入全麻时，使用缩宫素可导致产妇出现低血压、窦性心动过缓或房室节律异常。

2．卡贝缩宫素

规格：针剂 100 μg/ml

（1）用法和剂量：产后 100 μg 静脉注射。

（2）注意事项：胎儿娩出前严禁使用。每日用量为 100 μg。

3．卡前列素氨丁三醇

规格：针剂 250 μg/ml

（1）用法和剂量：产后 250 μg 肌注

（2）注意事项：胎儿娩出前严禁使用。可间隔 15 ~ 90 min 多次注射，每日总量不超过 8 支。有哮喘、青光眼等前列腺素使用禁忌证者严禁使用 .

二、强心剂：毛花苷 C（西地兰）

规格：针剂 0.4 mg/2 ml

1．用法和剂量　首剂可 0.4 ~ 0.6 mg，0.2 ~ 0.4 mg 用 5% 葡萄糖溶液稀释后静脉注射，必要时 4 ~ 6 h 重复使用。

2．注意事项　注意视物模糊、黄视、心律失常等洋地黄中毒表现。

三、抗休克血管活性药：多巴胺

规格：针剂 20 mg/2 ml

1．用法和剂量　40 mg 用生理盐水稀释后静脉滴注。

2．注意事项　治疗前必须先纠正低血容量。用药过程中应严密监测血压、心电图以及尿量。

四、止血剂

1．注射用血凝酶

规格：冻干粉针剂 1 kU/ 支

（1）用法和剂量：2 ml 注射用水稀释，肌内注射或静脉注射。

（2）注意事项：早孕期妇女禁止使用。

2．氨甲环酸

规格：针剂 1.0 g/10 ml

（1）用法和剂量：5% 葡萄糖溶液稀释，静脉注射或静脉滴注，1.0 g bid。

（2）注意事项：有血栓病史患者慎用。静脉注射时宜缓慢，注射时间 2 ～ 5 min，注射过快可引起恶心、心悸、血压下降等症状。

3．维生素 K_1

规格：针剂 10 mg/ml

（1）用法和剂量：10 mg 肌内注射或皮下注射，每日总量不超过 40 mg（由于血肿形成的风险，应尽量首选皮下注射）（参考：UpToDate 临床决策数据库和药品说明书）。

（2）注意事项：可通过胎盘，故临产孕妇避免使用。严重肝功能不良者禁用。

五、抗凝剂：肝素

规格：冻干粉针剂 12 500 U/2 ml

1．用法和剂量 25 ～ 50 mg（1 mg = 125 U）加入生理盐水或 5% 葡萄糖溶液稀释后 1 h 内静脉滴注完。

2．注意事项 与阿司匹林等非甾体类消炎药、香豆类药物、右旋糖酐等药物同时使用时有出血倾向，使用过程中严密监测凝血功能。肝素过量可使用鱼精蛋白对抗，1 mg 鱼精蛋白对抗 100 U 肝素。

六、助凝剂

1．凝血酶原复合物（凝血因子Ⅱ、Ⅶ、Ⅸ、Ⅹ）

规格：粉剂 200 U/ 瓶

（1）用法和剂量：10 ～ 20 U/kg，加入生理盐水或 5% 葡萄糖注射液稀释为 50 ～ 100 ml 静脉滴注。

（2）注意事项：使用带滤网的注射器，开始滴注速度宜缓慢，15 min 后可加快，200 单位 30 ～ 60 min 内输完。

2．纤维蛋白原

规格：粉剂 0.5 g/ 瓶

（1）用法和剂量：使用注射用水 25 ml 溶解后静脉滴注。

（2）注意事项：使用前先将本品及灭菌注射用水预温至 30 ～ 37℃，然后按瓶签标示量注入预温的灭菌注射用水，置 30 ～ 37℃水浴中，轻轻摇动使制品全部溶解。切忌剧烈振摇以免蛋白变性。使用带滤网的注射器，每分钟 60 滴。输入 2 g 纤维蛋白原可提高血液中纤维蛋白原浓度约 0.5 g/L。

七、利尿剂

1．呋塞米（速尿）

规格：针剂 20 mg/2 ml

（1）用法和剂量：20 mg 原液或加入生理盐水稀释静脉注射。

（2）注意事项：缓慢注射应超过 1 ~ 2 min。

2．甘露醇

规格：20% 甘露醇溶液 250 ml/ 袋

（1）用法和剂量：按体重 1 ~ 2 g/kg 静脉滴注，或每次 100 ~ 250 ml，每日 1 ~ 4 次（降低颅内压：0.25 ~ 2 g/kg；可根据需要每 6 ~ 8 h 重复一次，30 ~ 60 min 内静脉滴注）（参考：UpToDate 临床决策数据库和药品说明书）。

（2）注意事项：使用过程中注意水电解质紊乱，快速大量滴注可使血容量迅速增大导致心力衰竭。

八、肾上腺皮质激素：地塞米松

规格：针剂 5 mg/ml

1．用法和剂量　20 mg 加入 5% 葡萄糖溶液 10 ml 稀释后静脉注射，或者稀释后静脉滴注。

2．注意事项　感染患者慎用，如必须使用则需加强抗感染治疗。

九、镇痛镇静剂

1．地西泮

规格：针剂 10 mg/2 ml

（1）用法和剂量：10 mg 原液静脉注射。

（2）注意事项：用于抗癫痫与抗惊厥，胎儿娩出前短期内用药可引起新生儿呼吸抑制。

2．吗啡

规格：针剂 10 mg/ml

（1）用法和剂量：10 mg 原液静脉注射（初次使用：吗啡静脉推注每 3 ~ 4 h 2.5 ~ 5 mg）（参考：UpToDate 临床决策数据库）。

（2）注意事项：产后立即使用预防子痫发生。注意患者血压下降及呼吸抑制。

3．哌替啶

规格：针剂 100 mg/2 ml

（1）用法和剂量：50 ~ 100 mg 原液肌内注射（急性疼痛可肌内注射，根据需要每 3 ~ 4 h 50 ~ 150 mg）（参考：UpToDate 临床决策数据库）。

（2）注意事项：胎儿娩出前短期内用药可引起新生儿呼吸抑制。不宜与异丙嗪多次合用，否则易引起呼吸抑制及休克。

十、碱性液：碳酸氢钠

规格：5% 碳酸氢钠溶液 250 ml

1．用法和剂量　60 ~ 250 ml 静脉滴注。

2．注意事项　少尿或无尿时慎用。大量注射可出现心率失常，肌肉痉挛疼痛以及异常疲乏等代谢性碱中毒。

十一、血管扩张药

1．扩小动脉——酚妥拉明

规格：针剂 5 mg/ml

（1）用法和剂量：心力衰竭时用生理盐水稀释后按 0.17 ~ 0.4 mg/min 静脉滴注。

（2）注意事项：注意低血压、心律失常等副作用。

2．扩小静脉——硝酸甘油

规格：针剂 10 mg/ml，5 mg/ml

（1）用法和剂量：25 mg 加入 5% 葡萄糖溶液 250 或 500 ml 中静脉滴注，按血压调整滴速。

（2）注意事项：使用输液泵恒速输入，用药时使用心电监护定时监测血压。用药时头痛症状多见。

3．扩动静脉——硝普钠

规格：冻干粉针剂 50 mg/ 支

（1）用法和剂量：50 mg 使用 5% 葡萄糖溶液 5 ml 稀释后再加入 250 ~ 1000 ml 5% 葡萄糖溶液中静脉滴注。

（2）注意事项：配成溶液后不稳定，避光使用。使用输液泵，监测血压并根据血压调整滴速。

十二、解痉药物：25% 硫酸镁

规格：针剂 2.5 g/10 ml

1．用法和剂量　首量 10 ml 用 5% 葡萄糖溶液 20 ml 稀释后 5 min 内缓慢静脉注射，此后按 1 ~ 2 g/h 静脉滴注，24 h 总量不超过 30 g。

2．注意事项　用药期间监测跟腱反射、呼吸次数和尿量。出现中毒反应立即静脉注射 10% 葡萄糖酸钙 10 ml，有条件的监测血镁浓度。

十三、降压药

1．硝苯地平（心痛定）

规格：片剂 10 mg/ 片

（1）用法和剂量：10 mg 口服 q8 h-q12 h，每日用量不超过 120 mg。

（2）注意事项：常见头痛、心悸、血压下降，患者使用硫酸镁时宜慎用本药。

2．拉贝洛尔

规格：片剂 50 mg/ 片

（1）用法和剂量：开始 100 mg/ 次，每日 2 ~ 3 次，效果不佳时可增加至 200 mg/ 次，每日 3 ~ 4 次。

（2）注意事项：本品副作用少，每日总量不超过 1500 mg（每天给药最高可达 2400 mg）（参考：UpToDate 临床决策数据库和药品说明书）。

十四、扩容药物

1．低分子右旋糖酐

规格：溶液 500 ml/ 袋

（1）用法和剂量：500 ml 静脉滴注 qd。

（2）注意事项：偶见过敏反应，发生率为 0.03 ~ 4.7%。首次使用开始时应缓慢静滴，开始注射后严密观察 5 ~ 10 min。充血性心衰、血小板减少、凝血功能障碍及少尿、无尿患者禁用。

2．白蛋白

规格：溶液 10 g/50 ml

（1）用法和剂量：10 ~ 20g/d，静脉滴注，滴速每分钟不超过 2 ml。

（2）注意事项：高血容量或充血性心力衰竭患者禁用，肾功能不全患者慎用。

附：妇产科急救药品包：产房、妇科病房、手术室、抢救室均需要具备 6 个急救药品包。

1．休克包

（1）扩容：乳酸林格氏液、生理盐水、低分子右旋糖酐、白蛋白。

（2）血管活性药：多巴胺、酚妥拉明 。

（3）纠酸药：5% 碳酸氢钠。

（4）电解质：10% 氯化钾、10% 氯化钙。

（5）利尿剂：速尿。

2．DIC 包

（1）肝素

（2）凝血酶原复合物

（3）纤维蛋白原

（4）维生素 K_1

（5）氨甲环酸

3．子痫包

（2）解痉药：25% 硫酸镁。

（2）降压药：酚妥拉明、硝苯地平、拉贝洛尔。

（3）镇静止痉：地西泮、氯丙嗪。

（4）利尿、颅内降压：速尿、甘露醇。

（5）扩容：乳酸林格氏液、低分子右旋糖酐、白蛋白。

（6）纠酸：5% 碳酸氢钠。

（7）拮抗镁中毒：10% 葡萄糖酸钙。

4．心衰包

（1）正性肌力药：毛花苷 C。

（2）血管扩张药：酚妥拉明、硝酸甘油片、硝普钠。

（3）利尿：速尿。

（4）镇静：吗啡、哌替啶、地西泮。

5．羊水栓塞包

（1）抗过敏：地塞米松。

（2）解除肺动脉高压：氨茶碱。

（3）抗休克：同休克。

（4）DIC：同 DIC。

6．新生儿室息包 肾上腺素、纳洛酮、多巴胺、地塞米松、维生素 K（用法详见儿科常用药物）。

（何 科 王 琼 贾建国）

第19章 儿科急救药物的使用

第一节　心血管药物

1. 肾上腺素

规格：注射液 1 ml : 1 mg。

常用浓度（标准浓度）1 : 10 000（0.1 mg/ml）；高浓度 1 : 1000（1 mg/ml）。

（1）用法和剂量

1）过敏性休克：每次 0.5 ~ 1 mg，肌内注射或皮下注射。

2）急性支气管哮喘：浓度 1 : 1000，每次 0.01 mg/kg（0.01 ml/kg），皮下注射，最大不超过 0.3 mg。必要时可每 20 min 1 次，不超过 3 次。

3）小儿心肺复苏：浓度 1 : 10 000，0.01 mg/kg（0.1 ml/kg），静脉推注；或气管内给药 0.1 mg/kg（1 ml/kg）。每 3 ~ 5 min 重复一次（最大剂量 1 mg）。心跳恢复后可持续静脉滴注，速度为 0.1 ~ 1.0 μg/（kg · min）。

4）新生儿复苏：浓度 1 : 10 000，0.01 ~ 0.03 mg/kg（0.1 ~ 0.3 ml/kg），静脉推注；静脉通道未建立时，气管内注入 0.5 ~ 1 ml/kg，必要时 3 ~ 5 min 可重复。

（2）注意事项：使用前最好能纠正酸中毒以增加药效。切勿与碳酸氢钠混合，禁用于可卡因继发性室速，大剂量使用具有一定毒性作用。

2. 异丙肾上腺素

规格：注射液 2 ml : 1 mg。

（1）用法和剂量：每次 0.5 ~ 1 mg，稀释后缓慢静脉滴注，根据病情调节滴速和用量。起始剂量 0.05 ~ 0.1 μg/（kg · min），逐步增加至 1 μg/（kg · min），或达到提高心率、改善血管灌注效果。

（2）注意事项：同肾上腺素。冠心病、心室颤动、心肌炎及甲状腺功能亢进患者禁用；对心肌缺氧、心率大于 100 次 / 分者慎用；不宜直接静脉注射。用做止喘药时不能全身性给药。

3. 去甲肾上腺素

规格：注射液 1 ml : 2 mg。

（1）用法和剂量：1 ~ 2 mg 加入 5% 葡萄糖溶液或葡萄糖氯化钠 100 ml 内静脉滴注，儿童开始以 0.02 ~ 0.1 μg/（kg · min）速度滴注，按需要调节滴速，最大剂量≤ 2 μg/（kg · min），以达到预期的血压和全身灌注。

（2）注意事项：本品主要兴奋 α 受体，对 β 受体作用较弱，具有很强的血管收缩作用，使外周阻力增高，血压上升。用于各种原因引起的周围循环衰竭、休克，使用时间不宜过长，否则可引起血管持续强烈收缩，使组织缺氧的情况加重。本品不宜与偏碱性药物配伍，不宜使用生理盐水配制溶液。滴注时应选择粗大静脉，严防药液外漏，因可引起局部组织坏死。逾量时可出现严重头痛、高血压、心率缓慢、呕吐、抽搐及急性肾衰竭。

4. 多巴胺

规格：注射液 2 ml : 20 mg。

（1）用法和剂量：静脉滴注，每次 10 ～ 20 mg，以 5% ～ 10% 葡萄糖注射液 100 ml 稀释，缓慢滴注，开始时滴速为 1 ～ 5 μg/（kg · min），10 min 内以 1 ～ 4 μg/（kg · min）的速度递增。常规输注剂量：2 ～ 20 μg/（kg · min），逐步调整剂量以达到预期效果。＜ 5 μg/（kg · min）为小剂量，兴奋 α 受体，收缩血管；5 ～ 10 μg/（kg · min）为中剂量，扩张阻力血管，收缩容量血管；＞ 10 μg/（kg · min）为大剂量，兴奋 α 受体，收缩血管。

（2）注意事项：可导致心率增快。如需＞ 20 μg/（kg · min），可考虑使用其他肾上腺素能药物（如肾上腺素 / 去甲肾上腺素）。应用时选用大静脉静脉注射，观察静脉注射部位皮肤颜色变白和渗漏情况，渗漏可导致组织坏死。切勿与碳酸氢钠混合。

5．多巴酚丁胺

规格：注射液 2 ml : 20 mg。

（1）用法和剂量：10 ～ 20 mg 加于 5% 葡萄糖注射液或 0.9% 氯化钠注射液中稀释后，以滴速 2.5 ～ 10 μg/(kg · min）静脉滴注。一般从小剂量开始，治疗时间和给药速度视病情调整。

（2）注意事项：用于器质性心脏病时心肌收缩力下降引起的心力衰竭、心源性休克，以及不伴有低血压或伴室性心律失常的急性心力衰竭，特别是心脏术后低心排血量综合征、扩张型心肌病及心内膜弹力纤维增生症等。其改善左心室功能优于多巴胺。可有心悸、恶心、头痛等副作用。切勿与碳酸氢钠混合。外渗可能造成组织损伤。

第二节 抗心力衰竭及心律失常药

1．地高辛

规格：片剂：0.25 毫克 / 片；注射液：0.5 mg/2 ml；酏剂：0.5 mg/ 10 ml，1.5 mg/30 ml，5 mg/100 ml。

（1）用法和剂量：口服：饱和量（洋地黄化）：早产儿 0.02 ～ 0.03 mg/（kg · d），相当于酏剂 0.4 ～ 0.6 ml/kg；≤ 1 个月 0.03 ～ 0.04 mg/（kg · d），相当于酏剂 0.6 ～ 0.8 ml/kg；1 个月～ 2 岁 0.05 ～ 0.06 mg/（kg · d），相当于酏剂 1.0 ～ 1.2 ml/kg；2 ～ 5 岁 0.03 ～ 0.04 mg/kg，相当于酏剂 0.6 ～ 0.8 ml/kg；5 ～ 10 岁 0.02 ～ 0.035 mg/kg，相当于酏剂 0.4 ～ 0.6 ml/kg；≥ 10 岁按成人常用量每次 0.125 ～ 0.5 mg，相当于酏剂 2.5 ～ 10 ml，每日 1 次。洋地黄化总量分 3 次或每 6 ～ 8 h 给予（总量不超过 1.5 mg）。维持量为洋地黄化总量的 1/5 ～ 1/3，分 2 次，每 12 h 1 次。静脉注射：饱和量为口服量的 1/2 ～ 2/3。

洋地黄化时，首次给饱和量的 1/2，余量分 2 次，每隔 4 ～ 6 h 给予，洋地黄化后 12 h 给予维持量，分 2 次，每 12 h 1 次。维持量的疗程视病情而定。

（2）注意事项：新生儿期肾对地高辛的清除率较低，易中毒，应按患儿不同成熟度适当减量。用药期间注意监测血药浓度：治疗剂量的血药浓度婴幼儿为 2 ～ 4 ng/ml，年长儿为 1 ～ 2 ng/ml。

下列情况禁用：①任何洋地黄类制剂中毒者；②室性心动过速、心室颤动、梗阻性肥厚型心肌病（若伴收缩功能不全或心房颤动仍可考虑）；③预激综合征伴心房颤动或心房扑动者。

下列情况慎用：①低钾血症、不完全性房室传导阻滞、高钙血症、甲状腺功能减退、缺血性心脏病、活动性心肌炎及肾功能不全。用药期间应定期监测血压、心率及心律、心电图、心功能、电解质及肾功能。有条件时应做血药浓度测定。禁与钙剂合用。

2．去乙酰毛花苷

规格：注射液 2 ml : 0.4 mg。

（1）用法与用量：静脉推注：饱和量（洋地黄化）：≤ 2 岁为 0.03 ～ 0.04 mg/kg，＞ 2 岁为 0.02 ～ 0.03 mg/kg，首剂给洋地黄化总量的 1/2 或 1/3，加入 10% 葡萄糖注射液 10 ～ 20ml

中缓慢静脉注射 15 min，余量分 2 次，分别每 6 ～ 8 h 给药，8 ～ 12 h 达饱和量。末次用药后 12 h 给予维持治疗。维持量为饱和量的 1/4 ～ 1/3，也可改为其他洋地黄类制剂。

（2）注意事项：参照地高辛注意事项。

3．利多卡因

规格：注射液 10 ml : 200 mg。

（1）用法和剂量：治疗室性心动过速、心律失常，首次 0.5 ～ 1 mg/kg，缓慢静脉注射 2 ～ 3 min，必要时每 5 min 重复，1 ～ 2 次，总量不超过 3 mg/（kg · h）。静脉滴注维持：一般以 5% 葡萄糖注射液配成 1 ～ 4 mg/ml 滴注，或以 0.015 ～ 0.03 mg/（kg · min）滴注，早产儿予最低剂量。

（2）注意事项：用药时注意心率减慢和低血压，阿 - 斯综合征、预激综合征、严重心脏传导阻滞禁用。QRS 波增宽＞ 0.02 s 或明显室性心动过缓提示毒性作用。肝肾功能不全、充血性心力衰竭、严重心肌受损、低血容量、新生儿慎用。用药期间应监测血压、心电图，并备有抢救设备。

4．普罗帕酮

规格：片剂 50 mg、150 mg；注射液 5 ml：17.5 mg，10 ml：35 mg。

（1）用法和剂量：口服：200 ～ 600 mg/（m^2 · d）；或体重＜ 15 kg，10 ～ 20 mg/（kg · d）；体重≥ 15 kg，7 ～ 15 mg/（kg · d）；或每次 1 ～ 3 mg/kg，每日 3 次。

静脉注射：1 mg/kg，缓慢推注（＞ 10 min），1 ～ 2 h 可重复。维持量为 4 ～ 7 μg/（kg · min）。

（2）注意事项：作用于心肌细胞膜，减少心肌自发兴奋性，对各种心律失常均有拮抗作用。不良反应少，窦房结功能障碍、严重房室传导阻滞、双束支传导阻滞、心源性休克者禁用。严重心动过缓、肝肾功能不全、明显低血压者慎用。

5．硫酸阿托品

规格：注射液 1 ml : 0.5 mg，1 ml : 1 mg，1 ml : 5 mg。

（1）用法与剂量

1）纠正有症状的心动过缓：0.02 mg/kg，静脉注射；最小剂量为 0.1 mg，最大单次剂量为 0.5 mg，可重复给药 1 次；或 0.04 ～ 0.06 mg/kg 气管插管内给药。

2）解痉：每次 0.01 mg/kg，皮下注射，极量 0.3 毫克 / 次。

抗休克：每次 0.03 ～ 0.05 mg/kg，用 0.9% 氯化钠注射液或 5% 葡萄糖注射液稀释后静脉注射，根据病情需要隔 15 ～ 30 min 1 次。

3）有机磷中毒；首次剂量为 0.05 ～ 0.1 mg/kg，静脉注射，以后每次 0.05 mg/kg，皮下注射，15 ～ 30 min 1 次；至意识开始恢复改为每次 0.01 ～ 0.02 mg/kg，30 ～ 60 min 1 次。中度中毒：每次 0.03 ～ 0.05 mg/kg，皮下注射，15 ～ 30 min 1 次，减量指征同上；轻度中毒：每次 0.02 ～ 0.03 mg/kg，口服或皮下注射，必要时重复。治疗至瞳孔散大后停药，严密观察 24 ～ 48 h，必要时应再给药。如同时合用解磷定时，阿托品的剂量可减小。

（2）注意事项：青光眼禁用。用于早期感染性休克时，其有效量与中毒剂量很相近。故应用时，如临床好转即可停用，否则易出现中毒症状，如面红、心率加快、高热、腹胀、烦躁、抽搐，甚至呼吸减慢等。

6．氨力农

规格：注射液 10 ml : 50 mg。

（1）用法和剂量：静脉注射：用 0.9% 氯化钠注射液稀释成 1 ～ 3 mg/ml，首次负荷量为 0.5 ～ 1 mg/kg，5 ～ 10 min 内缓慢注射；继以 5 ～ 10 μg/（kg · min）静脉滴注，连用 7 ～ 10 天。单次剂量最大不超过 2.5 mg/kg，每日最大量＜ 10 mg/kg。疗程不超过 2 周。

（2）注意事项：该药为磷酸二酯酶抑制剂，有正性肌力作用和扩张血管作用。适用于各种原因引起的顽固性充血性心力衰竭。不宜用于严重瓣膜狭窄病变及梗阻性肥厚型心肌病患者。对心房扑动、心房颤动患者，宜先用洋地黄制剂控制心室率。肝肾功能损害者及婴幼儿慎用。必须先用注射用氨力农溶剂溶解，再以生理盐水稀释后使用，不能用含右旋糖酐或葡萄糖的溶液稀释。

7．米力农

规格：注射液 5 ml∶5 mg。

（1）用法和剂量：静脉注射：首次剂量为 25 ～ 75 μg/kg（10 ～ 15 min），维持量为 0.25 ～ 0.5 μg/（kg · min），静脉滴注维持 24 ～ 48 h。最大剂量≤ 1.13 mg/（kg · d）。

（2）注意事项：同氨力农。

8．胺碘酮

规格：片剂 0.2 g；注射液 3 ml：150 mg。

（1）用法和剂量

1）顽固性室颤和无脉性室速：5 mg/kg，静脉推注（> 10 min），可每 10 ～ 15 min 重复 1 次，直至达总剂量 15 mg/kg（青少年 2.2 g）。最大单次剂量为 300 mg。

2）室上性和室性心律失常：起始剂量为 5 mg/kg，静脉滴注（> 10 min），最大单次剂量为 300 mg。静脉维持 5 ～ 15 μg/（kg · d），个体差异较大。每日可多次给药，最大剂量为 15 mg/kg（青少年 2.2 g）。

（2）注意事项：有轻微抑制心血管作用，可能导致低血压；不推荐与普鲁卡因胺联用；可能使 QT 间期延长，诱发尖端扭转型室速，维持时间尽量少于 3 ～ 4 天。

第三节　抗惊厥和镇静药

1．地西泮

规格：注射液 2 ml∶10 mg。

（1）用法和剂量

1）癫痫持续状态：剂量为 0.25 ～ 0.5 mg/kg，缓慢静脉注射，速度为 1 ～ 2 mg/min。必要时 15 ～ 20 min 可重复。极量小于每次 10 mg，< 20 mg/d。

2）重症破伤风：30 天～ 5 岁每次 1 ～ 2 mg，> 5 岁每次 5 ～ 10 mg，必要时 3 ～ 4 h 内可重复。

镇静：每次 0.04 ～ 0.3 mg/kg，缓慢静脉注射，每 2 ～ 4 h 1 次，最大量 8 h 内 0.6 mg/kg。

（2）注意事项：抗癫痫作用较强且快，但作用短暂（20 min），常与其他抗癫痫药合用。突然停药可致癫痫发作、寒战等症状，副作用可见呼吸抑制、心脏停搏、低血压。

2．苯巴比妥

规格：注射剂 100 mg。

（1）用法和剂量

1）抗惊厥：新生儿负荷量 20 mg/kg，最大剂量 30 mg/kg，静脉注射或肌内注射。维持量：3 ～ 5 mg/（kg · d），维持量在首剂后 12 ～ 24 h 给予，每日 1 次或每 12 h 1 次。婴儿及儿童每次 6 ～ 10 mg/kg，必要时 4 h 可重复，每次剂量不超过 200 mg。

2）镇静：每次 5 mg/kg 肌内注射或口服，每 12 h 1 次。

（2）注意事项：严重肝肾损害者慎用。

3．咪达唑仑

规格：注射液 1 ml∶5 mg。

（1）用法和剂量：癫痫持续状态：负荷量为 0.15 mg/kg，静脉注射，5 min 以上注入；维持量为 1 ～ 5 μg/（kg · min），根据惊厥控制情况。每 15 min 增加 1 μg/（kg · min），最大剂量为 8 μg/（kg · min）。对静脉注射有困难者可行肌内注射，每次 0.2 mg/kg。

（2）注意事项：用于镇静、催眠、诱导麻醉、顽固性癫痫的治疗，副作用同安定。

4．水合氯醛

规格：10% 溶液。

（1）用法和剂量：抗惊厥，每次 40 ～ 60 mg/kg，口服或稀释后保留灌肠，每次最大限量为 1 g。

（2）注意事项：催眠、镇静，起效快，但有黏膜刺激副作用。

第四节　利尿脱水药

1．呋塞米

规格：注射液 2 ml : 20 mg，片剂 20 mg。

（1）用法和剂量：静脉推注或静脉滴注，一般剂量为 1 mg/kg，以灭菌注射用水 1 : 1 等量稀释，注射速度＜ 1 mg/（kg · min）；无效时可每次增加 0.5 ～ 1 mg/kg，间隔 24 h 重复使用，最大剂量≤ 10 mg/（kg · d）。原液静脉注射：一般以每 2 min ＜ 1 mg/kg 的速度输入。口服：1 ～ 2 mg/（kg · d），分 2 ～ 3 次。无效时可每次增加 1 ～ 2 mg/kg，每次最大剂量不宜超过 6 mg/kg。

（2）注意事项：长期用药可致电解质紊乱，用药期间监测电解质。使用洋地黄、低钾血症、肝性脑病患者忌用。

2．甘露醇（mannitol）

规格：注射液 20%（100 ml、250 ml）。

（1）用法和剂量：静脉注射，每次 0.5 ～ 2.0 g/kg，必要时可 6 ～ 8 h 用药 1 次。最大剂量每次 1 ～ 2 g/kg。

（2）注意事项：可增加血液渗透压、降低颅内压，用于脑水肿、急性肾衰竭、少尿症。静脉推注在 20 ～ 30 min 内完成，或快速滴注。漏出血管外可发生局部组织坏死。室温过低时，可析出结晶，用热水加温溶解后再用。

第五节　降 压 药

1．利血平

规格：注射液 1 ml : 1 mg。

（1）用法和剂量：肌内注射或静脉注射，0.07 mg/kg，极量 1.25 mg/ 次，每日 1 ～ 2 次。

（2）注意事项：可引起鼻塞、四肢无力、嗜睡、腹泻、直立性低血压、神经异常等副作用。大剂量可出现面红、心律失常、心绞痛样综合征、心动过缓，偶可出现帕金森综合征。

2．硝普钠

规格：注射剂 50 mg。

（1）用法和剂量：静脉滴注，25 mg 加入 5% 葡萄糖注射液 500ml 中（50 μg/ml），开始滴注速度为 0.3 ～ 1 μg/（kg · min），无效时逐步调高输注速度，但最大不超过 8 μg/（kg · min）。

（2）注意事项：为强血管扩张剂，作用迅速（维持时间仅 1 ～ 2 min，故必须静脉滴注），用药后 5 min 见效。副作用有恶心、呕吐、头痛、厌食、皮疹等。溶液临用前配制，并于 6 h 内滴完，避光使用。除用 5% 葡萄糖溶液稀释外，不可加其他药物，通常 24 h 更换 1 次溶液。须严密观察，根据血压变化调整剂量。

第六节　中枢神经系统药物

1．氨茶碱

规格：注射液 2 ml : 250 mg；2 ml : 500 mg；10 ml : 250 mg。

（1）用法和剂量：平喘：每次 2 ～ 3 mg/kg，以 5% 葡萄糖注射液稀释后缓慢静脉滴注。

早产儿呼吸暂停：首剂为 4 ～ 6 mg/kg，静脉推注或静脉滴注，12 h 后给予维持，维持量为每次 1.5 ～ 2 mg/kg，每 8 ～ 12 h 1 次。静脉滴注速度 0.2 mg/（kg · h）。

（2）注意事项：副作用为胃肠道刺激、高血糖、心动过速、兴奋、肢体颤动、惊厥。用 5% 葡萄糖稀释静脉滴注。对肝和心功能差的小儿，剂量宜小，最好能监测血药浓度。

2．纳洛酮

规格：注射液 1 ml : 0.4 mg。

（1）用法和剂量

1）用于类阿片药物过量或中毒：10 μg/kg，静脉注射，必要时可用到 100 μg/kg。

2）类阿片药物麻醉的术后呼吸抑制：1.5 ～ 3.0 μg/kg，重复给药至少间隔 2 min。

3）用于吗啡导致的呼吸暂停。

（2）注意事项：嗜睡、恶心、呕吐、心动过速、低血压、心律失常、肺水肿和烦躁不安。

第七节　其　他

1．氢化可的松

规格：注射液 2 ml : 10 mg。

（1）用法和剂量：静脉滴注，用于各种危重病例的抢救，严重急性哮喘、血管性水肿及超敏反应采用肌内注射或静脉注射，3 ～ 5 mg/（kg · d），或 100 ～ 200 mg/ 次，每 6 ～ 8 h 给药 1 次，待病情改善后逐渐减量，连续应用一般不宜超过 3 ～ 5 天。

（2）注意事项：可用于抢救严重中毒性感染、过敏性休克等。长期大量应用后不可突然停药，应逐渐减量。肝肾功能不全、心力衰竭、消化性溃疡、糖尿病患者慎用。

2．甲泼尼龙

规格：注射用甲泼尼龙琥珀酸钠 0.5 g。

（1）用法和剂量：静脉滴注或推注（甲泼尼龙琥珀酸钠）每次 1 ～ 2 mg/kg，最大剂量可用至每次 30 mg/kg，输注速度不宜过快，至少应＞ 30 min 静脉注射。必要时每隔 4 h 可重复用药。

3．5% 碳酸氢钠

规格：注射液 10 ml : 0.5 g : 250 ml : 12.5 g。

（1）用法和剂量：心肺复苏静脉滴注，首剂 1 ～ 2 ml/kg，1 : 1 稀释，可重复 0.5 ml/kg，根据 pH 值纠正代谢性酸中毒：碱剩余（BE）×0.6× 体重，给半量。

（2）注意事项：过量引起代谢性碱中毒。不良反应有高钠、低钙、低钾，新生儿颅内出血，漏出血管外可致组织坏死。

4．葡萄糖酸钙

规格：注射液 10ml : 1g。

（1）用法和剂量

1）抗过敏：＞ 5 岁，每次 0.5 ～ 1 g，静脉推注或静脉滴注。

2）低钙血症：首剂 1 ～ 2 ml/kg，或 25 mg/kg，以 5% ～ 10% 葡萄糖注射液稀释 1 倍后缓慢静脉推注，速度为 1 ml/min。必要时可间隔 6 ～ 8 h 再给药 1 次，每日最大剂量为 6 ml/kg。

3）高血钾：每次 0.5 ml/kg，缓慢静脉注射。

（2）注意事项：快速注射导致心动过缓或骤停，漏出导致皮下坏死。洋地黄治疗者忌用。

5．普通胰岛素

规格：注射液 10 ml∶400 U。

（1）用法和剂量

1）糖尿病酮症酸中毒：普通胰岛素（RI）首剂 0.1 U/kg，以 0.9% 氯化钠注射液 60 ml 稀释静脉滴注，维持量 0.05 ～ 0.1 U/（kg · h）。每 1 ～ 2 h 监测血糖 1 次，根据血糖下降情况逐渐调整输液速度。血糖以每小时下降 3 ～ 5 mmol/L 为宜。当血糖降至＜ 15 mmol/L 时，胰岛素可减量至 0.05 U/（kg · h），使血糖稳定在 11.2 ～ 14.0 mmol/L。当患儿清醒可以进餐时，在停用静脉胰岛素前半小时皮下注射 RI 0.25 U/kg，以防血糖过快回升。

2）高血钾：用 25% 或 50% 葡萄糖注射液稀释，每 3 ～ 4 g 葡萄糖加普通胰岛素 1 U 持续静脉滴注。

（2）注意事项：副作用为低血糖，应用时监测血糖。酮症酸中毒补液后 1 h 开始应用胰岛素。

（韦秋文　贾建国）

第20章 综合病例

第一节　内科综合病例——呼吸系统疾病——慢性阻塞性肺病

目的要求：

1. 了解慢性阻塞性肺疾病（COPD）的病因、病理、病理生理、发病机制及预防等。
2. 掌握慢性阻塞性肺疾病（COPD）的临床表现、实验室检查、诊断与分级、治疗等。
3. 熟悉慢性阻塞性肺疾病（COPD）的鉴别诊断、并发症等。

教学内容：

1. 慢性阻塞性肺疾病（COPD）的概念、病因、发病机制、发病时的临床表现、实验室检查、诊断及分级等。
2. 慢性阻塞性肺疾病（COPD）的治疗处理方案及并发症预防等。
3. 慢性阻塞性肺疾病（COPD）与其他原因所致呼吸气腔扩大疾病的鉴别诊断。

教学方法：

Part 1：课前物资准备

教学模型：HAL 模拟人

手段：多媒体辅助教学、板书

工具：多媒体教学设备、CAI 课件、板书工具

Part 2：病案演示教案

情景名称：慢性阻塞性肺疾病患者突发呼吸心搏骤停

综述：

慢性阻塞性肺疾病是一种具有气流阻塞特征的慢性支气管炎和（或）肺气肿，可进一步发展为肺心病和呼吸衰竭的常见慢性疾病。与有害气体及有害颗粒的异常炎症反应有关，致残率和病死率很高，全球 40 岁以上发病率已高达 9% ~ 10%。慢性阻塞性肺疾病（chronic obstructive pulmonary disease，COPD）是一种常见的以持续气流受限为特征的可以预防和治疗的疾病，气流受限进行性发展，与气道和肺对有毒颗粒或气体的慢性炎性反应增强有关。以慢性咳嗽、咳痰、气短或呼吸困难、喘息和胸闷等为主要症状。病情稳定期可采用非药物治疗，戒烟、运动或肺康复训练等。急性加重期需进行吸氧及对应支气管扩张剂、糖皮质激素、抗感染等药物治疗。呼吸衰竭等危重情况下需采取机械通气、心肺复苏等急救措施。预防 COPD 的发生，防止慢性支气管炎、肺气肿患者进展为气流阻塞，包括：①戒烟，避免或减少有害气体、粉尘及烟雾的吸入；②预防呼吸道感染；③改善工作环境，加强呼吸功能、耐寒能力锻炼等。通过宣教，让其详细了解 COPD 的发病原因，熟练掌握预防及康复计划，从根本上提高认识，防患于未然。

病史摘要：

病史：患者男性，75 岁。因呼吸困难被“120”急救车送入附近医院的急诊室。到达急诊室时，患者神志清楚，伴有焦虑、喘鸣和严重呼吸急促。

主诉：气喘、呼吸困难 2 天余。

既往史：长期肺气肿，12 年前急性心肌梗死，2 周前出现上呼吸道感染。

用药史：主诉自行服用某些治疗心脏类药物。

不良嗜好：吸烟，2 包 / 日。

过敏史：青霉素过敏。

场景	生理体征	实践操作	实践讨论
场景一 收入急诊室	HR=134 次 / 分 BP=160/96 mmHg RR=40 次 / 分（呼吸困难） SpO_2=83% 神志清楚，定向力正常 双侧瞳孔等大，瞳孔直径 8 mm，对光反射正常 窦性心动过速 双侧呼吸音：喘鸣 肠鸣音：弱 嘴角发绀 T= 37.5℃ 发出咳嗽声，并可对话	进行全面的生命体征检查： 1．查看自主呼吸，检查呼吸频率（呼吸频率可自行调节） 2．可进行呼吸音及肠鸣音听诊 3．可检查动脉搏动 4．检查双侧瞳孔及瞳孔对光反射 5．可查看身体末梢的发绀状态 6．可以使用真实血压计进行血压测量 7．可查看体表状态：如皮肤出汗、难受流眼泪等 8．申请实验室检查：肺功能检查、胸部 X 线检查、胸部 CT 检查、血气分析、血常规等	1．COPD 患者进行体格检查有什么症状： （1）视诊：胸廓前后径增大，肋间隙增宽，剑突下胸骨下角增宽，称为桶状胸，部分患者呼吸变浅，频率增快，严重者可有缩唇呼吸等 （2）触诊：双侧语颤减弱 （3）叩诊：肺部过清音，心浊音界缩小，肺下界和肝浊音界下降 （4）听诊：双肺呼吸音减弱，呼气延长，有喘鸣音
场景二 给氧和给药（支气管扩张药）	HR=132 次 / 分 BP=154/94 mmHg SpO_2=86% 双侧呼吸音：喘鸣 心律：窦性心动过速合并心室期前收缩	1．可进行鼻导管吸氧 2．给予支气管扩张药物：左旋沙丁胺醇 1.25mg	1．为什么患者要进行低流量吸氧？ • 完全纠正缺氧会使机体的化学感受器失去低氧血症的刺激而导致呼吸抑制 2．该患者为什么喘鸣严重？ • 呼吸道水肿和黏液分泌过多，造成呼吸道狭窄和支气管收缩 3．引起心室期前收缩的原因？ • 心肌缺氧

续表

场景	生理体征	实践操作	实践讨论
场景三 治疗和给氧后症状得到改善	HR=116 次 / 分 BP=135/71 mmHg RR=28 次 / 分 SpO_2=91% 双侧呼吸音清亮 焦虑减轻 学生要求时可告知： CBC：WBC19.6 × 10^9/L、Hgb/Hct WNL（正常范围内） 实验室检查：Na^+ 154 mmol/L、K^+ 3.7 mmol/L、Cl^- 92 mmol/L、CO23 mmol/L、血糖 8.8 mmol/L、BUN24 mmol/L、肌氨酸酐 2.1 μmol/L ABG（动脉血气）：pH 7.48、PaO_2 67 mmHg、$PaCO_2$ 32 mmHg、HCO_3^- 23 mmol/L X 线胸片：双侧肺底浸润，其他检查结果 与 COPD 一致	1．心肺听诊及各项生命体征监测 2．分析各项实验室检查结果	1．扩张支气管如何有助于该患者通气？ • 减少支气管狭窄和过度通气 • 帮助建立更多气流通过气道
场景四 呼吸困难	HR = 140 次 / 分 BP = 173/106 mmHg RR = 40 次 / 分 SpO_2 = 85% 双侧呼吸音：湿啰音 神志清楚 心率：窦性心动过速合并频发室早	1．可进行静脉药物注射（注射呋塞米 40 mg），模型人可自行进行药物识别，识别药量及给药速度，相应的发生生命体征参数改变 2．可插入并留置尿管 3．可以观察呼吸频率的改变及呼吸音的变化	1．哪些因素易导致患者出现心衰？ • 心肌梗死病史 • 静脉输入液体，150 ml/h 2．什么因素易导致患者出现神志不清？ • 组织缺氧 3．使用呋塞米的理由是什么？ • 可在利尿作用出现之前，降低充血性心衰患者左室充盈压，减轻肺淤血，使肺内的积液通过肾排泄掉
场景五 呼吸衰竭	HR=156 次 / 分 BP=100/56 mmHg RR=0 SpO_2 降至 60% 双侧呼吸音：湿啰音 反应迟钝 双眼闭合	1．进行气管插管，可模拟困难气道，插管正确与否软件有监测，进行左右支气管插管，可直接引起单边呼吸音及气胸 2．听诊评估气管插入部位 3．使用简易呼吸器，按正确的速度，进行手动通气	1．气管插管后，如何检查气管导管的位置及原因？ • 最常用的方法是听诊法，用简易呼吸器加压送气，先听诊胃部是否有气过水声（如有，说明误插入食管） • 如无气过水声，再听诊双肺有无呼吸音、是否对称 2．插管过程中或插管后可能出现哪些问题？ • 插入食管 • 气道损伤 • 仅插入一侧肺内

续表

场景	生理体征	实践操作	实践讨论
场景六 心脏骤停	HR = 0 次 / 分 BP = 0/0 mmHg RR = 0 呼吸音消失 心率为无脉室速或粗波型室颤 瞳孔对光反射消失 嘴唇及四肢末梢发绀	1．检查呼吸、脉搏及瞳孔对光反射 2．观察心电监护仪的各项数值 3．进行心肺复苏，呼叫相关人员取来 AED，所有的操作全程监控，并自行判断操作正确与否 4．通知护士开放静脉通道	哪些情况易导致患者病情恶化? • 静脉输入液体 150 ml/h • 肺水肿 • 心力衰竭
场景七 进行除颤	HR = 0 次 / 分 BP = 0/0 mmHg RR = 0 呼吸音消失 心率为无脉室速或粗波型室颤 瞳孔对光反射消失 口唇及四肢末梢发绀	1．可使用真实的除颤仪进行除颤操作，除颤焦耳量和次数正确与否可以进行监测 2．密切观察生命体征变化	1．除颤的操作步骤
场景八 进行静脉注射	HR = 0 次 / 分 BP = 0/0 mmHg RR = 0 呼吸音消失 心率为无脉室速或粗波型室颤 瞳孔对光反射消失 嘴唇及四肢末梢紫绀	注射肾上腺素，模型可进行药物识别，生命体征会发生变化	
场景九 恢复窦性心律	HR=85 次 / 分 BP=117/58 mmHg RR=20 SpO_2 至 95% 心率为窦性心律 瞳孔对光反射恢复	1．检查生命体征 2．持续给予吸氧	1．患者后续还需要进行什么治疗？ • 如果患者出现呼吸困难加重，痰量增多，咳脓痰，应使用抗感染药物进行治疗 • 持续吸氧保证氧饱和度 • 需对患者进行健康教育

教学时数：

2 学时

教学评估：

笔试加实操，实操根据每个临床操作步骤设定评分标准进行评分。

第二节　外科综合病例——头部外伤后头痛及左侧瘫痪

教学目标：

1．掌握颅内出血特征性临床表现、诊断步骤及治疗原则。

2．熟悉颅内出血的发病机制、常见治疗方案及经典药物。

3．了解颅内出血的病理生理改变。

教学内容：

1．在颅内出血时，充分及时确定抗凝，迅速稳定病情，根据 ESO 建议执行最佳治疗。

2．颅内出血合并心搏骤停时的紧急治疗方案。

3．在抗凝剂和抗血小板口服处方中所做的决策评估益处和风险，并将患者的共病因素考虑在内。

4．讨论正确的时间使用抗凝药治疗。

教学方法：

Part1：课前准备

教学模型：HAL 模拟人

手段：多媒体辅助教学，板书

工具：多媒体教学设备，课件，板书工具

Part 2：病案演示教案

情景名称：头部外伤后头痛及左侧瘫痪

现病史：患者男性，66 岁，体重 60 kg，身高 160 cm。患者在家跌倒，头部撞到门框，短暂地失去知觉几秒钟，但很快就自己站了起来。20 min 左右后，患者出现强烈的右侧头痛，服用对乙酰氨基酚，效果不佳。创伤后 4 h，患者感到左侧身体麻木，送到急诊室。2 h 前开始出现左侧身体运动障碍。然后转至 ICU。

既往史：10 年前，缺血性心脏病；15 年前脑中风，无后遗症。

慢性疾病：高血压，肾病

过敏史：无

情景	生理体征	实践操作	技术人员场景操作
场景一 收入急诊室 （颅内出血）	HR=67 次 / 分 BP=137/92 mmHg RR=19 次 / 分 SpO_2=95% T= 36.2℃	1．查看自主呼吸，检查呼吸频率 2．可进行呼吸音及肠鸣音听诊 3．可检查动脉搏动 4．检查瞳孔及瞳孔对光反射，双侧的瞳孔等大等圆 5．可查看身体末梢的发绀状态 6．可查看体表状态：如皮肤出汗、难受流眼泪等 7．检查毛细血管再充盈时间 8．可以进行实时语音对话 9．进行给药：维生素 K 拮抗剂 10．进行问诊	设置初始生命体征参数 设置双侧瞳孔为右侧瞳孔散大 设置语音流畅，神志清楚，定向力正常 设置呼吸音：左侧杂音逐渐减弱 设置肠鸣音：正常 设置气道：无阻塞 提供再充盈时间卡片：1.3 s

续表

情景	生理体征	实践操作	技术人员场景操作
场景二 昏迷 （严重颅内出血）	HR = 40 次 / 分 BP = 90/40 mmHg SpO_2 = 86% T = 38.2℃ RR = 10 次 / 分 意识：丧失 知觉：无	1．进行吸氧 2．立即进行药物治疗： 维生素 K：10 mg/h APCC：30 U/kg PCC：30 U/kg 血浆：10 ml/kg 3．进行床旁头部 CT 4．进行凝血试验检查 5．进行 12 导联心电图检查	设置初始生命体征参数 设置双侧瞳孔为右侧瞳孔散大 设置语音流畅，神志昏迷，定向力无 设置脉搏不规则，虚弱 设置尿失禁 设置药物识别程序 设置检查结果卡片（需要等待时间）
场景三 心脏停博 （严重颅内出血）	HR = 0 次 / 分 BP = 0/0 mmHg RR = 0 次 / 分 SpO_2 = 30%	1．立即进行除颤 2．立即进行药物治疗 肾上腺素：0.5 U/kg 3．呼叫神经外科 4．甘露醇 125 ml 静脉滴注 5．呋塞米 20 mg 静脉推注	设置初始生命体征参数 设置呼吸音为无 设置呼吸为无 设置脉搏为无 设置发绀 设置心电图 设置除颤程序 设置相关科室提示卡片（相关科室正在赶来） 设置检查结果卡片 凝血检查结果：报告单 APTT：31s；凝血时间：29s；INR：2.9；纤维蛋白原：393 床旁 CT 检查结果图 12 导联心电图
场景四 病情恢复	HR=60 次 / 分 BP=130/90 mmHg RR=18 次 / 分 SpO_2=85%	1. 可插入并留置尿管 2．可以观察呼吸频率的改变及呼吸音的变化 3．进行 12 导联心电图检查 4．问诊 5．转手术室开颅手术	设置初始生命体征参数 设置呼吸音 设置语音对话

第三节　妇产科综合病例——子痫

学习目标

1．掌握妊娠高血压的分类、临床表现、诊断方法及治疗措施。
2．掌握子痫的分级、临床表现、实验室检查、诊断与鉴别诊断。
3．掌握子痫的治疗方法：解痉药硫酸镁的应用及终止妊娠的时机和方式。
4．熟悉子痫的并发症的处理方法和产科处理原则等。
5．了解妊娠高血压的病因、基本病理生理变化及预防措施等。

教学内容：

1．子痫的分级、临床表现、实验室检查、诊断与鉴别诊断及治疗方案

2．子痫患者的治疗方案制定与实施
3．子痫终止妊娠的时机和方式
4．子痫的并发症的处理方法和产科处理原则

教学方法：

Part 1：课前物资准备

教学模型：NOELLE 产妇模拟人

场所：产房

手段：实景急救演练式教学、多媒体辅助教学、板书

工具：多媒体教学设备、CAI 课件、板书工具

Part 2：病案演示教案

病史摘要：

孕妇，26 岁

主诉：停经 9 月余，发现血压增高半月，无明显诱因出现头痛 2 h。

现病史：患者停经 38 周，孕期定期产检，血压正常，血、尿常规及肝肾功能正常，胎儿发育正常。当天无明显诱因出现头痛 2 h，于社区医院就诊，测血压 180/100 mmHg，医生建议留院治疗，患者拒绝，经降压治疗后离院。离院当日出现抽搐，故急诊来我院就医，路上再发抽搐 1 次。

既往史：既往健康，无癫痫病史，无高血压、肾病病史。

情景	生理体征	实践操作	实践讨论
场景一： 入院子痫患者昏睡，间断躁动	T=37.6℃ HR=116 次 / 分 BP=180/100 mmHg RR=28 次 / 分 SpO_2=80% 昏睡，间断躁动 双下肢水肿 心肺音正常 阴道无出血 眼底：双侧视神经乳头水肿、单侧视网膜脱落 胎心率：130 ~ 140 次 / 分	1．将患者处于左侧卧位 2．评估病情，评估脏器受损情况 3．使用监护仪监测生命体征 4．使用呼吸面罩进行吸氧，氧流量 10LPM 5．评估胎儿状况 6．进行实验室检查：血常规、凝血功能、生化检查、血糖、血气分析、尿常规、ECG、产科超声、腹部超声、超声心动图、眼底检查等	1．子痫的病理？ 子痫是在子痫前期基础上发生的不能用其他原因解释的抽搐，是妊娠期高血压疾病的五种状况之一，也可以是子痫前期紧急严重并发症。子痫可以发生在产前、产时、产后等不同时间，不典型的子痫还可发生于妊娠 20 周以前。子痫仍然是世界范围内的构成孕产妇生命威胁的常见疾病，在发达国家，子痫发病率大约为 1/2000 次分娩，子痫患者的死亡率约 1%。 2．一个健康的分娩期患者的心率、血压、呼吸、氧饱和度、尿量、胎心音和收缩形式的正常生理范围是多少？ • SpO_2 应高于 95% • 足月胎儿胎心率应在 120 ~ 160 次 / 分之间 3．这些生理症状改变说明什么？ • 产妇缺氧 • 胎盘血流灌注减少 • 胎儿缺氧 4．用氧并监测血氧饱和度的目的是什么？ • 增加母亲和胎儿的氧供

续表

情景	生理体征	实践操作	实践讨论
场景一： 入院子痫患者昏睡，间断躁动			• SpO_2 说明存在的氧合血红蛋白的数量，健康成人通常在 95% ~ 100%。 5．为什么要进行阴道检查？ • 确定是否扩张、接近分娩及避免脐带脱垂 6．将患者安置为左侧卧位的原理是什么？ • 增加循环，从而增加氧气运送至胎儿 • 通过将母亲安置左侧卧位，大血管压力减小，增加胎盘循环
场景二： 患者突发抽搐	HR = 130 次 / 分 BP = 200/120 mmHg RR = 0 次 / 分 SpO_2 = 80% 全身肌肉强直，抽搐 口吐白沫 面色青紫 眼球上翻 胎心率下降	1．立即置入开口器 2．防止坠床及误吸 3．保持呼吸道通畅，持续面罩吸氧 4．开放静脉通道 5．控制抽搐：吗啡 10 mg 前臂内侧皮下注射； 6．解痉：使用硫酸镁 5.0 g，30 min 内静脉注射，然后 20 g 硫酸镁，以 1.0 ~ 1.5 g/h 持续静脉输注	1．妊娠子痫发作的症状？ 前驱症状：发作前多有面部肌肉跳动，经数秒后，全身肌肉呈强直性抽搐，两臂屈曲，两手握固，下肢僵直，呼吸暂停，面色青紫，眼球上翻，10 多秒后，全身肌肉发生强而有力的抽动，可见口吐白沫或血沫，经 0.5 ~ 2 min 后，抽搐渐止，肌肉松弛，青紫渐退 查体：可见眼球固定，瞳孔散大，头常扭向一侧 2．子痫常规的治疗措施有哪些？ 控制抽搐、解痉、镇静、降压以及合并症的治疗，直至终止妊娠 3．为什么胎心率下降？ • 难以克服用氧减少的生理状况 • 胎盘功能不全的迹象
场景三： 抽搐得到有效控制	HR=100 次 / 分 BP=180/110 mmHg RR=24 次 / 分 SpO_2=90% 腿部水肿 胎心率：110 次 / 分 学生询问，可出示实验室检查报告： 蛋白尿 +++ 尿素氮 13.3 mmol/L 肌酐 92 μmol/L	1．持续监测生命体征 2．持续胎心监护 3．导尿，记出入量 4．观察阴道出血、流液情况 5．观察宫缩情况 6．予以镇静治疗：冬眠 1 号半量肌内注射 7．降压治疗：乌拉地尔静脉输注或硝普钠静脉输注或硝酸甘油静脉输注 8．利尿：呋塞米或甘露醇	1．为什么要使用利尿剂？ • 患者因妊娠高血压有下肢水肿、蛋白尿，可使用利尿剂防止肾损害，预防心衰、脑水肿等 2．为什么抽搐控制后仍需要使用镇静药物？ • 能有效防止再次发生抽搐甚至昏迷 3．为什么要观察尿量？ 因为解痉使用的硫酸镁中的镁离子是经肾排泄，观察尿量可以监测肾功能，当肾功能受损时会出现明显的尿量减少，此时应减少硫酸镁用量，减慢输注速度，防止发生蓄积性镁中毒

续表

情景	生理体征	实践操作	实践讨论
场景四： 终止妊娠	HR = 82 次 / 分 BP = 106/56 mmHg 使用简易呼吸器进行呼吸 $SpO_2 = 98\%$ 心律窦性 胎心率：100 次 / 分	1．持续胎心监护，胎儿存活情况下，需与家属进行沟通，建议立即采取措施终止妊娠 2．检查患者是否有相应并发症并进行对应处理 3．经过评估后采取正确方式终止妊娠	1．患者可能出现哪些子痫并发症，并发症应如何处理？ • 胎盘前期早剥：立即终止妊娠，观察胎儿情况选择分娩方式，观察并纠正凝血功能 • 急性肾衰竭：利尿、控制入量、监测肾功能 • 脑水肿：甘露醇脱水，冰帽护脑 2．该选择何种方式终止妊娠？ • 根据胎儿是否存活、孕周大小、是否临产、孕产次、心肺功能及是否有产科指征等决定剖宫产或经阴道分娩

第四节　儿科综合病例——儿童支气管哮喘

学习目标：

1．掌握支气管哮喘的临床表现、类型、诊断及鉴别诊断、并发症。

2．掌握支气管哮喘的防治方法，重点为发作期的治疗。

3．熟悉支气管哮喘的病因及发病机制。

4．了解重症哮喘的并发症和长期影响。

教学内容：

1．支气管哮喘的概述、病因和发病机制

2．临床表现、诊断与鉴别诊断、治疗

3．哮喘的教育与管理

教学方法：

Part 1：课前物资准备

教学模型：HAL Baby 高仿真模拟儿童

场所：儿科急诊

手段：实景急救演练式教学、多媒体辅助教学、板书

工具：多媒体教学设备、CAI 课件、板书工具

Part 2：病案演示教案

病史摘要：

患儿男，4 岁半。3 天前无明显诱因出现咳嗽，无痰，无发热；2 天前出现喘息、气促、发憋，夜间较重。当地医院诊为“喘息性支气管炎”，给予抗生素输液治疗；1 天前，咳喘加重，语不成句，不能平卧，行走困难，家长抱患儿来我院急诊。

既往史：反复咳喘 2 年，自幼易患湿疹，曾诊为“过敏性鼻炎”，目前鼻部症状不明显。否认异物吸入史。

家庭史：母亲患“过敏性鼻炎”。

情景	生理体征	实践操作	实践讨论
场景一： 急诊科	HR = 130次 /分 BP = 110/70 mmHg RR = 36 次 /分 SpO_2 = 90% 呼吸音为哮鸣音 呼吸急促 口唇发绀 心音律齐、有力 学生要求时可告知： 体温 = 37℃ 体重 = 20 kg 身高 = 115 cm 胸骨上窝凹陷 行走困难，语言不清，母亲吸烟，衣服可闻及烟味	1．完善血常规、血气分析、生化及 X 线胸片 2．初始评估：了解病史、进行心肺音听诊、观察有无辅助呼吸肌活动或三凹征 3．进行生命体征监测：心率、呼吸频率、血氧饱和度等 4．吸氧：使氧饱和度 > 95% 5．雾化吸入沙丁胺醇，每 20 min 使用喷雾器喷 1 次，共 3 次 6．给予泼尼松龙 1 mg/kg，口服 1 次	1．导致患儿哮喘发作的高危因素是什么？ • 早产儿及婴儿反应性气道疾病病史 2．哪些结果提示患儿病情改善？ • 氧饱和度增加至 95% 以上 • 呼气流速峰值在 80% ~ 100% 之间 • 哮喘减轻 • 心率增加 • 呼吸减慢 3．沙丁胺醇的不良反应有哪些需要进行监测？ • 心悸 • 心动过缓 • 心动过速 • 焦虑 • 神经紧张张 • 烦躁不安 • 痉挛 • 头痛 • 高血压
场景二： 给予治疗后病情改善	HR = 100 次 / 分 BP = 100/66 mmHg RR = 22 次 / 分 SpO_2 = 95% 呼吸音清亮 轻微高血压 十分健谈 学生要求时可告知：体温 = 37℃ 无肋间或胸骨后的凹陷；皮肤温暖，干燥，苍白；峰值流量读数在正常中间范围	1．重复评估各项体格检查结果及血氧饱和度 2．告知患儿母亲治疗计划 3．用适合患儿年龄的沟通方式沟通 4．重新评价峰值流量，并解释结果 5．对母亲进行出院宣教，包括：液体摄入，出现哪些症状和体征需及时返回急诊科，使用峰值流量表，使用泼尼松龙，避免诱发因素	1．沙丁胺醇如何作用于呼吸系统？ • 通过松弛支气管分支平滑肌达到扩张支气管的作用 • 减轻气道阻力 • 促进分泌物引流 2．哪些评估结果说明患儿病情改善？ • 峰值流量读数在正常中间范围 • 氧饱和度为 99% • HR 增加 • RR 减慢 3．使用泼尼松龙的原理是什么？ • 起到抗炎药和支气管扩张药联合用药的中间桥梁作用 • 急性发作时的最佳用药原则 4．关于皮质激素类药物的使用，护士向患儿母亲进行宣教的内容有哪些？ • 给予减少胃肠道刺激的饮食 • 坚持规定的给药原则 • 不要漏服，增加或减少剂量 5．应该对母亲进行哪些出院宣教？ • 何时寻求医疗帮助 • 怎样使用峰值流量表 • 药物疗法 • 避免诱发因素

续表

情景	生理体征	实践操作	实践讨论
场景三：数小时后，病情恶化返回急诊科	HR = 152 次 / 分 BP = 115/86 mmHg RR = 36 次 / 分 SpO_2 = 89% 双侧呼吸音：哮鸣音 心律为窦性心动过速；不能说话；直直坐在担架上；流眼泪 学生要求时可告知： 体温 = 37.6℃；使用辅助肌肉呼吸；吸气和呼气均可听到哮鸣音；肋间、胸骨下和锁骨上凹陷；鼻翼煽动；皮肤温暖、潮湿、苍白；峰值流量读数在红色区域（低于 50%）；目光呆滞；唇周青紫； 母亲没有给予任何气雾剂治疗。	1．再次进行各项体格检查：使用辅助肌肉呼吸；吸气和呼气均可听到哮鸣音；肋间、胸骨下和锁骨上凹陷；鼻翼煽动；皮肤温暖、潮湿、苍白；目光呆滞；唇周青紫；峰值流量读数在红色区域（低于 50%） 2．了解发病原因：回家后母亲没有给予任何气雾剂治疗 3．允许患儿保持舒适体位 4．评价脉搏血氧仪和峰值流量读数并 解释结果 5．给予呼吸面罩给氧，并重新评价氧合状态	1．对患儿优先采取的护理措施是什么 • 将担架摇成高半坐卧位 • 连接心电监护和脉搏血氧监测 • 给氧 • 评估呼吸 • 通知医生 2．什么评估结果说明患者情况恶化？ • HR、RR、BP 升高 • 不能说话 • 坐姿 • 哮鸣音 • 使用辅助肌肉呼吸 • 鼻翼煽动 • 峰值流量低于 50%（红区） 3．脉搏血氧仪和峰值流量读数的意义是什么？ • 组织灌注和气体交换差 • 严重的呼吸障碍 4．什么是辅助呼吸肌？为什么会被用来辅助儿童呼吸？ • 为正常的呼吸肌提供支持的肌肉 • 由于气道阻力增加导致呼吸耗能增加而被用到 5．描述凹陷和鼻翼煽动 • 凹陷是软骨及胸廓相关联的软组织下陷造成的（肋间，肋骨下，胸骨上和锁骨上） • 鼻翼煽动是指间歇的或持续的鼻孔扩大 6．这些结果的生理原因是什么？ • 凹陷说明严重的呼吸道阻塞 • 鼻翼煽动是为了减少鼻腔阻力和保持呼吸道通畅
场景四：在急诊科病情未改善	HR = 117 次 / 分 BP = 120/72 mmHg RR = 35 次 / 分 SpO_2 = 92%，使用呼吸面罩 无哮鸣音 昏睡，神志不清 学生要求时可告知：反常胸腹式呼吸 学生要求实验室结果时： CBG：pH 7.30，PaO_2 低于 60 mmHg，$PaCO_2$ 高 于 42 mmHg，氧饱和度为 90%	1．重新对生命体征进行评估 2．识别病情恶化 3．抽取毛细血管血气送检 4．正确确定沙丁胺醇剂量并正确使 用喷雾器 5．给予 0.083% 的沙丁胺醇 0.6 ml（5 mg/ml）加 1 ml（0.25 mg/ml）的异丙托溴铵，每 20 min 使用喷雾器喷 1 次，共 3 次 6．甲强龙 20 mg，IVP 一次负荷剂量，之后每 6 h 10 mg	1．哮喘患儿哮鸣音消失的原因是什么？ • 气道阻力进一步增高 • 气体交换减少 • 恶化的征兆 2．为什么医生医嘱抽取血气？ • 评估血液里的氧气和二氧化碳的量 3．解释血气结果 • 缺氧 • 二氧化碳潴留 • 氧气运输不足 4．结合患儿病情进行解释 • 由于气道痉挛增加，肺部无法获取足够的氧气

续表

情景	生理体征	实践操作	实践讨论
场景四： 在急诊科病情未改善		7. 建立静脉通道，静脉输入 0.9%NS，速度为 50 ml/(kg · 24 h)	• 无法有效呼出二氧化碳，导致二氧化碳潴留 5. 反常胸腹呼吸运动的病理生理基础是什么？ • 由于无法使用肋间肌导致 • 横膈膜收缩，使腹部膨出，肺向内下陷而不是向外扩张 • 努力增加气体流通 6. 为什么患儿昏睡？ • 严重缺氧影响精神状态 7. 为什么医嘱静脉输液？ • 提供水合作用，可以使分泌物变稀及维持足够的液体平衡 8. 雾化治疗加入异丙托溴铵的原理是什么？ • 异丙托溴铵联合另一种支气管扩张药可以增加疗效 9. 为什么类固醇药物用药途径更改成静脉输入？ • 病情变化导致无法经口补液或口服药物 • 可能比口服途径起效更快
场景五： 收入 PICU	HR = 108 次 / 分 BP = 122/88 mmHg RR = 34 次 / 分 SpO_2 = 90%，使用非再呼吸面罩 双侧呼吸音 = 无哮鸣音 心律 = 窦性心动过速 昏睡，神志清楚 学生要求时可告知：反常胸腹式呼吸 学生要求实验室结果时： CBC：WBC 10.0×10^9/L 生　化：Na^+ 120 mmol/L， K^+ 3.0 mmol/L， HCO_3^- 18 mmol/L UA：浓缩	1. 收入 PICU 2. 使用喷雾器持续给予 0.083% 的沙丁胺醇 0.6 ml (5 mg/ml) 加 1 ml (0.25 mg/ml) 的异丙托溴铵 3. 查 CBC，电解质，镁，尿液分析 4. 在 PICU 查动脉血气 5. 便携式胸部 X 射线检查 6. ECG 7. 吸氧，维持 SpO_2 大于 94% 8. 持续静脉输入 0.9%NS，速度为 50 ml/h	1. 为什么尽管增加氧浓度患儿氧饱和度也没有改善？ • 气道过于狭窄和红肿 • 氧气无法进入肺部，二氧化碳无法排出 2. 为什么患儿昏睡程度增加？ • 缺氧加重导致精神状态改变 3. 结合 X 线结果说明哮喘的病理生理学 • X 线显示肺内有空气潴留，患儿无法排出体外 • 由于患儿肋间的弹性软骨，空气增多会使胸部前后径增大 4. 嗜酸性粒细胞结果说明什么？ • 极其升高 • 嗜酸性粒细胞对过敏原或炎症有反应，并且释放损害肺内部结构的毒素 • 哮喘的治疗目的就是抑制上述变化

续表

情景	生理体征	实践操作	实践讨论
场景五： 收入 PICU	ABG：pH 7.25，$PaCO_2$ 48 mmHg，PaO_2 45 mmHg 胸部 X 线：上肺叶浸润，气道扩张伴胸廓前后径随年龄增大 ECG：平直 T 波伴偶发的 PVCs		5．医嘱持续雾化治疗的目的是什么？ • 缓解气泡痉挛 • 稀释痰液 6．这个治疗可能出现的潜在并发症是什么？ • 快速心律失常 • 恶心，呕吐 • 心悸 • 颤抖 7．解释动脉血气结果及意义 • 严重缺氧 • 酸中毒 • 呼吸状态恶化 8．解释心电图结果及意义 • T 波平坦提示心肌缺血 • 缺氧导致室性早搏（PVC） 9．为什么此时要用面罩装置给患儿通气？ • 正常通气方法无法满足自身氧合 • 这种通气方法比插管可以提供更高浓度的氧气
场景六： 未改善	HR = 110 次 / 分 BP = 128/90 mmHg RR = 36 次 / 分 SpO_2 = 90% 呼吸音 = 无哮鸣音 心律 = 窦性心动过速 只对刺激有反应 体温 = 37.6℃ 学生要求时可告知：未出现反常胸腹式呼吸 学生要求实验室结果时：ABG：pH 7.10，$PaCO_2$ 48 mmHg，PaO_2 45 mmHg	1．重新评估，评价数据，并记录结果 2．给予 0.083% 的沙丁胺醇 0.6 ml（5 mg/ml）加 1 ml（0.25 mg/ml）异丙托溴铵加氦氧治疗（氦氧比例为 70：30） 3．给予甲强龙 10 mg，静脉输入，每 6 h 一次 4．静脉输液 0.9% NS，速度为 50 ml/h 5．给予硫酸镁 800 mg 静脉注射，每 4 h 1 次，共 3 次 6．确认病情继续恶化 7．进行气管插管、机械通气	1．评估结果有什么含义？ • 病情继续恶化 • 几乎没有气体交换 • 尽管由于压力和药物副作用使得心率减慢，但这不是好的征兆 2．结合患儿病情解释动脉血气结果 • 由于几乎无气体交换和胸廓运动，导致酸中毒和缺氧加重 • 即将呼吸衰竭 3．为什么要给患儿用镁剂？ • 放松平滑肌 • 减少呼吸肌运动 • 副作用风险小 4．讨论为什么要给患儿插管，以及为什么选择 BiPAP。 • 所有其他方法都没有改善患儿症状 • 呼吸衰竭即将发生 • 应努力避免插管，因为插管可能加重支气管痉挛，引起喉痉挛，降低循环作用

（王劲松　贾建国）

中英文专业词汇索引

参考文献

1．肖海鹏．临床基本技能．北京：北京大学医学出版社，2013．
2．万学红，卢雪峰．诊断学．8版．北京：人民卫生出版社，2013．
3．贾建平．神经病学．6版．北京：人民卫生出版社，2008．
4．丰有吉，沈铿．妇产科学．2版．北京：人民卫生出版社，2011．
5．乐杰．妇产科学．7版．北京：人民卫生出版社，2013．
6．谢幸．妇产科学．8版．北京：人民卫生出版社，2014．
7．沈铿，马丁．妇产科学．3版．北京：人民卫生出版社，2015．
8．教育部医学教育临床教学研究中心专家组．中国医学生临床技能操作指南．2版．北京：人民卫生出版社，2017.
9．王卫平．儿科学．8版．北京：人民卫生出版社，2013．
10．吴希如，李万镇．儿科实习医师手册．2版．北京：人民卫生出版社，2012．
11．叶鸿瑁，虞人杰，朱小瑜．中国新生儿复苏指南及临床实施教程．北京：人民卫生出版社，2017．
12．徐礼鲜，吴利平，张惠等．高氧液提高乏氧血氧含量及相关基础研究．中国药理学通报，2002，18（5）：560-562．
13．王丽．儿科临床药理学．北京：人民卫生出版社，2015．
14．陆国平．儿童急诊与重症医学临床技术．上海：复旦大学出版社，2016．
15．中华医学会儿科学分会．儿科急诊与危重症诊疗规范．北京：人民卫生出版社，2016．
16．中国国家处方集（化学药品与生物制品卷·儿童版）．北京：人民军医出版社，2013．
17．姜东辉，左祥荣，秦永新，译．急诊用药指南．2版．北京：人民军医出版社，2016．
18．Kheir JN，Polizzotti BD，Thomson LM，et al．Bulk manufacture of concentrated oxygen gas-filled microparticles for intravenous oxygen delivery．Adv Health Mater，2013，2（8）：1131-1141.